国家卫生健康委员会住院医师规范化培训规划教材

# 外科学 整形外科分册

## Plastic and Reconstructive Surgery

## 第 2 版

主 编　李青峰

副主编　郭 澍　王晓军　马显杰　亓发芝　郝立君

人民卫生出版社

·北 京·

**图书在版编目（CIP）数据**

外科学. 整形外科分册 / 李青峰主编. —2 版. —
北京：人民卫生出版社，2022.10
国家卫生健康委员会住院医师规范化培训规划教材
ISBN 978-7-117-32763-3

Ⅰ. ①外…　Ⅱ. ①李…　Ⅲ. ①整形外科学－职业培训
－教材　Ⅳ. ①R6

中国版本图书馆 CIP 数据核字（2021）第 281238 号

| 人卫智网 | www.ipmph.com | 医学教育、学术、考试、健康，购书智慧智能综合服务平台 |
| 人卫官网 | www.pmph.com | 人卫官方资讯发布平台 |

外科学　整形外科分册
Waikexue Zhengxing Waike Fence
第 2 版

主　　编：李青峰
出版发行：人民卫生出版社（中继线 010-59780011）
地　　址：北京市朝阳区潘家园南里 19 号
邮　　编：100021
E - mail：pmph @ pmph.com
购书热线：010-59787592　010-59787584　010-65264830
印　　刷：中农印务有限公司
经　　销：新华书店
开　　本：850 × 1168　1/16　印张：25
字　　数：846 千字
版　　次：2019 年 1 月第 1 版　　2022 年 10 月第 2 版
印　　次：2022 年 11 月第 1 次印刷
标准书号：ISBN 978-7-117-32763-3
定　　价：118.00 元
打击盗版举报电话：010-59787491　E-mail：WQ @ pmph.com
质量问题联系电话：010-59787234　E-mail：zhiliang @ pmph.com

# 编者名单

编　委（按姓氏拼音排序）

陈敏亮　中国人民解放军总医院第一附属医院

邓晓明　中国医学科学院整形外科医院

郭　澍　中国医科大学附属第一医院

韩　岩　中国人民解放军总医院

郝立君　哈尔滨医科大学附属第一医院

胡志奇　南方医科大学南方医院

霍　然　山东省立医院

雷少榕　中南大学湘雅医院

李青峰　上海交通大学医学院附属第九人民医院

李圣利　上海交通大学医学院附属第九人民医院

林晓曦　上海交通大学医学院附属第九人民医院

刘　毅　兰州军区总医院

栾　杰　中国医学科学院整形外科医院

马显杰　空军军医大学西京医院

亓发芝　复旦大学附属中山医院

孙家明　华中科技大学同济医学院附属协和医院

谭　谦　南京大学医学院附属鼓楼医院

滕　利　中国医学科学院整形外科医院

王　彪　福建医科大学附属第一医院

王晓军　北京协和医院

吴溯帆　浙江省人民医院

吴毅平　华中科技大学同济医学院附属同济医院

徐靖宏　浙江大学医学院附属第一医院

薛春雨　海军军医大学第一附属医院

张　舵　吉林大学白求恩第一医院

张金明　中山大学孙逸仙纪念医院

张菊芳　杭州市第一人民医院

张如鸿　上海交通大学医学院附属第九人民医院

编写秘书　金云波　上海交通大学医学院附属第九人民医院

　　　　　金奚佳　上海交通大学医学院附属第九人民医院

**数字编委**（按姓氏拼音排序）

陈　辉　程开祥　戴传昌　顾　斌　金云波

刘　菲　刘　凯　刘　阳　刘海鹏　龙　笑

卢建建　马　刚　陶　然　王　斌　王　健

王　炜　魏　皎　武晓莉　谢　峰　谢　芸

徐家杰　杨　军　俞楠泽　昝　涛　张　超

张　群　张　英　赵启明　朱　琳　朱晓海

祝　联

**秘　　书**　金云波　金奚佳

# 出 版 说 明

为配合 2013 年 12 月 31 日国家卫生计生委等 7 部门颁布的《关于建立住院医师规范化培训制度的指导意见》,人民卫生出版社推出了住院医师规范化培训规划教材第 1 版,在建立院校教育、毕业后教育、继续教育三阶段有机衔接的具有中国特色的标准化、规范化临床医学人才培养体系中起到了重要作用。在全国各住院医师规范化培训基地四年多的使用期间,人民卫生出版社对教材使用情况开展了深入调研,全面征求基地带教老师和学员的意见与建议,有针对性地进行了研究与论证,并在此基础上全面启动第二轮修订。

第二轮教材依然秉承以下编写原则。①坚持"三个对接":与 5 年制的院校教育对接,与执业医师考试和住培考核对接,与专科医师培养与准入对接;②强调"三个转化":在院校教育强调"三基"的基础上,本阶段强调把基本理论转化为临床实践、基本知识转化为临床思维、基本技能转化为临床能力;③培养"三种素质":职业素质、人文素质、综合素质;④实现"三医目标":即医病、医身、医心;不仅要诊治单个疾病,而且要关注患者整体,更要关爱患者心理。最终全面提升我国住院医师"六大核心能力",即职业素养、知识技能、患者照护、沟通合作、教学科研和终身学习的能力。

本轮教材的修订和编写特点如下:

1. 本轮教材共 46 种,包含临床学科的 26 个专业,并且经评审委员会审核,新增公共课程、交叉学科以及紧缺专业教材 6 种:模拟医学、老年医学、临床思维、睡眠医学、叙事医学及智能医学。各专业教材围绕国家卫生健康委员会颁布的《住院医师规范化培训内容与标准(试行)》及住院医师规范化培训结业考核大纲,充分考虑各学科内亚专科的培训特点,能够符合不同地区、不同层次的培训需求。

2. 强调"规范化"和"普适性",实现培训过程与内容的统一标准和规范化。其中临床流程、思维与诊治均按照各学科临床诊疗指南、临床路径、专家共识及编写专家组一致认可的诊疗规范进行编写。在编写过程中反复征集带教老师和学员意见并不断完善,实现"从临床中来,到临床中去"。

3. 本轮教材不同于本科院校教材的传统模式,注重体现基于问题的学习(PBL)和基于案例的学习(CBL)的教学方法,符合毕业后教育特点,并为下一阶段专科医师培养打下坚实的基础。

4. 充分发挥富媒体的优势,配以数字内容,包括手术操作视频、住培实践考核模拟、病例拓展、习题等。通过随文或章节二维码形式与纸质内容紧密结合,打造优质适用的融合教材。

本轮教材是在全面实施以"5+3"为主体的临床医学人才培养体系,深化医学教育改革,培养和建设一支适应人民群众健康保障需要的临床医师队伍的背景下组织编写的,希望全国各住院医师规范化培训基地和广大师生在使用过程中提供宝贵意见。

# 融合教材使用说明

　　本套教材以融合教材形式出版,即融合纸书内容与数字服务的教材,读者阅读纸书的同时可以通过扫描书中二维码阅读线上数字内容。

**如何获取本书配套数字服务?**

第一步：安装 APP 并登录　　第二步：扫描封底二维码　　第三步：输入激活码,获取服务

扫描下方二维码,下载安装"人卫图书增值"APP,注册或使用已有人卫账号登录

使用 APP 中"扫码"功能,扫描教材封底圆标二维码

刮开书后圆标二维码下方灰色涂层,获得激活码,输入即可获取服务

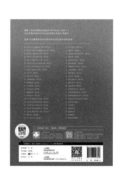

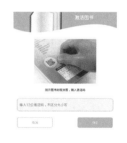

# 配套资源

➤ **配套精选习题集**:《外科分册》 主编:康　骅　刘忠军

➤ **电子书**:《外科学 整形外科分册》(第 2 版) 下载"人卫"APP,搜索本书,购买后即可在APP 中畅享阅读。

➤ **住院医师规范化培训题库** 中国医学教育题库——住院医师规范化培训题库以本套教材为蓝本,以住院医师规范化培训结业理论考核大纲为依据,知识点覆盖全面、试题优质。平台功能强大、使用便捷,服务于住培教学及测评,可有效提高基地考核管理效率。题库网址:tk.ipmph.com。

# 主 编 简 介

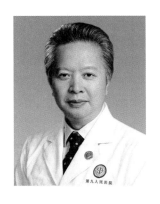

李青峰

教授，博士生导师，上海交通大学医学院附属第九人民医院副院长，整复外科主任。国家教育部"长江学者"特聘教授、国家杰出青年科学基金获得者。现为中国医师协会整形外科分会名誉会长，美国整复外科协会（AAPS）外籍会员（fellow），《中国整形与重建外科杂志（英文）》（*CJPRS*）主编，《美国转化医学杂志》（*AJTM*）副主编，美国重建移植学会（ASRT）发起会员等。

从事医学教学 30 余年，带领研究团队先后完成国家自然科学基金重点项目、国家"十二五"科技支撑计划等 20 余项研究，编撰教材、专著 18 部。

在创伤修复、体表器官再造、再生医学等治疗上，提出和建立了多项有影响的创新思想和治疗方法。在 *Lancet*、*Annals of Surgery*、*Biomaterial* 等杂志发表论文 200 余篇。其团队先后获得国家科学技术进步奖二等奖、教育部科学技术进步奖一等奖及多种国际奖项。其所在学科为国家重点学科，在国际上享有广泛声誉。

# 副主编简介

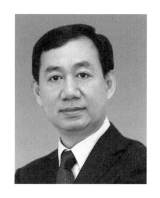

郭澍

教授，博士生导师，中国医科大学附属第一医院整形外科主任。现任中华医学会整形外科分会、中华医学会医学美学与美容学分会常务委员，中国研究型医院学会整形外科学专业委员会副主任委员，中国医师协会美容与整形医师分会委员，《中华整形外科杂志》编委，《中华医学美学美容杂志》编委，《中国美容整形外科杂志》副主编等。

从事整形外科临床、教学、科研工作30余年，主持包括2项国家自然科学基金在内的国家级省部级课题11项，主编著作4部、参编著作5部，发表学术论文120余篇，其中SCI收录47篇。获省部及市级科技奖励6项，获发明专利6项。

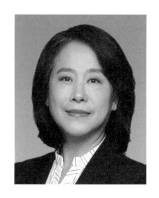

王晓军

教授，博士生导师，北京协和医院整形外科主任。中华医学会整形外科分会候任主任委员，国家卫生健康委员会整形美容质控中心主任、专家委员会主任委员。

从事整形外科临床、教学工作36年，聚焦器官再造、面部年轻化诊疗、瘢痕疙瘩的临床与基础研究、微整形治疗等。发表学术论文150余篇，主持国家自然科学基金项目等科研课题多项，其研究成果获中华医学科技及华夏医学科技三等奖。

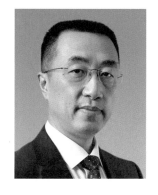

马显杰

主任医师，教授，博士生导师，任职于空军军医大学西京医院整形外科。中国人民解放军整形外科学专业委员会主任委员，中华医学会整形外科学分会、医学美学与美容学分会委员，中国医师协会整合医学分会整合整形外科专业委员会主任委员、美容与整形医师分会常务委员。担任《中国美容整形外科杂志》副主编等，《中华整形外科杂志》编委，《中华烧伤与创面修复杂志》常委编委。

从事整形外科临床、教学、科研工作30余年。共参编专著30余部，发表学术论文200余篇，其中SCI论文40余篇，承担国家自然科学基金项目6项。获国家科学技术进步一等奖1项、三等奖1项等。

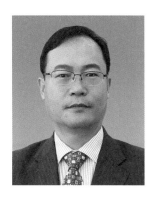

亓发芝

教授,博士生导师,复旦大学附属中山医院整形外科主任,中山医院乳腺病中心副主任。中华医学会整形外科分会常务委员,中国医师协会美容与整形医师分会常务委员、乳房整形专业委员会候任主任委员,上海市医学会整形外科分会候任主任委员。上海市科学技术进步奖专家评审委员会成员,上海市医疗技术事故首批鉴定专家成员。

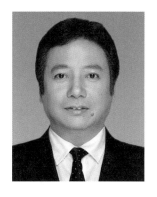

郝立君

二级教授,博士生导师,哈尔滨医科大学附属第一医院整形美容中心主任。中华医学会医学美学与美容学分会副主任委员,中国医师协会美容与整形医师分会副会长。

从事临床教学工作 35 年,在乳房整形、各种组织修复重建、面部年轻化等方面有独到见解,技术全面,经验丰富。发表论文 100 余篇,主编著作 3 部,参编 7 部,获国家实用新型专利 2 项,主持国家自然科学基金项目等 5 项。荣获中国医师协会美容与整形医师分会设立的行业最高奖 2 次。曾获"国之名医""龙江工匠"及首届"龙江名医"荣誉称号。

# 前　言

　　人体的生理功能及人们具有的社会交往能力,是维系个体身心健康的基础。整形外科是基于各类手段和技术,来修复、恢复或改进人体功能与形态的一门学科。整形外科学包含显微重建外科、颅颌面外科、烧伤整形外科、手外科、美容外科等亚专科,涉及人体体表多部位、多系统的功能和形态,与几乎所有外科学科,以及五官科、妇产科、儿科、精神科等相关联。因此,整形外科学不以人体的解剖系统为界,而是以形态、功能治疗需求为治疗范围。同时,在治疗上需要兼顾、统合不同学科或领域的相关技术和知识,以达到"伤者不残、残者不废,缺憾者康复,健康者更自信"的治疗目的。

　　整形外科学又是一门持续"新兴"的学科。技术、理念以及材料学的更新,都可以不断促进各类整形和修复重建治疗的发展。加之整形外科学的学科交叉特性,整形外科医生的培养体系需要不断更新知识及理念,使得整形外科医生的培养极具挑战。此外,由于学科涉及广泛的治疗领域,目前国内单一院校或机构很难涵盖所有整形外科学的亚专科门类,因此,系统的专业入门教材显得极其必要。

　　住院医师规范化培训旨在培养拥有广泛专业知识基础的优秀住院医师。基于此目的,整形外科住院医师规范化培训教材旨在为住院医师提供适当的、系统的专业知识,并与进一步的专科培训教材相衔接。上版教材通过提炼要点,系统编排,深入浅出地讲解专业基础知识,深受读者们的喜爱。本次第2版编写,邀请了各大教学医院一线工作的专家参与,以进一步提升教材的编写质量,更新专业相关进展,希望能为住院医师的培养提供更好的参考。

　　因编写时间仓促及水平所限,不足之处在所难免,敬请同仁和读者谅解并批评指正。

2022 年 9 月

11

# 目　　录

# 第一篇
## 总　论

# 第一章 绪 论

整形外科，又名整形与重建外科，包括显微重建外科、颅面外科、烧伤整形外科、美容外科、手外科等亚专科，是对各类创伤和组织缺损进行修复、重建，对各类体表肿瘤和先天性畸形进行诊治，并通过各种手段改善和增进人体功能与形态的一门外科学科。主要涉及人体体表器官、皮肤、软组织、神经、肌肉和骨骼系统，以及部分脏器。

治疗目的是治愈病患，使伤者不残、残者不废，让缺憾者健康，让健康者更自信。主要治疗手段，包括组织修复、组织移植、组织再生和体表器官再造等外科方法，以及光电、药物、细胞、基因和生物材料、生物医学工程等技术和方法的应用。

## 第一节 整形外科的治疗范围

整形外科治疗范围广泛，涵盖创伤、烧伤、感染，体表肿瘤，各类先天和后天疾病造成的畸形，衰老引起的功能退化和外观缺陷等，涉及人体各个部位，病因错综复杂。烧伤、电击伤、冻伤、撕裂伤、挤压伤、放射性损伤等，均可造成严重的组织缺损和畸形；胎儿发育过程中，受先天和外来因素的影响，可能发生各种先天性畸形和器官缺损；细菌、病毒感染，可以造成组织坏死、缺损；肿瘤的切除可引发各种畸形、缺损和功能障碍；衰老的进程中，会发生功能退化和外观不良；健康人也有可能出现外观导致的心理问题与疾病等。

同时，整形外科是一门交叉学科，几乎与所有的外科学科均有关联。例如，颅面整形与神经外科、五官科、口腔外科等密切相关；胸、腹壁畸形的修复，常需和心胸外科、普外科合作；泌尿生殖器官的畸形整复与妇产科、泌尿外科有交织；而四肢创伤畸形的修复，与骨科、血管外科密切关联。此外，整形外科与心理学、社会人文等学科的关联更加不容忽视。

其治疗范围在传统治疗领域主要分为五大专科和二类专病。在未来发展中将涉及更多的新兴治疗。

### 一、传统治疗领域

1. 显微重建外科 显微外科的出现，是近代外科技术发展史上的一次重大飞跃，使外科技术从宏观范畴发展到微观领域。游离皮瓣移植、吻合血管的肌肉与骨瓣移植、断肢(指)再植等的成功，使这一治疗模式在临床上得以推广，从而大大拓展了整形外科在组织缺损修复和器官再造这两大领域的治疗范围。

2. 颅颌面外科 颅颌面外科是现代外科学最复杂的领域之一。开展这类手术的整形外科医师，除必须具备坚实的外科学基础和丰富的临床经验外，还必须熟悉颅面各部位的解剖生理知识，以便与神经外科医师在手术和围手术期紧密配合，实施复杂多变的颅面部畸形矫正手术。

常见的颅面畸形：颅缝早闭导致的舟状头、三角头、斜头、短头、尖头等畸形；眶距增宽症等眼眶部畸形；颅面裂、颅面半侧短小症等中面部畸形；Crouzon 和 Apert 综合征等颅面骨发育不全畸形；先天性唇腭裂。

3. 烧伤整形外科 烧伤引起的瘢痕挛缩畸形，是整形外科临床实践中最棘手的难题之一，迄今仍以皮肤、皮瓣移植为主要的治疗手段。今后生物材料、组织工程皮肤等的临床应用，将有望改变这一治疗现状。目前，应用激光、放疗和激素的综合疗法，已经取得了一定的进展。

4. 美容外科 美容外科主要界定的是一类以增进容貌和信心为主的手术治疗方法，本质上是整形外科的一部分。治疗人群是具有正常解剖结构及生理功能的求医者。治疗目的是优化形体，增强美感。治疗范围涵盖人体各个部位，包括面部年轻化、眼、耳、鼻的整形，乳房再造和腹壁整形等。

5. **手外科** 手的解剖和功能复杂，在日常生活中发挥重要功用，还是人的第二"面孔"，具有社交功能。因此，手形态和功能的修复、重建具有重要意义。手外科是整形外科的重要分支。传统的治疗范围包括四肢先天性畸形、创伤导致的缺损修复。目前，治疗手段中最重要的是显微外科技术。例如，游离足背皮瓣修复手背缺损，第二足趾游离移植修复拇指缺失、断肢（指）再植等。随着技术的进步和器械、设备的升级，临床上游离移植的成功率已有明显提高，十指断指再植成功的病例也常有报道。目前，手外科面临的挑战，主要是先天性手畸形的矫治。

6. **淋巴水肿** 淋巴水肿，俗称"象皮肿"，是一类由淋巴管缺失、损伤和疾病引发的肢体淋巴水肿，属于整形外科的专病。通过淋巴重建手术，例如应用显微外科技术进行淋巴管、静脉和淋巴结的复合组织移植，结合烘绑疗法、手法按摩等理疗，在治疗肢体淋巴水肿、阴囊象皮肿和乳癌术后继发上肢水肿等方面，已经取得了较好的疗效。

7. **体表肿瘤** 体表肿瘤涉及神经纤维瘤、血管瘤、基底细胞瘤、鳞状细胞癌、黑色素瘤，以及隆突肉瘤等各类发生于体表的肿瘤。其外科治疗，尤其是广泛切除和修复，需要整形外科的理念与技术。因此，体表肿瘤被列为整形外科的一大专病。

8. **其他** 除上述专科和专病外，临床上尚有许多要应用整形外科理念和技术来治疗的疾病和问题，应积极探索。

## 二、整形外科治疗的发展和完善

随着医学的发展，传统以外科治疗为主的疾病，越来越多地采用介入、药物、光电、理疗等治疗手段，强调综合治疗。例如，体表肿瘤的治疗，栓塞与手术相辅相成；瘢痕的治疗和早期预防，离不开药物与光电治疗；美容外科手术与光电治疗、组织填充和肉毒素注射治疗的组合，以及未来的细胞治疗等。

考虑到医学的融合发展趋势，未来内、外科之分可能会逐渐淡化。目前以治疗手段来分类的命名，今后将更多地改为以治疗的疾病和涉及的病理生理问题来命名，以利于综合治疗的开展，提高疾病的疗效。整形外科也在其列。

# 第二节 整形外科治疗原则

## 一、外科原则

1. **组织匹配原则** 整形外科医生面对的最多挑战，是利用不尽相同、但尽可能相似的组织进行修复。对于部分组织缺损，应以同类组织修复。例如，以肌肉组织重建肌肉功能，以骨组织修复骨缺损，以皮肤组织修复皮肤缺损。不过，这些是典型的"拆东墙、补西墙"做法，不可避免会造成供区缺损及功能障碍等问题。

2. **最小损伤原则** 经验证明，最佳的效果，有时仅需最简便的方法就能达成。整形外科强调治疗的"阶梯"，希望采用尽可能简单的手段来解决复杂的问题。另外，在治疗中，还要体现"节俭"的态度，"决不丢弃任何有生命力的组织，直至明确再也不需要其为止"。因为，这有助于在修复原发性缺损的同时，最大限度地减少继发性缺损。

3. **专业协作原则** 整形外科具有鲜明的交叉学科特性，常基于专科知识和技术，治疗人体各部位体表组织和器官的问题。在修复过程中，常需与相关专科协作，共同解决疑难问题，提高对疾病的认识。

4. **其他原则** 如缺损修复方法的选择，供体、供区的选择等，将在专科培训教材中，逐步阐述。

## 二、心理与动机的评判

整形外科手术的主要功用之一，是改变患者的形体特征，这就涉及有关体相的心理学问题。体相是人们对躯体的主观性认知，与人际因素、环境因素和时间因素有关，客观的外观形象仅起部分作用。整形外科患者的手术动机，往往出于对自身体相的不满，其背后的深层原因却可能相当复杂，可伴有体像障碍、强迫症、抑郁症等。

医师对患者人格特征、心理模式与手术动机的认知，极大程度上决定了医师的应对策略、手术方案的制定,以及后续的体相改变效果。因此,对于患者的精神疾患与整形美容手术的心理禁忌证,医师需有足够敏锐的感知。术前除却进行外科学评估外,还应密切关注患者表现出的心理障碍与行为改变。无论术前还是术中、术后,一旦发现心理、行为方面的异常,需及时寻求心理医师的介入和帮助。此外,如果接诊的是正常人群,整形外科医师也应该体察患者的心理反应,这有助于良好和谐的医患互动,取得最优的手术效果。

### 三、治疗实施中应遵循的准则

1. 伦理 对于整形外科医生而言,遵守医学道德规范、恪守医疗行为准则是基本原则。在临床工作中,医生每天都在面对伦理道德的判断:谁适合手术,谁不适合手术,谁该优先手术,该选用哪个厂家的器械或药物、药物的正确用量应该以多少为度,有时候,难免陷入两难的困境。无论如何,医生应该在多维考量、系统评估后,选择合适的患者和正确的治疗方案。在决策过程中,必须排除医生个人收益的干扰。

2. 商业 参与整形外科医疗业务运行的,不仅有专业人士,如医师、护士和监管人员,还有药品制造商、医疗仪器设备生产商。整形外科医师所提供的医疗服务并非商业类产品,但是无可避免受周边商业行为的影响。尤其是整形外科医师接诊的对象,除了需要修复重建的患者,还有一部分是想要整形美容的患者。针对后者提供的某些医疗服务,具有商业、市场的属性。因此,对整形外科医师而言,对商业原则的理解和应用至关重要。在医疗实践中,要能领会和运用商业语言,以便与医疗管理者、销售人员、营销公司进行有效地沟通,能在不违背医学伦理道德的前提下,借助商业原则提高医疗服务的质量。同时,必须与有悖医学原则的商业行为和利益诉求,特别是触犯监管条例和相关法律的行为坚决划清界限。

遗憾,大多数医师都没有机会接受相关教育,对此认识不足。一旦经不住商业的灰色侵蚀,将置医疗于道德的底线之下,还将面临违法违规的风险。因此,有必要普及相关商业思维和业务流程的教育,以保障医疗行为的公正性,推动医疗市场的健康发展。

# 第二篇
# 临床常用技术

# 第二章　麻醉技术

整形外科手术的范围涉及全身的各个部位，患者具有年龄跨度大、儿童比例高、头颈颌面手术多、困难气管插管发生率高以及呼吸道管理困难等特点。实施整形外科手术的麻醉时不仅要掌握麻醉学的基本理论、基本知识和基本技能，熟悉各种麻醉方式和儿科麻醉的特点，还需要对整形外科手术的特点有全面的了解，并有丰富的困难气道处理经验。

## 第一节　整形外科手术的常用麻醉方法

实施整形手术时，根据手术的范围、大小和患者的配合情况，可以采用局部麻醉、区域神经阻滞、椎管内阻滞麻醉、局部麻醉辅助镇静镇痛技术和全身麻醉等各种麻醉方式。局部麻醉对生理干扰小、易于管理、恢复快，多用于体表和眼、耳、鼻的短小手术；局部麻醉时辅助使用镇静镇痛药物，可以减轻患者的焦虑和恐惧，增强局部麻醉的效果，扩大局部麻醉的使用范围；手术范围局限的肢体手术可以选用区域神经阻滞或硬膜外阻滞等麻醉方法；由于整形外科手术头面部比例大、儿童多、手术时间较长、操作精细，较多手术还需要在全身麻醉下完成。

### 一、麻醉前准备

1. 麻醉前患者评估

（1）病史：询问患者的吸烟、饮酒、过敏、恶性高热家族史和手术麻醉史，近期是否有上呼吸道感染病史。了解是否发生过困难插管及解决的方法。了解是否合并慢性疾病、接受治疗与否、目前病情的控制及使用药物的方案和剂量。

（2）查体：评估患者的精神状态，生长、发育情况；测量血压、脉率、呼吸频率、仔细进行心肺听诊；了解与麻醉操作相关的情况，如张口度、门齿状态、颌骨的发育情况、舌体形态、悬雍垂的能见度、口咽部是否红肿、异常分泌物以及甲颏距离、颈部性状、活动度等。

（3）实验室检查：常规检查血型、血常规、出凝血时间、肝肾功能以及心电图、胸片、电解质等各种实验室检查，必要时行超声、CT或核磁检查。

2. 麻醉前准备　成人择期手术前禁食8h，禁饮2h。小儿禁食6h，禁饮2h。牛奶属于固体食物，禁食6h。手术前仔细核对患者姓名、性别、年龄、体重、手术名称、麻醉方法。估计手术较长、失血较多患者需留置导尿管、准备有创动静脉穿刺测压。准备气管插管的全套设备和物品，准备实施麻醉方式所需要的各种物品和药品。整形外科手术患者特别是美容手术患者多数身体健康，主要是解决外形问题，对手术和麻醉风险的顾虑较大，心理问题多，术前需要耐心解释。

3. 麻醉前用药　为达到麻醉过程平稳，减少患者精神紧张，消除焦虑、恐惧心情，增强镇静镇痛和止涎效果，在麻醉前可以使用适当的药物。此外，麻醉前用药还可以获得增强患者对局部麻醉药物毒性的耐受，减少麻醉药物的用量，维持自主神经的稳定等效果。临床麻醉时根据患者的一般情况，手术的种类以及麻醉方法，选择使用2～3种药物，通常使用较多的是镇静安定类药物、镇痛药物和抗胆碱能药物。

### 二、局部麻醉

局部麻醉是在保持患者意识清楚的情况下，将局部麻醉药注射于手术部位，或注射在支配手术区域的神经或神经干，使局部出现神经传导功能阻滞及感觉丧失的麻醉方法。具体内容详见本章第二节。

### 三、椎管内麻醉

广义上讲椎管内麻醉也属于局部麻醉的范畴，但因其独特的解剖特点而单归一类。硬膜外麻醉和蛛网膜下腔麻醉（简称"腰麻"）都属于椎管内麻醉。椎管是椎骨和周围韧带围成的管状结构，内有脊髓，脊髓周围依次有软脊膜、蛛网膜和硬脊膜包裹，硬脊膜和蛛网膜毗邻，比较紧密。椎骨和周围韧带与硬脊膜之间的潜在性间隙称为硬膜外腔，蛛网膜与软脑膜之间的潜在性间隙称为蛛网膜下腔。经椎骨间穿刺把局麻药注入硬膜外腔即硬膜外麻醉，把局麻药注入蛛网膜下腔即蛛网膜下腔麻醉。

### 四、镇静镇痛麻醉

局麻手术时，多数患者存在不同程度的紧张和焦虑，部分患者甚至因而拒绝治疗。而适量使用镇静镇痛药物可以使患者在手术过程中保持镇静，减轻术中的恐惧和焦虑，消除伤害性刺激的记忆，增强局部麻醉的效果，显著提高患者的舒适度，扩大局部麻醉的使用范围。而生命指征的实时监测和调控，能进一步提高手术的安全性。

（一）镇静镇痛的目的

1. 监护并确保患者术中生命安全。

2. 降低患者术中不舒适感或疼痛感。

3. 减轻治疗对患者心理带来的不良刺激，消除不愉快经历的记忆。

4. 提高患者对不良刺激的耐受性。

5. 缩短患者麻醉后恢复时间，减少医疗花费。

（二）镇静镇痛的方法

术中镇静镇痛，从控制给药方式可分为医生控制镇静和患者自控镇静；从给药方案可分为间断给药和连续输注。根据患者的需要可采用单纯使用镇静药或镇痛药，也可以联合使用两种或两种以上的药物。由于使用单一药物，需要较大的剂量才能达到临床需要镇静镇痛深度，容易出现不良反应。而镇静镇痛药物复合使用，可以产生协同和相加作用，在减少两类药物的用量的同时，获得较为满意的临床麻醉效果，避免和减少不良反应的出现，特别是呼吸抑制的发生，是目前最常用的方法。

（三）镇静镇痛的药物

用于镇静镇痛的药物众多，包括静脉用药和吸入性麻醉药物，如苯二氮䓬类、氯胺酮、异丙酚、阿片类、非阿片类以及笑气、挥发性吸入药物等。镇静镇痛理想的药物应该具有以下特点：起效快，作用时间短，具有特定并可预测的量效关系。无刺激和兴奋性，无心血管、呼吸系统的抑制作用，并方便给药。整形外科最常用的药物包括：

1. 咪达唑仑 负荷量 0.025～0.05mg/kg，维持输注速度 1～2µg/（kg·min）。

2. 丙泊酚 负荷量 0.5mg/kg，以 100～150µg/（kg·min）的速度输注 3～5min，维持输注速度 25～75µg/（kg·min）。

3. 氯胺酮 负荷量 0.3～0.5mg/kg，维持输注 8～16µg/（kg·min）。

4. 右旋美托咪定 负荷量 0.5～1.0µg/kg，静脉持续输注 10min，维持输注速度 0.2～0.7µg/（kg·h）。

5. 芬太尼 负荷量 1～2µg/kg，维持剂量 0.01～0.03µg/（kg·min）。

6. 舒芬太尼 负荷量 0.1～0.2µg/kg，维持剂量：0.001 5～0.005µg/（kg·min）。

7. 瑞芬太尼 负荷量 0.25µg/kg，维持剂量 0.05µg/（kg·min）。

### 五、全身麻醉

麻醉药物通过吸入、静脉、肌肉或直肠灌注等途径进入体内，抑制中枢神经系统使意识消失的麻醉方法，统称全身麻醉。主要包括吸入麻醉、静脉麻醉、基础麻醉和静吸复合麻醉等方法。

（一）吸入麻醉

麻醉药经呼吸道吸入，通过肺吸收产生麻醉作用的方法。由于吸入麻醉的深浅取决于血液中的药物浓度，可以通过控制吸入麻醉药的浓度调节麻醉的深浅，临床上可以根据手术的刺激强度随时控制和调节麻醉深度。吸入麻醉药在体内分解代谢少，主要以原形从呼吸道排出，安全系数较大。目前常用的药物有恩氟烷、异氟烷、七氟烷和氧化亚氮。

（二）全凭静脉麻醉

是指所有的麻醉药通过静脉途径用药的麻醉方法。静脉麻醉的麻醉诱导经静脉直接用药，速度快，诱导较平稳，患者感觉舒适，无呼吸道刺激作用，无环境污染，也不需要特殊设备。由于静脉麻醉药的作用依赖于其药代动力学特性，在体内需经过再分布、生物转化和排泄，逐渐从体内消除。因而在使用静脉麻醉药时个体存在差异，可控性差。但近年出现的强效、半衰期短、消除完全的静脉麻醉药使全凭静脉麻醉过程趋于完美。特别是出现了以药代 - 药效动力学理论为基础的计算机靶控输注新技术（TCI），通过调节血浆或效应室的药物浓度来精确控制或维持适当的麻醉深度，进一步提高了药物可控性。

（三）静吸复合麻醉

即患者同时或先后使用静脉和吸入麻醉药的麻醉方法。由于目前任何单一药物都不能完全满足临床麻醉所需要的镇静、镇痛、肌松和抑制伤害性反射的目的。因此，现代麻醉技术更强调药物和技术手段的联合使用，既可以获得理想的麻醉深度，又能维持围麻醉期患者生命体征的稳定，同时还能做到诱导平稳，恢复迅速，并发症少，提高患者的舒适度。联合用药不仅可以最大限度地发挥每类药物的药理作用，还可以减少各药物的用量，避免和减少药物的副作用。

# 第二节　整形外科局部麻醉技术

局部麻醉可以完成大多数的整形美容外科手术，麻醉操作则由整形美容外科手术医师完成，麻醉前应熟悉各种局麻药物的特性，剂量及副作用等；应熟悉掌握局麻浸润和神经阻滞等不同的各种麻醉方法；还要会识别和处理局麻药物的毒副反应。

## 一、局部麻醉的特点

局部麻醉（简称"局麻"）是在保持意识清楚的情况下，将局麻药物注射于手术部位，使局部产生神经传导阻滞及感觉丧失，而使手术顺利实施。其特点是：

1. 受术者神志清楚，能与手术医师配合，发挥其主观能动性。如重睑术中，患者配合睁眼闭眼，可及时反馈手术效果，便于调整和提高患者的满意度。

2. 可逆性，对神经的传导的阻滞是完全可逆的。

3. 安全，不产生组织损害，对机体生理干扰小，并发症少。

4. 局麻是整形美容手术最常用的麻醉方法之一，许多手术都可以在局麻下完成。

（一）局部麻醉的方式

1. 表面麻醉　是指穿透性强的局麻药与黏膜或者皮肤直接接触产生表面麻醉作用，以便于实施手术。

（1）眼结膜表面麻醉：将 0.5%～1% 丁卡因或者 2%～4% 利多卡因用点滴法滴入结膜囊内，每隔 2～5min 重复 1 次，共 2～3 次，即可产生满意的麻醉效果。眼袋整形术和重睑术常选用此法作眼结膜麻醉。

（2）鼻黏膜表面麻醉：将 0.5%～1% 丁卡因滴入棉条填塞贴敷到鼻腔，10～15min 后取出棉条。于鼻整形术前实施，可减轻鼻腔消毒的不适感。

（3）冷却麻醉：也属于表面麻醉，在皮肤表面使用制冷剂，如冰敷或表面冷凝剂、气雾冷却剂冷喷，均可以快速冷却皮肤，可有效减轻皮肤的痛感，常用于注射填充和激光美容治疗。

2. 局部浸润麻醉　将配制的局麻药物沿手术切口逐层注射，以达到阻滞部分手术区域组织的末梢神经，是整形美容手术最常用局部麻醉方法之一。

3. 区域阻滞麻醉　使用局麻药物围绕手术区域四周及底部注射，以阻滞支配术区的神经及神经干。

4. 神经及神经丛阻滞麻醉　将局麻药物注射于神经干、丛、节周围，以阻滞其所支配的手术区域。

（二）常用局麻药物的选择

1. 选择原则　对于局麻药物，首选对机体影响小，起效快，毒性低的药物。使用时严格遵守安全剂量和安全浓度，通常使用最低有效浓度的局麻药物。在局麻药物使用时加入适量的收缩血管药物，如肾上腺素，可以延长阻滞作用持续时间，减少血液循环对药物的吸收，起到减缓或降低血药峰值浓度及增强麻醉效能。

2. 常用局麻药　局麻药物根据化学结构分为酰胺类、酯类和酮类，麻醉药物的分子结构决定了其理化性质,药物的脂溶性与麻醉的强度成正比,解离常数(pKa)决定药物起效速度,而当局麻药物与受体蛋白的结合增加,该药物的作用时间也相应延长。整形美容手术常用局部麻药如下:

(1)利多卡因:起效快(0.8min),弥散广、穿透强,无明显血管扩张作用;2%~4% 用于表面麻醉,1次限量 100mg;0.25%~0.5% 用于局部浸润麻醉,时效 120~140min;1%~2% 用于神经阻滞,时效 60~120min,1次最大用量一般不要超过 4.0mg/kg。

(2)普鲁卡因:起效快(1min),时效短,45~60min,穿透、弥散较差,扩血管作用、毒性小,1次最大用量 1 000mg。

(3)罗哌卡因:起效时间 4~10min,时效 3~8h,1次最大用量 300mg。

(4)丁卡因:起效时间 2~15min,时效 3~8h。毒性大,起效慢,不宜用于局麻。常用于表面麻醉,1%~2% 浓度,1次最大用量 100mg。

(5)布比卡因:起效时间 1min,时效 1.5h,1次最大用量 200mg。

(6)联合使用:将两种局麻药物混合使用,发挥每一种药物的优点。如布比卡因作用时间长,但起效慢,可与起效快的利多卡因混合使用,为长时间的手术提供理想的麻醉效果。

### 二、局麻药物不良反应的防治

1. 不良反应 局麻药的不良反应包括毒性反应和过敏反应。毒性反应是由于局麻药的剂量或浓度过高或误将药物注入血管时引起的全身作用,主要表现为中枢神经和心血管系统的毒性。过敏反应多见于酯类局麻药,一旦发生,立刻输液、呼吸维持、使用激素等处理。

2. 局麻药的毒性反应

(1)中枢神经系统:局麻药对中枢神经系统的作用是先兴奋后抑制。中枢抑制性神经元对局麻药比较敏感,由于中枢神经系统的兴奋、抑制的不平衡,中枢神经系统脱抑制而出现兴奋症状,表现为眩晕、视觉和听觉异常、多语、寒战、抽搐,甚至惊厥。

(2)心血管系统:局麻药对心肌细胞膜具有膜稳定作用,吸收后可降低心肌兴奋性。多数局麻药可使小动脉扩张,血压下降,因此在血药浓度过高时可引起血压下降,甚至休克等心血管反应。

3. 毒性反应的防治 以预防为主,一旦发生局麻药毒性反应,立即进行如下紧急处理:

(1)立即停止注射局麻药物。

(2)吸氧,维持气道通畅。

(3)镇静:立即静脉注射咪达唑仑 2.5~5.0mg 或硫喷妥钠 3~5ml 或地西泮 5~10mg,或异丙酚 0.5~1.5mg/kg,以预防或拮抗抽搐或者惊厥发作。

(4)激素:静脉注射地塞米松 5~10mg,或者氢化可的松 100~300mg 静脉滴注。

(5)气管内插管,必要时或呼吸停止时行气管内插管辅助或控制呼吸。

(6)升压:输注或静脉注射血管收缩剂升压。

(7)肾上腺素:出现心衰时肾上腺素 1~15μg/kg 静脉注射或者输注。

(8)CPR:心脏停搏时立即进行 CPR,进一步生命支持。

### 三、常用局麻技术的操作

1. 局部浸润麻醉操作的基本方法

(1)点式浸润麻醉:在标记的切口线一端先做一个皮丘,以此皮丘进针,刺入皮肤或黏膜下,回抽无回血后,缓慢均匀地推注配制好的局麻药物,使药物在组织内张力性浸润,形成直径 1~2cm 的皮肤隆起,出针;等待数秒后,于该隆起边缘再次进针,形成类似的隆起,如此逐渐连续浸润到整条切口线。下一针的进针点落在前次药物浸润的范围内,麻醉药物起效,患者基本无疼痛感,适于对短的、线状切口局部麻醉。

点状浸润麻醉
(视频)

(2)线形麻醉:在皮肤做一个皮丘后,沿切口线进针,回抽无回血后,边退针边均匀缓慢地推注局麻药物,形成线形皮肤隆起;不退出针头,换一个隧道刺入,重复前述的注射动作;如此,反复可在进针点周边形成扇形或者圆形浸润区域。如此可减少皮肤表面的穿刺点。注药完成后轻轻按压局部,使药液扩散后产生麻醉效果。

线状浸润麻醉
(视频)

2. 与肾上腺素配合使用　除可卡因外，局麻药物内加入肾上腺素等血管收缩药，对受术者及局麻均有好处。

（1）目的：局麻药物（除可卡因外）都有使血管扩张的作用，可能增加手术区域的出血、使局麻药物弥散性增加。加入肾上腺素后，使血管强烈收缩，可减少手术区域的出血，利于手术操作；手术区血管收缩使局麻药物吸收缓慢，并将局麻药物局限于注射的手术部位，延长麻醉作用时间和提高药效；减少局麻药的使用量和局麻药全身中毒的机会。

（2）配制方法：临床上最常用的是盐酸肾上腺素注射液，每支 0.5ml：0.5mg 或 1ml：1mg，0.1% 的溶液。现配现用，浓度 1/20 万或 1/10 万，1 次用量 <0.25mg。计算好所需的量，用注射器自安瓿瓶抽出肾上腺素注射液后，用 5 号针头（直径 0.5mm）逐滴滴入局麻药物中。

（3）注意事项：若肾上腺素用量过大，或者患者对肾上腺素高度敏感，易产生心悸、脉快、血压升高等，甲亢患者禁止加用。局麻药注射前必须回抽注射器针芯，避免直接注入血管。因肾上腺素使血管强烈收缩，在特殊部位，如手指、阴茎等禁止使用；在皮瓣手术中不宜浓度过高，以免影响皮瓣血运。关闭手术切口前要彻底止血，警惕肾上腺素作用消退后血管舒张所致的"反跳性"出血。

## 第三节　整形外科手术常用的麻醉技术

### 一、肿胀麻醉技术

肿胀技术（tumescent technique），又称肿胀麻醉（tumescent anesthesia），是指在皮下组织或组织间隙内注射大量含有稀释的肾上腺素和利多卡因的溶液，使之肿胀，以达到局部麻醉、止血及分离组织的作用。既可以作为单独的局部麻醉方法，又可以与全身麻醉、神经阻滞麻醉以及镇静镇痛技术联合使用。具体内容详见"脂肪抽吸术"章节。

### 二、气管内插管技术

气管插管术是指借助各种器械将专用的气管导管经口腔或鼻腔插入气管或支气管内维持气道开放的方法。可用于全身麻醉、心肺复苏、新生儿窒息、各种原因引起的气道塌陷或气道梗阻，以及各种需要实施机械通气的呼吸治疗患者，是手术过程中维持气道通畅最可靠、最安全的方法。

### 三、声门上气道和喉罩通气道技术

声门上气道是一组放置于口咽或鼻咽腔内不进入声门下的中空气道工具，用于辅助和维持呼吸道开放。具有置入简单、通气效果可靠、刺激损伤小等优点。临床常用的工具包括口鼻咽通气道、喉管、喉罩等多种类型通气工具。广泛应用于临床麻醉、心肺复苏、院前急救等各种需要保持气道通畅的地点和场合。喉罩通气道是近年来发展最迅速、使用范围最广的声门上气道，已经发展成种类齐全、功能各异的大家族。不仅用于各种手术的术中气道维持，部分取代气管插管，还可以帮助解决困难气管插管，提高麻醉的安全系数。

### 四、控制性低血压技术

控制性低血压是指采用降压药物与技术等方法，将收缩压降低至 80～90mmHg 或者将平均动脉压降低至 50～65mmHg，不发生重要器官的缺血缺氧性损害，终止降压后血压可迅速恢复至正常水平，不产生永久性器官损害。可以减少术中失血，降低库血使用量，改善术野条件，缩短手术时间。

### 五、自身输血和血液稀释技术

自身输血技术包括通过术前采取患者一定量的自身血液备用，术中回输的贮存式自身输血技术，和术中使用血液回收装置收集患者的出血，经过回收、抗凝、洗涤、滤过等处理将红细胞回输的自体血回收技术。血液稀释技术是使用血浆或血浆代用品扩容，降低血管内细胞成分的浓度，在出血量相等时减少红细胞丢失的技术。自身输血和血液稀释技术可以减少术中出血，减少和避免库血的使用，并降低和避免与输入库血相关的并发症。

## 六、处理困难气管插管的新技术

困难气管插管是临床麻醉中时常遇到的难题,由于整形外科手术患者的特殊性,困难气管插管的发生率相对较高,及时和正确处理困难气管插管,迅速建立安全的气道是确保麻醉安全前提。近年来,随着各种解决困难气管插管的新技术、新方法不断应用于临床麻醉,有效地解决了困难气管插管的难题,提高了麻醉的安全性。目前常用的新技术包括光棒技术、视频喉镜技术、可视硬镜和可视软镜技术,以及喉罩或插管型喉罩联合可视软镜的插管技术等。

# 第三章　组织移植技术

## 第一节　组织移植生物学

移植术是指将生物体的一部分通过手术或其他途径移植到自体或另一个体的过程。根据移植物的种类，可分为细胞移植、组织移植以及器官移植。组织移植能有效改善患者外观或功能，在整形外科中有着举足轻重的地位。常见组织移植包括皮肤、真皮、黏膜、脂肪、神经、肌肉、肌腱、筋膜、软骨、骨、血管和淋巴管等移植。根据移植物带或不带血管蒂，组织移植可分为游离移植或带蒂移植。一部分组织移植如皮肤移植、黏膜移植、脂肪移植等依赖移植后移植物存活而发挥矫形或修复的作用；而骨、软骨等移植则主要依赖于其机械结构，作为物理支撑或填充物以达到修复效果。

根据移植受体的不同，组织移植还可分为自体移植、同种异体移植和异种移植。由于移植物细胞表面组织相容性抗原的差异，异体或异种移植都会导致移植排斥反应，对移植物最终转归造成很大影响。目前，临床上异体、异种组织移植仅应用于早期急性大面积创面的覆盖或是利用脱细胞组织基质或纤维结构作为填充支架材料。

1. 皮肤移植　皮肤移植是整形外科最基本手术之一。移植皮肤能够有效地覆盖由外伤、肿瘤切除、感染等原因造成创面。移植皮片需要 24~48h 才能建立与创面的血运，因此早期皮肤主要依靠创面的渗液而存活。根据移植皮肤厚度不同，可将其分为刃厚皮片、中厚皮片和全厚皮片，越薄的皮肤存活率越高：刃厚存活率大于中厚皮片，而中厚皮片存活率大于全厚皮片。临床上异体皮肤移植仅用于大面积烧伤并缺乏自体皮源时，对于早期消灭创面，控制感染有一定作用，中后期异体皮肤会逐渐脱落。供区遗留瘢痕、皮片挛缩、色素沉着或脱失是皮片移植后期最常见的并发症。

2. 真皮片移植　真皮片包含真皮乳头层、网织层以及真皮中的一些附件结构，不含表皮。真皮连同皮下脂肪一起移植又被称为真皮脂肪移植。成功的真皮片移植应包含隐蔽供区的选择、受区的良好准备、充分的止血以及术后妥善的制动。真皮供区可选择腹股沟、臀沟、下腹部或女性乳房下皱襞；考虑到真皮自然挛缩，供体真皮片一般需要比预期大 25% 左右；真皮可以通过取皮刀去除表皮后获得。组织学研究表明，真皮片能够在皮下的微环境中存活良好，但真皮的一些附属器在移植后会逐渐萎缩。

3. 黏膜移植　黏膜移植在临床上常常用于修复眼睑、唇红缺损等黏膜缺损。黏膜取材有限，可以切取的部位包括口腔内唇、颊黏膜或阴道内黏膜。黏膜组织存活能力强，术后瘢痕不明显，其存活机制与皮片移植类似。

4. 脂肪移植　脂肪移植可分为单纯脂肪移植、真皮脂肪复合组织移植以及带蒂脂肪瓣移植等。脂肪注射移植技术从吸脂术开展以来就很快在临床上建立。近年来，随着脂肪注射移植术的不断改进，目前脂肪移植已经广泛应用于临床面部填充和隆乳术。

5. 筋膜移植　筋膜是指含有广泛的、高密度的纤维组织移植物，由于其有独特的高密度胶原结构和高度的韧性，因此可以承受较大的机械张力。筋膜瓣在临床上常常用于修复那些需要维持机械张力的缺损，例如面神经麻痹后的口角歪斜、麻痹性下睑外翻、先天性单纯下唇麻痹等。筋膜瓣移植可带或者不带血供。大腿阔筋膜是目前最常用的非血管化筋膜瓣供区；颞筋膜瓣是临床最常用的带血管蒂的筋膜瓣。

6. 肌腱移植　肌腱连接骨与肌肉，由致密的白色纤维组织束构成。供体肌腱应该有足够的宽度、长度与机械张力来修复缺损，为了移植后能更快建立与周围血运连接，供体肌腱还应足够薄。自体肌腱移植用于修复肌腱的缺损或代替功能不全的肌腱。常用的肌腱有掌长肌，跖肌，第 2、3、4 趾长伸肌肌腱、踇长屈肌腱等。

7. 肌肉移植　肌肉占人体体重 30%～40%，是人体重要的组成部分，重要肌肉的缺损将会导致局部功能的障碍。肌肉移植可分为游离肌肉移植（不含神经、血管）以及带蒂肌肉移植。含血管以及神经的带蒂肌瓣移植在临床更为常见。临床常见的肌肉移植应用包括：股薄肌游离肌瓣修复面神经麻痹，游离肌瓣修复前臂肌肉撕脱伤，背阔肌瓣用于修复大面积脊髓脊膜膨出以及乳房再造等。

8. 软骨移植　临床常用的自体软骨包括肋软骨、耳软骨以及鼻中隔软骨。软骨组织一方面可以作为容量组织填充局部组织缺损，例如颧骨、眶骨缺损等；另一方面，由于软骨具有可雕刻、可塑形性，因此常作为隆鼻、鼻再造、耳再造以及阴茎再造的支架材料。

9. 骨移植　骨移植是治疗各种原因导致的骨质缺损的重要手段。自体骨具有生物相容性好、成骨能力强，骨诱导活性高等优点，是临床最常用的骨移植材料。当自体骨移植取材受限或不能满足手术需要时，可以考虑采用同种异体骨，但异体骨中骨髓细胞、成骨细胞等可能会引起机体免疫排斥反应，降低手术效果。临床骨取材部位有髂骨、肋骨、股骨和胫骨等。

10. 神经移植　自体神经移植是目前修复周围神经缺损的有效方法。供体神经可选取体表的皮神经，切取之后对该区域的感觉功能影响不大，例如腓肠神经、隐神经、耳大神经、股外侧皮神经、前臂外侧皮神经等。对于神经损伤时间不长，局部血供良好的部位，神经移植后恢复的机会很大。

# 第二节　植　皮　术

植皮术，也称游离皮片移植术，是指通过手术的方法，切取皮肤的部分厚度或全部厚度，移植到身体其他部位，新建立血液循环并保持活力，以达到整形修复的目的。提供皮片的部位称作供皮区，需要修复的部位称为受皮区。

【临床关键点】

1. 皮肤缺损的影响　当外伤或手术因素造成皮肤连续性破坏和缺损时，必须及时予以闭合，否则可能产生常见的创面急性或慢性感染。较大面积皮肤缺损时，可导致水、电解质、蛋白质的过量丢失，经久可致机体营养不良。创面瘢痕愈合影响美观或合并功能障碍时，日后需行整形治疗。

2. 皮肤缺损的修复　对于各种原因导致的皮肤缺损的创面，应对其所在部位、大小、深度、重要结构暴露的程度等作全面评估，再制订修复计划。考虑修复方法时，要优先选择简单的手段。可供临床选择的基本方法有：①创口直接缝合；②皮片移植；③皮瓣移植。其中皮片移植简单易行。

3. 皮片的分类和应用　移植的皮片可分为断层皮片（刃厚、薄中厚、中等中厚、厚中厚）、全厚皮片及含真皮下血管网皮片。各类皮片有其各自的特点及相应适应证，临床上根据受区具体情况选择皮片类型。

4. 供区选择　全身许多部位可作为供皮区，如头皮、耳后、乳突区域、眼睑、锁骨上区、上臂内侧、腹股沟区域、胸侧、大腿、臀、腹部等部位。根据受区的色泽、弹性、功能、缺损大小等，选择供皮区。

5. 取皮术和植皮术的技术操作

（1）取皮术：分为手工取皮和器械取皮两类方法。

1）手工取皮：取全厚皮片和含真皮下血管网皮片。

2）器械取皮：取断层皮片。借助切皮的专用器械，按标定的厚度数值切取大面积整张皮片。目前较为常用的取皮器械主要有 3 种：

①滚轴取皮刀：是具有滑动的滚轴和附有调节切皮厚度装置的较简易的切皮器械，可按预订数值取得薄厚均匀的皮片，但此法仍有切取皮片边缘不齐、宽度不易控制、受解剖部位限制等缺点。

②鼓式取皮机：将刀片固定在刀架上，借粘贴在鼓面和供皮区的双面胶将皮肤粘起，拉锯式移动刀片，切下的皮片由刀刃与鼓面之间可调节宽度的缝隙中穿出，缝隙的宽度即为所切取皮片的厚度。如能熟练掌握操作要领，可取得与鼓面面积相当、厚度均匀、边缘整齐的大张皮片，不受解剖部位限制等。

③电动或气动取皮机：以微型电机或高压气体带动刀片，切取皮片厚度可调节，操作方便，容易掌握。切取皮片厚度均匀，边缘整齐。

（2）植皮术：断层皮片和全厚皮片移植技术相同，主要有以下 2 个步骤。

1）受皮创面的准备：术后继发出血形成血肿常是皮片移植失败的最主要原因，因此创面的彻底止血非常重要。对于陈旧感染性创面、肉芽创面，可采用皮片打孔或筛状植皮，渗出液可通过皮片上的空隙充分引流,防止皮下积液而提高皮片存活率。

2)皮片的移植和固定:移植皮片稳定、可靠地固定,使皮片与创面之间建立血运而成活。一般大张皮片移植缝线打包包扎法应用最广,加压包扎法次之,植皮区包扎一般为 20~25mmHg 压力。目前也有用负压封闭引流技术(VSD)固定,负压值为 10~20kPa,既有利于创面血液循环,又可以引流皮片下积血、积液,使得皮片和创面紧密贴合,有利于皮片成活。此外还有内嵌植皮法、邮票状植皮法、筛状或网状植皮法、开放植皮法等方法。四肢、关节等活动部位的植皮,常需采用石膏绷带制作托板用于辅助制动。

6.术后处理　术后受区处理主要是观察有无影响皮片成活的并发症,如感染、血肿或血清肿的发生。无菌创面术后 8~10d 进行检查,如无异常,可拆除缝线。污染或肉芽创面于 2~3d 更换敷料。检查时,应逐层揭开敷料,操作轻柔细致,防止将愈合不牢固的皮片揭下。

断层皮片的供皮区,依靠创面本身自然上皮化而愈合。一般刃厚皮片供区在 10d 内愈合,中厚皮片在 14~21d 内愈合。保持供区创面湿润可使供区愈合速度加快。愈合后的受区与供区应进行弹性包扎及压迫,可保护易破损的新生上皮,并减轻局部瘢痕增生反应。

7.常见并发症及处理

(1)血肿和血清肿:是皮片移植失败的最常见原因。主要由于止血不彻底、包扎不稳妥或压力不均匀所致。植皮时如创面渗血难止,可暂时将皮片覆盖创面,压迫 5~10min,渗血可停止。再掀起皮片,清除创面上的凝血块。对于较大的出血,一定要仔细结扎,细致止血。缝合皮片过程中,注意皮片与创面的贴合,避免皮下积血。除外,皮片周围缝合后,包扎前可在皮片下用生理盐水冲洗,排出残留血块。血清肿或血肿的形成使皮片与创面分离,影响血运的建立,妨碍皮片成活。如面积小于 1cm×1cm,尚可借助"跨越现象"而成活,否则局部皮片将坏死。如能及时发现血肿或血清肿,及时排除,可避免植皮失败。

(2)固定不当:妥善包扎固定并保持适当压力有利于创面与皮片间血供的建立。植皮区包扎一般为 20~25mmHg 压力,压力过大则不利于毛细血管生长,如枕部、额部、胫前等部位,易发生压力过大导致移植皮片坏死的情况出现。在体表骨性结构凸起的部位应当用松散纱布垫平,使包扎压力分布均匀。颈部、四肢等活动部位,可采用夹板或石膏托固定,防止皮片移位。面颈部植皮术后,应给全流食 3d 左右,少做面部表情,少讲话,以减少皮片活动,有利于移植皮片的成活。

(3)感染:术中操作及术后处理均应严格无菌操作,对于感染创面或肉芽创面植皮应当切实做好创面湿敷、清洗、引流等处理,并合理使用抗生素。术后一旦发现感染表现,应及时处理。

(4)皮片移植床选择不当引起的植皮失败:比如受区血供不良或感染较重,会使移植皮片不易成活。比如在无骨膜的骨皮质上,或在无腱鞘的肌腱上植皮,移植皮片不能获得血供,此时应考虑皮瓣移植修复。下肢静脉曲张溃疡创面、广泛瘢痕中间的慢性溃疡面、较长时间的压疮或神经瘫痪性溃疡等,游离皮片均难以生长,应予以重视。

(5)全身情况不良引起的植皮失败:贫血、低蛋白、营养不良、败血症、糖尿病等均不利于皮片存活,在手术前应给予相应的治疗。

临床病例(一)

患者,男,91 岁,以"发现右侧颞部皮肤肿物 2 年"为主诉入院。患者于 2 年前发现右侧颞部一皮肤肿物,起初约花生米大小,高出皮肤表面,其间肿物反复破溃,伴有血性及黄色液体渗出,可自行结痂愈合,近期肿物增大较快,现约核桃大小,来院求诊。入院专科查体:右颞部见一皮肤肿物,大小约 4cm×3cm,色红,隆起于皮肤表面,界限清楚,表皮破溃,伴有少量渗出液,质地脆,触之易出血。入院诊断:右颞部皮肤恶性肿瘤。

【问题 1】 治疗方法采用右颞部皮肤恶性肿瘤根治性切除,术后继发创面选择哪种方法修复?

思路:皮肤肿瘤切除,术中冰冻切片病理检查,明确诊断,再予根治性切除。继发创面修复的方法有多种,可选用各种皮瓣和皮片移植修复,可根据年龄、性别、皮肤缺损大小、部位、周围正常皮肤组织条件、经济条件以及患者或家属的意愿等因素综合考虑。综合以上各种因素考虑,征求患者和家属同意可选用皮片移植修复。

知识点

## 皮肤缺损修复方法和皮片移植的适应证及禁忌证

1. 针对各种原因引起的创面进行修复时,应对其所在部位、大小、深度、重要结构暴露的程度以及年龄等作全面评估,再制订修复计划。考虑修复方法时,要优先选择简单的手段。可供临床选择的基本方法有:①游离创口周围皮下组织后直接缝合;②皮片移植;③局部邻近皮瓣移植;④远位皮瓣移植;⑤游离皮瓣移植;⑥皮肤软组织扩张术。

2. 皮片移植的适应证　皮片移植简单易行,可用于人体任何部位皮肤缺损的修复,只要受区有足够的血供来维持移植皮片生存的需要。

3. 皮片移植的禁忌证　①去除骨膜的皮质骨面及软骨膜的软骨面;②去除腱膜的肌腱;③去除神经外膜的神经;④放射治疗后的组织;⑤感染创口,细菌数>105CFU/g;⑥溶血性链球菌感染的创口;⑦异物存留,如钢板、螺钉、硅橡胶、经基磷灰石等。

【问题2】　继发创面若选择皮片移植修复,有哪些类型皮片可供选择? 较好的皮片移植有哪些?

思路:根据皮肤的厚度,皮片的类型可分为断层皮片(刃厚、薄中厚、中等中厚、厚中厚)、全厚皮片及含真皮下血管网皮片,他们各有比较合适的使用范围。依据该患者的缺损部位在颜面部,位置显露,而且邻近于上下眼睑的外眦部,可能影响功能和外观,而受区情况较好,因此可供选择的皮片类型应该包括中厚皮片、全厚皮片及含真皮下血管网皮片。但是中厚皮片移植有一定的色泽改变,弹性稍差,并有一定的收缩率,尤其是较薄的中厚皮片更加明显,含真皮下血管网皮片成活比较困难。由于该患者创面只有 8cm×6cm,缺损不是太大,不需要太大的皮片,供区可直接缝合。因此选择全厚皮片较好。

知识点

## 皮片的分类、特点及适应证

1. 皮片的分类　可分为断层皮片(刃厚、薄中厚、中等中厚、厚中厚)、全厚皮片及含真皮下血管网皮片。

2. 皮片的特点及适应证　皮片的特点见表3-2-1。

(1)刃厚皮片:最薄,在各种创面上易成活是其优点,但后期收缩性、色泽改变最显著。适应证:主要用于肉芽创面、大面积烧伤及撕脱伤皮肤缺损的覆盖,在整形外科中应用价值较小,仅选择性用于鼻腔、外耳道、口腔内衬的修复。

(2)中厚皮片:通常分为薄中厚皮片,其厚度为 0.3～0.4mm;中等中厚皮片,其厚度为 0.5～0.6mm;厚中厚皮片,其厚度为 0.7～0.78mm。中厚皮片存活较易,在收缩性、耐磨性、色泽改变等方面近似全厚皮片。适应证:在整形外科中被广泛应用于身体各部位皮肤缺损的修复。

表 3-2-1　各种移植皮片的特点

| 种类 | 切取层次 | 皮片厚度 /mm | 在创面上存活难易 | 存活后收缩性 | 弹性及耐磨性 | 色泽改变 | 质地改变 | 皮源量 |
|---|---|---|---|---|---|---|---|---|
| 刃厚 | 表皮+真皮乳头层 | 0.2～0.25 | 易 | 40% | 差 | 明显 | 较硬 | 丰富 |
| 中厚 | 表皮+部分真皮 | 0.3～0.4(薄) | 易 | | 较差 | 明显 | 较软 | |
| | | 0.5～0.6(中等) | 较易 | 10%～20% | 较好 | 较明显 | 较软 | 丰富 |
| | | 0.7～0.78(厚) | 尚易 | | 好 | 不明显 | 软 | |
| 全厚 | 表皮+真皮全层 | 不同部位厚度不一,平均1mm | 尚易 | 几无 | 好 | 不明显 | 软 | 受限 |
| 含真皮下血管网皮片 | 表皮+真皮全层+真皮下血管网 | 不同部位厚度不一 | 不易 | 无 | 好 | 不明显 | 柔软 | 受限 |

（3）全厚皮片及含真皮下血管网皮片：移植存活较难，但存活后在质地、收缩性、色泽等方面改变不明显，是理想的皮肤移植材料。其皮源受到限制，供区需要直接拉拢缝合，且存活率显然不如刃厚和中厚皮片高。适应证：①颜面部皮肤组织缺损的修复；②功能部位组织缺损的修复；③躯体外露部位皮肤缺损的修复；④洞穴的衬里和器官再造。

【问题3】　选择全厚皮片移植修复，哪些部位是较好的供皮区？

思路：由于该患者在颞部皮肤缺损范围较大约 8cm×6cm，较接近颜面部皮肤色泽的耳后和乳突区域或锁骨上区，甚至上臂内侧的皮肤供应量有限，而该患者年龄大，面部皮肤色泽较黑暗，色斑多，美容要求较低，因此选择皮肤较松弛的下腹部作为供皮区比较好。

知识点

### 供区选择

1. 身体各部位皮肤的颜色、纹理、厚度、血液供应和毛发生长是不相同的，通常供区与受区越接近，皮肤性质越相匹配。

2. 耳后和乳突区域的全厚皮肤常用于眼睑部的移植，该区域肤色、皮纹与眼睑部几乎无异；尚可用带有耳软骨的全厚皮修复鼻翼缺损。

3. 一侧上睑皮肤可用于另一侧上睑皮肤缺损的修复，该部皮肤是人体最薄之处，仅 0.3mm，下面的眼轮匝肌也可一起移植。老人因上睑皮肤松弛，对另一侧眼睑的修复特别有用。

4. 锁骨上区的皮肤可作为面部皮肤移植的供区，无论是全厚皮片还是断层皮片，颜色与纹理都相似于耳后皮肤，但能提供更多的皮片量，可用来修复前额、鼻、颊、上唇和颌部缺损。由于该区取皮后往往留下永久性瘢痕和色素改变，在穿低领衣服时十分显露，许多医师已选择其他部位，并且皮肤软组织扩张术的应用和各种皮瓣的游离移植，已减少了对该暴露部位的需要。

5. 上臂内侧及腹股沟区域的皮肤较隐蔽，且提供皮量也较多，可用来修复手、足部位的缺损；用于面部则色泽稍逊。

6. 胸侧、大腿、臀、腹部等部位是最常用的供皮区。来源于这些部位的皮片移植成活后，常会变成棕色或深棕色，皮片越薄，色素越深，暴晒后越显著，而且会持续很长时间。

7. 耻骨上区、各骨突部、乳头和乳晕等应避免作为供皮区。需要大量皮源移植的烧伤患者，头皮可作为多次取皮的供区，5～7d 后可重复切取刃厚皮片。

【问题4】　全厚皮片取皮术和植皮术的操作要点。

思路：手工取皮，缝线打包包扎法固定皮片。

知识点

### 全厚皮片取皮术和植皮术的操作要点

1. 肿瘤或其他病变切除或清创前，了解病情和创面情况。

2. 受皮创面的准备，病变切除后或清创后创面的彻底止血。

3. 根据创面大小范围，依创面形状印模取样。

4. 依样在供皮区设计取皮范围，局部真皮下可注射含少量肾上腺素的生理盐水。

5. 手工取皮术。依据皮切口设计线，先切口皮肤全层，在皮片一端缝合 1～3 针牵引线，血管钳夹住牵引线并提起，用大号刀片顺真皮与皮下脂肪间的自然解剖层次直接切取，切取得皮片包括全层皮肤及含很少量脂肪组织，再用剪刀剪除少量脂肪组织，即获得全厚皮片。另一种方法是连皮肤带皮下全层脂肪一起切下，再用剪刀将脂肪组织剪除。

6. 皮片的移植和固定。移植皮片稳定可靠地固定，使皮片与创面之间建立血运而成活。一般大张皮片移植缝线打包包扎法应用最广,加压包扎法次之,目前也有用 VSD 固定,负压值为 10～20kPa,既有利于创面血液循环,又可以引流皮片下积血、积液,使得皮片和创面紧密贴合,有利于皮片成活。

缝线打包包扎法,普遍应用于无菌或污染创面的整张植皮。将皮片与受皮创缘缝合时,每针留长线一条或每隔数针留长线一条备用。皮片应于创面准确对合,且张力适中。如创面凹凸不平,为避免凹处皮片漂浮,应贯穿皮片缝合基底创面组织,在皮片上垫小团纱布缝合后打结固定。打包前,用生理盐水冲洗皮片下,排出皮片下积血,必要时可在皮片上穿小孔引流。以油纱布或网眼纱覆盖,生理盐水或 75% 酒精纱布或棉团松散堆叠于皮片上,最后将缝合创缘时所保留长线互相对应适当加压结扎。缝线打包包扎法可保持皮片与创面间稳定而密切的接触。外部再以多层纱布或棉垫加压包扎。

全厚皮片取皮术
和植皮术(视频)

临床病例(二)

患者,男,60 岁,以“‘阴茎癌术后 40d’,右大腿内侧皮肤坏死 1 个月”为主诉入院。患者于 40d 前因“阴茎鳞状细胞癌切除术后”就诊泌尿外科,行“尿道外口成形＋腹腔镜下双侧腹股沟淋巴结清扫术”,术后 10d 发现右侧大腿内侧切口处部分皮肤坏死,定期换药,未见好转。入院专科查体:右大腿内侧可见 8cm×6cm 左右大小未愈创面,表面皮肤发黑,结痂,挤压后可见脓性分泌物渗出,周围皮肤红肿。入院诊断:①右大腿内侧皮肤坏死;②阴茎癌术后。

【问题 1】 右大腿内侧皮肤坏死如何处理?

思路:右大腿内侧皮肤坏死是由于阴茎鳞状细胞癌扩大切除＋腹股沟淋巴结清扫术后引起,皮肤坏死范围较大,清创后难以局部皮瓣转移修复,因此选择中厚皮片移植修复比较好。对于本例患者,清创后有可能创面淋巴液渗漏,皮片移植时以网状植皮比较适合,这样植皮渗出液可通过皮片上的空隙充分引流,同时以 VSD 加压固定皮片,以防止皮片下积液而提高皮片存活率。

知识点

### 皮肤缺损修复方法和中厚皮片移植的适应证

1. 针对各种原因引起的创面进行修复时,应对其所在部位、大小、深度、重要结构暴露的程度以及年龄等作全面评估,再制订修复计划。考虑修复方法时,要优先选择简单的手段。可供临床选择的基本方法有:①游离创口周围皮下组织后直接缝合;②皮片移植;③局部邻近皮瓣移植;④远位皮瓣移植;⑤游离皮瓣移植;⑥皮肤软组织扩张术。

2. 中厚皮片适应证 中厚皮片存活较易,在收缩性、耐磨性、色泽改变等方面近似全厚皮片,在烧伤整形外科中被广泛应用于身体各部位皮肤缺损的修复。

【问题 2】 鼓式取皮机取皮术的操作要点。

思路:使用鼓式取皮机取皮,可取得与鼓面面积相当、厚度均匀、边缘整齐的大张皮片,并且具有比较不受解剖部位限制的优点。

知识点

### 鼓式取皮机取皮术的操作要点

1. 受皮创面的准备 病变切除后或清创后创面的彻底止血。

2. 根据创面大小范围,取样或用尺子测量面积大小。

3. 依样或面积大小在供皮区设计取皮范围。

4. 鼓式取皮术 将刀片固定在刀架上,根据皮片厚度要求,调节好刻度,借粘贴在鼓面和供皮区的双面胶将皮肤粘起，拉锯式移动刀片，切下的皮片由刀刃与鼓面之间可调节宽度的缝隙中穿出，缝隙的宽度即为所切取皮片的厚度。根据创面情况，可进行整张植皮或采用网状植皮机切割成网格状移植于创面。

临床病例（三）

患者，男，55岁，以"发现右足跟肿物2个月"为主诉入院。入院前2个月发现右足跟一肿物，起初约黄豆大小，肿物逐渐变大，约2cm×2cm大小，肿物表面有多个大小不等的黑色斑块，稍瘙痒。在外院病理活检示恶性黑色素瘤。专科情况：右足跟可见一大小约2cm×2cm肿物，表面见多个大小不等黑色斑块，肿物表面无破溃渗血、渗液，无流脓，与周围组织界限不清。入院诊断：右足跟恶性黑色素瘤。入院后完善相关检查，排除手术禁忌后，未发现淋巴结和远处转移。手术方案拟定为：右足跟恶性黑色素瘤扩大切除，小腿腓肠神经营养血管皮瓣转移修复。

【问题1】 右小腿继发创面如何修复？

思路：右足跟恶性黑色素瘤扩大切除，小腿腓肠神经营养血管皮瓣转移修复，继发创面约10cm×10cm。皮肤缺损较大，皮肤直接拉拢缝合或局部邻近皮瓣移植不足以修复创面，因此选择中厚皮片移植修复较好。对于本例患者，创面基底是肌肉、腱膜等，术后可能渗出液较多，因此要固定制动好，皮片移植时要打数个孔，这样植皮渗出液可通过皮片上的空隙充分引流，同时以VSD加压固定皮片，以防止皮片下积液而提高皮片存活率。

【问题2】 滚轴取皮刀取皮术的操作要点。

思路：滚轴取皮刀是具有滑动的滚轴和附有调节切皮厚度装置的较简易的切皮器械，可按预订数值取得薄厚均匀的皮片，但此法仍有切取皮片边缘不齐、宽度往往不足、切取范围较难把控及受解剖部位限制等缺点。

知识点

**滚轴取皮刀取皮术的操作要点**

1. 受皮创面的准备和设计等同前。

2. 滚轴取皮刀取皮术 将刀片固定在刀架上，可根据需要预订数值、调整好刻度，刀片及供皮取涂抹适量液体石蜡油，用两块木板绷紧皮肤，刀片和皮肤呈45°夹角适当加压拉锯式移动取皮。

# 第三节 神经移植术

神经移植（nerve transplantation）是1870年由Philipeaux和Vulpain首先报道的，他们利用游离神经移植修复舌下神经的缺损。由于神经再生的时限性，缺少理想的供区，合适的神经替代物及影响轴突跨越移植段的因素较复杂，使神经移植的进展缓慢。多年以来，在对周围神经再生的实验研究中，人们发现了接触引导，神经趋化性和神经营养性等因素影响着再生轴突的生长和定向。以神经移植修复神经缺损的方法，即是利用接触引导的观点，早已成为现代周围神经外科修复的主要依据。后两者虽仍属于实验性结论，但对临床有所启示，而且确有个别利用此理论指导修复短距离神经缺损而取得一定效果的报道，为周围神经外科展现了新的希望。

一、周围神经解剖生理

神经组织由神经细胞（又称神经元）和神经胶质细胞组成，神经细胞接受内、外刺激，发出冲动，产生效应。神经胶质细胞有支撑和绝缘作用，还有形成髓鞘、运送营养、排除废物和修复等重要功能。神经细胞伸出较长的轴突，即神经纤维，神经纤维中包括有接收感觉末梢刺激的感觉纤维和支配靶器官活动的运动纤维。当神经元（包括轴突）任何部分受到损伤时，从胞体到末梢产生一系列变化，若胞体存活，就出现再生现象，再生的程度和结果决定感觉与运动等功能恢复的好坏。

神经纤维分有髓鞘和无髓鞘两种，髓鞘的成分为髓磷脂，也称髓鞘质。郎飞结（Ranvier node）把髓鞘划分成一段一段的，此也是神经膜细胞（schwann cell）的界限，该部没有髓鞘，只有神经膜细胞的内外两层细胞，神经纤维越长，神经纤维越粗，髓鞘就越厚。髓鞘的作用是隔离各条神经纤维。无髓鞘纤维外面只有神经膜细胞包裹。神经内膜（endoneurium）就是包绕在每一个轴突外的神经膜细胞，神经膜细胞表面还覆有一层基膜。数条神经纤维聚集成束，外被胶原纤维，即为神经束膜（perineurium），束膜有两层，一层为增强神经纤维强度，另一层行束间隔离，防止信息扩散。在该神经的全部神经束外有神经外膜（epineurium）包裹，神经外膜由胶原纤维和少量弹力纤维及成纤维细胞组成。其纤维的方向有横有斜，以保护神经，并使神经随机体的屈伸而伸长和松弛。

周围神经的血液供应有两种形式，即神经外的纵行血管和神经内的丛状血管。

### 二、适应证和禁忌证

各种原因造成的周围神经缺损长度达 2～3cm（指神经缺损长度超出 0.5cm），经过各种使两断端接近的措施，如游离神经、神经移位和调整肢体位置等，仍不能在无张力下直接缝合远、近断端者，应做神经移植。受区瘢痕组织多，血运不佳或感染未得到控制者，禁作游离神经移植。

### 三、供区选择

作为神经移植供体，应该具备解剖恒定、易采取、对供区影响小、外径与受区神经相等或稍大和再血管化速度较快等特征。

体表的皮神经，切取之后对该区皮肤感觉功能影响不大者，均可作为供区（神经切除后，麻木区可因邻近皮神经长入而逐步缩小，即侧支神经支配）。腓肠神经因其分支少，有较长长度，且切取后造成的局部感觉障碍少，而往往成为首选。其他可以用作神经移植的供神经包括耳大神经、前臂外侧皮神经，臂内侧皮神经，小腿后侧皮神经等。桡浅神经切除后可能会引起痛性神经瘤，一般不宜采取。上肢重建最常选择的供神经是臂内侧皮神经。可提供运动神经移植的供区有限，股薄肌神经和前骨间神经远端是并发症最少的运动神经供区。

### 四、影响神经移植效果的因素

1. 移植床的血供　为恢复重要的神经功能，自体神经移植物作为桥梁，连接缺损神经的两断端，其变化与神经损伤后远端变化相似。神经移植物切取后很快出现华勒（Wallerian）溃变，神经的存活和溃变需要良好的血供条件才能顺利完成，因此移植神经的存活、溃变和再生与受植部位的血供密切相关。如果血供不充分，不但正常的溃变-再生过程延迟，同时还会出现胶原组织增生，使轴突向前生长受到阻碍。神经移植后血供重建有两种方式，即神经内方式和神经外方式，神经外方式是指受区各组织中的血管通过神经外膜和束膜长入神经。于移植后第 3～4 天出现，第 5 天最为明显，持续达 5～6 周。神经内方式是指远、近端神经干的血管通过缝接区长入移植神经。出现在移植后第 6～8 天，此后以此种方式为主，持续约 24 周。而当移植受床严重瘢痕化，以及移植神经较粗时，则应考虑作带血管的游离神经移植。

2. 移植神经的长度、直径和结构　较细小的神经移植比粗大的神经移植容易成功，这是由于来自移植床的新生血管要通过较坚韧的束膜再长入内膜内，比经过吻接区的血管长入更加困难，血管形成的时间推迟，所以吻接段的中间部分较其余部分更易受到缺血性损害。所以粗大的神经移植物血管再形成常常不完全，呈现局部缺血性损害，严重者中心部位缺血坏死，而使神经无法成活和再生。由此观点出发，强调移植受床血运，避免瘢痕组织区移植神经，禁用生物性或非生物性材料包裹神经是必要的。

3. 年龄　年龄是影响神经移植成功的重要因素。在儿童和年轻人（感觉和运动）术后恢复效果较成年人佳。部分原因为儿童个子矮小，神经达到靶器官的距离更短，若神经以 1～1.5mm/d 速度再生，那么与成人相比，儿童神经恢复更快。另外，儿童大脑重塑性也起了重要作用，在儿童大脑皮质运动和感觉神经再生进程较成人更容易。

4. 修复时机　单纯的运动神经如面神经损伤后，如能立即或在伤后不久（6 个月内）作吻合或移植术，术后数月到 1 年左右常可恢复正常的表情肌活动。但若运动神经没有及时长入，由于长时间的去神经，肌肉对神经再生呈抵抗性，肌肉萎缩，则手术效果往往很差。例如正中神经损伤后，如手部内在肌已有严重萎缩，则断端重新吻合或移植手术后，通常只能达到感觉的恢复，内在肌的功能恢复往往很少或没有。同样，尺神经与面神经也有类似情况。

5. 其他因素 混合神经的修复因功能束匹配的问题尚不能得到有效解决，故效果较单纯感觉或运动神经的修复要差。挤压伤和撕脱伤更容易合并软组织损伤，较相同部位的锐器损伤更重。而且在急性期神经损伤通常被忽略，而损伤区二次手术探查导致神经恢复效果差。其他影响神经修复的因素包括吻合口张力及缝合方法。

### 五、手术方法及注意事项

1. 腓肠神经切取 腓肠神经长 25～35cm，由胫神经在膝关节平面稍下方腓肠肌两头之间发出，分布于小腿后外侧。在小腿上半部位于深筋膜下，分支少，在中、下 1/3 交界处穿出深筋膜至皮下，向外踝和足外侧走行。切取时，采用局部浸润麻醉，在外踝后方做 1～2cm 长的纵行皮肤切口，分开皮下组织，以小隐静脉作为标志，在其附近找到腓肠神经。据统计，神经位于血管外侧者占 56%，位于内侧者占 22%，在其深面者为 12%。神经干内有 4～5 个束，横径 3.3mm，前后径 1.4mm，将神经与小隐静脉分开，轻轻挑起，沿神经通路向近侧延长皮肤切口，按需要长度切取神经，切取长度应比实际缺损长度大 15%。将取下的神经段展平于生理盐水纱布上，去除神经外面的脂肪和结缔组织，准备移植。用多个小切口逐段抽出的方法切取神经，易损伤神经，不宜采用。

2. 前臂外侧皮神经切取 该神经为肌皮神经的续行段，至前臂分前、后支，分别在前臂外侧的前、后面下行。在肘前桡侧、肱二头肌腱外侧 2～3cm 处，向前臂远端侧方向作"S"形切口，在深筋膜浅面寻找。此神经较细，但外径和神经束的数量与指神经相仿，束的排列紧密，作神经移植时，末端可携带细小分支和一些皮下组织，以增加再生神经末梢数。一般取 10cm 长神经作皮肤 6cm 切口即可。

3. 股外侧皮神经 自髂前上棘下方 8～10cm 处向远侧做纵行或"S"形切口，分离皮下，在皮下脂肪深层寻找，按需要切取移植段。解剖应仔细，凡皮下组织中的神经小束慎勿切断，应作为线索顺之寻找主干。股外侧皮神经也较细，但束排列尚致密，适宜修复指神经。

4. 桥接移植 桥接移植即将取得的神经移植体置于拟修复神经的两断端之间，准确对合神经束，在手术显微镜下用 9-0～11-0 无创缝线作外膜或束膜缝合。移植的神经段应完全置于健康组织（如肌肉、蜂窝组织或脂肪组织）中。用细小神经修复较粗大的神经时，可将其所需长度分为数股，合并后作电缆式移植，每股的断面均应与神经的断端对合。

5. 神经植入术 神经植入术适用于手、足部位感觉神经撕脱、损伤或瘢痕化，而无法作桥接移植的病例，也用于软组织和神经同时缺损，用皮瓣修复后感觉功能恢复不佳者。以手指神经损伤为例，单纯神经缺损而手指掌侧皮肤仍可利用者，仅做神经植入即可。方法：作手指侧中线切口，自该侧从腱膜浅面掀起掌侧皮瓣。将取得的皮神经全程铺于皮瓣下，一端与指神经的近端作外膜缝合 2～4 针，另一端（末端）固定于指腹，皮瓣原位缝合即可。用较厚的皮瓣修复足底负重区时，可在皮瓣的皮下面做浅表切开或隧道，将神经移植引入皮瓣中央固定。皮瓣面积较大者，可植入带分叉的移植体或植入 1 条以上的神经，单独或共同与创区附近的神经断端缝接，陈绍宗曾给用交腿皮瓣（11cm×7cm）修复足底缺损的患者植入一分叉形神经，术后感觉功能重建效果良好。

6. 神经移植术 神经移植适用于周围神经损伤后缺损的修复。较小的神经缺损可以通过远、近侧神经干的游离而延伸修复，当神经缺损达总长的 3% 时，吻合处张力的增加极为显著，不利于功能的恢复，顾玉东则认为这一长度应是神经直径的 4 倍。当神经缺损达 8% 时，如直接缝合，其张力也将使神经干处于缺血状态。因此，当神经缺损达到一定长度时，神经移植修复效果优于直接缝合。

游离血管神经移植最早于 1976 年治疗大段的神经缺损。对于小段神经缺损，带血管的神经移植和传统的神经移植临床效果没有明显区别。目前，带血管的神经游离移植有以下指征已得到学者们认可：①长段神经缺损（超过 6cm）；②修复区域伴有软组织缺损；③移植受区严重瘢痕化；④修复较粗大的神经缺损；⑤游离神经移植修复神经缺损失败时，可以进行带血管的神经移植。

## 第四节 肌腱移植术

肌腱移植主要用于修补肌腱的断裂与缺损，多采用游离移植的方式。自体肌腱是最好的移植材料。通常以掌长肌腱作为游离肌腱移植的主要来源。肌腱移植后发生粘连是肌腱功能效果不佳的主要原因。

【临床关键点】

1. 肌腱解剖学要点及手指屈肌腱分区。

2. 掌长肌及跖肌作为供区的优缺点。

3. 指屈肌腱一期重建和分期重建的基本方法比较。

【解剖学特点】

肌腱是肌肉与骨组织相连的白色坚韧结缔组织，本身不具有收缩能力，却是肌肉与骨组织之间的重要连接。肌肉收缩带动肌腱，从而使关节发生相应活动。

肌腱由致密结缔组织组成。胶原蛋白束呈规律的螺旋排列，最大限度地增加其沿肌纤维纵轴方向上所能承受的应力。肌腱非常坚韧，还具有优异的滑动特性。在显微镜下，肌腱含有少量的细胞和大量的细胞间基质成分。后者主要为Ⅰ型胶原蛋白，还有少量的Ⅲ型和Ⅳ型胶原蛋白，以及弹性蛋白。

肌腱由多个肌腱束组成。每一束都由腱内膜（endotenon）包裹。腱内膜在近端与肌束膜相延续，在远端则与骨膜相延续。如果肌腱位于滑膜鞘内，则肌腱的最外层被称为腱鞘（tendinous sheath）。腱鞘具有血液供应，并存在大量细胞。位于滑膜内的肌腱同时也存在比较特殊的分水岭区。分水岭区不具有血液供应，且细胞数量较少，所以早期人们认为肌腱不具备自我修复能力。而事实上，腱内膜和腱鞘上的细胞都可以跨越肌腱上的缺口并参与肌腱修复。如果肌腱位于滑膜外，则其外周疏松的外膜层被称为腱旁组织（paratenon）。在腱旁组织中，血管均沿纵向走行。

肌腱移植常被用于手指屈肌腱的修复。基于影响手术修复预后的解剖学因素，手指的屈肌腱共被分为5个区，详见表3-4-1以及图3-4-1。

表3-4-1　手指屈肌腱分区概述

| 区域 | 解剖学范围 | 备注 |
|---|---|---|
| Ⅰ区 | 2～5指：指浅屈肌（flexor digitorum superficialis，FDS）止点以远区域<br>拇指：指间关节以远区域 | 仅包含指深屈肌（flexor digitorum profundus，FDP） |
| Ⅱ区 | 2～5指：从A1滑车至FDS止点之间区域<br>拇指：从A1滑车至指间关节之间区域 | 对应于Bunnell所描述的"无人区" |
| Ⅲ区 | 2～5指：腕管远侧缘至远端掌横纹之间区域<br>拇指：大鱼际隆起区域 | |
| Ⅳ区 | 2～5指：腕管中区域<br>拇指：同上 | 此处正中神经与9条屈肌腱关系紧密 |
| Ⅴ区 | 腕管以近的前臂远端区域<br>拇指：同上 | |

对手指而言，屈肌腱外还包绕着名为纤维骨鞘的重要结构。纤维骨鞘是覆有滑膜的管道结构，起于远端掌横纹，止于远端指间关节，发自骨膜并包绕屈肌腱。滑液富含透明质酸和蛋白质，能同时为肌腱提供营养和润滑作用。纤维骨鞘上的增厚部分形成滑车系统，使肌腱无论在何种姿势下均被固定在紧贴骨组织的位置。此滑车系统共包含5个厚而坚韧的环形滑车（以字母A表示）以及3个纤薄可折叠的十字形滑车（以字母C表示）。拇指的滑车系统略有不同，共包含2个环形滑车（近端指骨和远端指骨各1个）以及其间的斜行滑车。在这些滑车中，A2和A4对肌腱位置的固定尤为重要。A2滑车位于近端指骨的近端，而A4滑车则位于中节指骨的中段。若A2或A4受损，则肌腱可能与骨组织相分离并在肌肉收缩时呈现出弓弦样收紧外观。

【肌腱移植的常见供区】

临床上可用于肌腱移植的取材部位较为有限。最常应用

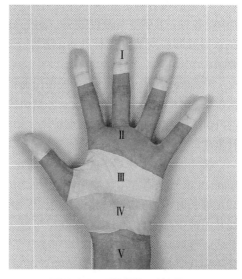

图3-4-1　手指屈肌腱的分区

的供区为掌长肌及跖肌。此外，也有应用桡侧腕屈肌、趾长伸肌、股薄肌和半腱肌等的报道，不再赘述。

1. 掌长肌　掌长肌发自肱骨内上髁及其相邻的肌间隔，走行于桡侧腕屈肌的尺侧。掌长肌腱位于屈肌支持带浅面，呈扁平条带样，在手掌与掌腱膜融合。掌长肌主要起到手掌皮肤的固定支持作用。临床上识别掌长肌腱的方法较为简单（图 3-4-2）。将拇指和小指相互对合后，在有抵抗的情况下屈腕。此时就可见到腕横纹附近凸起的掌长肌腱。切取掌长肌腱不会对手或腕部功能造成损害。自然人群中大约 15% 的人存在掌长肌缺如，在白人中更为多见。

掌长肌腱可切取的长度能长达 15cm。此肌腱偶可见变异，分为 2 束或多束。由于其位于同一手术区域并易于获取，所以掌长肌腱对于手掌至指尖的肌腱重建具有重要意义。

2. 跖肌　人群中约 90% 的人存在跖肌。跖肌起于股骨外侧髁上线及腘斜韧带。此后，此肌腱在腓肠肌和比目鱼肌之间斜向下走行，位于跟腱内侧缘。跖肌可独立止于跟骨亦可与跟腱融合。跖肌存在多种变异。当存在这一肌肉时，其可供切取的长度足以进行 3 处手掌 - 指尖重建，或 1 处前臂 - 指尖重建。正因如此，在重建数量较多或所需肌腱移植物较长时，常选用跖肌。另外，在掌长肌缺如时，也可用跖肌替代。

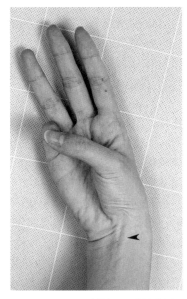

图 3-4-2　识别掌长肌腱的方法

【手术基本技术】

1. 掌长肌的常见切取技术　切取掌长肌腱时可在腕横纹近侧缘作一短小的横切口，以找到掌长肌腱的远端。在找到并分离掌长肌腱远端后，将其用力拉出。掌长肌腱近端将拉紧并撑起表面皮肤，此时即可清晰观察其走行。在确定所需肌腱长度后，可在肌腱正上方再作一短切口，切断肌腱近端。继而，将肌腱从远端切口拉出，并切断肌腱远端，以获取用于移植的肌腱。

2. 跖肌的常见切取技术　在切取跖肌时，需在内踝后缘处作纵向切口，并通过该切口找到、标记并切断跖肌腱。置入肌腱剥离器，并瞄准膝关节外侧方向推进。跖肌与小腿三头肌之间的粘连可能会使得医师难以将其完整取出。

【常见手术类型】

1. 指屈肌腱一期重建　若考虑通过肌腱移植的方法行一期屈肌腱重建，术前必须保证手指创面愈合良好、相应手指至少有 1 条指神经保持完整、血运良好，且无过度瘢痕形成。同时，所有关节的被动活动范围应接近正常。术中必须尽可能确保肌腱床光滑、滑车系统无严重损伤。软组织覆盖不足的患者、局部瘢痕化严重的患者以及滑车系统受损的患者常需进行分期重建手术。

严格的患者筛选和术中评估对术后良好的转归至关重要。Boys 曾对一期屈肌腱重建的适应证进行描述，包括：①肌腱节段性缺失；②就诊时间延迟（受伤后超过 3 周），从而无法进行端对端缝合。另外，在术前就即应对患者进行准备，使其适应术后复杂的功能训练。因此，小儿和部分老年人很难满足这一要求。

精细操作至关重要。手术应在出血得到良好控制的情况下，在放大镜下进行。在没有局部瘢痕影响的情况下，可根据习惯选择 Bruner Z 型切口或中外侧切口。在解剖过程中，应尽可能保护神经和血管。受损的纤维骨鞘应被切除，同时应保护未受损的纤维骨鞘和滑车系统。如有滑车缺失，尤其是 A2 和 A4，则需进行重建。

接下来，需要明确 FDP 的远端固定点。在 FDP 远端保持完整的情况下，可将 FDP 残端翻转并采用 Bunnell 的方法固定。具体来说，可用 3-0 Prolene 或同类缝线穿过移植物远端并十字交叉两次。当 FDP 残端足够长时，移植物可与其相互交织以加强固定。当 FDP 残端过短时，可将其劈裂，在指骨上钻孔，引导缝线从甲板中部穿出。穿出点距离甲半月 3～4mm，距离甲中线 2mm。手术中应尽可能避免破坏指甲的生发基质。缝线从甲板穿出后，绕纱布卷打结固定以防回缩。切除原有 FDP 上全部残留的瘢痕和受损组织。在紧邻蚓状肌起点远端处，将移植物近端与 FDP 缝合固定。

在麻醉状态估计肌腱的张力往往很困难却很重要的一步。将手腕置于自然体位有助于评估手指放松时的位置关系。此时，每一个半屈曲的手指都应该比其桡侧的手指稍屈一些，比起尺侧的手指稍伸一些（图3-4-3）。

2. 指屈肌腱分期重建 尽管近年来肌腱的初期修复和一期重建都有了长足进步，但肌腱分期重建对部分患者仍然具有重要意义。这些患者包括损伤严重者、滑车系统有广泛损伤者、严重软组织碾压伤以及屈肌腱床存在广泛瘢痕形成者。关节被动活动范围的大小以及皮肤的柔韧性都非常重要。

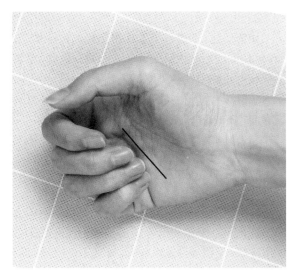

图 3-4-3 手腕置于自然体位

如前所述，肌腱重建手术必须维持或重塑一个具有功能的滑车系统。系统中至少要有 2 个滑车保持完整，即 A2 和 A4。然而，在有条件的情况下，保持 4 个滑车完整可取得更好的术后效果。术中应修复受到损伤但仍保持完整的滑车。已缺失或无法修复的滑车则必须进行重建。重建滑车的手术方案有很多，如伸肌支持带移植、取肌腱残端移植或植入人工材料等。

手术切口推荐掌侧 Bruner 切口，尽可能将原有瘢痕包含到切口中。切除受损屈肌腱。保留 1cm FDP 残端与远节指骨相连。保留 1cm FDS 残端与中节指骨相连。如有必要，可松解侧副韧带，以改善关节挛缩。

在滑车系统完整性较好的情况下，植入硅胶条。此时应注意使用敷料镊夹持硅胶条，以免损伤。同时，医师应穿戴无粉手套，因为滑石粉可导致植入物粘连。使用肌腱穿引钳将硅胶条引出。在远端将硅胶条固定于 FDP 残端深面。在缝合时应注意将缝线穿过硅胶条自带的涤纶部分。一部分硅胶条也自带金属孔，可用 2.0mm 的螺钉固定于远端指骨。对关节进行被动活动，观察滑车系统固定是否可靠、硅胶条活动是否顺畅，以及关节活动时硅胶条是否会远离骨面。如有必要，此时应修复相应滑车。用生理盐水冲洗后关闭创面。包扎应保持腕关节屈曲 35°，掌指关节屈曲 60°～70°，指间关节伸直并放松。术后 2～3d 可开始被动活动。

为了使伤口充分愈合，让硅胶条周围的滑动腱鞘充分形成，一般在Ⅰ期手术后 3 个月时进行Ⅱ期手术。Ⅱ期手术仍需要瘢痕组织软化、关节被动活动范围接近正常，以及手指感觉完整。

在Ⅱ期手术中，硅胶条被取出并替换为自体肌腱组织。沿原手术瘢痕切开皮肤，在 FDP 残端处找到并取出硅胶条。手术分离应轻柔，尽可能保护腱鞘。在切取自体肌腱组织后，将其缝合于硅胶条近端。在硅胶条远端固定点处将其与周围组织分离并向远端抽出，以牵引自体肌腱组织由近端向远端穿出。将自体肌腱移植物两端缝合固定后，冲洗关闭伤口。以短臂石膏固定患肢。通常腕关节应保持中立位，掌指关节保持 45° 屈曲，指间关节保持中立位。

【手术并发症及预后转归】

1. 指屈肌腱一期重建 指屈肌腱一期重建常不如肌腱直接缝合修复的效果好。术前手指的功能是影响肌腱移植后转归最重要的因素。有报道称，在手指情况良好的病例中，无论年龄大小、术后时间长短，无论具体是哪一根手指或切取了哪一条肌腱，术后有 23% 的患者可将指腹弯曲到掌横纹处。在瘢痕形成较重和神经损伤的患者中，这一比例仅为 9%。

在肌腱移植后，主要的并发症有近端指间关节过伸、移植肌腱断裂以及指腹营养不良性溃疡。移植的肌腱也可能与周围组织发生粘连而影响手指活动。手本身也可能发生瘢痕屈曲挛缩，而需要进行肌腱松解术。

2. 指屈肌腱分期重建 指屈肌腱分期重建的转归往往优于一期重建。在一期重建中，移植的肌腱被暴露于瘢痕化的环境。然而，在增加了一个植入硅胶条的步骤之后，最终植入移植的肌腱时其条件更加接近肌腱直接缝合修复手术。很多学者主张将分期重建作为指屈肌腱重建的首选方案。

两次手术中任意一步出现问题，都可导致手术失败。硅胶条外露是一个少见的并发症。相较而言，硅胶条移位至前臂则相对常见，常和术后过度活动相关。Ⅱ期手术后可能发生的并发症也包括关节活动受限、移植肌腱断裂，以及移植肌腱与周围组织粘连。

【发展趋势】

如前所述,肌腱移植术的很多经典供区均为滑膜外肌腱。术后肌腱与周围发生粘连的可能性较高。然而,可切取的滑膜内肌腱又非常有限。因此,学者们想到了两种解决问题的方式。第一,利用透明质酸的碳二亚胺衍生物对滑膜外肌腱进行表面修饰,可减少肌腱与周围组织的摩擦阻力。第二,采用同种异体的滑膜内肌腱进行移植。后者虽具吸引力,但需考虑免疫反应。为降低免疫源性而对肌腱进行的处理可损伤肌腱表面,进而增加肌腱与周围组织的摩擦力。因此,已有学者提出对异体肌腱移植物也进行表面修饰以降低摩擦力。这些方法均还需进一步研究去证实。

# 第五节 筋膜瓣移植术

筋膜一般指皮肤与肌肉之间及肌肉与肌肉之间的结缔组织,包括浅筋膜、深筋膜和筋膜隔三部分。筋膜瓣移植是在筋膜皮瓣移植的基础上发展起来的一种新型的组织移植。其主要优点是:血供丰富;供区可保留皮肤,无明显继发性畸形,外观不受影响;筋膜瓣较薄,受区不臃肿,功能和外形较好。

## 一、概述

筋膜瓣(fascial flap)移植是指以筋膜为主的组织移植,可带或不带知名血管。

筋膜(fascia)是由成纤维细胞、胶原纤维、弹力纤维和基质组成的一种致密结缔组织。其主要细胞成分是成纤维细胞,具有分泌胶状基质的能力,在胶状基质中分布着纤维和细胞。筋膜具有独特而致密的胶原结构,可以提供很大的机械强度。比如,每平方英寸的阔筋膜张肌平均可提供 7 000 磅(1 磅 =0.45kg)的拉伸强度。由于这种独特的结构,筋膜瓣移植通常用来修复需要一定机械强度组织的缺陷,以恢复其正常功能。其临床应用指征包括:面瘫修复、小耳再造、麻痹性眼睑闭合不全、先天性单侧下唇麻痹、跟腱断裂的重建、修补硬脑膜以防止术后脑脊液漏、多器官移植后腹壁修补、上腭腱膜的重建等。1860 年,Vernewi 最早将筋膜瓣移植用于颞颌关节强直的治疗。1901 年,McArthur 首次使用腹外斜肌腱膜作为生物缝线修复腹股沟疝。在 1909 年,Kirschner 报道了使用自体筋膜悬吊纠正面神经麻痹畸形,成为这一领域中较为著名的早期学者。由于筋膜瓣独特的组织结构和较大的机械强度,至今仍然很难找到另一种生物组织以取代筋膜瓣移植。组织工程筋膜瓣的制造和应用是该领域中的一种新技术。Hung 已报道在动物实验中成功构建组织工程筋膜瓣,并计划应用于盆底重建。此外,脱细胞筋膜瓣也具有一定的应用前景。

## 二、常见的筋膜瓣

### (一)颞浅筋膜瓣

颞浅筋膜(temporoparietal fascia)是表浅肌肉腱膜系统(superficial musculoaponeurotic system,SMAS)的延续,与帽状腱膜及额肌相连,其内有颞浅动静脉通过。颞浅筋膜瓣(temporoparietal fascial flap)是临床应用较多的筋膜瓣之一,厚度为 2~5mm,供瓣区不遗留明显畸形。颞浅筋膜瓣可游离移植或带蒂转移,为创面缺损的修复、眉再造、鼻再造、耳再造、软组织填充及面瘫悬吊提供了良好的材料。

利用颞浅血管为蒂的筋膜瓣作为整形外科的修复材料,已有较久的历史。早在 1898 年,Brown 就详细报道了利用颞浅血管为蒂的筋膜瓣进行马咬伤后的耳再造。1981 年,Erol 利用颞浅筋膜瓣血运丰富的特点,将游离皮片植于颞区筋膜上使其"血管化"后成为可供游离移植的皮瓣,由此打开了临床医师的思路。

【临床关键点】

1. 颞浅筋膜面积中等,血管蒂较细,除不带血管蒂的游离移植外常见的应用方式为保留血管蒂转移至头面颈部的邻近区域。

2. 颞浅筋膜表面为毛发分布区,切开皮肤及皮下分离时均应注意勿损伤毛囊,处理男性患者时更需小心。

临床病例(一)

患者,男性,28 岁,因"外伤致右侧颞额部皮肤软组织缺损 6h"入院。患者 6h 前因车祸致右侧颞额部皮肤软组织缺损、部分颅骨外露。伴头痛头晕,否认嗜睡昏迷、恶心呕吐、肢体活动障碍等不适。

检查：T 37.5℃，P 85 次 /min，BP 128/75mmHg，神清，双侧瞳孔等大等圆，对光反射存在。四肢肌力正常、活动自如。右侧颧额部可见一大小约 4cm×7cm 的全层皮肤、软组织缺损，创缘不齐，创面见少许污物，创面底部可见约 3cm×4cm 的颅骨外露。

【问题 1】　患者来院后应进行哪些紧急处置？

在确保生命体征平稳，排除危及生命的合并伤后，行清创术处理头面部外伤。

思路：保障生命安全为首要目标，检测生命体征，稳定全身状况，诊治合并伤。

知识点

### 头部伤后急诊处置要点

1．由于头面部血供丰富，如果有动脉损伤出血将会很多，甚至发生失血性休克。故需检查有无活动性出血，及时处理止血。实时监测基本生命体征，观察是否存在面色苍白、皮肤湿冷、呼吸浅快、脉搏细速等休克表现，根据病情给予补液或输血，纠正失血性休克。

2．检查有无颅骨骨折及颅脑损伤症状、体征，如观察神志、瞳孔反射，有无头晕头痛、恶心呕吐等不适等，必要时查颅脑 CT、MRI 等，并请神经外科医生会诊。

【问题 2】　当患者生命体征平稳、排除其他合并伤、行急诊清创术后，如何关闭软组织缺损创面？

根据创面具体情况，可选择直接缝合、皮片游离移植、皮瓣转移修复、颞浅筋膜瓣联合中厚皮片移植等方法。

思路 1：创伤后头面部皮肤软组织缺损的修复比较复杂，不仅要覆盖其缺损的创面，还要最大限度地恢复头面部的外形和功能，因此需根据缺损的部位、形状、大小、周围的皮肤条件、创面条件等进行综合分析，选择相应的治疗方案。

知识点

### 头面部皮肤软组织缺损的修复方法

1．直接缝合　如果缺损组织比较少，伤口能够拉拢缝合的，可直接缝合。注意缝合时要分层次对位缝合。尤其注意肌层和皮肤之间的脂肪层一定复位准确，避免形成术后肌层和皮肤的粘连。有张力的伤口需行两侧皮下游离，确保无张力缝合。

2．皮片游离移植　分为刃厚皮片、中厚皮片（分为薄、中、厚 3 种）、全厚皮片及带真皮下血管网皮片移植。缺点在于不能应用于严重感染以及有骨、肌腱、神经暴露的创面。

3．局部皮瓣　轻度软组织缺损，缺损范围直径较小，首选局部皮瓣。可选择旋转皮瓣、推进皮瓣、易位皮瓣等，亦可多种皮瓣联合运用。因其皮肤质地、颜色与缺损部位近似，可作为首选。

4．游离皮瓣　游离组织瓣移植修复重度头面部缺损，常用的有背阔肌皮瓣、股前外侧皮瓣等。缺点在于技术要求高，存在皮瓣坏死风险。

5．局部筋膜瓣联合皮片移植　如果骨膜缺如，可应用局部筋膜瓣移植为皮肤移植提供良好的血管床。

思路 2：合并骨外露时，可选择使用颞浅筋膜瓣覆盖外露颅骨联合游离皮片移植。

知识点

### 颞浅筋膜瓣的解剖

颞浅筋膜位于头皮下、骨膜上，与 SMAS、头皮帽状腱膜层相延续，是坚韧光滑的结缔组织。颞浅筋膜瓣是以颞浅动脉为供养血管的筋膜组织瓣。颞浅动脉为颈外动脉的终末支,起自腮腺处,于耳屏上 5.0～7.0cm 处分为顶支和额支。颞浅动静脉较表浅,位于颞浅筋膜浅面。颞浅动脉和邻近血管相互吻合,颞浅筋膜瓣可以超过颞浅动脉本身的供血范围,向额部、耳后、枕部延伸,扩大取材范围,最大面积可为 14cm×17cm。

【问题3】 患者拟于急诊行头面部清创、颞浅筋膜瓣转移、自体中厚皮片游离移植术,有何关键点?
创伤患者清创需彻底,避免异物残留及术后感染。在行颞浅筋膜瓣转移应充分考虑供区与受区的关系。
思路:行颞浅筋膜瓣移植时,在术前设计、术中操作和术后护理上均应做到一丝不苟。

知识点

**颞浅筋膜瓣移植术的要点**

1. 术前需做好标记,明确颞浅血管的走行和方向,确定取材的部位和范围。
2. 设计时不仅要考虑颞浅筋膜瓣的大小,也需保证能无张力地转移到受区。
3. 术中解剖时注意分离层次和范围,避免损伤毛囊、颞浅血管及面神经的颞支及额支等重要结构。
4. 分离血管蒂部要有足够长度,避免过度扭曲、压迫。
5. 筋膜瓣表面止血要彻底,植皮时压力适当,以保证皮片的存活。
6. 术后包扎压力不可过大,特别是筋膜瓣的蒂,以避免缺血导致筋膜瓣以及其上方所移植皮片的坏死。

临床病例(二)

患者,男性,9岁,因"右侧小耳畸形8年扩张器置入后3个月"入院,患者于出生时即发现右侧小耳畸形,呈皱缩而无耳廓形态的花生米状团块,可触及残耳软骨,外耳道缺如,听力较左侧差。随年龄增长右侧外耳体积稍增大,形态无明显改变。3个月前行右耳后扩张器植入术,1个月前行扩张器取出应用扩张皮瓣转移自体肋软骨支架植入右侧外耳再造术,术后皮瓣部分坏死,软骨外露。

专科检查:面部五官基本对称。左耳廓形态无明显异常,听力粗测正常。右耳再造耳廓外耳轮上极可见1cm左右的皮瓣坏死,软骨外露,无感染。

【问题1】 耳廓再造后皮瓣坏死软骨外露,如何进一步处理?
皮瓣坏死软骨外露是外耳廓再造手术比较常见的并发症之一,严重者可导致手术失败。因此,耳廓皮瓣坏死,软骨外露必须要及早处理。颞浅筋膜瓣是修复再造耳廓皮瓣坏死软骨外露的最佳选择。
思路:耳廓再造手术时一定要保留部分颞浅筋膜,以备处理手术后可能出现的并发症。

知识点

**颞浅筋膜瓣包被耳软骨支架的优点**

1. 颞浅筋膜瓣血管解剖位置固定、与受区相邻,取材方便,且无须更换体位。
2. 颞浅筋膜血运丰富,抗感染能力强,筋膜薄,修复后对再造耳廓形态影响小。
3. 手术操作相对简单,无须特殊器械。
4. 是耳再造术后支架外露的重要补救措施。

【问题2】 利用颞浅筋膜瓣行耳再造术后修整术后应注意哪些并发症?
术后的并发症主要有筋膜瓣/皮肤坏死、秃发、血肿/血清肿、感染、疼痛等。
思路:颞浅筋膜瓣转移的术中术后应注意小心操作及严密观察,注意防止并及时处理相关并发症。

### 颞浅筋膜瓣耳再造后的并发症

1. 血肿 颞浅筋膜瓣血供丰富，术中止血需彻底。

2. 筋膜瓣坏 主要原因为血肿，蒂部张力过大或扭转而导致组织血供不足。因此，蒂部应保留一定宽度，以保证筋膜瓣的血供。

3. 秃发 是最常见的并发症。应正确地掌握分离层次，在毛囊下层分离皮肤，以避免毛囊损伤。

### （二）SMAS 瓣除皱技术

在面部皮下脂肪层深面，存在一个明确的连续解剖结构，主要由肌、腱膜组织排列构成，称为表浅肌肉腱膜系统（superficial musculoaponeurotic system，SMAS）。

1. SMAS 的延伸范围 SMAS 向上过颧弓和颞浅筋膜延续，进而通过颞浅筋膜再向上和帽状腱膜连续，向前上接眼轮匝肌、额肌，向后上接耳上肌、耳后肌和帽状腱膜。SMAS 向下移行为颈阔肌。颧颊区的 SMAS 向前接眼轮匝肌和颧肌的外缘；颈阔肌向前连接颧肌和口周肌。耳垂下方颈阔肌后缘以后移行为胸锁乳突肌浅面的颈浅筋膜；耳前 SMAS 向后渐薄，并融入耳-面移行处的皮下和耳廓、外耳道的软骨膜。

2. SMAS 的各部构成

（1）肌性区域：SMAS 的肌性区域包括额肌、眼轮匝肌、颧大小肌和颈阔肌所占据的范围。

（2）腱膜性区域：包括胸锁乳突肌区、耳前区和颞区。

（3）混合性区域：40% 的人存在"混合性区域"。位于颧肌下半附近的颊脂肪垫浅面，通常为包括颧大肌下 1/2 外缘在内的 1.6cm 宽的带状范围。

【临床关键点】

1. SMAS 筋膜瓣成分复杂，面积较小，没有单一而恒定的主干血管蒂；

2. 面神经各分支在外侧面部位于 SMAS 深层，在内侧面部穿过 SMAS 浅出，对 SMAS 进行操作时注意勿损伤面神经；

3. 面部组织血供丰富，术中彻底止血，必要时留置引流，术后妥善包扎，减少面部活动，防止液体积聚。

临床病例

患者，女性，45 岁，因"面部皮肤松弛 10 余年"入院，患者诉 10 年前开始出现面部皮肤松弛、弹性降低，口角、鼻唇沟、眼角皱纹逐渐明显，静态时存在，微笑、眯眼时加重，双侧面颊部松垂。其后，随年龄增长上述皱纹逐渐加深，面颊部松垂逐渐明显。患者自觉影响美观，来我院就诊。

专科检查：双侧面部基本对称。全面部皮肤松弛，皮肤弹性较差。额部、口周及眼角皮肤皱纹明显。上睑皮肤松弛下垂，双侧外眦轻度向下移位，下睑稍膨隆，无明显下睑外翻、倒睫。面颊部皮肤软组织松弛、下垂。双侧鼻唇沟深，静息状态下长度达双侧口角。

【问题】 患者随年龄增长，面部老化明显，如何根据实际情况选择相应的除皱术？

额部除皱术用于前额、眉间、鼻根部皱纹及眉下垂伴上睑皮肤松弛者；颞部除皱术用于鱼尾纹、眉下垂伴上睑皮肤松垂、外眦角低垂者；面颈部除皱术适用于颧颊部、下睑和颈部皮肤松弛与皱纹、鼻唇沟明显者。

思路：SMAS 瓣的关键步骤，应注意防止并及时处理 SMAS 相关并发症。

知识点

### 除皱术后 SMAS 相关的并发症

1. 面瘫 面神经在 SMAS 的下方，如手术中剥离过深，很容易损伤面神经，引起面瘫。术后出现面瘫，应给予营养神经药物，药物治疗无效者，应行面部静态筋膜悬吊术。

2. 皮肤坏死 在皮下分离时，应紧贴 SMAS 的表面进行分离。分离过浅，可损伤真皮下血管网，引起表面皮肤血供障碍。

3. 秃发 颞部除皱在皮下剥离,剥离层次与毛囊相邻。应将头皮提起,避免损伤毛囊,导致脱发。

4. 感觉异常 耳大神经走行于耳后乳突的表面,SMAS 的深面,在分离耳后皮瓣时,如果皮瓣剥离过深,容易损伤耳大神经导致耳廓麻木。

### (三)股前外侧筋膜瓣

供应股前外侧筋膜瓣(anterolateral thigh fascial flap)的血管为旋股外侧动脉降支的肌皮动脉穿支或肌间隙皮支,其穿过阔筋膜和深筋膜,并形成丰富的血管网,首先营养阔筋膜和其上的深筋膜,然后发出分支至股前外侧皮肤,保留了深筋膜浅、深两层血管网和浅筋膜血管网。因此,股前外侧筋膜瓣血供丰富。

股前外侧筋膜瓣常应用于各种原因所致的大面积皮肤组织缺损、深层组织缺损和洞穿性缺损、需大量组织充填的凹陷畸形,如半侧颜面萎缩等。

【临床关键点】

1. 股前外侧筋膜面积大,浅面有脂肪组织可提供体积,血管蒂长而恒定,供区相对隐蔽,临床应用广泛,既可带蒂局部转移,也可游离或携带血管蒂修复远位缺损。

2. 为避免形成肌疝,应尽可能关闭阔筋膜的缺损,并于术后坚持穿着弹力衣,亦可改善切口瘢痕外观。

临床病例

患者,男性,19 岁,因"右侧颜面进行性萎缩 10 余年"入院,患者 10 年前无明显诱因下发现上唇局部凹陷,因无任何不适,未予以治疗。此后,面部凹陷部位逐渐扩大、症状逐渐加重。8 年前右侧面颊部出现皮肤凹陷,2 年前出现右侧额部皮肤凹陷。患者自觉右侧颜面萎缩影响外观,来院就诊。

专科检查:患者左侧面部饱满,右侧额部、颧部、下颌部、颏部皮肤软组织较健侧菲薄,皮下组织萎缩,凹陷畸形明显。额部正中偏右可见凹痕,"军刀征"阳性。患者上视额纹对称,闭眼无障碍,鼓腮无漏气,张口下颌稍偏右,伸舌见右侧舌肌萎缩,与左侧有一线状裂痕,分界明显。

【问题 1】 当患者主诉为面部凹陷畸形时,原因有哪些?

外伤、感染、肿瘤、放疗、半侧颜面萎缩、第一,二鳃弓综合征、Treacher-Collins 综合征、先天性面颅骨发育不全等疾病均可引起面部软组织或骨量的不足,出现面部凹陷畸形并引起面部的不对称。

【问题 2】 修复面部凹陷畸形的主要手段有哪些?

思路 1:骨组织的缺损需用自体骨移植或 Medpor 等骨替代物以重建骨骼支架。

修复软组织缺损的方法有:①自体颗粒脂肪游离移植。该方法虽然比较经济简便,但术后易吸收,疗效不稳定,需多次手术。②局部带蒂组织瓣移植。包括颞浅筋膜瓣、胸三角肌瓣、颈阔肌皮瓣等。局部皮瓣的供区较近,但供区畸形常影响外观,且组织量相对不足。③显微外科游离移植组织瓣,包括腹股沟皮瓣、股前外侧筋膜脂肪瓣、前臂筋膜脂肪瓣、肩胛皮瓣、背阔肌皮瓣、游离大网膜和腹壁下动脉真皮脂肪瓣等。可用于修复填充较严重的面部凹陷畸形。

思路 2:修复面部凹陷畸形时需同时考虑软组织的缺损和骨量的不足。

知识点

#### 股前外侧脂肪筋膜瓣游离移植矫正半侧颜面萎缩的优点

1. 解剖容易,血管恒定,口径粗、蒂长,组织量丰富。

2. 不携带肌肉组织,不损伤股外侧皮神经,不影响髋、膝关节功能,避免供区感觉障碍。

3. 供区创面可直接缝合,无须植皮,无明显畸形。

4. 脂肪瓣附着于阔筋膜上,彼此成一整体,既保证血运,又保证脂肪组织的稳固性。

5. 阔筋膜面与面部肌筋膜相贴,脂肪与面部皮下脂肪相愈合,符合生理解剖。

6. 术中无须更换体位,不但可以减少感染机会,而且省时省力。

【问题3】　患者拟行右侧颜面萎缩畸形矫正、左侧股前外侧筋膜脂肪瓣转移修复术,有何关键点?

行股前外侧筋膜脂肪瓣转移修复术应根据受区骨与软组织的缺损程度,选择合适的充填物以及供区所需切取的组织量。

思路:行股前外侧筋膜脂肪瓣转移修复时,在术前设计、术中操作和术后护理上均应做到一丝不苟。

知识点

**股前外侧筋膜脂肪瓣转移修复术的要点**

术前使用超声多普勒血流仪定位穿支血管位置,以降低手术风险。根据受区组织缺损情况设计皮瓣的大小和形状,一般需要比受区范围大15%~20%,以便于修整。

建议先作皮瓣的内侧切口,自阔筋膜深面将皮瓣掀起,寻找到穿支血管后再切开外侧和下方的切口,以防止损伤穿支血管。解剖血管蒂时,应注意保护与旋股外侧动脉在同一结缔组织鞘内的股神经外侧肌支,避免损伤引起术后下肢功能障碍。注意吻合血管的技术,缩短组织瓣缺血时间,减轻缺血/再灌注损伤。

术后注意抗感染、抗痉挛、抗血栓,提高移植存活率。

# 第四章 皮瓣与显微外科技术

## 第一节 显微外科技术在整形外科的应用

显微外科是在光学放大或手术显微镜下，借助精细的显微外科器械和缝线进行手术操作，它是现代外科手术的一项新进展和一大突破。应用显微外科技术可以使那些普通手术方法无法实现的手术治疗得以在临床实施，使外科技术从宏观进一步向微观发展。显微外科技术的出现使许多外科专科，如整形外科、手外科、神经外科、血管外科及骨科等的临床治疗范围得以大幅度扩展，手术效果及手术成功率也得以提高。

耳科医生（瑞士）Nylen，早在1921年就应用手术显微镜进行内耳手术治疗，但现代显微外科技术的开拓者是美国的Jacobson医生，他报道了微血管（0.8～1.0mm外径）吻合的动物实验和临床应用的病例。同时介绍了一些精密的显微血管吻合器械，从此显微外科开始迈入临床应用阶段。

显微外科技术的横空出世，使得整形外科的治疗能力得到极大的提升。20世纪60年代开始，整形外科医生应用显微外科技术开展各类吻合血管的组织移植和再植，手术方法的创新使整形外科的实验研究和临床治疗有了一个质的飞跃。

### 一、游离皮瓣（组织瓣）移植

显微外科技术使各类组织可通过血管吻合游离移植而成活，从而极大地拓宽了组织缺损修复的范围及领域。目前临床上常用的皮瓣有前臂皮瓣、股外侧皮瓣、背阔肌肌皮瓣、胸大肌肌皮瓣、腹直肌肌皮瓣、腹股沟皮瓣、足背皮瓣、甲皮瓣、足外侧皮瓣及足底皮瓣等，部分皮瓣可携带骨组织，如髂骨、腓骨等，应用这些皮瓣可以进行大面积软组织缺损修复及复合骨缺损的修复等。

### 二、器官再造（植）

应用显微血管技术带血管、神经吻合移植组织，对于外伤、畸形和肿瘤切除后造成的组织缺损进行修复和器官再造，从而达到"伤而不残、残而不废"的治疗目的，陈中伟医生应用小血管吻合技术成功地将完全离断的右手再植成功，写下了世界创伤治疗史上的新篇章。拇指再造、阴茎再造、乳房再造、鼻再造、耳再造等体表器官再造，已成为整形外科常规治疗。

### 三、带血管吻合的周围神经修复

用神经束膜缝合或神经束组吻合是修复断裂神经的主要方法，随之而产生的显微神经移植技术，包括吻合血管的神经移植，已被广泛应用于周围神经损伤的修复。神经合并肌肉的移植治疗晚期面神经瘫痪在临床上也获得了巨大的成功。

### 四、肿瘤切除术后的修复

对重要结构的修复能力制约着肿瘤切除的范围和手术指征，整形外科医生应用显微外科技术可以对各类复杂的皮肤软组织、肌肉和骨骼进行修复，极大提升了肿瘤外科的治疗范围，并渐形成了以肿瘤切除后进行修复的专业团队。同时，应用显微外科技术，在切除组织时又可最大限度地保留了健康组织，手术效果与患者满意度大为提高。

### 五、显微淋巴外科的崛起

显微外科技术的应用使得更为细小的淋巴管的吻合、移植得以实现，从而在临床上可以重建阻塞的淋巴管通道，使得以往十分棘手的阻塞性淋巴水肿的治疗有了新的治疗方法。

## 第二节　局部皮瓣转移修复术/基本技术

局部皮瓣是指皮瓣供区与受区处于同一区域，由受区邻近或与缺损相接的皮肤软组织形成的皮瓣。局部皮瓣通常指不包含轴型血管的任意皮瓣。它们一般只含有皮肤及少量皮下脂肪，其血供通常来自蒂部真皮血管网及真皮下血管网。少数局部皮瓣含有轴型血管蒂，如修复鼻缺损时常用的以眶上神经血管束为蒂的局部皮瓣。局部皮瓣通过利用缺损周围皮肤软组织的余量及活动度，以位置变化的方式覆盖创面。局部皮瓣的质地、颜色、厚度与皮肤组织修复缺损相同，因此在面部尤其适用。诊疗环节：

1. 确定缺损的大小、厚度、缺损周围皮肤的松紧及活动度。
2. 选择合适类型的局部皮瓣，考虑皮瓣转移的方向，局部张力、组织血供等因素，综合设计皮瓣。
3. 掀起皮瓣并转移，妥善缝合固定。

【临床关键点】

1. 首先判断缺损是否适合用局部皮瓣修复。
2. 评价缺损周围皮肤软组织量及活动度，血供情况。反复比对设计，确保皮瓣掀起后大小足够覆盖创面，长宽比合适不出现皮瓣远端缺血坏死，供区缝合张力适中不产生继发创面。

临床病例

患者，男性，55岁，因"左鼻翼外侧缘色素痣30年余"为主诉来诊。面诊可见左鼻翼根部与鼻唇沟交界处有一类圆形色素痣，大小约5mm×5mm。表面无破溃，隆起，色黑，有粗大毛发附着，色素痣与正常皮肤边界清楚。患者双侧鼻唇沟明显，面颊部皮肤松弛（图4-2-1）。

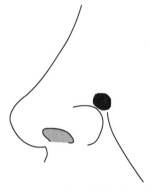

图4-2-1　左鼻翼外侧缘色素痣

【问题1】　患者目前应考虑什么治疗方案？

思路1：首先应明确色素痣的去除手段，在完全去除色素痣之后，再确定关闭切口的方案。该患者色素痣直径约5mm，隆起于皮面，有毛发附着，考虑痣细胞可能分布至真皮深层，应手术切除。

知识点

**面部色素痣的去除方法**

1. 高频电凝/激光点痣　直径小于1mm，平坦，无明显毛发附着的色素痣可采用该方法。由于高频电凝/激光治疗深度有限，术后色素痣易复发，且易遗留片状瘢痕，对于较大色素痣应慎用。

2. 手术切除　对于直径大于1mm，突起于皮面，特别是有毛发附着的色素痣，应手术彻底切除。因痣细胞多沿毛囊分布，可及真皮深层，深度可达3mm左右，若去除不彻底造成残留易导致色素痣复发。

思路2：痣切除后遗留左鼻翼-鼻唇沟部类圆形全层皮肤缺损，直径约7mm，直接拉拢缝合易造成鼻翼歪斜，双侧鼻翼不对称等外观问题，由于邻近鼻唇沟有多余皮肤堆积，且皮肤质地、厚度与鼻翼相似，故可采用局部皮瓣修复。

知识点

## 面部软组织缺损的修复方法

1. **直接拉拢缝合**　适用于组织缺损少，或原本有多余皮肤堆积的部位，直接拉拢后不造成邻近组织明显移位、面部外观不对称或伤口张力过大。以缝合线隐于天然皮肤皱褶中为最佳。

2. **局部皮瓣修复**　对于眼睑、鼻唇沟、耳前等皮肤松弛、堆积区域附近的缺损，若缺损厚度、皮肤质地、毛发生长情况与邻近皮肤相似，可直接转移多余皮肤至覆盖创面。

3. **植皮**　由于植皮后皮片收缩、色素沉积，易引起继发畸形、外观不满意，故面部应谨慎植皮。若松解下睑外翻后造成的皮肤创面，局部无适用皮瓣，可采用耳后皮片移植修复。

4. **远位皮瓣／游离皮瓣**　面部大面积皮肤软组织缺损，如恶性肿瘤扩大切除术后，可采用胸大肌带蒂肌皮瓣或游离股前外侧皮瓣等修复。

知识点

## 局部皮瓣的选择原则

1. 根据受区的部位、形状、大小、创面条件、周围皮肤及血运供应情况等因素综合考虑选择皮瓣的类型。

2. 遵循由简至繁的原则。即能用传统的任意皮瓣就不用带血管蒂的皮瓣，能用局部皮瓣就不用远位皮瓣。

**【问题2】**　若采用局部皮瓣修复缺损，可考虑哪些皮瓣？

在色素痣完全切除，创面彻底止血后，根据鼻唇沟 - 面颊松弛皮肤量、松弛皮肤堆积部位及邻近皮肤张力方向设计局部皮瓣修复。本例可考虑采用鼻唇沟改良菱形皮瓣（图4-2-2）或皮下蒂推进皮瓣（图4-2-3）修复。皮瓣供区长轴与鼻唇沟走行一致，使供区瘢痕隐藏于鼻唇沟中。

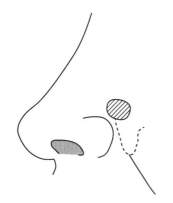
图 4-2-2　鼻唇沟改良菱形皮瓣示意图

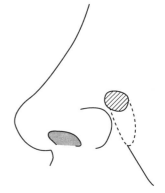
图 4-2-3　皮下蒂推进皮瓣示意图

知识点

## 局部皮瓣的基本种类

局部皮瓣常根据转移方式分为推进皮瓣和旋转皮瓣。

1. **推进皮瓣**　指将附近皮肤软组织以直接滑行推进的方式转移覆盖缺损。一般将皮瓣设计成矩形或三角形，由皮蒂或皮下组织蒂供血（图4-2-4）。

2. 旋转皮瓣　指将邻近皮肤软组织掀起后以某个轴点旋转一定角度后覆盖缺损。最适用于修复圆形或三角形缺损(图 4-2-5)。

3. 易位皮瓣　以轴线为共同边，在其两侧设计一对方向相反的三角形皮瓣，掀起后将两三角板位置交替缝合的局部皮瓣(图 4-2-6)。

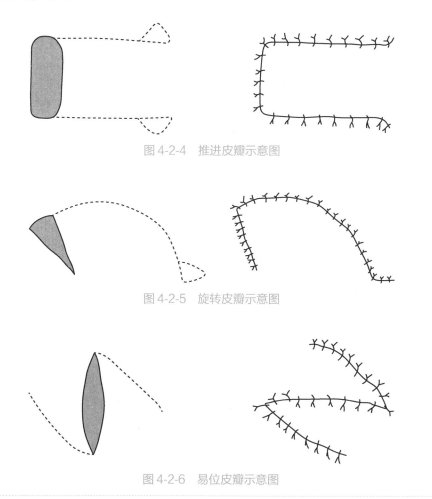

图 4-2-4　推进皮瓣示意图

图 4-2-5　旋转皮瓣示意图

图 4-2-6　易位皮瓣示意图

知识点

**局部皮瓣的设计原则**

1. 局部皮瓣的长宽比　在四肢等血运交叉部位，长宽比不超过 1:1。在头颈部可达 2:1。超过此比例最好先行皮瓣延迟。

2. 局部皮肤软组织血运　局部皮瓣长轴应与血管走行方向一致。蒂部有知名血管或其分支分布最佳。

3. 皮瓣面积　设计局部皮瓣的面积应不小于创面面积，以免掀起后皮瓣收缩导致修复范围不足，缝合张力过大。同时应考虑皮瓣供区缝合的张力，避免形成供区继发缺损。

## 第三节　游离皮瓣

游离皮瓣(free skin flap)移植术是利用显微外科技术吻合皮瓣的营养血管来完成皮瓣移植的手术，是皮瓣手术分类中难度较高的手术，它提高了组织修复的质量和效果，缩短了疗程，但同时也存在一定的风险和失败率。本节通过介绍游离皮瓣概念、分类及移植注意事项,增强大家对游离皮瓣移植技术知识系统了解和掌握。

游离皮瓣是一种包含主干营养血管可供吻合移植的皮瓣。此种皮瓣同样包括皮肤、皮下组织、深筋膜及血管、部分神经末梢,可用于较大单位或深层组织缺损的修复,利用皮瓣营养血管和受区血管相互吻合,重新建立血运,使皮瓣成活,完成组织的修复。多用于头面部、四肢及躯干等部位的修复重建或器官再造。凡符合皮瓣修复适应证的,且不能采用带蒂转移或修复效果不好者,如果患者全身情况允许,受区血管条件好,有可供吻合的动、静脉(最好有两条),医院设备条件和医师技术条件具备,则采用游离皮瓣修补是较理想的选择。

游离皮瓣一般应以血液供应血管,加上供区部位及所含组织成分3个方面的名称来命名。包括一般的游离皮瓣、穿支皮瓣、肌皮瓣、复合组织瓣、预构皮瓣等。

皮瓣供区的选择:①对供皮瓣区形态与功能影响较小,为较隐蔽的部位;②为供皮瓣区血管比较恒定,血管蒂较粗、较长,最好有感觉神经伴行;③皮瓣解剖剥离层次较清晰,操作比较容易。从各方面全面衡量,常用的游离皮瓣有肩胛皮瓣、背阔肌皮瓣、股前外侧穿支皮瓣、腹壁下动脉穿支皮瓣、前臂皮瓣、游离腓骨皮瓣。

实施游离皮瓣移植术,其失败与风险的结果,除了适应证选择及全身相关治疗外,关键在于两个方面技术。一是皮瓣的切取与受区血管的解剖显露技术,二是显微血管吻合技术。皮瓣切取与受区血管床的准备要求有相应的解剖基础和操作技术。吻合血管的操作,要求准确精细,熟练迅速。一般先吻合静脉,后吻合动脉。吻合的条数,动、静脉各一条可以基本符合需求,但如果条件许可,增加吻合1~2条静脉,将更有助于皮瓣血液回流,保证组织成活。

病历摘要1

患者女性,71岁,因"反复鼻塞9年余、右眼眶胀痛、溢泪、流脓5个月"就诊,以"鼻腔、鼻窦占位"收住耳鼻喉科。入院后病理提示为右侧鼻腔鼻窦低分化鳞状细胞癌,累及邻近骨组织,肿瘤组织总体积大小约6cm×5cm×2cm。耳鼻喉科拟行右侧上颌骨颞窝颞下窝眶周肿物切除、右眼球摘除、右上颌骨切除、右面颊部皮肤软组织切除。因手术切除范围广、缺损面积大,特请整形外科会诊,协助进行肿瘤切除后组织缺损的修复(图4-3-1)。

【问题1】 患者的大面积缺损该如何修补?

思路1:大面积空洞缺损,应该选择肌皮瓣这种有大量体积的皮瓣来填充,既能覆盖皮肤创面,还能填塞深部空腔,且成活率高。

思路2:该患者缺损与鼻腔贯通,需要衬里,可利用皮瓣的一部分皮肤形成衬里。

【问题2】 用哪种皮瓣修补最合适?

思路1:如果采用背阔肌皮瓣,因其为肌皮瓣可能较为臃肿,不易另外做成衬里皮瓣;因患者需先行鼻部肿物切除术,为仰卧位,如果采取背阔肌皮瓣,则需更换患者体位,不方便。

思路2:选择股前外侧穿支皮瓣,可根据该皮瓣的血管解剖特点做成分叶状的穿支皮瓣,一个用于修复衬里,一个用于面部皮肤软组织的缺损。因为不但不用变换体位,而且在患者下肢手术,与头部手术距离较远,可同时进行手术而不相互影响,节省大量手术时间,提高手术效率。

【问题3】 受区血管怎么选择?

思路:因为手术区域偏面中上部,所以颞浅动脉较近,为首选。如果术中发现颞浅血管无法吻合,可利用面动静脉血管。供区血管可在术前通过多普勒超声定位。

知识点

**股前外侧皮瓣**

1.血供　该皮瓣以旋股外侧动脉降支为血管蒂,血管蒂长、管径粗、不损伤重要的血管、神经组织,取瓣后不影响肢体功能。

2. 解剖 股前外侧皮瓣位于股部前外侧区。股部前外侧区的皮肤是由旋股外侧动脉降支及其发出的股外侧肌皮动脉穿支和/或肌间隙皮支供养的。旋股外侧动脉降支在股直肌与股外侧肌之间下行,体表定位可在腹股沟韧带中点至髂前上棘与髌骨外上缘连线(髂髌线)中点的连线上,这一连线的下 2/3 段即为旋股外侧动脉降支的体表投影。

3. 皮瓣设计方法 患者取平卧位,自髂前上棘至髌骨外上缘作一连线,在连线中点用多普勒超声血流仪先测出肌皮穿支动脉浅出点位置,多数在以髂-髌连线中点为圆心、3cm 为半径的范围内,设计时把此点落于皮瓣的上 1/3 部中央附近。再根据缺损部位的需要,以髂-髌连线为中轴线画出皮瓣,可设计成椭圆形、菱形或半月形,面积在 15cm×25cm 范围内。上界在阔筋膜张肌的远端,下界在髌骨上 7cm,内侧达股直肌内侧缘,外侧至股外肌间隔或更大些。若作逆行岛状皮瓣,最好把第 1 肌皮动脉穿支点设计在皮瓣中央;皮瓣尽可能向下设计,皮瓣的旋转点放在髌骨外上缘上 5～6cm,就能使皮瓣逆行翻转至膝下达 10cm 处。

4. 术后移植的皮瓣观察要点 颜色、皮温、回流、充盈、是否发生血管危象。术后 24h 内为血管危象的高发期,后期危象发生在术后 48～72h,动脉危象主要表现为皮瓣颜色苍白、灰暗、皮温低,毛细血管反应时间延长,血管搏动减弱或消失。静脉危象主要表现为颜色暗红、肿胀,皮温低,毛细血管反应迅速,血管搏动存在。发现血管危象应及时处理,如是动脉危象,先进行保温、扩血管治疗;如是静脉危象,先进行适当减张,排除皮瓣下血肿、体位不当等问题;并密切观察皮瓣血运变化,如果保守治疗无明显效果,应积极进行手术探查,解除血运障碍的原因,以免延误时机,导致皮瓣坏死(图 4-3-1)。

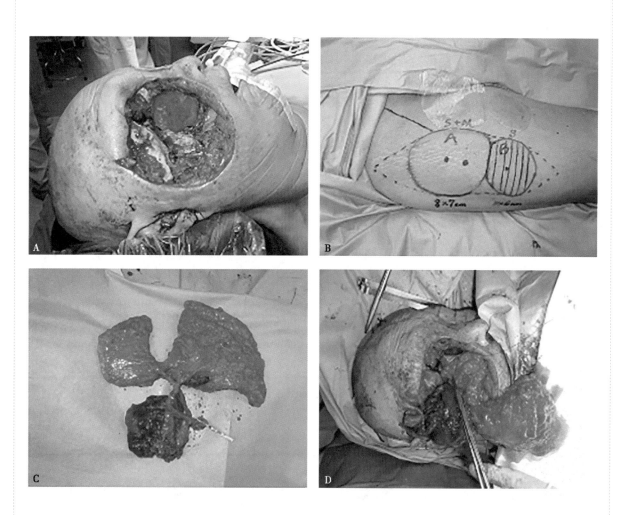

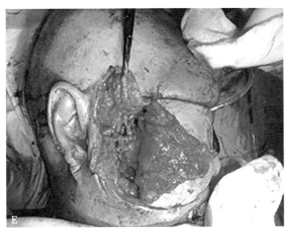
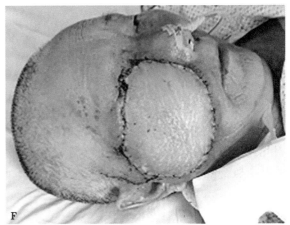

图 4-3-1　右侧上颌骨颞窝颞下窝眶周肿物切除、右眼球摘除、右上颌骨切除、右面颊部皮肤软组织切除、股前外侧皮瓣移植修复

A. 肿瘤切除术后面部组织缺损与鼻腔贯通；B. 分叶状股前外侧皮瓣设计；C. 切取下的分叶皮瓣和肌肉瓣；D、E. 将面积较小的皮瓣覆盖鼻腔衬里，肌瓣充填于上颌骨缺损的部位，较大的皮瓣覆盖面部皮肤缺损；F. 移植皮瓣成活，组织修复术后。

病历摘要 2

患者女性，43 岁，因左侧乳腺癌根治术后两年，乳头、乳晕及乳房缺失，无肿瘤复发，患者要求乳房重建，门诊以左侧乳腺癌术后乳房缺失收住院，拟行乳房再造术（图 4-3-2～图 4-3-5）。

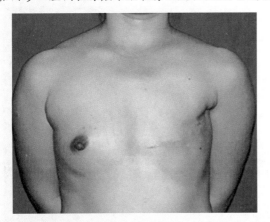

图 4-3-2　左侧乳癌切除术后乳房缺失

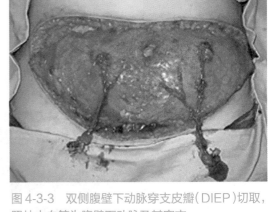

图 4-3-3　双侧腹壁下动脉穿支皮瓣（DIEP）切取，照片中血管为腹壁下动脉及其穿支。

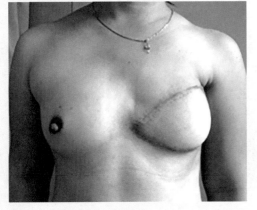

图 4-3-4　皮瓣移植乳房再造术后。

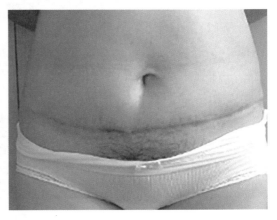

图 4-3-5　皮瓣供区缝合术后

【问题1】　常见左乳腺癌根治术后行乳房重建有哪些方法?

思路:常见的方法有哪些?

该患者术后两年,属于乳癌术后乳房延期再造,而非即刻或即刻延期再造。常用的方法包括,皮肤扩张术+假体植入、腹壁下动脉穿支皮瓣(DIEP)游离移植、横行腹直肌肌皮瓣移植,背阔肌肌皮瓣转移(+假体植入)、自体脂肪移植等方法。

【问题2】　对于该患者更适合什么采用哪种修复方法?

思路1:如果患者胸部有足够覆盖的皮肤和胸大肌存在,可于胸大肌下埋入人工乳房假体;若皮肤过紧,可先埋入皮肤扩张器,再二期行假体植入术。但该患者皮肤紧、胸大肌已部分切除,对侧乳房较为丰满,患者不愿意接受假体植入,因此该方法并不适合。

思路2:横行腹直肌皮瓣转移修复虽然不用吻合血管,但手术需牺牲一侧腹直肌,腹直肌的缺损容易导致患者腹壁力量减弱,出现腹壁疝等并发症,且手术创伤大,目前已很少采用。

思路3:腹壁下动脉穿支皮瓣(DIEP)游离移植因保留了腹部肌肉,术后不会出现腹部无力的现象,只要受区有合适的血管与腹部下动脉的穿支血管吻合就可以行此手术,常见的吻合血管为胸廓内动静脉和胸背动静脉。

显微外科手术:
腹壁下动脉穿支
皮瓣游离移植
(视频)

【问题3】　如果行腹壁下动脉穿支皮瓣(DIEP)游离移植,术前需准备什么?

需要明确供区腹壁下动脉的走行及穿支的穿出点,穿支血管的粗细;受区胸廓内动脉或胸背动脉的走行及粗细;评估供区的组织体积是否满足甚至超出受区缺损的需要。

---

知识点

### 腹壁下动脉穿支皮瓣(DIEP)

1. 血供　以腹壁下动脉穿支为血管蒂。

2. 解剖　腹壁下动脉于腹股沟韧带上方起源于髂外动脉,向内上行经半月线进入腹直肌鞘,在腹直肌深面上行,沿途发出肌皮穿支,穿腹直肌和腹直肌前鞘至下腹部的皮肤和皮下组织。腹壁下动脉于脐水平发出终末分支2~3支,在脐上一个腱划水平与腹壁上动脉吻合。

3. 设计方案、体表位置　肌皮穿支的穿出点主要分布在腹直肌腱鞘划区,7~8支,75%位于脐周区,其中包含直径≥0.5mm穿支。设计呈梭形或椭圆形,两侧至髂前上嵴,上界位于脐上2~3cm,下界可达耻骨结节上方。

4. 手术操作的注意事项　术中需仔细解剖腹壁下动脉的主干和穿支血管,注意手术中力求动作轻柔,保留较粗的进入皮下的穿支血管。如皮瓣切取面积较大,需切取和保留双侧的腹壁下动脉及其主要的穿支血管,保证皮瓣的良好血供,避免单侧血供造成对侧皮瓣外1/4区域血运障碍。将腹壁下动静脉与胸廓内动静脉吻合,如果保留双侧腹壁下动脉供血,则另一侧腹壁下动静脉还需与受区侧的胸背动静脉吻合。

5. 术后主要治疗有　术后要求房间温度不低于25℃,并配合应用扩张血管药物和抗凝药物作为辅助措施。抗凝药物常用有:①低分子肝素;②低分子右旋糖酐,静脉滴注,降低血液黏稠度,减少血细胞凝集作用;③阿司匹林,抑制血小板凝集作用;④扩血管药物的应用,如罂粟碱、烟酸、潘生丁、毛冬青和丹参等。

---

病历摘要3

患者男性,43岁,因右下肢外伤后伤口不愈合、活动受限5个月,拟"右侧胫骨开放性骨折,内固定术后感染,胫骨外露、骨髓炎,胫前皮肤组织缺损",收住院。查体患者一般情况良好,体温正常,右侧胫前皮肤软组织缺损和瘢痕范围约17cm×7cm,形态不规则,胫骨有7cm×5cm范围的骨外露,并有骨缺损,部分胫骨坏死,伤口脓性分泌物较多,足背动脉和胫后动脉搏动与健侧相近,足踝部感觉活动无明显障碍(图4-3-6~图4-3-9)。

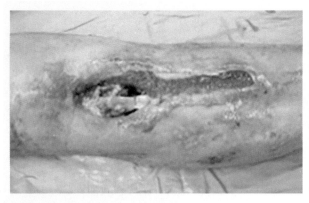

图 4-3-6　右小腿皮肤软组织缺损、骨外露、骨髓炎

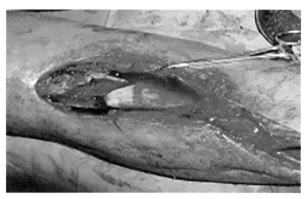

图 4-3-7　清创术后组织缺损情况,伴有骨缺损

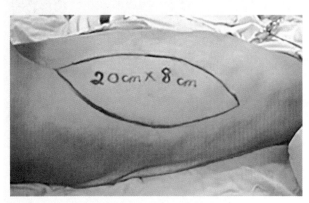

图 4-3-8　设计背阔肌皮瓣

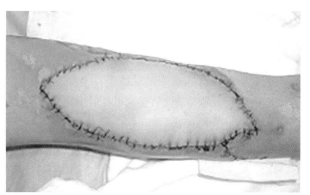

图 4-3-9　皮瓣游离移植术后

【问题】　有哪些治疗手段? 如何选择?

思路 1:患者开放性骨折,伴有骨缺损,慢性骨髓炎,皮肤软组织缺损和骨外露范围较大,需要行彻底清创,用血运良好、组织量充足的皮瓣进行填充和覆盖,治疗骨髓炎和组织缺损的修复。待创面修复、感染治愈后再行骨缺损的治疗。

思路 2:组织瓣的选择应首选血运良好的肌皮瓣,但局部腓肠肌皮瓣难以满足修复的要求。背阔肌皮瓣切取部位隐蔽,供区代价较小,能提供较充足的肌肉和皮肤组织,可作为修复的首选皮瓣,且供养血管为胸背血管,口径与小腿的胫前血管较匹配。患肢主要血管正常,胫前血管可作为受区可供吻合的血管。所以可选择背阔肌皮瓣进行游离移植用于该患肢的治疗。

知识点

### 背阔肌皮瓣

1. 血供　胸背动、静脉是该皮瓣的供养血管,皮瓣血管分布恒定;供吻接的胸背动、静脉外径在 1.5~2.0mm 以上,移植皮瓣的血管蒂可长达 6~8cm。

2. 解剖　背阔肌是背部一块扁平且范围宽阔的三角形肌肉,位于胸部及下半背部的皮下。背阔肌起始部分的腱膜为腰背筋膜的后层,起于下部 6 个胸椎、全部腰椎及骶椎和棘上韧带,以及髂的后部。其腱膜部分在季肋下部移行于肌腹部分,呈扇形向上,止于肱骨小结节及大圆肌前的结节间沟。胸背动脉及其伴行静脉肩胛下动脉在腋动脉下方约 3cm 处分出旋肩胛动脉及胸背动脉两个终末支。胸背动脉的外径为 1.6~2.7mm,有两条伴行静脉,外径 3~4mm。胸背动、静脉在背阔肌的内表面肌膜下行进,约位于肌腹前缘后方 2~3cm 处下降。

3. 设计方案、体表位置　血管、神经的体表投影于腋窝后壁下方背阔肌前缘,在背阔肌前缘后 2.5cm 处画一平行于背阔肌前缘的垂线,该线即是胸背动、静脉,神经及其外侧支的相对体表投影。在腋窝下方

2.5cm，与背阔肌前缘后方 1.5～2.5cm 垂直线的交叉处，设计点 a，即胸背动、静脉及神经蒂的体表投影点，于骶髂关节上缘设计点 b，ab 两点之间的弧形连线构成肌皮瓣的纵轴。根据受区的需要决定皮瓣的大小及形态，皮瓣的宽度在 6～8cm，供区可拉拢缝合。皮瓣的设计宜略大于受区皮肤缺损范围，增加 1～2cm 宽度及长度，在皮瓣纵轴两侧，用亚甲蓝绘出要切取皮瓣的范围 20cm×8cm。皮瓣切取后将其移植到彻底清创后的缺损处，将胸背动静脉与胫前动静脉相吻合，背阔肌皮瓣的肌肉部分填充于原来有感染的骨缺损部位，皮肤皮下组织覆盖于皮肤软组织缺损的部位。术后进行局部滴注引流和抗感染治疗，患肢一期愈合。

## 第四节　肌瓣和肌皮瓣

### 一、概念

肌瓣是指切取身体某块肌肉或一部分肌肉，以进入该肌肉的血管为蒂进行局部或远位转移，用于覆盖创面、重建肌肉功能或填充腔隙的一种组织瓣。

肌皮瓣是一种复合组织瓣，由肌瓣与其表面的皮肤和皮下组织一起构成，用于较大创面缺损的修复或肌肉功能的重建。

1906 年，意大利医师 Tansini 最早将背阔肌肌皮瓣用于覆盖乳腺癌切除后的创面。20 世纪 60—70 年代，Ger、Barford 等报道了应用比目鱼肌、趾屈肌、腓肠肌外侧头带蒂转移与肌瓣表面植皮相结合的办法治疗小腿慢性溃疡、淋巴水肿、胫骨开放性骨折后不稳定性瘢痕、膝关节开放性创伤等，效果良好。Mathes 和 Nahai 于 1979 年和 1982 年分别出版了《肌瓣和肌皮瓣临床解剖图谱》和《肌瓣和肌皮瓣临床应用》两部专著，为肌瓣和肌皮瓣的推广应用做出了突出贡献，使之逐渐成为组织修复的常规治疗手段之一。

### 二、分类

目前采用的分类方法由 Mathes 和 Nahai 于 1981 年提出，依据如下：①血管进入肌肉的部位；②血管蒂的数量和粗细；③血管蒂与肌肉起止点之间的关系；④肌肉内血液供应的类型。依据供应肌肉的血管解剖进行分类，肌瓣分为 5 种类型，即：Ⅰ型、Ⅱ型、Ⅲ型、Ⅳ型、Ⅴ型。

Ⅰ型：单血管蒂型。只有一个血管蒂进入肌肉。肌肉可以依靠单一血管蒂安全转移。

Ⅱ型：优势血管蒂和次要血管蒂型。Ⅱ型血供的肌瓣转移时，多需要切断部分或全部的次要血管蒂，保留优势血管蒂。

Ⅲ型：双优势血管蒂型。包含两个大的血管蒂，每根血管蒂均可单独供应整块肌肉。

Ⅳ型：节段性血管蒂型。包括一系列节段性血管蒂，通常管径大小一致，沿肌肉走行进入肌肉。每个节段性血管蒂供养一部分（一个节段）肌肉。一般来讲，切断两根血管蒂可以把肌肉的一部分形成肌瓣进行转移。然而如果在切取肌瓣时切断过多的节段性血管蒂，肌肉将不能成活。

Ⅴ型：优势血管蒂加次级节段性血管蒂型。在这种血供形式中，肌肉接受一个大的血管蒂的供养，当以这个大的血管蒂为蒂转移肌瓣时，这个大血管蒂就可单独供应整块肌肉。肌肉还有次级血管蒂，它们多从优势血管蒂进入肌肉的对侧。如果优势血管蒂被切断，这些次级血管蒂也可以滋养整块肌肉。因此，肌肉可以分别以两套独立的血供来源形成肌瓣使用。

临床病例（一）

患者，女性，45 岁，2008 年查处右侧乳腺癌，行右侧乳腺癌根治术，术后多次放化疗。2013 年肿瘤复发，再次行手术治疗及放化疗，术后恢复良好。2018 年 4 月无明显诱因下出现右侧胸部、腋窝下手术切口裂开，后持续不愈，长期换药，效果不佳。2018 年 8 月 22 日收入整形外科。右侧胸部及腋窝可见创面，10cm×7cm，深部组织外露，发黑，周围红肿，上有少量脓性分泌物，略有异味。右臂肿胀明显，臂中围50.5cm；左臂中围 28.0cm。左侧乳房特重度下垂，乳房下极超过乳房下皱襞 12cm。右侧创面术中彻底清创后约 15cm×14cm。

【问题1】 本例可采用什么治疗方法?

可采用岛状背阔肌肌皮瓣加左侧胸廓内动脉穿支皮瓣进行移植修复。

思路:该创面属于难治性创面,多采用肌皮瓣治疗。修复该区常用的肌皮瓣有岛状腹直肌肌皮瓣,岛状背阔肌肌皮瓣。此外,患者左侧乳房特重度下垂,故可用左侧胸廓内动脉穿支皮瓣修复创面上部,既减小背阔肌皮瓣大小,增加成活率,又可起到提升左侧乳房的作用。

【问题2】 感染创面在术前及术中如何处理?

术前加强换药,使用敏感抗生素。必要时可在皮瓣移植术前行多次清创引流术。术中适度清创,并用0.1%的苯扎氯胺或氯己定浸泡创面5min以使其相对无菌。根据创面性质,创面面积及是否有癌变决定切除范围。

【问题3】 该皮瓣的手术设计原则有哪些?

该皮瓣为轴型皮瓣,设计需要符合轴型皮瓣设计的一般原则。一般过程包括尽量应用超声多普勒确定皮瓣血管蒂位置,以此作为轴心点;按皮瓣轴心血管走形的体表投影标明皮瓣的轴心线;根据创面的大小与形状在轴心线两侧设计皮瓣,划出皮瓣轮廓,明确皮瓣旋转半径等。其他手术原则同前。

知识点

## 背阔肌肌皮瓣的手术方法

背阔肌是整形外科最常选用的皮瓣移植供区。其血供主要为胸背动静脉,内含胸背神经。可采用后背阔肌肌皮瓣、横行背阔肌肌皮瓣、前背阔肌肌皮瓣等设计。以后背阔肌肌皮瓣的设计最为常见。

该皮瓣血管轴心确定:腋窝下2.5cm与背阔肌前缘后2.5cm交叉处为点a,骶髂关节处为点b,ab连线为皮瓣设计轴心线。根据创面大小设计皮瓣,最大可达15cm×35cm。本病例设计背阔肌皮瓣如图4-4-1~图4-4-4。

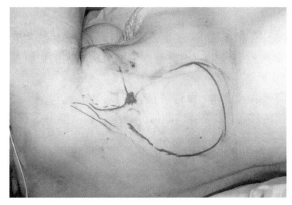

图4-4-1 术前设计

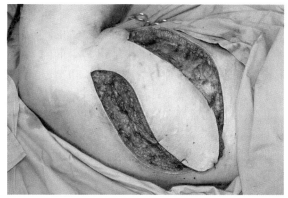

图4-4-2 术中1

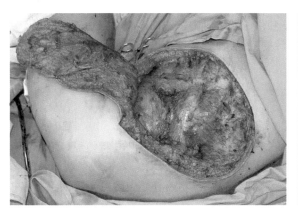

图4-4-3 术中2

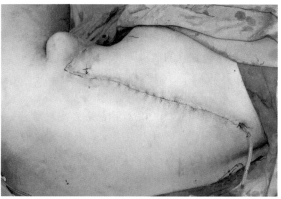

图4-4-4 术后

临床病例(二)

患者,女性,58 岁,2019 年 2 月 27 日行右侧腋窝前哨淋巴结活检术＋右侧乳房切除术,术后行多次化疗处理。患者第一次化疗后出现右侧腋窝下不愈合创面,予以换药处理,创面始终不愈,2019 年 5 月 23 日来整形外科。查体见右侧腋窝不愈创面,长度约 3cm,创面外缘白色坏死组织,内部形成空腔,空腔内有异样液体,无疼痛感,右臂活动明显受限。

【问题 1】 胸壁或腋窝感染不愈创面的治疗方法有哪些?

思路:胸壁或腋窝感染不愈创面的修复方法有多种,临床上选择何种类型的组织瓣转移盖创面,需要根据患者的具体情况决定,包括病情特点、年龄、性别、修复部位、职业、对外观的要求、供区的条件和各种方法的优缺点,权衡利弊后作出决定。该病例皮肤组织缺损少,主要是腋窝淋巴结清除后残留空腔所致创面不愈合,遂制定前锯肌瓣填充的方案修复创区。

【问题 2】 如何切取与转移肌瓣?

肌瓣的切取包括开放切取和内镜辅助下切取两种方法。开放切取方法的优点是操作容易,手术时间短;缺点是肌瓣供区遗留切口瘢痕,影响外观。内镜辅助下肌瓣切取的优点是切口小,供区瘢痕不明显;缺点是增加了手术的时间和难度,需要专门的设备和器械。

知识点

### 开放肌瓣切取的操作要点

(1)在肌瓣表面相当于肌肉中轴的部位作"S"形或与肌肉平行的直皮肤切口,一般皮边切口的长度与拟切取的肌瓣一致或稍短于肌瓣长度。

(2)切开皮肤和皮下组织直至深筋膜平面,是否携带深筋膜视受区的要求而定,在肌膜或深筋膜表面剥离,沿途结扎并切断遇到的肌皮穿支血管,分离到肌肉边缘或拟切取的肌肉范围边缘后,切开肌肉边缘或其远端附着点。

(3)在肌肉深部钝性剥离,彻底游离肌肉。

(4)解剖血管者,如果是局部转移,可以不对血管蒂进行彻底解剖,如果是岛状肌瓣或吻合血管的游离肌瓣转移,则需要对血管蒂进行充分的解剖游离。

(5)根据需要切断或不切断肌肉起点,吻合血管游离移植时,切断血管蒂。

(6)彻底止血后放置负压引流管,分层缝合肌瓣供区,局部加压包扎。

知识点

### 内镜辅助下肌瓣的切取操作要点

(1)手术切口的选择:一般在血管蒂部和肌瓣远端各选择一个切口,切口长度根据肌瓣大小和血管蒂的长度确定,一般为 3~6cm。通常靠近血管蒂的切口较长,因为血管蒂的分离操作需要在直视下进行。

(2)视野的暴露:为了充分显露手术操作部位,需要尽可能地将内镜镜头部位牵开,长拉钩或气囊是显露术野所必需的。

(3)术野冲洗:为了及时清除术野中的出血,需要不断地对剥离腔隙灌注冲洗,并用负压吸引装置及时将冲洗液吸出,可以采用输液的方法对伤口进行持续灌注。

(4)止血:内镜下的止血主要采用专用电凝器的双极电凝,必要时采用结扎或缝扎的方法止血,特别是对于比较大的动脉血管的断端出血。

(5)分离和切割:内镜下组织的分离和切割需要用专用器械,有时候长的剥离剪刀或剥离子也可以用于剥离。剥离可以采用锐性剥离与钝性剥离相结合的方法,先采用钝性剥离的方法在组织间除中进行剥离,然后采用剪刀锐性剥离剪断纤维束。肌肉近端和远端的切割采用电刀,对于肌肉断端中的大的血管断端需要结扎止血。

(6)术后处理:术后切口内放置负压引流管是必需的,术后除保持持续负压吸引之外,术区加压包扎是防止局部出血和形成血肿或血清肿的必要措施。

【问题3】　肌瓣和肌皮瓣切取与转移过程中注意事项有哪些?有哪些并发症?

思路:围绕整形和修复重建外科肌瓣选择和设计,重点考虑血供和并发症的防治。躯体各部位都有可以切取肌瓣和肌皮瓣的供区。选择带合适血管蒂的肌肉,就可以安全地掀起肌瓣覆盖创面,同时恢复受区外形和功能。透彻了解肌瓣的解剖结构,才能选择最合适的肌瓣来修复身体各处特定缺损。当局部没有可用的肌瓣或局部肌瓣不理想时,就可能需要用显微外科吻合血管的方法来移植远位的肌瓣或肌皮瓣。

知识点

1. 肌瓣和肌皮瓣切取与转移过程注意事项

(1)旋转弧:肌瓣和肌皮瓣局部转移前进行设计时,需要了解肌(皮)瓣旋转的弧度,以便可以顺利地转移到受区。肌(皮)瓣的旋转弧主要取决于肌肉从其原解剖部位游离和掀起的程度,以及在不影响肌肉血液供应的前提下肌肉移动的范围。

(2)肌皮瓣表面携带的皮肤:每块表浅的肌肉与其表面的皮肤均有血管交通。以肌皮穿支为蒂,有可能将一部分皮肤携带在肌肉上形成肌皮瓣。

(3)部分肌瓣:准确地掌握肌肉解剖特点和血供模式,可以在皮瓣设计时进行适当的裁剪。整形和修复重建外科的目标是保证肌瓣成活的前提下恢复受区的形态和功能。

(4)蒂在远端的肌瓣:以次要血管为蒂的肌瓣与标准肌瓣的位置相反,称为蒂在远端的肌瓣。一般而言,切断优势血管蒂后整块肌肉不能完全成活,只有一小部分肌肉可以用特定的次要血管为蒂掀起。皮瓣掀起前14~21d先将大血管蒂结扎进行延迟,有助于形成蒂在远端的肌瓣,携带全部近端肌肉。

(5)功能性肌瓣:肌瓣可以为受区提供运动功能和结构支撑。肌瓣设计必须包括优势血管蒂和运动神经。为了保持肌肉功能,移植的肌肉必须在新的位置保持与供区相同的长度和张力。因为缺损区重要肌肉的缺失,所以设计的肌瓣必须同时具有填补缺损和恢复局部功能的作用。

(6)带感觉神经的肌皮瓣:设计肌皮瓣时可以将支配皮肤的感觉神经包括在内。如果感觉神经没有紧贴优势血管蒂或主要血管蒂进入皮瓣的皮肤区,则在掀起皮瓣时可能需要切断该神经。然后与受区另一条感觉神经进行神经吻接。

(7)吻合血管的游离肌瓣:自从吻合血管的显微外科技术出现以后,一块带优势血管蒂或主要血管蒂的肌肉可以从远离缺损处掀起,经过肌瓣血管蒂与受区血管吻合而将肌瓣转移到受区。

2. 肌瓣的并发症及其防治

(1)肌瓣和肌皮瓣坏死:造成肌瓣和肌皮瓣坏死的最常见的原因是吻合血管的肌(皮)瓣游离移植时,最常见的原因是吻合口血栓形成;带蒂转移时最常见的原因是血管蒂受压、扭转;肌瓣剥离时损伤血管蒂也可以导致肌(皮)瓣缺血坏死。如果肌(皮)瓣转移后出现青紫、充血反应消失、皮温降低、张力过低或过高、多普勒监测显示无血管搏动音等缺血征象,需要及时检查,找出原因,解除造成缺血的因素,必要时重新进入手术室进行探查。由于肌肉耐缺血能力比较差,如果在6h内不能及时恢复血液供应。6h以后即使恢复血供,肌瓣也会由于发生不可逆的缺血再灌注损伤而坏死。

(2)血肿:肌肉血运丰富,剥离过程中如果止血不彻底,移植后可能出血形成血肿。预防的关键是术中注意彻底止血,放置适当的引流。如果发生血肿,应该及时探查清除血肿,止血并放置负压引流。

(3)感染:肌瓣由于抗感染能力强,移植后感染的概率比较低,但是仍然有发生感染的可能性。术中需要彻底清创,术后局部放置引流,全身应用敏感有效的抗生素。

# 第五章　皮肤软组织扩张术

皮肤软组织扩张术（skin soft-tissue expansion），简称"皮肤扩张术"，是将皮肤软组织扩张器（skin soft-tissue expander）置入正常皮肤软组织下，通过增加扩张器内的液体容量，对表面皮肤软组织产生压力，使其扩张产生新的"额外"的皮肤软组织，利用新增加的皮肤软组织转移覆盖创面、修复缺损的一种方法。皮肤软组织扩张术始于 1976 年，经过 40 多年的发展，已广泛应用于整形外科的许多领域，成为继植皮和皮瓣转移之后整形外科发展起来的又一项最基本的组织修复技术。

（一）皮肤软组织扩张器使用的原则

1. 扩张器的选择　应根据需要修复的部位、形态、病变范围选择不同类型、不同形状、不同大小的扩张器。对于一些特殊部位，则可选择一些特殊类型的扩张器。扩张器的容量一般取决于需要修复的面积大小，和可供扩张正常皮肤面积的大小。根据空军军医大学西京医院整形外科研究所 30 余年使用的经验总结，修复缺损面积按 1cm$^2$ 计算，在不同部位有所不同，在头部皮肤扩张容量为 3.5～4.0ml，在面部需要的扩张容量为 6～8ml，颈部需要 12～14ml，躯干需要 4～6ml，四肢需 6～8ml，全鼻再造需要 200～300ml，全耳再造（耳后不植皮者）需 80～100ml。

2. 扩张区域的选择　扩张的区域就是埋置扩张器的部位，也就是未来皮瓣的供区，其选择的原则应以修复区的相邻区域为首选，因为与将要修复的部位的皮肤软组织色泽一致，质地、毛发分布最相似。如头顶部位的瘢痕性秃发，选择靠近秃发区的颞顶部有发区为最佳选择。面部的瘢痕或体表肿瘤可选择颊部、下颌缘及颈部为扩张区，耳廓再造则选择耳区及耳后区为供区。鼻再造与修复首选额部为埋置扩张器的供区，其次前臂及面颊也可为供区。在肢体、躯干也是首选病变相邻的正常皮肤为供区。只有在病变周围没有正常皮肤软组织的时候才考虑远位供区扩张，然后通过带蒂转移或吻合血管游离皮瓣转移的方式来修复缺损。

（二）扩张器的置入手术方法及注液扩张

1. 扩张器埋置层次　头皮扩张时扩张器一定要埋置于帽状腱膜深面、骨膜表面。额部宜置于额肌深面。面颊部宜在皮下组织深面、SMAS 层浅面。耳后位于耳后筋膜深面。颈部位于颈阔肌的浅面或深面。在躯干和四肢时，扩张器一般置入深筋膜深层肌膜的表面。

2. 扩张器埋置腔隙的剥离　首先将扩张器放于拟埋置部位的皮肤表面，用亚甲蓝画出手术切口线、扩张囊埋置的位置。其中扩张囊埋置的组织腔隙剥离的范围应比扩张囊周边大 0.5～1cm。

切开皮肤时刀口须垂直于皮肤表面，一直切到需要剥离的平面。剥离一般采用剥离剪钝性剥离。头皮、额部、耳后区一般层次较清楚，完全以钝性分离即可完成，这些部位也可用尿道探子或手指推开。颈前部、躯干和四肢组织分层也较清楚，应以钝性剥离为主，但需注意分离结扎沿途遇到的深部血管穿支。面颊部和侧颈部组织分层不十分清楚，剥离时先用剥离剪钝性分离形成若干个腔道，钝性分离不开的部位可剪开。剥离尽可能在直视下进行，光源可直接从切口射入，有条件时可用带冷光源的拉钩将光线射入。剥离过浅可导致皮肤坏死，而剥离过深将有可能伤及重要神经血管组织，特别是在面颈部时更应仔细认真。

剥离过程中遇到较大的血管或活跃的出血点应立即止血。剥离完后可用温盐水纱布填塞压迫 5～10min。如果是分离多个腔隙，可在分离完每一个腔隙后即应检查有无出血点，并及时止血。然后用湿盐水纱布填塞，全部分离完后再依次止血。大的活跃出血点应结扎或缝扎，小的出血点可电凝止血，肾上腺素盐水纱布压迫止血应慎用，以防术后反弹出血。埋置腔隙的剥离是一期手术的关键环节，一定要熟悉局部解剖知识，避开血运丰富的区域。防止术后渗血及继发性出血。

3．扩张器置入和切口关闭  放置扩张器前应在手术台上向扩张器内注入适量生理盐水（容积10%），再次检查扩张器是否有渗漏。置入的扩张器应充分展平。注射壶外置。扩张器置入后在扩张器下面放置剪有数个侧孔的负压引流管，负压管远端必须放置到组织腔隙的最底部。

缝合切口时先在距切口边缘0.5～1.0cm处将皮瓣组织与深部组织缝合数针，以防扩张器移位到切口深面，然后分层缝合切口（图5-0-1）。缝合需在直视下进行，以防刺破扩张器。负压引流管应回抽检查，看能否形成负压。发现问题可在术中及时进行处理。

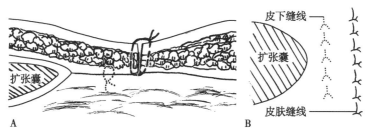
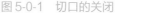
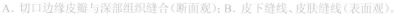

图5-0-1  切口的关闭

A．切口边缘皮瓣与深部组织缝合（断面观）；B．皮下缝线、皮肤缝线（表面观）。

颈横皮瓣扩张器
置入术（视频）

4．注液扩张  最常选用的注射液是注射用生理盐水。

5．注射时间  实际上在置入扩张器的一期手术时，即已开始了注液扩张。手术中注液量应根据扩张囊内注射量与扩张器容量、表面皮肤的松弛度和注射液对切口张力影响的大小而定，一般为额定容量的10%～15%。

术后开始注液的时间，在对切口张力影响不大的前提下，一般宜早不宜晚，多数情况下可于术后5～7d注液，即尚未拆线前就可注液。但如果注液对切口张力影响比较大，应推迟注液的时间。每次注液的时间间隔目前尚未统一标准。

6．注射量  每次向扩张器内注射的量取决于表面皮肤的松弛度和扩张器的容量。每次注液时，以扩张囊对表面皮肤产生一定的压力而又不阻断表面皮肤的血流为度。如果注射后表面皮肤变白，充血反应消失，应等待5～10min，如血流仍不能恢复，则要回抽部分液体，直到表面皮肤血流恢复。

7．注入方法  研究发现，外置阀门法在感染率等并发症出现概率上与内置法并无区别，且外置法避免了反复针刺皮肤的痛苦，同时免除了注射壶埋置和取出时的剥离，减少了创伤和出血，因此，常规应用外置阀门注射法。外置阀门注液：去除导管末端阀门的保护帽，用碘酒、酒精消毒注液阀门后，将注射器针头插入阀门内，将溶液推入，注射完毕，拔掉注射器，阀门再次消毒。

（三）扩张器取出和扩张后皮瓣转移术

当皮肤软组织经过充分扩张达到预期目的时，即可施行二期手术，即取出扩张器，用扩张所获得的额外皮肤形成扩张后的皮瓣，对受区及供区两个部位同时进行修复。

1．扩张后皮瓣的设计  设计时应遵循以下原则：①扩张皮瓣的设计同样应该遵循常规皮瓣设计的一切原则；②充分舒张具有立体形态，呈半球面体的扩张后皮瓣，最大限度地利用扩张获得的组织；③尽可能地减少辅助切口，或将辅助切口置于相对隐蔽的位置，尽可能与皮纹方向一致；④顺血供方向设计皮瓣，如为轴型皮瓣则不应超出其血供范围，如为任意型皮瓣，其长宽比例可比未扩张皮瓣略大一些，但不能过大；⑤皮瓣远端携带的未扩张皮瓣不宜超过3～5cm，最好不要超过扩张区的边缘。

2．滑行推进皮瓣  以顺血运一端为蒂，皮瓣远端与受区接壤。切口线分别设计在扩张区与受区交界处与扩张部位的两侧，使扩张皮肤形成一个矩形瓣，直接向受区滑行推进。此法设计简单，使用方便（图5-0-2）。滑行推进皮瓣在设计与实施时即可以设计成直线形、弧形切口线，也可以设计成一个或数个三角形，这样皮瓣形成后在前进中可与受区边缘相互交错，不仅延长了长度，还可避免直线瘢痕挛缩。

3．旋转皮瓣  皮瓣设计以邻近修复区的一侧为蒂，形成一个依一定轴线旋转的皮瓣。皮瓣长宽大小依受区所需面积和皮瓣血运允许范围而定。旋转角度以不大于120°为好，以便减少转移后形成的"猫耳朵"。

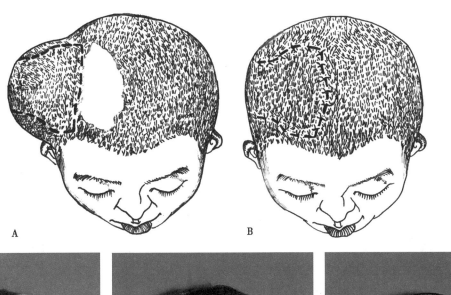

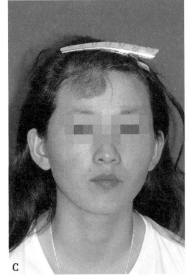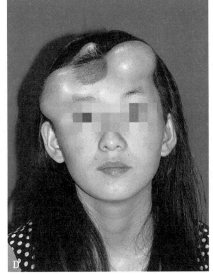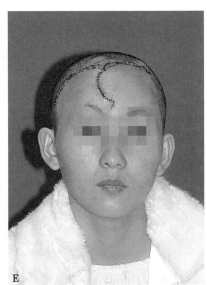

图 5-0-2　滑行推进皮瓣
A. 皮瓣设计示意图；B. 术后示意图；C. 患者术前；D. 患者扩张术后；E. 患者术后。

设计时皮瓣远端较蒂部可略宽一些，以利于旋转（图 5-0-3）。

　　旋转皮瓣应用较简便，辅助切口少，并可以与滑行推进皮瓣同时应用，相互弥补不足。主要缺点是扩张形成的半球形皮瓣很难完全舒平。

　　4. 易位皮瓣（交错皮瓣）　以顺血供的一侧为蒂，形成一个较长的三角皮瓣（或舌形或长方形皮瓣）。其蒂部一侧靠近受区，皮瓣远端位于远离受区的部位。所形成的皮瓣与受区之间相隔有一部分扩张与未扩张的正常皮肤，形成的皮瓣插入受区，这样扩张后的皮瓣可获得充分利用（图 5-0-4）。该皮瓣多用于发际、鬓角、眼睑、上下唇等部。这里需要说明的是在易位皮瓣中，细分起来实际上有一种如上所描述的我们称之为单蒂易位皮瓣（也可称单蒂插入皮瓣）。

　　另一种则是交错皮瓣，此皮瓣适用于受区两侧相对应的部位有两个扩张区，扩张完成后在应用时，将一侧扩张的皮瓣形成一个三角形或矩形或舌形的皮瓣，在受区的另一侧形成一个蒂在相反方向的皮瓣，此两个皮瓣相互交错覆盖受区创面。有时虽然只有一个扩张区与受区对应的正常皮肤也可形成一个三角形或矩形皮瓣相互交错，修复缺损。

　　总之，易位皮瓣在扩张皮瓣的应用中最大的优点是：①可以充分舒展已扩张的半球形皮瓣；②对已扩张的皮瓣应用率最高，且可避免"猫耳朵"等缺点。

　　5. 皮下血管蒂岛状皮瓣　皮下血管蒂岛状皮瓣可用于邻近处转移或远位转移。如额部扩张后的皮瓣转移至鼻尖、鼻翼部修复缺损或全鼻再造；又如胸三角区皮肤扩张后转移至面颊部或口底部的修复均属于这种岛状皮瓣。此外，这种扩张后的岛状皮瓣还可以通过血管吻接的方法作游离皮瓣修复受区缺损。

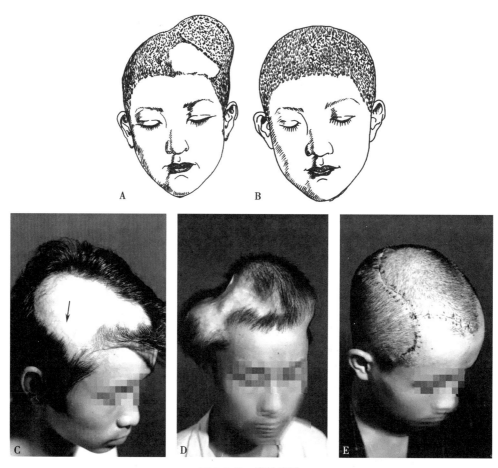

图 5-0-3 旋转皮瓣

A. 皮瓣设计示意图；B. 术后示意图；C. 术前；D. 扩张术后；E. 术后。

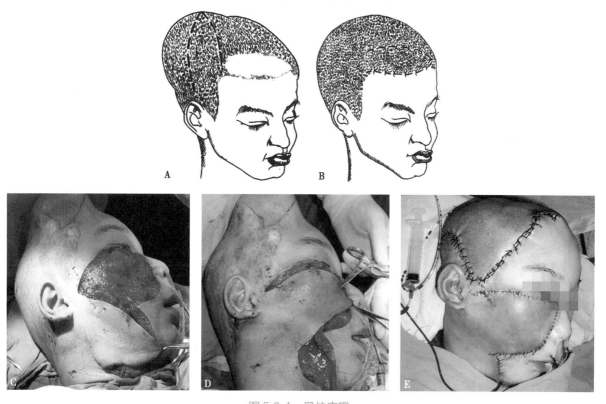

图 5-0-4 易位皮瓣

A. 在扩张后的皮瓣瓣上设计易位皮瓣；B. 术后；C. 术中 1；D. 术中 2；E. 术后。

在实际操作中，多种局部皮瓣的应用方式不是决然分开的，往往是两种或三种方式的综合，特别在缺损较大，埋置多个扩张器时，在使用中既有滑行推进皮瓣，又有旋转皮瓣，还有易位交错皮瓣，总的目的是将扩张后的皮瓣加以最充分的利用，切口尽量少，浪费尽量少，能达到完美的创面覆盖，而不产生大的张力。

6. 手术方法与步骤

（1）先取出扩张器，其切口可以是原先埋置时的切口，也可位于正常组织与病变组织交界处，也可以是设计皮瓣的边缘。切开皮肤、皮下组织直达纤维包膜的表面，用电刀切开纤维包膜取出扩张器；

（2）扩张囊基底部周边形成的横断面为三角形的比较厚的纤维环，对皮瓣的舒展有影响，应将其切除。对于囊壁上的纤维包膜是否去除，要视具体情况而定。如果影响皮瓣的舒展，要仔细剥除或多处切开，否则可留于原位待其自行吸收；

（3）二期手术时须先取出扩张器形成扩张后皮瓣，根据皮瓣大小决定病变组织切除面积，以防止先切除病变组织后扩张皮瓣不足而陷于被动的局面。

考虑到扩张过程中皮肤软组织需持续保持一定的张力，皮瓣转移后亦应保持一定的张力，如果皮瓣太松而回缩率过高，有可能导致皮瓣中的静脉迂曲而影响血液循环。扩张皮瓣下应放置负压引流管，术后适当加压包扎。伤口愈合后，应采取预防瘢痕增生、对抗皮瓣挛缩的措施，如应用弹力套、颈托、支具等。术后早期扩张皮瓣较硬，并有回缩的趋势，一般术后 6 个月左右能够软化并恢复自然弹性。

（四）皮肤软组织扩张术并发症及其防治

皮肤扩张术相对于一般的手术而言，整个治疗过程长达 3～4 个月，需 2 次手术，还有 2 个月左右的注液扩张期，整个疗程涉及的环节比较多，并发症发生的概率仍较高，如果稍有不慎即可发生并发症。因此，需高度重视并发症的发生及防治。并发症可发生于第一期手术埋置扩张器时（如血肿、感染、切口不愈合、扩张器破损、渗漏），也可以发生于注水扩张的过程（如由于一次注射液过多，囊内压过大阻断表面皮肤血液循环而引起坏死，从而导致扩张器外露或感染）。也有少数患者并发症发生在第二期手术取出扩张器转移扩张皮瓣时，发生血肿和皮瓣坏死。因此在行皮肤软组织扩张术的全过程中，任何一个环节的处理欠妥或失误都有可能导致并发症的发生。

1. 血肿　血肿是皮肤扩张术早期最危险的并发症。血肿多数发生于扩张器埋置后 24h 以内，少数患者发生在术后 14d 以内。无论采用哪种扩张器埋置法都可发生，即使是很熟练的医生也无法完全避免血肿并发症。血肿处理是否成功关系到整个治疗过程能否继续进行。临床表现：缝合口可有全血渗出。局部张力大，有难以承受的胀痛，皮肤表面青紫，有皮内瘀斑，严重时出现表皮水疱。

处理方法：如局部肿胀、瘀血不严重，应密切观察局部情况，保持负压引流通畅，或行扩张器腔隙内冲洗，引出积血局部适度加压包扎，如血肿明显，须急诊手术无菌条件下行血肿清除彻底止血处理，结扎或电凝任何活跃或可疑的出血点，确认无出血、渗血后再将扩张器置入。数日后表面皮肤色泽恢复正常。

2. 血清肿　血清肿在扩张中后期出现，多认为是轻度炎症反应，也有人认为是扩张器引起的异物反应，两种反应引起的皮下间隙渗出增加而形成血清肿。主要表现为局部皮肤发红，置管引流可见到皮下间隙内有较多淡红色或淡黄色透明的液体。

预防措施：注意注水扩张中的无菌操作。埋置注射壶的部位和外置导管开口处定期消毒。

治疗方法：皮下间隙内置入引流管，反复冲洗，持续负压引流即可控制血清肿。

3. 感染　扩张器作为异物置入人体，在任何一个环节由于无菌操作不严格，以及机体免疫力低下均易引发感染，感染多数发生于第一期埋置扩张器手术后和扩张过程中，少数病例发生在第二期皮瓣转移手术后，由于皮瓣坏死而继发感染。感染可以原发，但也可由于血肿、扩张器外露和皮瓣坏死而继发感染。

一旦扩张器周围出现红、肿、热、痛等局部表现，引流液混浊，有的甚至发热，淋巴结肿大，血象分析白细胞及中性粒细胞比例升高，应考虑有感染发生。此时应积极采取措施，但处理起来比较棘手，具体的措施包括：①全身大剂量应用敏感有效的抗生素；②引流管未拔除时，可通过引流管对扩张囊周围进行冲洗，若放有两根引流管，可采用抗生素液体滴注引流的方法控制感染；③将新鲜的蒲公英捣碎后用酒精浸泡或用中药如意金黄散敷于扩张皮肤表面。

任何部位皮肤扩张器的感染并发症都应积极处理，但初期不宜轻易取出扩张器并终止治疗。如果感染控制困难，可经原切口取出扩张器，反复清洗皮下间隙，重新置入新扩张器，持续滴注引流，多能将感染控制。如感染在 2～3d 后仍不能有效控制，只好提前取出扩张囊进行二期手术，取出扩张器后感染一般可得到控制。

4. 扩张器外露　扩张器外露主要有两种情况：①第一期手术埋置扩张器后切口愈合不良，导致扩张器从切口外露；②扩张过程中表面皮肤坏死引起的扩张器外露。扩张器露出部分按出现机会大小依次为，手术切口→扩张器折角形成区→扩张器低位受力区→扩张器表面软组织剥离损伤区→扩张器顶部受力区。

治疗方法：①如果扩张器从切口外露，应积极处理诱因（血肿、感染、张力过大、皮缘坏死等），局部条件允许时，予以清创，在最小张力下重新缝合切口。如扩展器从伤口露出且有皮下间隙窄小的情况，则作进一步剥离后将扩张器向深部埋置。②如果扩张器表面皮肤破损导致扩张器外露，则应终止扩张，尽早手术作病变部分切除修复；如继续扩张会引起皮肤破损伤口越来越大，导致扩张器脱出，达不到预期的治疗目标，则应暂时终止治疗，改用其他方法或等待数月后再重新埋置扩张器。

5. 扩张器不扩张　扩张器埋入皮下间隙后可以出现多种故障，导致注水扩张困难或扩张器不扩张。如果及时排除故障，基本不影响治疗效果。

扩张器不扩张见于以下情况：①术前扩张器（含扩张囊、导管及阀门）已破裂，由于未检查或检查不仔细而未发现；②术中刺破扩张器，扩张器与锐利手术器械放在一起，或是缝合关闭切口时缝针刺破扩张器又未发现；③扩张器质量不佳，注液过程中压力过大致破裂或黏接部质量不佳而裂开或脱离；④术中扩张器放置时扩张器或导管折叠又未发现；⑤两个扩张器一起埋置时，注液过程中一个扩张器压迫另一个的导管。

治疗方法：如果确认扩展器已破裂，早期可再次手术更换扩张器，扩张后期出现破损时应立即进行二期手术。

6. 皮瓣坏死　扩张皮瓣坏死主要是由于皮瓣血液循环障碍所引起，包括一期扩张过程中出现的皮瓣坏死及二期转移后出现的皮瓣坏死。

治疗方法：如果出现皮瓣远端血运障碍，则应积极处理，血运障碍区与正常血运区一旦出现分界线，血运障碍区极易出现整块坏死。静脉回流障碍时，作者的处理方法如下：在皮瓣远端边缘作 2～4 个微小创口（3～4mm）并向创口组织内注入少量肝素，数分种后伤口自动流血不止，皮瓣血运可以得到快速改善。出血自动停止后如果皮瓣血运仍有障碍，则用大针头轻刮皮瓣远端边缘创口并再次注入小剂量肝素，再次作放血处理，此操作可重复多次，总放血时间一日到数日不等，直到皮瓣血运障碍消除。皮瓣血运障碍治疗中，可全身应用扩血管药（山莨菪碱、妥拉苏林、丹参、小剂量阿司匹林），注意术区保温。血运障碍区用凡士林油纱保护，防止表皮干结、破溃，术区适当加压包扎以利于血液回流。

如果出现皮瓣坏死，待周围伤口良好愈合后作清创治疗，彻底清除坏死组织。如果局部条件好，采用皮片移植修复坏死区。

7. 其他并发症　疼痛、妊娠纹样改变、头发脱落、骨质吸收等。

（五）皮肤软组织扩张术的应用

1. 头部　头皮扩张术在头部的适应证包括瘢痕性秃发、头皮及颅骨部分缺失、头皮肿瘤以及其他原因所致秃发。头皮扩张尽管毛囊的数量并没有增加，在扩张后的皮瓣上，实际上是剩余毛发的再分布，术后供区头发变得稀疏，但由于分布均匀，效果仍较满意。由于头皮层次较清楚，较其他部位剥离要容易些。头皮扩张术在皮肤软组织扩张术中的效果最佳，并发症最少。对于较大面积的秃发区一次扩张术难以修复所有秃发区时，可采用再次置入扩张器行重复扩张，可修复头皮 2/3 面积的秃发区。

2. 额部　额部位于面上区，呈长条形。上界有规则分布的发际线，双侧有颞部的皮肤和鬓角，下方有双侧对称分布的双眉。因此，扩张器埋置和手术设计必须确保外形美观，尤其是考虑双侧的对称性，避免发际和眉的不对称。对于鬓角的位置、毛发的方向，以及瘢痕的位置方向也必须注意。额部的层次由浅及深为皮肤、皮下脂肪、额肌、骨膜。包含的重要结构有位于眉外上 1cm 处的面神经颞支，支配额部运动，手术时应尽可能避免损伤。位于眉头部位的眶上神经和滑车上神经、血管，可以制备眶上和 / 或滑车上血管为蒂的预扩张的岛状皮瓣。此外，双侧由颞浅神经血管发出的额支，同时供应额部血运，可以制备单侧颞部血管为蒂的预扩张的岛状皮瓣。

3. 颌面部　在颌面部主要适合应用皮肤软组织扩张术治疗的情况有：①创伤或烧、烫伤引起的各类较大瘢痕，单纯切除不能缝合修复的；②位于眼周、口周的瘢痕挛缩，虽然瘢痕小，但引起睑外翻、口唇移位的（这种瘢痕松解后组织缺损量较大）；③较大的皮肤肿瘤、色素痣切除术后遗留的创面，不能通过拉拢缝合或局部皮瓣转移修复的；④严重的面部先天性畸形（如面裂），软组织缺损范围较大，不能通过局部皮瓣转移进行重建的；⑤各类原因导致的眼睑、鼻、口唇、耳缺损或缺失的重建；⑥颌面部骨结构缺损再造时，伴有较大软组织缺损的；⑦其他特殊情况下，需要较大面积皮肤软组织进行修复整形的。颌面部位于颜面暴露部位，皮肤色泽、质地要求高，有眼、鼻、口唇等器官位于其中，且功能与外形均很重要，因而对切口的选择、扩张器埋置部位、Ⅱ期手术附加切口设计、面部分区等技术要求高。例如，胸三角皮瓣预扩张可修复全面颊区病变切除后创面（图5-0-5）。我单位对胸三角皮瓣修复面颊部缺损进行了大量的基础和临床研究，结果表明胸三角皮瓣是修复面部大范围缺损的有效手段，最大修复面积可以达到上至额部，前到鼻旁，后至耳前，下达下颌缘及颏颈部的整个面、颈部。

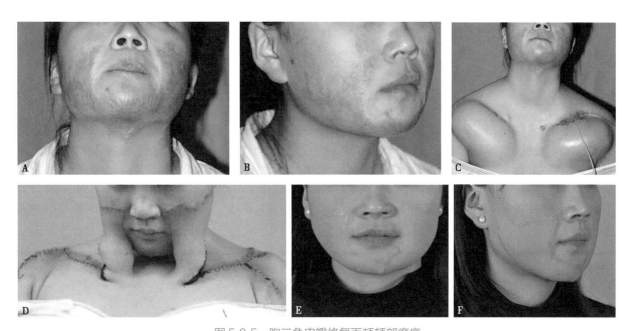

图 5-0-5　胸三角皮瓣修复面颊颈部瘢痕

A. 术前正面观；B. 术前侧面观；C. 扩张后；D. 皮瓣带蒂转移后；E. 术后正面观；F. 术后 3 个月。

4. 颈部　颈部皮肤软组织扩张术的适应证有：①颈部烧伤后瘢痕；②巨痣面积大于 5cm² 者；③皮肤肿瘤如草莓样毛细血管瘤、鲜红斑痣等；④外伤性文身；⑤作供区修复下颌部瘢痕，即颈部扩张作为供区，修复下颌缘及下面部的缺损。颈部扩张器的埋置层次在颈阔肌浅面或深面。浅层剥离最好能用局麻药扩张，易于剥离，深层较疏松，易剥离，但注意，有时会将颈外静脉暴露在腔隙内，如妨碍扩张器的埋置，可将其结扎。剥离的腔隙视情况，一般应大于扩张器 1.0cm，如以颌底为供区修复颏部瘢痕，不可以剥离到颈部，不可将颌颈角同时扩起，否则Ⅱ期修复时很难形成颌颈角。

5. 躯干　躯干是指胸、腹、背、臀、会阴等部位。因胸、腹、背、臀部位面积广相对隐蔽，故常作为修复材料的供区。同身体其他部位相比，躯干面积大而相对平坦，因此皮肤软组织扩张器在躯干的应用有以下特点：①扩张器Ⅱ期手术设计相对简单，只要做到"点对点，线对线"，就能比较好地达到术前设计意图；②更能体现几何设计原理在扩张器中的应用；③对于较大面积的缺损或者受区，往往需要多次反复扩张。

6. 肢体　四肢扩张区组织应为正常组织，各种创伤及肢体血管性疾病造成的局部组织变硬、血管狭窄、栓塞等会增加手术并发症的发生率，应视为禁忌。另外，当四肢病变范围过大，其横径超过肢体周径的一半时扩张器的埋置，会影响肢体静脉、淋巴回流，影响手术效果。扩张器埋置时，单个扩张器尽量按肢体纵轴方向放置于病变一侧，但如按肢体横轴方向埋于病变上下方，软组织扩张及使用效率较低，难以完全修复缺损。而多个扩张器通常应放射状地埋置到缺损周围；切口的选择一般位于病变与正常组织交界处，有时会选择病变区切口，在不影响Ⅱ期手术的前提下切口可尽量大些，有利于直视下剥离、彻底止血及减少皮神经损伤。肢体扩张囊的埋置平面一般位于深筋膜深层、肌肉表面。采用钝性分离，剥离层次清楚，操作比较容易。切忌剥离层次深浅不一，造成术中出血及术后皮瓣血运障碍。在肌间隔表面剥离时有一定难度，应尽可能结扎从肌间隔穿出的血管及肌皮穿支血管，防止术后血肿的发生。同时也应注意保护从肌间隔穿出的皮神经，以防术后肢体感觉障碍。扩张器埋置时应避开神经主干易受压部位，如腓骨小头、尺神经沟等处，以防压迫神经引起麻痹。埋置部位较深时，应避免扩张囊直接置于大血管表面，防止术后肢体血液循环受影响。

# 第六章　脂肪抽吸与形体成形技术

## 第一节　脂肪抽吸术

脂肪抽吸术（liposuction）是形体成形技术（body contouring surgery）的组成部分，其特点是封闭、钝性、非连续切割，它以负压吸引为基础，结合超声波、高频电场、和谐共振、激光、水动力等物理、化学手段，去除人体局部过度蓄积的皮下脂肪，以达到改善和美化形体的美容外科技术。它是以求美者的身体为审美对象，经过审美评价，对其形体进行再塑造，以获得求美者所期待的形体美效果的过程。近年来，与脂肪抽吸术相关的各种技术、器械层出不穷，其安全性、有效性稳步提高，抽吸部位已由腹部扩大到全身各个部位，并在巨乳缩小、皮瓣修薄、脂肪瘤治疗、腋臭去除的手术中获得广泛应用，成为最富有活力的整形美容手术之一。脂肪抽吸术通常的诊疗环节如下：

1. 明确诊断，了解手术目的。

2. 明确适应证与禁忌证。

3. 详细了解病史与药物使用情况　了解有无高血压、糖尿病、心脏病、传染性疾病、精神病史与药物过敏史等，以及近期服药史，如阿司匹林、双嘧达莫、激素类或其他抗凝血药物等。

4. 术前检查与评估　常规检查血常规、凝血酶原时间，必要时检查心、肺、肝、肾等主要脏器功能。检查吸脂部位与范围，评估吸脂量时，可用双手拇指、食指轻捏脂肪堆积的部位，观察皮折的厚度，厚度 >2cm 时，术后将会有较明显改变，手术可获得较满意效果（图6-1-1）。了解吸脂部位皮肤是否正常，有无疖肿、皮疹、糜烂、溃疡等情况。

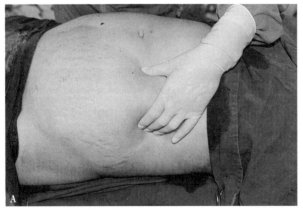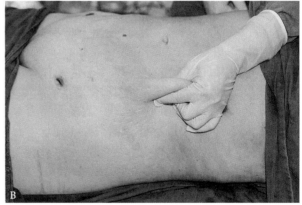

图6-1-1　抽脂前后对比
A. 抽脂前；B. 抽脂后。

5. 制订吸脂计划，尤其对多部位、大范围吸脂者以及预计吸脂量较大者尤为重要。

【临床关键点】

1. 术前准备与沟通。

2. 手术设计明确吸脂部位、范围。

3. 选择适宜的麻醉方法。

4. 根据现有条件和术者的特长选择吸脂方法。

5. 遵照脂肪抽吸术的手术操作要点施术。

6. 妥善的术后处理。

临床病例

女性，51 岁，自诉腰腹部、双侧大腿肥胖，影响形体而要求手术治疗。查体：一般情况良好，T 36.8℃，P 70 次 /min，R 18 次 /min，BP 118/78mmHg。身高 165cm，体重 79kg，仰卧位腹部膨隆，腰围 110cm，腹壁皮折厚度7cm，双侧大腿中段周径均为 60cm，臀围 99cm。既往体健，40 年前曾行阑尾切除术，否认各脏器疾病史。

【问题1】　如何明确受术者接受脂肪抽吸术的适应证？

脂肪抽吸术的最佳适应证为单纯局部脂肪沉积、男子女性型乳房、皮瓣修薄等，此外，还有相对适应证，包括：重度肥胖患者、脂肪瘤、淋巴管瘤、二次吸脂及其他外科手术如面颈部除皱术、腹壁成形术、大腿成形术的辅助手段等。

首先应明确受术者是否具备实施脂肪抽吸术的适应证，再根据其全身情况判断是否能耐受该手术。

思路 1：根据该受术者体检情况，BMI 为 29kg/m²，腰臀比为 0.9，属轻度向心性肥胖。脂肪主要堆积在腹部、腰部、臀部和双侧大腿，因此是实施脂肪抽吸术的最佳适应证。

知识点

**肥胖与肥胖症**

肥胖，一般指单纯性肥胖，其全身脂肪分布比较均匀，没有内分泌紊乱现象，也无代谢障碍性疾病，其家族往往有肥胖病史。

肥胖症是一种由多种因素引起的慢性代谢性疾病，以体内脂肪细胞的体积和细胞数增加致体脂占体重的百分比异常增高并在某些局部过多沉积脂肪为特点。

其病因包括性别、遗传因素、饮食、生活方式、生理和心理疾病的影响等。

目前临床采用体重指数（body mass index，BMI）来评价，BMI 能直接反映绝大部分成人体内脂肪的百分比，BMI= 体重（kg）/ 身高 ²（m²）。成人理想体重：女性 BMI 22kg/m²，男性 BMI 24kg/m²；一般体重：BMI 18.5～23.9kg/m²；过重：BMI 24～27.9kg/m²；轻度肥胖：BMI 28～29.9kg/m²；中度肥胖：BMI 30～34.9kg/m²；重度肥胖：BMI≥35kg/m²。

腰围和腰 - 臀比：正常男性腰围≤90cm，女性≤80cm，腰围绝对值（男性 >102cm，女性 >88cm）或者腰 - 臀比（男性 >0.9，女性 >0.85）是向心性肥胖的诊断标准。对于 BMI≥35kg/m² 的患者，腹部脂肪含量直接影响机体的健康，腹部或者内脏脂肪与心血管疾病具有强相关性。

体脂肪率（体脂）：是将脂肪含量用其占总体重的百分比的形式表示。一般认为男性体脂 >25%，女性 >33% 是诊断肥胖的标准。体脂可通过以下公式用 BMI 的数值进行计算：

$$体脂 \%=1.2×BMI+0.23× 年龄 -（0.54～10.8）× 性别（男性取值 1，女性取值 0）$$

思路 2：该受术者一般情况良好，生命体征平稳，身体健康，无重要脏器疾病，说明其能耐受手术。

思路 3：对照脂肪抽吸术的禁忌证，再次明确受术者的手术适应证。脂肪抽吸术的禁忌证包括：①心、肺、肝、肾等主要脏器功能减退，不能耐受手术者；②有心理障碍、期望值过高以及对自身形体要求过于苛刻者；③皮肤严重松弛而皮下脂肪组织过少者；④有利多卡因过敏史、麻醉药物代谢障碍者；⑤手术部位皮肤有感染病灶或破损者；⑥下肢静脉曲张、静脉炎者，勿行下肢脂肪抽吸；⑦骶尾三角区；⑧妊娠、哺乳期及经期妇女；⑨病态肥胖者、神经性贪食症；⑩青春期前，除外男子女性型乳房、重度肥胖等影响心理发育的患者一般不宜行脂肪抽吸术。据此，可以明确该受术者无手术禁忌证。

【问题2】　如何进行术前准备？

按照外科手术术前准备的一般要求和脂肪抽吸术的术前准备流程进行。

思路 1：根据外科手术术前准备的一般要求和脂肪抽吸术的术前准备流程，再次完善术前检查：

（1）查体：①检测体温、脉搏、呼吸、血压等生命体征，检查心、肺、肝、肾等重要脏器功能；②检查手术部位、范围、皮肤质地及周围组织的一般状况等，了解术区皮下脂肪含量；③检查术区皮肤有无感染、炎症及皮肤破损等；④询问月经史，女性应避开经期。

（2）实验室检查：查血常规、凝血酶原时间，必要时检查肝功、心电图等。

思路2：根据脂肪抽吸术的术前准备流程，应完成：

（1）术前谈话与签字：进一步明确吸脂部位和范围，强调可能发生的手术并发症、术后注意事项等，征得受术者理解、同意并签字。

（2）手术部位规范照相，包括术前、术后、随访的图片资料，必要时术中照相留取资料。

（3）术区准备：术前1d，常规清洁皮肤，嘱受术者洗澡。

【问题3】　如何确定吸脂部位和范围？

根据术前检查明确的脂肪堆积部位和范围，确定吸脂部位和范围。

思路：用亚甲蓝标记吸脂部位、范围和程度，以及术区重要解剖结构；吸脂管入口应选择在隐蔽及方便术者操作的部位；确认无误后固定标记线。

【问题4】　如何选择麻醉方法？

原则上，脂肪抽吸术可供选择的麻醉方式有多种，包括单纯局部肿胀麻醉、结合镇静镇痛药物的局部肿胀麻醉、腰麻或硬膜外麻醉、全身静脉麻醉和气管内插管麻醉等。术者可根据患者要求、手术部位和个人习惯等因素进行选择。一般均选用局部肿胀麻醉，大范围吸脂者可选用其他麻醉方式。

思路：本例受术者吸脂部位位于腹部、髂腰部、双侧大腿内侧、前侧，范围比较广，且脂肪堆积较多，若单纯采用局部肿胀麻醉，受术者比较痛苦。因此，选择在全身麻醉基础上，加局部肿胀麻醉。

> 知识点
>
> **肿胀麻醉**
>
> 肿胀麻醉（tumescent anesthesia），又称肿胀技术（tumescenttechnique），是一种局部麻醉方法，1987年由Klein提出。它是指将大量含肾上腺素和利多卡因的溶液灌注到皮下，使皮下组织及其结构产生水肿，组织细胞间隙分离，压迫微小血管使之闭锁，由此达到局部麻醉止痛、止血和分离组织的作用。
>
> 肿胀麻醉可单独使用，也可与全身麻醉或区域阻滞麻醉合并使用。
>
> 肿胀麻醉液的基本成分为肾上腺素，利多卡因、生理盐水，或还加入碳酸氢钠、地塞米松等。加入肾上腺素的目的是使皮下小血管收缩，减少出血，减慢局麻药的吸收，延长麻醉时效，减少渗出等；加入碳酸氢钠是为了中和肿胀液的pH，减轻酸性物质注射时的不适，缓冲利多卡因的酸度，可减轻局部麻醉溶液的刺痛感，增加利多卡因的作用时间；加入地塞米松是为了增加皮肤耐受缺血的能力，降低组织基础代谢或增加代谢产物利用率，并能抗炎，调理中性粒细胞功能状态，防止白细胞在组织中过度浸润。
>
> 一般配制方法：在1 000ml生理盐水中加入2%利多卡因20～50ml、肾上腺素1mg、5%碳酸氢钠5～20ml。利多卡因浓度0.05%～0.1%，肾上腺素液浓度1∶（100万～200万）。以此作为1个单位，一般1次最大用量不宜超过4个单位。

【问题5】　如何选择吸脂方法？

吸脂方法的选择主要根据各医疗机构所拥有的吸脂设备种类，以及术者所擅长的吸脂方式决定。

思路：各种吸脂方法各有优缺点，针对该受术者吸脂部位多、范围广、脂肪堆积多的特点，为了尽可能缩短手术时间，采用术者常用的负压吸脂和超声吸脂两种方法同时实施。

> 知识点
>
> **脂肪抽吸术的方法**
>
> 目前临床使用的脂肪抽吸方法包括：①负压脂肪抽吸术；②超声脂肪抽吸术；③电子脂肪抽吸术；④和谐共振脂肪抽吸术；⑤激光脂肪抽吸术；⑥射频脂肪抽吸术；⑦聚能震波脂肪抽吸术；⑧内镜辅助脂肪抽吸术；⑨水动力脂肪抽吸术。

【问题6】　脂肪抽吸术的手术操作要点有哪些?

脂肪抽吸术有其操作流程,必须遵章实施。

思路1:明确脂肪抽吸术的手术操作流程。

（1）常规消毒,铺无菌单。

（2）手术区域均匀注射肿胀液,先注射浸润深层,尔后浸润浅层,使吸脂区呈橘皮样外观。

（3）经皮肤切口或穿刺孔将抽吸针管插入深层皮下脂肪组织,采用"活塞样"往复运动,由深至浅逐层、逐区均匀抽吸（图6-1-2）。抽吸时不但要注意观察抽吸混合液,而且应随时判断皮下剩余脂肪组织的状况,包括厚度、对称性、皮肤表面是否平整等,可用手指捏起皮肤,双层厚度均在1cm以下,展平后触摸较平整,无凸凹不平。若有缺陷应随时矫正。

（4）抽吸结束后,环状挤压抽吸区域,排除皮下积液,缝合皮肤切口,皮肤穿刺孔无须处理,覆盖无菌敷料,加压包扎。

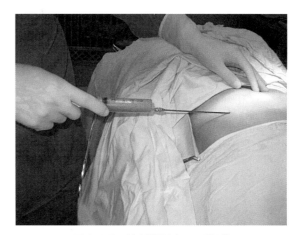

图6-1-2　注射器法负压吸脂术

思路2:了解脂肪抽吸术中注意事项。

（1）注入肿胀液时,速度不宜过快,力求平整均匀,避免发生因肿胀液注入不均匀而造成抽吸后不平整。

（2）将抽脂管准确地插入需要吸脂的部位,由深层至浅层,扇形、均匀抽吸。

（3）严禁在某一点上进行反复、重复地抽吸。

（4）抽吸时严密观察患者的反应。

【问题7】　脂肪抽吸术后如何处理?

脂肪抽吸术后处理是确保手术成功的关键环节,包括局部处理和全身处理。

思路1:局部处理:术后穿弹力服持续加压48h,更换敷料,若放置引流拔出引流条,继续着弹力服加压。术后7～10d拆线,并穿弹力服3～6个月。

思路2:若吸脂范围广,吸出脂肪量超过2 000ml,宜适当补液,并口服抗菌药物3d,必要时可留院观察2～3d。

---

知识点

**脂肪抽吸术后并发症**

1. 局部并发症包括出血与血肿、血清肿、皮肤感觉异常、皮肤坏死、感染、抽吸不足与过度抽吸、不对称及凹凸不平、皮肤松弛、腹壁脏器意外损伤及局部皮肤颜色改变等。

2. 全身并发症包括脂肪栓塞及脂肪栓塞综合征、静脉血栓形成和肺栓塞、体液失衡与肺水肿与利多卡因毒性反应等。

---

## 第二节　脂肪移植术

脂肪移植术（lipotransfer）已有100多年的历史,先后涌现出游离脂肪组织移植、真皮脂肪组织移植、带血管蒂的大网膜移植、带蒂筋膜脂肪组织移植、吻合血管的游离脂肪组织移植。伴随着脂肪抽吸术的问世,颗粒脂肪组织注射移植技术应运而生。由于自体颗粒脂肪具有来源丰富,取材容易、操作简单、安全无排斥反应,外形自然、手感柔软等优点,是最为理想的软组织填充材料,因此,颗粒脂肪移植术成为目前应用最为广泛的整形美容外科技术之一。脂肪移植术的诊疗环节:

1. 明确脂肪移植的部位,了解手术目的。

2. 明确适应证与禁忌证。

3. 详细了解病史与药物使用情况 了解有无高血压、糖尿病、心脏病、传染性疾病、精神病史及药物过敏史等，及近期服药史，如激素类或抗凝血类药物等。

4. 术前检查与评估 检查需要脂肪移植的部位与范围，评估移植量；了解移植部位皮肤是否正常，有无疖肿、皮疹、糜烂、溃疡等情况。

【临床关键点】

1. 术前准备与沟通。

2. 自体颗粒脂肪取材与纯化处理。

3. 遵照脂肪移植术操作要点施术。

4. 妥善的术后处理。

---

知识点

### 纳米脂肪

纳米脂肪（nanofat），即超微粒脂肪，指将获取的颗粒脂肪经过机械性乳化和过滤所获得的脂肪悬浮液，是一种自体脂肪移植新技术。

---

临床病例

女性，31 岁，自觉双侧颞部凹陷，影响外观，要求手术整复。查体：一般情况良好，T 36.3℃，P 70 次 /min，R 14 次 /min，BP 110/70mmHg，中等体态，平素体健，否认外伤、手术史和各脏器疾病史。已婚，育 1 女 4 岁，月经史正常。双侧颞区明显凹陷，范围约 5cm×6cm，颧弓和眼眶外上方较突出。

【问题 1】 如何把握脂肪移植术的适应证？

脂肪移植术的适应证包括：①面部软组织缺损或凹陷畸形及面部年轻化治疗；②小乳症与乳头凹陷畸形；③体表软组织凹陷与脂肪抽吸术后局部凹凸不平；④手部软组织萎缩；⑤生殖器的改形塑造，包括阴茎增粗，阴道松弛、萎缩等。应根据受术者的具体情况，参照脂肪移植术的适应证来确定是否适宜采用脂肪移植术整复双侧颞部凹陷。

思路 1：该受术者身心健康，生命体征平稳，能耐受脂肪移植术。

思路 2：受术者双侧颞区明显凹陷，范围明确，并因此导致颧弓和眼眶外上方相对突出，显示出苍老的外表，此种情况适合行脂肪移植术。

思路 3：对照脂肪移植术的禁忌证，从另一方面协助判断是否适合实施脂肪移植术。

脂肪移植术禁忌证包括：①心、肺、肝、肾等主要脏器功能减退，不能耐受手术者；②有心理障碍、期望值过高以及要求过于苛刻者；③有利多卡因过敏史、麻醉药物代谢障碍者；④移植部位皮肤有感染病灶者；⑤妊娠、哺乳期及经期妇女。据此可以确定本病例适宜于采用脂肪移植术整复。

【问题 2】 如何进行术前准备？

按照外科手术术前准备的一般要求和脂肪移植术的特点进行术前准备。

思路 1：完善术前检查。

（1）查体：①检查患者凹陷畸形与缺损的部位、范围、深浅度、皮肤质地及周围组织的一般状况等，观察患者全身脂肪分布情况、皮下脂肪含量的多少，确定供区的部位。再次检查术区与供区皮肤有无感染、炎症及皮肤破损等。②女性患者应避开经期。

（2）实验室检查：①查血常规、凝血酶原时间，必要时检查肝功、心电图等；②根据患者的具体情况、特殊病变部位，必要时行其他实验室检查及数字 X 线片、浅表 B 超、磁共振检查等。

思路 2：术前谈话与签字，要实事求是地客观介绍脂肪移植的手术过程、手术效果、移植物的转归、再次手术移植的可能性以及可能发生的并发症等，使受术者能详细、全面了解手术及预后情况，并签订手术知情同意书。

思路 3：完成颗粒脂肪移植量的术前评估，准确、适度地评估移植量是手术成功的重要部分。对于体表凹陷、萎缩、塌陷程度等,可以选择橡皮泥法、石膏法或生理盐水注射法评估,必要时还可以采用数字 X 线片、MRI、B 超等辅助检查评估。一般在评估量的基础上超量 20%～30% 注射作为原则。

思路 4:术区准备非常重要,术前应依照不同解剖部位的特点与手术要求,作好皮肤准备。颗粒脂肪移植注射进针点多选择在发际内、较隐蔽部位。若需多次注射移植的,术前应合理安排每次的取材部位,以保证每次获取足够的质量优良的颗粒脂肪,尤其是对于体形偏瘦,脂肪来源"宝贵"的受术者更要全面规划好每次取材的部位。术前 1d,常规清洁皮肤,嘱受术者理发、洗澡。

思路 5:完善术前、术中、术后及随访时照相,留取图片资料,以直观反映手术效果。拍摄时需注意局部整洁,显露充分,保护隐私。确保部位、距离、角度、画面大小、用光、位置、范围、背景等方面条件尽量保持一致,便于更好地对比。

【问题 3】 如何选择自体脂肪供区及如何取材?

一般多选择腹部、大腿作为自体脂肪的供区,取材量较少时多采用注射器法。

思路:注射器法是临床上最常用的少量自体脂肪的取材方法。注射器负压小,吸脂针直径细,对脂肪细胞损伤低,有利于脂肪细胞的存活和分化,且注射器抽吸脂肪是在密封的系统内进行,可减少脂肪污染的机会。同时具有供受区均无明显瘢痕遗留、操作简便、可重复性强等优点(图 6-2-1)。但对于大容量脂肪移植的取材目前多推荐水动力法。

【问题 4】 如何纯化所抽取的自体脂肪?

抽吸获得的颗粒脂肪混有血液、肿胀液、脂滴及纤维组织碎块。为保证颗粒脂肪的纯度和完整性,提高颗粒脂肪移植的存活率,移植前需纯化。

思路:静置沉淀法是目前临床最常用的纯化方法,即将抽取的自体脂肪注入立于试管架上的 50ml 注射器中,加入 4℃生理盐水反复清洗、静置、过滤、沉淀,并轻柔搅拌,将其中条索状、纤维结缔组织用长针挑除,以避免注射时堵塞针头,造成注射困难与注入不均匀,影响手术效果。将上层灰白色脂肪碎粒与脂滴滤除,使冲洗液变清亮,脂肪呈颗粒饱满纯黄色脂肪颗粒,备用(图 6-2-2)。此外,纯化方法还有离心法和过滤纯化法等。

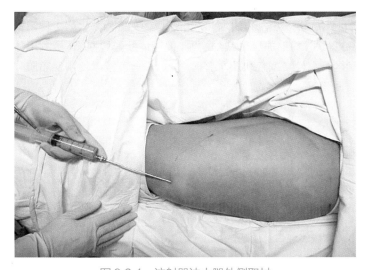

图 6-2-1 注射器法大腿外侧取材

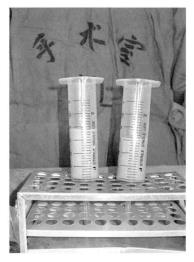

图 6-2-2 静置沉淀法纯化颗粒脂肪

【问题 5】 如何正确实施自体脂肪移植术?

按照脂肪移植术的流程首先标记移植区域,局部浸润麻醉后,进行注射移植。

思路 1:标记移植区域时采用亚甲蓝标出位于体表的凹陷、萎缩、塌陷畸形的范围,尤其标记出最严重之处,固定标记线。

思路 2:一般均选择在局部浸润麻醉下进行,但对范围较大者或隆乳者,或患者要求,也可选择在全麻下完成。

思路 3:常规消毒,铺无菌巾单。在发际、皱褶等相对隐蔽的部位设计进针点,尖刀片穿刺。一般选用直径 2～3mm 带侧孔钝头注射针,由进针点穿刺进针至受区最远端,连接装有脂肪的 1ml 注射器,边向外退针边缓慢均匀地呈扇形注入颗粒脂肪,注入层次根据受区情况,可单层或多层注射(图6-2-3)。

> 知识点
>
> ### 脂肪移植术的注射方法与要点
>
> 方法:①注射器法;②注射枪法;③螺纹推注法;④螺旋推注法;⑤气压推注法;⑥电动推注法。
> 要点:①多层次、多隧道、多点位注射;②边退针边注射;③要求矫枉过正,一般超量20%~30%。

**思路4**:脂肪移植注射完毕应检查充填区是否平整,如不平整可适度按摩使脂肪均匀分布,无硬结、包块。

【问题6】 脂肪移植术后如何处理?

脂肪移植术后处理包括:一般处理、术后用药、术区处理等。

**思路1:一般处理**　注意观察供受区有无红、肿、热、痛等感染症状,若出现需进行血常规检查并及时处理。观察受区肿胀是否严重,有无出血、血肿,有否硬结、包块等。48h内注射移植处可适度加压包扎并进行冷敷,减少出血及血肿的机会。术后1周内避免剧烈活动,适当的制动可减少新生毛细血管的损伤和运动时局部组织对细胞的挤压损伤。嘱患者分别在

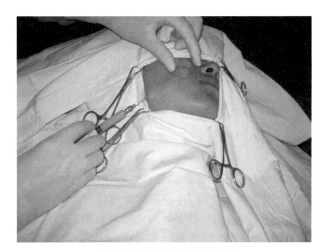

图6-2-3　面颊部注射充填

1、3、6个月时复查,加强随访,以便观察手术效果。

**思路2:术后用药**　颗粒脂肪因血运较差,抗感染能力弱,一旦感染,脂肪细胞发生坏死,影响治疗效果。术后常规口服或静脉滴注抗生素3~5d。

**思路3:术区处理**　保持术区清洁,注射进针点5~7d内勿沾水,避免感染。吸脂区术后第2日消毒切口更换无菌敷料,大范围吸脂者穿弹力服1~3个月,局部加压可减少渗血,促进皮肤弹性回缩,达到形体雕塑的目的。若有缝线7d后拆除。术后观察受区若有硬结或包块不平整时,可进行适度按摩使颗粒脂肪分布均匀。并告知受术者,如发现异常应注意随时复诊。

> 知识点
>
> ### 脂肪移植术后并发症
>
> 包括:感染、出血与血肿、硬结、脂肪囊性改变、脂肪液化、脂肪瘤、过度矫正与矫正不足、皮肤不平整、色素沉着、感觉迟钝以及脂肪栓塞等。

## 第三节　形体成形术

形体成形术(body plastic operation)属于开放性形体雕塑技术,始于腹部成形,至今也有100多年历史。随着脂肪抽吸术的问世,形体成形术与脂肪抽吸术联合实施的术式应运而生,而且手术部位也扩展到几乎全身各个部位,并收到良好的形体雕塑效果。

人体生理和病理性原因均可导致皮肤软组织松垂,常表现在面颈部、乳房、腹部、上臂、臀部等部位,对形体具有较大影响,通过整形美容外科手段切除多余的皮肤与皮下脂肪组织,进行皮肤和软组织的提升,甚至对深部肌肉筋膜组织加以紧缩、固定等处理,对人体形体的改善和美化具有重要意义。形体成形术的诊疗环节:

1. 详细了解患者的体重变化、饮食习惯和生活、运动习惯等,了解患者要求手术的目的。

2. 专科检查　测量患者身高、体重和相关部位周径,注意患者的体型,特别是躯干和四肢的脂肪分布,

评估患者皮肤质量,特别注意皱纹、松弛程度和表面平整度,并从侧面观察患者腹部、臀部、肢体等部位膨隆程度。站立位上拉皮肤以对抗重力作用,再次评估皮肤松弛程度,以及腹壁自主运动和移动范围。仰卧位检查腹肌张力和力量,以及有无腹肌分离。

3.计算　根据专科检查结果,计算体重指数,明确脂肪沉积类型和皮肤 - 脂肪包被的质量。

4.详细了解病史与药物使用情况　了解有无高血压、糖尿病、心脏病、传染性疾病、精神病史及药物过敏史等,以及是否瘢痕体质;了解近期服药史,如激素类或抗凝血类药物等。

【临床关键点】

1.术前准备与沟通。

2.把握适应证与禁忌证,明确手术部位、范围以及选择手术方式。

3.根据腹壁松弛分类与手术方式完成手术标记。

4.选择适宜的麻醉方法。

5.遵照形体成形术的手术操作要点施术。

6.完善的术后处理。

---

知识点

## 体型和体形与形体

体型(body shape 或 somatotype)指人体的类型,主要指各部分之间的比例,它是对人体形状的总体描述和评定。体型与人体的运动能力和其他功能、对疾病的易染性及其治疗的反应有一定的关系。描述体型的指标包括对身体形态的观察和人体测量特征两个方面。医学上将体型分为无力型或瘦长型、正力型或匀称型及超力型或矮胖型。此外,从审美角度、性感和生育能力等方面又将女性体型分为4 类:香蕉型、苹果型、梨子型和沙漏型。体型不是固定不变的,可通过营养、运动进行调控,使不美的体型变成美的体型。影响体型的因素包括:性别、年龄、遗传、营养因素、锻炼和地域等因素。

体形或形体(body 或 shape of a person's body)指人身体的形状,也可指机器、楼房等物体的形状。生理学上指人体或人体形态体质。

---

临床病例

女性,42 岁,自诉腹壁松弛、悬垂,影响外观,要求手术整复。查体:一般情况良好,T 36.6℃,P 80 次 /min,R 20 次 /min,BP 120/70mmHg,营养中等,平素体健,否认外伤、手术史和各脏器疾病史。已婚,育 1 子 16 岁,月经史正常。站立位腹壁呈悬垂状,仰卧位腹部稍膨隆,前腹壁皮肤软组织较松弛,肌肉张力较低,向两侧移位,自腹壁中线向上可轻易拉起移位到两侧的皮肤软组织;腰围 94cm,腹壁皮折厚度 4.5cm。诊断:腹壁松弛(Ⅴ型)。

【问题 1】　如何诊断腹壁松弛?

一般根据腹壁皮肤、皮下脂肪和肌肉多少与松弛程度,将其分为 6 种类型,每种类型有其相应的术式(表 6-3-1)。

表 6-3-1　腹壁松弛分类与手术方式

| 分类 | 临床表现 | 手术选择 |
| --- | --- | --- |
| Ⅰ | 皮下脂肪过多,皮肤和肌肉均紧 | 单纯吸脂术 |
| Ⅱ | 脐下部分皮肤松弛,肌肉紧,伴有或不伴有脂肪过多 | 下腹部皮肤和皮下组织切除 |
| Ⅲ | 脐下皮肤肌肉松弛,伴有或不伴有脂肪过多 | 脐下腹壁成形术 + 肌肉收紧术 |
| Ⅳ | 肌肉松弛严重,轻度或无皮肤过多,伴有或不伴有脂肪过多 | 无脐移位的全腹壁成形术 |
| Ⅴ | 全前腹壁皮肤肌肉松弛,伴有或不伴有脂肪过多 | 含脐移位的全腹壁成形术 |
| Ⅵ | 重度全躯干皮肤松弛,通常继发于大量减肥,伴有或不伴有肌肉松弛、脂肪过多 | 含脐移位的环形全腹壁成形术 |

思路：根据该病例的临床表现和体检情况，结合腹壁松弛的诊断标准，其严重程度符合第Ⅴ型的临床表现，即可做出诊断。

【问题2】　如何把握手术适应证与手术方式？

腹壁成形术的适应证：①脂肪沉积局限于下腹部，伴有皮肤及肌肉的中度松弛；②腹部脂肪沉积伴有皮肤及肌肉的重度松弛；③腹部脂肪沉积伴有严重的皮肤及肌肉松弛。该病例诊断明确，具有实施腹壁成形术的手术适应证，而且根据腹壁松弛的严重程度，也有相应的手术方式。

思路1：该患者身心健康，生命体征平稳，能耐受腹壁成形术。

思路2：患者诊断明确，严重程度属第Ⅴ型，按照腹壁松弛分类与手术方式的标准，即可实施含脐移位的全腹壁成形术。

思路3：对照腹壁成形术的禁忌证，反向协助确定是否适合实施腹壁成形术。

其腹壁成形术的禁忌证包括：①心、肺、肝、肾等主要脏器功能减退，不能耐受手术者；②有心理障碍、期望值过高以及对自身形体要求过于苛刻者；③局部皮肤有感染病灶及较多瘢痕者；④重度吸烟者，伤口愈合能力较差者；⑤近期行腹部脂肪抽吸者。据此可以确定本病例适宜于实施腹壁成形术。

【问题3】　如何进行术前准备？

按照外科手术术前准备的一般要求和脂肪移植术的特点进行术前准备。

思路1：进一步完善术前检查。

（1）查体：①检测体温、脉搏、呼吸、血压等生命体征，检查心、肺、肝、肾等重要脏器功能；②检查手术部位、范围、皮肤质地及周围组织的一般状况等，观察患者脂肪分布情况、皮下脂肪含量；③检查术区皮肤有无感染、炎症及皮肤破损等；④询问月经史，女性应避开经期。

（2）实验室检查：①查血常规、凝血酶原时间，必要时检查肝功能、心电图等。②根据患者的具体情况、特殊病变部位，必要时行其他实验室检查及数字X线片、浅表B超、磁共振检查等。

思路2：术前谈话与签字时必须实事求是地客观介绍形体成形的手术过程、手术效果、可能发生的并发症等，使受术者能详细、全面了解手术及预后情况，并签订手术知情同意书。

思路3：按照腹部手术的范围、特点和要求进行作好皮肤准备。术前1d，常规洗澡清洁皮肤。

思路4：重视术前、术中、术后及随访时照相，以直观反应手术效果。

【问题4】　如何进行手术标记？

手术标记是腹壁成形术前最重要的步骤，术前最好留出足够的时间以便进行完美地标记。其方法基于数学和解剖标志，比仅依据解剖学标志更为准确。术前标记指导原则是使最后遗留的瘢痕位于相对隐蔽的部位。

思路：本例为腹壁松弛（第Ⅴ型），拟实施含脐移位的全腹壁成形术，所以应据此进行手术标记。

【问题5】　如何选择麻醉方法？

一般均选择在全身麻醉下施术。

【问题6】　含脐移位的全腹壁成形术的手术操作要点有哪些？

该术式有规范的手术操作流程，并制定有手术注意事项。

思路1：遵照该术式的流程，按章施术。①常规消毒，铺无菌巾、单；②多采用平行于腹股沟韧带与耻骨联合的"W"形或倒"T"形切口，按照标记线切开皮肤、皮下组织；③沿腹直肌前鞘和腹外斜肌浅层间隙分离皮瓣至双侧肋缘和剑突下；④脐周做环形切口至腹直肌前鞘，结扎脐旁血管，电凝止血，形成"孤岛状"上窄下宽的游离脐孔和脐茎；⑤对双侧腹直肌前鞘和腹外斜肌腱膜斜行行"U"形或"8"字形缩紧缝合；⑥取截石位，将分离的腹壁皮瓣拉紧，定位新的脐孔，切除直径3～4cm皮肤，将"孤岛状"游离的脐孔和脐茎置于其中；将脐孔周边真皮与深层腹直肌前鞘缝合，使其周边凹陷，再对应缝合皮肤，重建脐孔；⑦切除多余皮肤，缝合切口；⑧放置1～2条引流管，加压包扎。

在实施本术式时，可根据情况先实施脂肪抽吸术，然后再按前述步骤施术，可降低手术难度，减少术中出血。

思路2：实施该术式应注意以下几点。①腹壁成形术联合脂肪抽吸可增高脂肪栓塞综合征的发生率，应谨慎选择；②上腹部行脂肪抽吸可能影响皮肤瓣的血液循环，应采用小直径抽吸针管低负压抽吸；③术后尽早开始床上或下地活动，预防栓塞发生。

【问题 7】　如何妥善进行术后处理?

腹壁成形术后处理包括:体位、引流、伤口处理、活动等诸多方面。

思路 1:术后取半坐卧位,屈髋、屈膝,减少腹壁张力;注意观察生命体征。

思路 2:术后第 2 天拔除尿管,术后 48～72h,检查伤口,拔出引流管;逐渐开始床上活动;术后 7d,酌情开始下地活动;术后 10～14d 拆线。

思路 3:根据手术范围和患者的年龄,术后 2～3 周可适当恢复坐位工作;术后 6 周可恢复体育活动(图 6-3-1)。

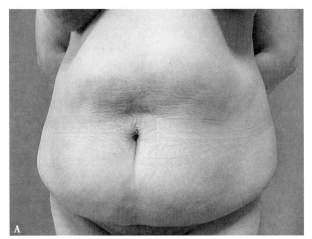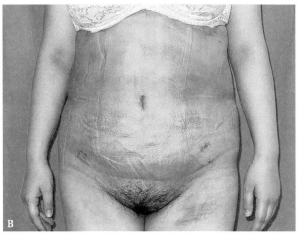

图 6-3-1　腹壁松弛"V"形
A. 术前;B. 术后 6 个月。

知识点

## 腹壁成形术的并发症

切口边缘皮肤坏死、感染,切口裂开;术区脂肪液化、坏死,慢性窦道形成;脐部分或全部坏死;血清肿与血肿形成;切口瘢痕增生;腹壁两侧不对称;栓塞问题,包括深静脉血栓形成、脂肪栓塞、肺栓塞和心理障碍等。

# 第七章　微创治疗技术

微创美容外科学是有关微小创伤美容操作(minimally-invasive procedures)的临床工作和研究。微创美容操作是指不通过传统手术切口进行的微小创伤的美容类操作,比如注射美容、化学剥脱、激光光电、微小切口整形美容手术、埋线法美容治疗等。由于微创美容类操作符合当前外科微创化的趋势,具有创伤轻微和恢复快的特征,基本不影响正常的工作和生活,受到越来越多的医生和求美者的青睐,是目前最常用的美容治疗方法。2017年的ASPS数据统计显示,微创美容操作占所有美容手术和操作的89.7%。本章节将主要阐述肉毒毒素注射、皮肤充填剂注射、化学剥脱术3种最常见的微创美容操作技术,需要掌握微创美容外科学的定义,熟悉其常用手段,了解其操作方法、适应证、优缺点。

## 第一节　肉　毒　毒　素

### 一、肉毒毒素概述

肉毒毒素(botulinum toxin)是由厌氧的梭状芽孢杆菌产生的一种细菌外毒素,是目前已知最毒的微生物毒素之一,它能引起死亡率极高的、以神经肌肉麻痹为特征的肉毒中毒。它与"肉毒素"不是一种物质,不能混淆,故而不能简称。"肉毒素"的英文名称为creatoxin或kreotoxin,也称尸碱,是肉类食物中微生物(如沙门菌、梭状芽孢杆菌、葡萄球菌、链球菌)产生的一种碱性毒素,常引起肉中毒。

根据毒素抗原的不同,肉毒毒素分为A、B、C、D、E、F和G型7个型,C型中尚有$C_1$和$C_2$两个亚型。除$C_2$型是细胞毒素以外,其余均为神经毒素,其中以A型毒力最强,目前用于临床治疗的主要是A型肉毒毒素。临床上肉毒毒素首先被用在眼科治疗斜视,意外发现了它的除皱作用,逐渐应用在美容方面。迄今国内外已将肉毒毒素用于涉及眼科、神经科、康复科、整形外科、皮肤科等领域数十种病症的治疗。肉毒毒素对组织的主要作用有以下几个方面。

1. 松弛骨骼肌　肉毒毒素与运动神经有特异性亲和力,可以停留在神经肌肉的连接处,与其表面的受体结合,进入神经末梢内与酶复合物结合,分裂SNAP-25蛋白,抑制神经递质乙酰胆碱的释放,从而阻断神经冲动信号的传递,使骨骼肌出现暂时的失神经性松弛或麻痹。肉毒毒素的作用并非永久的原因,肉毒毒素是一种蛋白质,会逐渐代谢和失活;机体可产生新生的神经末梢突触,恢复神经和肌肉的连接。

2. 抑制腺体分泌　许多腺体的支配神经是副交感神经,其神经递质也是乙酰胆碱,肉毒毒素可阻断副交感神经递质的释放,从而可抑制腺体(汗腺、唾液腺)的分泌。

3. 减轻疼痛　肉毒毒素对疼痛的抑制机制可能和抑制痛觉的感觉传入神经有关,也有人认为肉毒毒素可以抑制神经多肽P物质的释放。肉毒毒素注射已经成为治疗偏头痛的首选方法。

4. 扩张血管　A型肉毒毒素可以通过调节交感神经来影响血管收缩的效能。

### 二、肉毒毒素在整形美容方面的主要作用

1. 减轻皱纹　消除皱纹是肉毒毒素美容作用的最常用的临床应用主要是指那些做面部表情时出现的动态皱纹,通过肉毒毒素的注射,可以松弛引起皱纹的相关肌肉,从而消除或减轻这些皱纹。

2. 改善体表轮廓　利用肉毒毒素对目标肌肉的暂时性失神经支配,使肌肉出现失用性萎缩,从而达到肌肉体积缩小和外部轮廓收敛的效果,从而使容貌或体态更漂亮和匀称。常用的注射部位是咬肌肥大和腓肠肌肥大(瘦脸和瘦腿)。

3. 调整面部表情 面部表情来自多块表情肌的协同收缩，通过精准注射面部的一些特定肌肉，可以引起表情肌的力量重新分配，改变肌肉的动态平衡，使整个面部容貌产生微妙的变化，以改善面部表情及容貌。

4. 面部提升 面部老年化之后都会出现不同程度的下垂，许多部位的下垂除了和常年地球引力的作用有关之外，还和将组织或器官向下牵拉的肌肉（降肌）有关，通过注射肉毒毒素减轻降肌的力量，可以改善下垂的程度。

5. 改善肤质 由于某种未知的原因，注射肉毒毒素部位的皮肤会变得光泽细腻，进一步提高了美容效果。这一效果在东方人种中尤其明显。和白色人种相比，东方人面部的皮肤比较厚和油，皮肤表面的毛孔比较粗大，皮脂分泌较多，所以在肉毒毒素注射后，皮肤质地改善效果更加明显。

6. 治疗手足多汗 手足多汗症和腋臭严重干扰患者的日常生活和社会交往，使用肉毒毒素注射能减轻其症状。汗腺受胆碱能神经支配，肉毒毒素注射到汗腺部位，可以选择性地作用于周围胆碱能神经末梢，阻断乙酰胆碱的释放，从而使汗腺分泌停止或减少，起到显著的止汗效果。

7. 缓解肌肉痉挛 面部肌肉痉挛可以引起容貌的异常，患者常有不自主的面部肌肉跳动，多见于老年人的眼轮匝肌，表现为无法控制地频繁而用力地眨眼和闭眼。累及面颊部肌肉时，还可表现为频繁的口角上提等，严重影响患者的日常生活和交际。这类痉挛通过注射肉毒毒素可以缓解甚至治愈。

8. 抑制瘢痕 有细胞学实验和体内实验显示肉毒毒素可以抑制成纤维细胞的增殖和瘢痕的增生。其可能机制为 A 型肉毒毒素能干扰血管周围交感神经递质的释放，抑制血管神经源性收缩，从而提高血管周围组织的氧合作用和灌注，起到软化组织和抑制瘢痕生长的作用。注射肉毒毒素还能松弛瘢痕周围的肌肉，减轻皮肤对瘢痕的牵拉作用，抑制瘢痕。

9. 治疗痤疮 国内已有一些注射治疗痤疮的报道，据推测 A 型肉毒毒素可减少皮脂腺油脂分泌，进而缩小毛孔，局部毛孔轻中度萎缩，使痤疮消失或减少，从而达到治疗痤疮的目的。

### 三、肉毒毒素常用的面部注射点

面部有 20 余块大小不等、左右对称分布的表情肌，其中大多数位于 SMAS 层，只有少数几块肌肉（如皱眉肌、提口角肌、降鼻中隔肌）位于深层（图 7-1-1A）。在做肉毒毒素注射前，必须掌握它们的解剖（层次、起止点）、深刻理解它们的功能（对表情的影响），了解各个肌肉收缩时可能产生的副作用。熟记各个肌肉的肉毒毒素注射后可能产生的效果，有些肌肉是可以使用肉毒毒素注射产生完全阻断的效果，比如皱眉肌，而有些肌肉只能是部分阻断，如额肌，而有些肌肉是不可以注射肉毒毒素的，比如上睑提肌、提上唇肌、降下唇肌等。

面部常用的肉毒毒素注射点有 20 余处，大部分注射点分布在面部的外围（图 7-1-1B），因为面中部的许多肌肉都参与表情的表达，不宜对其进行干预，属于注射的危险区域（图中的虚线内淡蓝色区域）：①面中部是面部表情的主要区域，应该避免肉毒毒素影响到这个区域，造成表情怪异；②上睑深部有上睑提肌的位置，只需少量的肉毒毒素弥散到此，就可造成上睑下垂；③口角处是许多肌肉附着的止点，如果肉毒毒素作用于此，可造成口角闭合障碍；④人中部有一些精细的美容结构，如唇珠、唇弓、人中嵴等，肉毒毒素会造成这些结构的变化。

### 四、肉毒毒素应用的注意事项

1. 我国批准使用的两款（衡力和保妥适）肉毒毒素制剂，其在整形美容方面的适应证均为治疗"眉间纹"，其他部位的注射治疗属于"标签外（off label）用药"。

2. 注射场所内必须配备氧气和肾上腺素等急救设备及药品，以防出现严重注射反应甚至过敏性休克时可以进行及时的抢救。

3. 肉毒毒素还没有特效的解毒药物，所以出于安全考虑，注射时应遵循"宁少勿多"的原则，单人单次不超过 200U，以确保安全。

4. 两次注射（少量的调整性补充注射除外）间隔 3 个月以上，避免机体产生抗体。

5. 肉毒毒素治疗前或治疗过程中，禁用氨基糖苷类抗生素如庆大霉素等药物，后者可以产生协同作用而使其毒力增强。

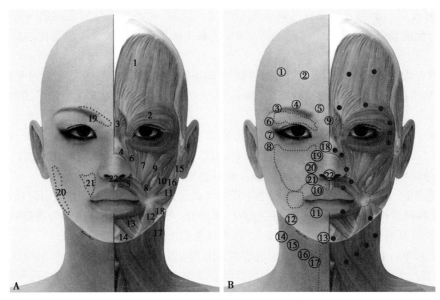

图 7-1-1　面部主要肌肉、注射点及危险区域示意图

A 图为面部表情肌示意图，可见绝大部分表情肌（1～18）位置较表浅，位于皮肤的深面，皮肤掀开后即可显露，少数肌肉（19～22）位置较深，在此图中无法显示，用蓝色标记其在面部的投影。①额肌；②眼轮匝肌；③降眉间肌和降眉肌；④鼻肌；⑤口轮匝肌；⑥提上唇鼻翼肌；⑦提上唇肌；⑧提口角肌；⑨颧小肌；⑩颧大肌；⑪笑肌；⑫降口角肌；⑬降下唇肌；⑭颏肌；⑮咬肌；⑯颊肌；⑰颈阔肌；⑱颈阔肌口角轴部；⑲皱眉肌；⑳咬肌；㉑提口角肌；㉒降鼻中隔肌。

B 图为常用注射点及危险区域示意图，点 1、2 为额肌的注射点；点 3 为提高眉尾的眼轮匝肌注射点；点 4、5、9 为眉间复合体的注射点；点 6、7、8 为治疗鱼尾纹的眼轮匝肌注射点；点 10、11 是口轮匝肌注射点；点 12 为降口角肌注射点；点 13 为颏肌的注射点；点 14～17 为颈阔肌的注射点；点 18 为鼻背肌的注射点；点 19、20、21 为露龈笑的注射点；点 22 为降鼻中隔肌的注射点。虚线区域为注射的危险区域，平时注射时需要避免累及。

使用肉毒毒素的禁忌证：

1．精神心理疾病或对注射效果要求过高者。

2．严重的全身性疾病尤其是有神经肌肉传导障碍疾病如重症肌无力及上睑下垂者。

3．孕妇及哺乳期妇女，尤其是准备在 3～6 个月内怀孕的妇女。

4．对肉毒毒素以及有赋形剂成分（比如白蛋白、明胶、右旋糖酐等）有过敏史的患者。

5．注射区域皮肤有感染者。

### 五、肉毒毒素注射的不良反应及处理

1．局部注射反应　疼痛、水肿、瘀斑等，一般无须处理，数天内即可消退。使用细小的针头、注射后局部压迫片刻及冷敷，可以最大限度地减轻注射反应。

2．作用外延　由于肉毒毒素注射后会向四周及深部扩散，如果注射点过于靠近或位于容易弥散的层次，药液会弥散到正常肌肉，可产生相应的异常反应。应注意准确的注射点和注射层次，可提高浓度减少容量，以减少弥散度。

3．过敏反应　轻度的过敏反应表现为局部的皮疹红斑水肿等，而重度的过敏反应可表现为全身症状甚至休克和心跳呼吸停止，在注射场所必须配备各种急救设备和药品，可以及时处理。

4．全身毒性反应　极少数人对肉毒毒素可产生严重的全身反应，出现危及生命的症状，可能是由于使用了内含超剂量的非法制剂、或个体对肉毒毒素极度敏感所致。这种情况需要住院密切观察，肉毒毒素中毒的最严重症状是呼吸肌麻痹，必要时使用肉毒毒素的抗毒血清或血液透析治疗。

5．全身不适　肉毒毒素局部注射后，全身出现轻微的不良反应，如全身乏力、头痛恶心等全身症状。少数患者可出现流感样症状，如 38℃ 以下的轻度发热、头晕、乏力、肌肉酸胀等，通常会自然消退。

6．其他副作用　上睑水肿可能是由于额肌收缩动作减少后淋巴回流减少所致。注射部位麻木、畏光流泪、头痛、额部紧绷感、邻近部位皱纹加深、轻度下睑外翻、暴露性角膜炎等，大多为注射后数日暂时性的。

临床病例

患者，女性，45 岁，主诉眉间纹比较严重，来院希望注射"除皱针"。体检，全身情况好，否认有重大疾病史，没有怀孕及哺乳，近期没有再生育的计划。局部检查，面部平静的时候眉间没有皱纹，而皱眉的时候眉间有数条明显的纵行皱纹。以往曾经注射过 2 次肉毒毒素，每次注射后眉间纹消失半年左右，最近这次注射是 10 个月前。

【问题 1】　你认为这个求美者可以注射肉毒毒素吗？

可以注射。

思路 1：该患者的眉间纹在没有表情的时候不出现，而在皱眉动作时很明显，属于动态眉间纹，肉毒毒素是治疗动态眉间纹的首选方法。

思路 2：该患者已经接受过 2 次相似的注射，效果可以维持半年左右，说明此患者对肉毒毒素注射有良好的反应。

【问题 2】　该患者注射肉毒毒素时，目标肌肉是哪一块？

主要是皱眉肌，此外还可能和降眉间肌、降眉肌、额肌有关。

思路：引起皱眉纹的主要肌肉是皱眉肌，此肌肉起自鼻根部两侧的骨膜，斜向上行走，止于眉上缘中部的真皮层，肌肉较粗，力量较大，位置较深。

【问题 3】　必须在询问病史的时候要关注求美者的生育和哺乳情况？

是的。

思路 1：因为怀孕期和哺乳期是肉毒毒素注射的禁忌证。

思路 2：因为肉毒毒素注射后，其疗效需要 3～6 个月才能逐渐消退。如果注射后不久怀孕了，无法排除会对胎儿产生不良影响的可能，所以注射前需要询问是否准备在近期怀孕。

# 第二节　皮肤充填剂

一、皮肤充填剂概述

皮肤充填剂（dermal filler）是一类可用于皮内或皮下注射的凝胶状物质，主要应用于修复面部或体表的凹陷畸形、老年性皮肤凹陷和静态皱纹，还可以应用于美化面部五官、调整面部和身体的轮廓。常见的皮肤充填剂有：透明质酸、羟基磷灰石、聚乳酸、胶原蛋白、自体脂肪等。自 2004 年至今，最常用的皮肤充填剂是透明质酸类（hyaluronic acid），大约占总使用量的 75%。透明质酸类充填剂的主要优点是：

1. 无抗原性　透明质酸是一种多糖，人体内的透明质酸和动物体内的、细菌壁上的透明质酸完全相同，没有物种差别，没有抗原性，注射前无须皮试。

2. 维持时间较长　交联后的透明质酸注入体内，可以维持 6～12 个月，甚至更长。

3. 可以酶降解　如果注射时出现问题（如注射过多或血管栓塞），可以局部注射透明质酸酶降解。

二、皮肤充填剂的作用机制

皮肤充填剂通过对皮肤及其他软组织的容量增加来改善容貌或身体轮廓，所以也可称作"组织增容剂"。其作用机制主要有两个：一是通过注入充填剂直接增加了组织的体积或容量；二是注射材料通过刺激周围正常组织，产生纤维增生或血管纤维网，达到组织增容的效果。前者是注射后即时产生的效果，后者是通过刺激逐渐形成的。颗粒状的充填剂更容易引起这种组织增生的刺激作用。

三、皮肤充填剂的临床应用

1. 改善皱纹　主要是通过将充填剂注入皱纹部位的真皮及皮下层，抬高皱纹的基底部，将皱纹填平。常用于面颈部静态皱纹的注射，可以减轻和祛除面部皱纹，如额纹、眉间纹、口周纹、眼周纹、颈部的横纹等。

2. 改善凹沟或凹陷　　中老年时某些特定区域容积会出现萎缩，如鼻唇沟、泪沟、上睑凹陷、眶颧部（俗称"苹果肌"）等，可以通过注射充填加以改善，增加该区域的组织容积，改善老年化的外观。将皮肤充填剂注入体表凹陷或凹沟的皮内或皮下深层，通过容积的增加而改善外形。

3. 改善轮廓　　通过注射皮肤充填剂到需要增加轮廓的部位，比如颏部凹陷、颊部凹陷、额部过小、眉弓低平、额部低平等，可以改变面部的轮廓，使之符合面部美学的标准。

4. 五官的修饰　　面部五官各自有其美学的标准，如果尺寸不足或比例失调，可以通过注射皮肤充填剂进行适当的修饰，比如注射隆鼻（对于一些轻度的鼻背或鼻根部低平，可以使用充填剂注射加以抬高）、丰唇（通过注射充填可以改善嘴唇的外形，恢复饱满度）、耳垂（注射后可以得到一个比较丰满的耳垂）等注射。

5. 瘢痕的修饰　　一些凹陷性的瘢痕或先天性的组织凹陷，可以通过注射颗粒细腻的皮肤充填剂加以修饰及改善。

### 四、皮肤充填剂注射的不良反应及处理

1. 丁达尔现象（Tyndall effect）　　在皮肤菲薄的部位注射了较多的皮肤充填剂，且层次偏浅，在光线的照射下出现了淡蓝色改变。这是一种物理现象，是光线通过无色凝胶时的折射所致。

2. 结节和隆起　　由于注射过浅过多所致的皮下或皮内的鼓包。可以使用透明质酸酶溶解。

3. 充填物迁移　　常见于使用钝针注射在 SMAS 深面的疏松层次，由于注射材料没有支撑而随着重力或表情产生移动。可以在注射时多隧道多层次少剂量注射。

4. 感染　　感染直接原因是病原体的侵入，如细菌、病毒（最常见的是疱疹病毒）或真菌（如念珠菌）的感染，注射时无菌操作不严格，将病原体带入。生物膜（biomembrane）机制是某些细菌使得自己免受机体免疫系统和药物的攻击，透明质酸制剂也许加重了这一机制。严格的无菌操作是避免感染的唯一正解。

5. 过敏反应　　透明质酸是没有抗原性的，但是其中的交联剂或者是杂质，可能会引起机体的过敏。所以，透明质酸引起的炎性肉芽肿罕见。如果确诊是肉芽肿，首选治疗是局部的激素注射。

### 五、血管栓塞

血管栓塞是皮肤充填剂注射的严重并发症，常见的栓塞部位是面部各部位的浅层血管，也可发生于眼动脉甚至颅内动脉及其分支，可造成组织坏死、失明、甚至生命危险。

1. 产生血管栓塞的必要条件　　①血管破裂：原因是锐利的针头刺破、或较细的毛糙的钝针粗暴操作；②材料进入血管：原因是高压推注或材料直接注入血管内。

2. 引起血管栓塞的危险因素　　①使用锐针头注射。锐针头碰到血管时会将血管刺破；②注射量过大。无论是单点注射量大、还是单部位注射总量过大，都可造成大量材料进入血管，或是局部压力过大，导致材料进入血管内；③注射材料颗粒大。微小动脉的直径约为 $50\mu m$，毛细血管直径为 $10\sim20\mu m$，如果注射材料的颗粒大小超过血管直径，就会造成血管栓塞；④注射部位缺少侧支循环。在侧支循环少的部位，如曾经受伤或手术的部位、视网膜中央动脉等，一旦栓塞没有侧支循环的弥补，就会造成组织坏死。

3. 面部注射危险的血管

（1）眼动脉系统：主要是 3 条位于面部的眼动脉终末支，滑车上动脉、眶上动脉、鼻背动脉。

（2）面动脉系统：整条面动脉都位于面部皮下层及 SMAS 深面，包括面动脉主干、颏下动脉、上下唇动脉、鼻翼动脉、内眦动脉等，其中内眦动脉和眼动脉系统吻合连接。

（3）颞浅动脉系统：包括其主干、额支、顶支，其中额支和眼动脉系统的滑车上动脉或眶上动脉吻合连接，颞浅动脉的主干通过颈总动脉和颈内动脉相连接。

（4）颞中静脉：位于颞浅脂肪垫内，部位较深，一般不会伤及。在脂肪注射时，如果损伤此静脉，脂肪进入体循环，可造成肺栓塞。

4. 视网膜中央动脉的特殊性　　视网膜中央动脉是眼动脉的分支，直径不到 0.2mm，独自行走于视神经中央，营养视网膜前几层，没有侧支循环。视网膜上的神经细胞对于缺血的耐受时间很短，大约只有

90min。所以,和软组织栓塞不同,视网膜中央动脉栓塞的抢救窗口期很短,如果不能及时恢复血供,可导致失明。

5. 颅内动脉栓塞的机制。颅内动脉栓塞常见于颞部的脂肪注射,其可能的机制是注射材料从颞浅动脉逆行至颈总动脉,再顺着颈内动脉上行到颅内。

### 六、血管栓塞的预防和对策

1. 加强专业知识的学习,掌握相关的解剖知识,提高注射技术。

2. 使用钝针头,尤其是眶周部、鼻根部、颞部等高危区域,可避免刺破血管。

3. 避开血管行走的部位,如鼻旁、鼻唇沟、眉间等。

4. 使用锐针头时需要做有效的回抽(含有注射物的针头回抽无效)。

5. 注射力量应轻柔,减轻注射的压力,避免材料被挤入血管。

6. 注射量"宁少勿多",如果量大,可分次注射。

7. 注射后留观 30min,注射后随访数日。

8. 对于高危(如老年、末梢循环差、外伤或手术史)患者,需加倍小心。

9. 钝针也可发生血管栓塞。

10. 如果出现皮肤软组织栓塞,使用透明质酸酶重复多次注射,直至恢复。

11. 如果出现眼动脉或颅内动脉栓塞,立刻请相应科室会诊,血管内介入治疗或许是唯一有效的手段。

临床病例

女性,48 岁,主诉鼻唇沟比较严重,来院希望通过注射进行改善。查体全身情况好,否认有重大疾病史,面部皮肤没有炎症及其他皮肤病。可见鼻翼两侧有比较明显的凹陷,从口角向鼻翼,表面的皮肤也有浅皱纹,形似两个括号包绕在两侧口角外侧。以往没有接受过充填剂注射。

【问题1】 你认为这个求美者可以注射皮肤充填剂吗?

思路:鼻唇沟是中老年人的特征,其形成的原理是组织萎缩和日积月累的皮肤松弛,首选的方法是注射皮肤充填剂,通过对组织容积的补充,达到年轻化的效果。

【问题2】 你认为应该推荐她注射什么材料的制剂?

思路:目前首选的皮肤充填剂是透明质酸类,其优点主要有可降解、维持时间较长、万一有问题可以用酶降解。

【问题3】 为什么要询问她以往有无接受注射史?

思路:以往的注射史可能会影响本次注射材料的选择。如果在同一个部位曾经注射过其他种类的材料,并且还没有完全降解,贸然使用其他类型的制剂,可能会产生一些不可知的作用,此时最好选用同一种注射材料。

## 第三节　化学剥脱术

### 一、化学剥脱术概述

化学剥脱术(chemical peeling)又称为化学换肤术、化学削皮术、皮肤化学提紧术,使用具有腐蚀性的化学制剂涂抹皮肤,控制性地去除皮肤表皮和部分真皮,通过表皮和真皮的再生,达到去除面部色素斑、改善皮肤质地、减少面部皱纹的一种治疗方法。它是利用新生皮肤替代原有不完美的皮肤,在皮肤美容领域应用历史较早并且广泛,是一种快速、安全且有效的治疗手段,尤其是随着新兴化学剥脱剂以及新的换肤术的应用,其在皮肤美容的临床治疗中越来越受到欢迎,临床操作简便,不良反应小,应用前景十分广阔。化学剥脱术在白色人种的疗效明显,且并发症少。而黄种人剥脱术后容易出现色素沉着等不良反应,因而限制了化学剥脱术在亚洲各国的广泛开展。近年来果酸类成为最常用的化学剥脱制剂,和传统的酚类制剂相比,具有作用温和及并发症较少的优点,在亚洲各国也可以放心地使用。

### 二、化学剥脱术的分类及药物配制

根据化学剥脱剂对组织损伤深度,从组织学上可将化学剥脱术的深度分成 3 种:浅层剥脱,最深达到真皮乳头层;中层剥脱,可达真皮网状层浅部;深层剥脱,达到真皮网状层中部。浅层剥脱药主要有果酸(主要是 a 羟基酸)、10%～30% 三氯乙酸(TCA)、杰森液(Jessner)等;中层剥脱药有 30%～50% 三氯乙酸(TCA)和 20%～50% 苯酚;深层剥脱药有 50%～60% 三氯乙酸(TCA)和 50%～88% 苯酚。

1. 果酸　果酸是一系列 a 位有羟基的羟酸的统称,简称"AHAs",是一类自然界存在的无毒的化合物,主要来源于各种水果,故俗称果酸。它是最温和的浅层剥脱剂,也是目前应用最广泛的换肤制剂。由于其有保湿和抗角化作用,很多护肤品中都含有低浓度的果酸。果酸是一种天然的有机酸和皮肤营养剂,在剥脱的同时对皮肤还有滋润、养护作用,促进角质层细胞重新排列,使皮肤光洁,淡化色素沉着,改变皮肤外观,以达到年轻化的效果。果酸的作用机制主要是降低角质形成细胞间的粘连、增强角质层的解离性、改善皮肤色泽、保湿、延缓皮肤老化、加强皮肤屏障、增强细胞代谢等。

2. 苯酚　苯酚是一种酸性比较弱的有机酸,是所有化学剥脱制剂中临床使用最多、治疗效果最好的一种。苯酚是一种凝固蛋白的原生毒剂,其剥脱作用主要是来自对皮肤组织蛋白的凝固作用,此病理过程类似于浅 II 度烧伤。另外,苯酚对黑色素细胞有选择性的破坏作用,且苯酚在空气中被氧化成苯醌,可增加脱色活性。皮肤对酚的吸收速度较快,它进入体内后再以原形或代谢产物形式经肾排出。苯酚是一种毒性制剂,当大面积外用时,对心肝肾功能有影响,少数患者可出现窦性心律失常甚至心搏骤停。因此,在用苯酚实施剥脱术时,剥脱面积不宜过大,操作不宜过快,同时监测心电图、血压、脉搏以及血氧饱和度,以防止意外发生。

### 三、化学剥脱术的适应证和禁忌证

1. 适应证　皮肤皱纹、痤疮、黄褐斑、脂溢性角化病,还对各种类型鱼鳞病和毛发苔藓、雀斑、咖啡斑、表浅性痤疮瘢痕、面部细小皱纹、放射性皮肤色素沉着、面部泛发性白癜风、皮肤移植后的表面分界线、脂溢性角化病及睑黄疣等有效。

2. 禁忌证　对制剂过敏者、全身状况较差的患者、治疗部位有恶性肿瘤者、治疗部位有细菌或病毒感染者、有免疫缺陷性疾病的患者、妊娠及哺乳期妇女、在 6 个月内口服或外用过维 A 酸类药物者、正在服用抗凝药或吸烟者、对光防护不够或有日光晒伤者、瘢痕体质者等。

### 四、化学剥脱术操作注意事项

1. 换肤前需对患者进行仔细评估和实施患者教育,这有助于选择合适的化学剥脱剂,避免不良反应和降低患者过高的期望值。应告知患者换肤治疗可能导致皮肤干燥、刺激、红斑等风险,而物理防晒可降低炎症性色素沉着(PIH)的风险。在换肤前 1 周不能做漂白、蜡疗、按摩、擦洗、脱毛等操作。

2. 选择合适的化学剥脱剂,制剂的种类、浓度、换肤频次和持续时间对达到理想的换肤效果至关重要。尤其需注意以下几点:①根据患者皮肤特点和预期剥脱深度选择化学剥脱剂;②在换肤前使用温和的清洁剂;③整理遮盖头发,在口唇处使用软膏、保湿霜,注意保护外耳道;④根据设计的换肤深度选用相应的操作程序;⑤在耳廓后区域测试化学剥脱剂,避免出现皮肤过敏;⑥从低浓度开始使用化学剥脱剂,逐渐增加至可耐受浓度,每次间隔 4～6 周;⑦化学剥脱剂的中和剂效能应逐渐增强,逐渐延长中和时间。

3. 换肤后需防晒并使用温和的霜剂,换肤处皮肤 24h 内避免接触水,之后可进行正常清洁。

### 五、化学剥脱术的并发症

1. 灼伤性损害　表现为皮肤发红、水肿、刺痛、紧绷、脱屑等。

2. 过敏反应　主要表现为红斑、水肿、渗出、糜烂或发痒等局部反应,也有少数可有全身性反应,如哮喘、喷嚏、会阴水肿等。

3. 色素沉着　化学剥脱术后容易出现色素沉着反应,术后 6 个月内一过性色素沉着的发生率可达 30%～60%,其程度与剥脱深度、皮肤质地、术后护理等因素密切相关。临床观察显示,色素沉着在东方人群更多见。因此,有人提出黄色人种皮肤宜施行浅层化学剥脱术。

4. 粟丘疹 剥脱皮肤的上皮再生时，皮肤附件形成的小颗粒状的上皮囊肿即称为粟丘疹。

5. 瘢痕 轻、中度化学剥脱损伤仅限于表皮及真皮浅层，一般不留瘢痕。但如果操作不当而损伤真皮深处，或局部皮肤结缔组织增生能力异常，术后常遗留萎缩性或增生性瘢痕。

6. 皮肤敏感 术后皮肤潮红，皮肤对风、紫外线和温度变化敏感性增加，可持续数周至数月之久。

临床病例

女性，30 岁，国庆前夕来诊，一共有 10d 左右的假期，主诉面部皮肤"显老"，来院希望"换肤术"。查体全身情况好，以往未曾做过面部皮肤的美容治疗，否认有重大疾病史，没有怀孕及哺乳。局部检查，面部皮肤较粗糙，可见散在的雀斑。

【问题 1】 你认为这个求美者可以使用化学剥脱的方法吗？

思路：可以。全面部的皮肤粗糙和散在的雀斑，使用化学剥脱的方法比较合适，可以对全面部的皮肤进行均匀的美化。

【问题 2】 应该首选什么制剂的化学剥脱？

思路：首选果酸类制剂。由于患者仅有 10d 的休假，又是第一次进行化学剥脱术，所以应该使用温和的果酸类制剂，可以防止作用过于强烈导致的剥脱过深。

【问题 3】 化学剥脱的"换肤术"有什么优缺点？

思路：优点是可以达到全面部均匀的作用，缺点是治疗的深浅需要精准的控制。由于化学剥脱是将药液涂抹在面部皮肤之上，所以其作用是比较均匀的。由于其作用深度通过制剂的种类和浓度进行调节，如果作用过浅，可能治疗效果不足，如果治疗过深，可能会造成色素沉着，需要有丰富的临床经验和精准的操作控制。

# 第八章　激光光电技术在整形外科的应用

## 第一节　激光光电的基础知识

### 一、激光的基础知识

激光医学是激光技术与医学相结合的一门新兴学科。激光医学的发展大致可以分为 3 个时期,从 20 世纪 60 年代以基础研究为主的时期,到 70 年代临床广泛应用期,至 80 年代步入激光医学成熟期,激光技术从临床诊断、治疗到基础医学研究被广泛应用,在医学科学中起着越来越重要的作用。随着近年激光技术的飞速发展,已广泛应用于整形美容外科,使原常规方法不能治疗的疾病得以快速安全解决。整形外科医师更多地掌握这些激光治疗手段,有时能超越常规手术,为患者提供更理想疗效。

激光(laser)是受激释放并放大的光(light amplification by stimulated emission of radiation)的缩写。它有以下基本特性:①定向发光。激光器发射的激光则是朝一个方向射出,光束的发散度极小,大约只有 0.001 弧度,接近平行。②亮度极高。大量光子集中在一个极小的空间范围内射出,能量密度极高。③颜色极纯。发射单种颜色光的光源称为单色光源。激光不仅发射的光波波长单一,同时相较普通单色光源波长分布范围更窄,因此颜色极纯。④相干性好。激光所有的光波都是同步的,即光波是同相的、同时的和同空间的。

【临床关键点】

1. 常用的激光物理量,包括波长、频率、功率、能量密度等。治疗时需根据病灶对激光的吸收性选择合适的激光物理量。

2. 目前的激光器按激光物质的物理状态分,主要有 4 种:固体激光器、气体激光器、半导体激光器、液体激光器。不同的激光物质决定了激光的波长,而激光的波长和组织对激光的吸收性及激光对组织的穿透深度密切相关。

3. 目前的激光器按运转方式分类,常用的有单脉冲激光器、多脉冲激光器、连续激光器、Q 开关激光器和波形可控激光器。需根据组织的吸收特性选择合适的运转方式,来达到治疗的安全性和有效性。

> 知识点
>
> 与整形外科有关的激光器及应用见表 8-1-1。

表 8-1-1　与整形外科有关的激光器及应用

| 激光器种类 | 工作物质 | 波长 /nm | 运转方式 | 主要吸收基团 | 治疗适应证 |
|---|---|---|---|---|---|
| 氩 | 氩 | 488/514 | 连续 | 血红蛋白 | 扩张型葡萄酒色斑 |
| KTP | 磷酸钛氧钾 | 532 | 脉冲 | 血红蛋白 | 浅表血管扩张 |
| 倍频 Nd:YAG | 掺钕钇铝榴石 | 532 | Q 开关 | 黑色素、文身颗粒 | 色素增多、文身 |
| 倍频 Nd:YAG | 掺钕钇铝榴石 | 532 | 长脉冲 | 血红蛋白 | 浅表血管性疾病 |
| 铜蒸气<br>(溴化亚铜) | 铜 | 578/510 | 准连续 | 血红蛋白<br>光动力学治疗 | 扩张型葡萄酒色斑<br>葡萄酒色斑的光动力学治疗 |

续表

| 激光器种类 | 工作物质 | 波长/nm | 运转方式 | 主要吸收基团 | 治疗适应证 |
|---|---|---|---|---|---|
| 闪光灯泵浦脉冲染料 | 不同的有机溶液可供选择 | 可在400～800间<br>510<br>585/595<br>630 | 脉冲 | 黑色素、文身粒<br>血红蛋白<br>光动学治疗 | 色素增多、文身<br>浅表血管性疾病<br>浅表血管性疾病、体表恶性肿瘤 |
| 金蒸气 | 金 | 628 | 准连续 | 光动学治疗 | 浅表血管性疾病、体表恶性肿瘤 |
| 红宝石 | 红宝石晶体 | 694 | Q开关 | 黑色素、文身粒 | 色素增多、文身 |
| 红宝石 | 红宝石晶体 | 694 | 脉冲 | 毛囊黑色素 | 毛发增多 |
| 翠绿宝石 | 紫翠玉晶体 | 755 | Q开关 | 黑色素、文身粒 | 色素增多、文身 |
| 翠绿宝石 | 紫翠玉晶体 | 755 | 脉冲 | 毛囊黑色素 | 毛发增多 |
| Nd:YAG | 掺钕钇铝榴石 | 1 064 | Q开关 | 黑色素、文身粒 | 色素增多、文身 |
| Er:YAG | 掺铒钇铝榴石 | 2 940 | 脉冲 | 水 | 细小皱纹、皮肤磨削<br>高精度的组织切割 |
| 二氧化碳 | 二氧化碳气体 | 10 600 | 连续 | 水 | 非特异性组织破坏 |
| 高能二氧化碳 | 二氧化碳气体 | 10 600 | 脉冲或连续 | 水 | 细小皱纹、细小瘢痕磨削<br>高精度的组织切割 |

## 二、激光对组织的作用

激光的能量必须转化成其他形式的能量才能起到对组织的治疗作用。激光对组织的常见生物效应包括：光热效应，光机械效应、光化学效应和生物刺激效应。

1. 光热效应（photothermal effect）　指组织吸收激光光能并转化为热能，导致组织的温度上升。不同的组织含有不同发色基团（chromophore），发色基团的差异决定了组织的吸收系数（absorption coefficients）和吸收曲线。激光诱发的光热效应能起到凝固、止血、气化及选择性光热作用。

其中选择性光热作用（selective photothermolysis）是通过选择适当的波长，优先作用到病灶中的靶基团，再选择合适的能量及脉冲宽度，在破坏靶组织的同时，减少热传递引起的周围组织的非特异性损伤。

气化是利用激光的高能量把固体组织转化成气态，可以用于整形手术中的组织精细切割与止血。

2. 光机械效应（photoacoustic effect）　当用远小于组织的热弛豫时间迅速加热组织时，其内部压力将会增加，同时，没有足够时间释放压力，能够使组织产生微裂隙和分解。

3. 光化学效应（photochemical effect）　当激光的能量被组织吸收，并转化为化学能，能破坏组织间的化学联结并激发这些分子进入生物化学活跃状态。通常激光波长小于400nm时才可能直接破坏分子间的化学键。光化学效应具有波长选择性，不同种类反应分子的电子激发态能量值不同，而且只有相应特异光子才最容易被该反应分子吸收。

光化学效应包括两种类型：

（1）光分解效应（photolysis）：即通过组织吸收光能后导致化学分解反应的过程。光分解效应是通过破坏分子间的化学键来清除组织，因此可精确地切割组织，而对周围组织无热损伤。

（2）光动力学效应：是光与光敏化剂发生的一种化学反应，是生物系统特有的效应。主要原理是：光敏化剂吸收光能量，被激活成电子激发态分子，然后将其能量传递给邻近的氧分子，使之成为单态氧。单态氧能氧化和永久性破坏周围一定范围内所有组织，导致局灶组织变性。

4. 生物刺激效应（biostimulation effect）　在临床用低反应水平的激光剂量（弱激光）治疗中人们发现了一些至今不能解释的效应，如弱激光照射局部具有消炎、止痛、扩张血管、提高非特异性免疫功能和促进伤口愈合等作用。目前认为生物组织吸收弱激光能量后产生一种光致生物刺激作用。

知识点

热弛豫时间（τ）：是指靶组织冷却到其峰值温度的 37% 所需的时间。选择性光热作用依赖于激光的作用时间接近靶色基的热弛豫时间。常见的靶组织热弛豫时间如表 8-1-2：

表 8-1-2 常见的靶组织热弛豫时间

| 靶组织 | 热弛豫时间 |
|---|---|
| 红细胞 | 2μs |
| 200μm 毛囊 | 40ms |
| 0.5μm 黑色素小体 | 0.25μs |
| 10μm 痣细胞 | 0.1ms |
| 0.1mm 直径血管 | 10ms |
| 0.4mm 直径血管 | 80ms |
| 0.8mm 直径血管 | 300ms |

【临床关键点】

1. 需根据靶色基的吸收特性选择合适的激光波长范围，同时根据靶色基在皮肤组织中的分布特性选择合适的脉宽及能量。

2. 由于不同患者的组织差异性较大，即使采用相同的能量参数治疗同种类型靶色基，也有可能产生完全不同的治疗结果。对病灶进行小面积尝试治疗，及合适的术后冷却治疗能够进一步保障激光治疗的安全性。

三、激光的安全防护

激光在医疗美容领域的应用，为医学治疗提供了一些新的选择，价值不可估量。但激光引发的相关事故也在不断增加，其中很多是由于缺乏有效的培训或者忽视了激光的安全使用操作流程而造成的。

围手术期的安全措施主要包括激光危险性评估，与激光束相关的危害及非激光束相关的危害。激光的最大危害是对眼睛的潜在危害，激光暴露最需要关注的是 400（紫色光）～1 400nm（近红外光）可能危害视网膜的波段。因此，激光使用者需要采取适当的防护措施，包括佩戴合适的防护眼镜等。激光辐射也可能对皮肤造成光化学损伤和热损伤。非光束性损伤则包括电击伤、激光产生的空气污染物（LGAC）、火灾、化学损伤等。因此，在使用激光设备时应知晓安全标准，掌握激光危害的分类及控制，接受相关的安全教育和培训，注意警示性标志和标签，并使用防护设备将风险降到最低。

四、射频的基础知识及应用

1. 射频的原理 射频（radio frequency, RF）是高频率的电磁波，对组织可产生电解作用和热作用，但其作用原理与激光对组织内色基的选择性光热作用不同，射频电流是受组织内电阻的影响而转化为热能的。激光对其通过路径上的所有组织都会产生不同程度的作用，难以绕开浅层组织仅作用于深层组织，常用于治疗色素性及血管性病变；而射频能穿过干燥的皮肤，可不使表皮产生创伤，只作用于深层的含水量高的组织，用于皱纹的治疗和皮肤质地的改善。射频的频率为 100～300GHz，相当于每秒钟数万到数亿次的极性交换，当射频电流进入人体组织时，因电流及磁场的快速变化，可使组织内的水分子和细胞内的离子产生快速运动和振荡，粒子间的相互摩擦可产生热能，从而使组织升温。

根据温度的高低，组织可产生不同的变化。当组织内温度缓和升高时，毛血管扩张、微循环加快、细胞膜通透性增加、细胞器活性提高、新陈代谢加快，这种效应可应用于组织的理疗、皮肤软组织的收紧等。当温度超过蛋白质变性的阈值时，组织内可发生细胞变性、水分汽化蒸发、组织凝固坏死，可用于组织的消融。射频对组织的作用强度取决于射频的类型、频率、组织电磁场和阻抗大小等。在一定范围内，射频穿入组织的深度和频率成反比、与组织内的含水量成反比，对组织的作用强度和组织内的含水量成正比。射频技术在临床上已经有广泛的应用，比如射频消融和电气透热，利用射频的电热作用对组织进行消融、电凝、切割、电灼等，从而达到去除病灶及消除肿瘤的目的，近十年，射频在整形美容领域的应用也逐渐增多。

2. 射频设备的种类　按治疗头内电极的多少，射频设备可分为单极、双极、三级和多极等不同种类。射频的电极分为发射极（阳极）和接受极（阴极），单极射频的治疗头内只有一个发射极，而人体是一个具有电阻的导电体，相当于一个大的接受极，射频电流向人体的深部作用，电流回路范围大，透热作用深。对于单极射频来说，穿透深度和电极大小有关，治疗头的电极表面积越大，则穿透深度越深。而双极射频的治疗头内有正负两个电极，射频电流就在两个电极之间作用，形成一个小的无线电波场，电流回路范围小，仅位于发射极和接受极之间的组织受到作用，因此热穿透作用较浅，加热作用局限，可控性更强，治疗更安全，可用于眼周、口周及组织菲薄的部位。三极和多极射频设备类似于双极设备，就是在治疗头上安装了多个电极，有的是固定阴阳极，有的是阴阳极可以在治疗过程中持续变化，这类射频设备发出的电流也是作用在电极之间，治疗深度相对比较浅，和双极射频相比，其作用更均匀。

3. 射频技术在整形美容中的应用

（1）射频紧肤及除皱：这是射频在整形美容方面的主要应用，通过温和的加热作用，使皮肤深层及皮下组织的温度达到45～60℃，能改变胶原分子的结构，使胶原纤维收缩。随后，热作用还可启动机体的创伤愈合机制，引起新的胶原合成和重塑。这种作用对深部组织产生可控的加热，既可紧致面部组织又不会损伤皮肤，从而使皮肤软组织产生收紧和嫩肤的效果。

（2）射频脱毛：含有色素的毛囊可以通过激光进行脱毛，射频脱毛是作用于毛囊中的水分，而与毛囊的颜色无关，可应用于不含色泽的毛发脱毛。

（3）射频缩小肌肉：是一种介入式的射频治疗方法，主要应用于治疗咬肌的肥大和小腿肌肉的缩小，需要将射频电极插入肌肉内部，可以达到消融肌肉的目的。

（4）其他用途：射频还可应用于治疗痤疮、瘢痕、辅助吸脂、汗腺消融等。此外，射频还可以应用在手术设备上，比如射频电刀、射频电凝等。

### 五、超声的基础知识及应用

物体的机械振动产生了声波，其中超声波是一种频率高于20 000Hz的声波，与普通声波相比，超声波具有许多特性：①频率高、波长短，可以像光线一样沿直线传播，能向某一确定的方向放射超声波；②超声波引起的媒质微粒的振动，振幅很小，加速度非常大，可以产生很大的力量。超声波的这些特性，使它在近代科学研究、工业生产和医学领域等方面得到日益广泛的应用，在医学领域可以用超声波来灭菌、清洗，更重要的用途是做成各种超声波治疗和诊断仪器。

高强度聚焦超声（high intense focused ultrasound, HIFU）治疗是近年来兴起的一种无创伤的非介入性疗法，它利用超声声束的可汇聚性和可穿透性等物理特点，将超声能力聚集在空间很小的焦域上，产生极高的声强，超声波透过体表，在体内的病灶上聚焦为一个很小的焦斑区，该区域内的声强可达到每平方毫米数百至数千瓦，温度在短时间内上升到65℃以上，使区域内组织产生不可逆转的凝固性坏死。由于其温度高升温快、精确度高、无创伤性，目前已广泛应用于临床，包括神经外科、泌尿外科、妇科、眼科等领域。

面部年轻化是当前整形美容外科领域中较突出的重要组成部分，其干预手段可分为手术与非手术治疗两大类，前者的典型代表为各式除皱手术，后者包括微创注射、激光、射频和聚焦超声等技术。现有常用于面部年轻化的仪器中，激光类仪器的治疗效果仅限于表皮层和真皮浅层，只能达到减少细纹、改善肤质的治疗效果；射频类仪器的治疗深度可达到真皮深层甚至皮下组织，因此可以用来改善皱纹和收紧轮廓，但是对皮肤下垂症状主要涉及的面部浅表肌腱膜层无法针对性治疗。聚焦超声2008年由国外学者第一次报道其在皮肤美容方向的应用，2009年即被美国FDA批准用于眉部提升，其原理是通过在真皮深层和SMAS层积聚热量，产生热损伤、胶原变性，从而来达到组织收紧的作用。目前临床医师主要将它应用于面部提升、紧肤以及身体塑形等方面，尤其对眼周、面颊部、下颌缘都有明显的改善，并减少颏下皮肤松弛。

在非侵入性的激光、射频及聚焦超声等快速面世的商业时代，许多尚无客观临床数据的年轻化技术被短期内大量推广，使客观的临床评价在设备审批和必要的临床观察期等待之间，形成危险的"真空"期。因此，未来缺乏的将仍然是科学、统一的评价体系，及多中心、随机化、前瞻性对照研究和姗姗来迟但不可缺少的结果。

## 第二节　激光光电在整形外科的应用

### 一、浅表血管性病变

20世纪80年代，应用脉冲染料激光治疗葡萄酒色斑（毛细血管畸形），成为这一时代重大进展。脉冲染料激光的问世，其治疗重要理论为选择性光热作用原理。该核心内容是运用特殊波长的激光被特定的靶组织选择性吸收，通过光热作用达到去除病变组织的目的。对于血管性病变，靶组织就是血管中的红细胞内的氧和血红蛋白，再者，激光的热作用时间（脉宽）必须小于靶组织的热弛豫时间，才能最大限度地减少周围正常组织的热损伤。脉冲激光原始波长为577nm，不久被调整成585nm及595nm，这两个波长也有更深的穿透深度，同时闪光灯可以更有效地激发染料，脉冲染料激光还提供了表皮冷却装置，保护表皮不受热损伤。

而后，强脉冲光技术（IPL）的应用标志着光学治疗技术又一个新进展。IPL不使用单一波长的光，而是一个宽光谱的可见光，其光段波长在420~1 000nm，脉冲输出可为单一脉冲，双脉冲及三脉冲形式，并有1.5~2.0ms脉冲延迟，以便在脉冲之间使表皮得以冷却。浅表血管性病变常见的有葡萄酒色斑（毛细血管畸形）、血管瘤、化脓性肉芽肿、毛细血管扩张症、Civatte皮肤异色病、静脉湖、寻常疣等。

【临床关键点】

1. 选择性光热作用的原理

（1）脉宽的重要性：要使热作用局限在靶组织内，激光的脉宽必须短于靶组织的热弛豫时间。组织的热弛豫时间的定义是通过热扩散，靶组织将热量传到周围组织，而自身温度下降50%所需的时间。如靶组织能在热能向周围组织传导之前即完成了彻底的光热效应，即发生了"选择性光热作用原理"（表8-2-1、表8-2-2）。

表8-2-1　不同直径血管大概的热弛豫时间（Tr）

| 直径/μm | Tr/ms |
| --- | --- |
| 10 | 0.048 |
| 20 | 0.19 |
| 50 | 1.2 |
| 100 | 4.8 |
| 200 | 19.0 |
| 300 | 42.6 |

表8-2-2　激光靶物质的热弛豫时间（Tr）

| 靶 | 直径/μm，（近似值） | Tr |
| --- | --- | --- |
| 表皮 | 60 | 2ms |
| 基底层 | 20 | 400μs |
| 黑色素小体 | 1 | 0.2μs |
| 红细胞 | 5 | 5μs |

（2）波长的重要性：选择性光热作用理论是基于波长 577.585.595nm 的脉冲染料激光对血管的作用而发展起来，脉冲染料激光可穿透到真皮而仍然保持对血管的选择性。从吸收率来说，血红蛋白对 577nm 光有很好的吸收，而 585nm 的光只能被吸收一半，但其有更好的穿透深度，且能更好地凝固较大的血管，激光波长越长，越能被深大的血管所吸收。

（3）表皮冷却作用：表皮的冷却能增加有效光热作用的穿透深度，治疗前使用冷却可增加激光能量而不会增加瘢痕和色素改变的发生率。

2. 治疗血管性病变的常见光电设备　脉冲染料激光、Nd：Yag 激光（532～1 064nm）、磷酸钛氧钾激光（KTP 激光器）、强脉冲光等都是治疗血管病变的常见设备。

（1）葡萄酒色斑（port wine stain）

【临床表现】 又称鲜红斑痣，民间俗称"红胎记"。这是一种常见的先天性的毛细血管畸形（congenital capillary malformation，CM），发病率约为 0.3%。常见于头面部（70%），出生常为粉红色 - 鲜红色，随年龄并不出现自发消退，并且可以出现病灶颜色加深，增厚，结节形成。

【病理】 病理表现为真皮内数量增多的扩张畸形毛细血管，深度在 100～1 000μm，管径在 10～300μm；多数不伴有明显的内皮细胞增殖。

【诊断及鉴别诊断】 根据其病史及临床表现可进行诊断。葡萄酒色斑常与新生儿红斑（salmon patch）相混淆。新生儿红斑表现为浅粉红色的毛细血管扩张形成的红斑，具有特征性的分布，典型部位位于前额、眉间、上睑、鼻部、上唇，枕项部中线区域，被称为"天使之吻（angel's kiss）""鹳咬斑（stork bite）"；偶尔位于头皮顶部、和腰骶部。约一半比例的新生儿在出生时可出现新生儿红斑。其发生机制被认为是新生儿皮肤内神经发育迟缓，支配皮肤血管收缩的神经尚未发育成熟导致的红斑。绝大多数面部新生儿红斑在 1～2 岁时消退，辅以激光治疗疗效佳。

【治疗】 通过选择性光热作用原理，脉冲染料激光为葡萄酒色斑目前的一线治疗方式，其 585～595nm 波长可以被血红蛋白特异吸收，达到病灶血管的破坏。其治疗安全，操作简便，并发症少，是目前使用最广泛的治疗方式。另外，532nm、1 064nm、755nm、强脉冲光、光动力学治疗等，也是目前可作为染料激光疗效不佳时的选择方案。然而，大部分（70%）患者在多次治疗后难以达到病灶的完全清除（图 8-2-1、图 8-2-2）。目前认为，PWS 血管的解剖学及形态学特点，表皮黑色素含量，表浅血管的光学屏障作用，激光治疗后血管的新生及再生都可影响激光疗效。

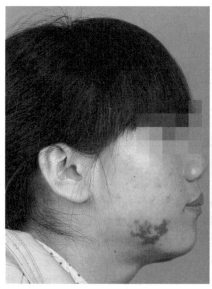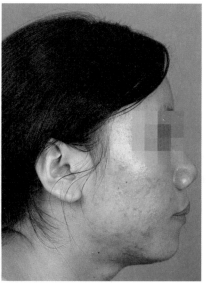

图 8-2-1　治疗前后对比

脉冲染料激光术前（左），3 次治疗术后（右）（V-beam，595nm PDL，7～10mm 光斑，辐射能量 10～12J/cm²，脉宽 1.5ms，动态冷却 40ms/ 延迟 20ms）

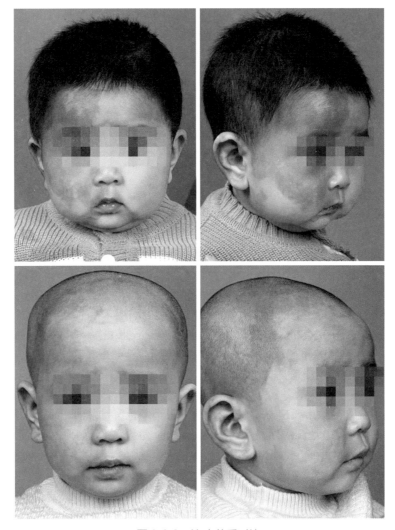

图 8-2-2　治疗前后对比

脉冲染料激光术前(上)，5 次治疗术后(下)(V-beam，595nm PDL，7mm 光斑，辐射能量 11J/cm²，脉宽 1.5ms，动态冷却 40ms/延迟 20ms)

（2）婴幼儿血管瘤（infantile hemangioma）

【临床表现】　旧称草莓状血管瘤（strawberry hemangioma），为最常见的婴幼儿良性肿瘤，具有出生时或出生后不久（平均 2 周龄）迅速增生和一岁左右开始自发消退的特征性自然病史。典型表现为鲜红色突起的包块，但部分深部血管瘤表面皮肤几乎完全正常。我国发病率约为 1%，最常见于头面部（60%）；根据病灶深浅可分为浅表型、深部型和混合型；浅表型婴幼儿血管瘤经常以针尖样红色斑点或毛细血管扩张的斑块为前期表现，其突出皮肤表面、边界清晰、压之不褪色，状如草莓。而深部型婴幼儿血管瘤的增生出现在皮肤深层、皮下甚至肌层，外观上稍突起、颜色正常或呈浅蓝色，一般可触及质地较硬的包块。其表面可见数条扩张的微小引流血管或一些扩张的毛细血管。而混合型血管瘤兼具两者特点。

【病理】　病理表现为内皮细胞异常增殖而形成的良性肿瘤，常见于体表。

【诊断及鉴别诊断】　婴幼儿血管瘤与血管畸形的鉴别诊断，主要根据病史的询问，病程进展的特点，病灶是否为先天性、生长速度，瘤体的颜色，触感，温度等对诊断进行帮助。血管瘤是一类以血管内皮细胞增殖为特征的胚胎性良性肿瘤，约占先天性皮肤血管病变的 80%，常在新生儿期出现，2～3 个月后即进入增殖期，瘤体迅速增大；8 个月～1 岁停止生长并逐渐退化，消退率可达 98%，半数在 5 岁内完全消退。而血管畸形随患儿年龄增长而呈管腔样生长，并具有正常内皮细胞生物特性的一种血管病变。主要由静脉起源，偶有微静脉、动脉、淋巴管组合而成，可伴有动静脉瘘。临床上过去所称的葡萄酒色斑、蔓状血管瘤、大部分海绵状血管瘤以及淋巴血管瘤、血管淋巴管瘤等均属此类，约占先天性皮肤血管病变的 20%。多于出生时发现，以后随年龄增长而按比例生长，无突然增大的病史，也不会自行消退。

典型病史、患儿早期照片以及体检能够基本明确诊断。如需进一步确诊，可借助于彩色多普勒超声检查或磁共振检查。血管瘤有时需与化脓性肉芽肿、血管内皮细胞瘤（hemangioendothelioma）和血管外皮细胞瘤（hemangioperithelioma）进行鉴别。诊断困难时，需行组织切取活检，明确诊断和治疗方案。

【治疗】 对于增生期血管瘤的浅表病灶及面积较小的点状浅表病灶，脉冲染料激光（pulsed dye laser，PDL）的治疗可控制血管瘤的生长、促进消退。对于大面积的浅表病灶，如外用药物有禁忌或效果不佳时，PDL 可作为备选方案。对于病灶合并溃疡，低能量 PDL 能加快溃疡创面愈合，缓解疼痛，治疗后无出血、感染及溃疡加重等并发症。针对消退期血管瘤瘤体表面残余的红血丝，通常在治疗 3～5 次后可获得明显改善。

（3）化脓性肉芽肿（pyogenic granuloma）

【临床表现】 又称毛细血管瘤，是一种后天性、良性结节状增生的血管病变，实质为肿瘤而非肉芽，可见于外伤或感染，多数（75%）患者并无相关病史；也常可见于葡萄酒色斑病灶表面。多为单发，直径 0.5～2cm，鲜红色，基底带蒂，质软，轻微创伤后极易出血，逐渐增大，可形成溃疡并发展成表面结痂的肉芽肿，一般难以自行消失。

【病理】 血管病变和细胞浸润性病变。真皮和皮下组织内可见大量内皮细胞增生及新生血管，内皮细胞肿胀，类似组织细胞或上皮样细胞。周围广泛的淋巴细胞、组织细胞和大量的嗜酸性粒细胞浸润。

【诊断及鉴别诊断】 根据临床表现以及病理学易于诊断。

【治疗】 外科手术切除、染料激光治疗、二氧化碳激光治疗、微波治疗等。

（4）毛细血管扩张症

【临床表现】 毛细血管扩张症是因皮肤或黏膜表面的毛细血管、小静脉和微小动静脉呈持久性扩张导致，临床以形成红色或紫红色点状、斑状、细丝状或星状损害为特点的皮肤病。病变可发生于任何部位，呈局限性、广泛性、节段性或单侧性分布，压之褪色，可缓慢发展或长期存在，部分可自行消退，多无自觉症状。此病可见于各个年龄，发病无性别差异。毛细血管扩张症包括面部线性毛细血管扩张症、蜘蛛痣、全身特发性毛细血管扩张、红斑痤疮（酒渣鼻）、Civatte 皮肤异色病等。

【病理】 查体：视诊可见毛细血管扩张症的特征性皮损。

【诊断及鉴别诊断】 收集患者病史如既往史可了解患者有无其他疾病或诱发因素如代谢性疾病，创伤等；通过上述各类型毛细血管扩张症特征性皮损及其分布特点可辅助诊断。

【治疗】 如因影响美观需消除毛细血管扩张，可选择美容化妆，单极或双极细光电灼针电灼，对于面部毛细血管扩张效果好。各种激光如脉冲染料和铜蒸汽激光治疗均有很好的美容效果。

（5）其他浅表血管性疾病 浅表的多种血管性疾病，如静脉湖、充血性增生瘢痕、寻常疣等通过激光治疗均可有一定程度改善，均是治疗的适应证。

---

知识点

激光治疗血管性病变的不良反应包括短暂或永久的色素沉着或色素减退、瘢痕形成、治疗后病变的复发等。在选择治疗方案时，应选择能达到最佳美学效果并且治疗风险最小的方法。血管性病变的治疗由于选择性光热分解理论的提出而发生了重大突破，激光参数的优化、技术的改进以及对基础生物学的更好理解可以进一步帮助临床医生有效地治疗。

---

## 二、皮肤色素性疾病的激光治疗

皮肤色素增加性疾病常见的有雀斑、咖啡牛奶斑、雀斑样痣、交界痣、脂溢性角化病、蓝痣、太田痣、伊藤痣、斑痣、黄褐斑、贝克痣、复合痣等。激光治疗是色素增加性皮肤病的首选治疗方法。为了有效治疗皮肤色素性疾病，必需根据黑色素分布的深度对疾病进行分类，目前皮肤色素增加性疾病分为——表皮色素增加性疾病，如雀斑、咖啡牛奶斑、雀斑样痣、交界痣、脂溢性角化病等；真皮色素增加性疾病如蓝痣、太田痣、伊藤痣等；而黄褐斑、贝克痣和复合痣在表皮和真皮中都可能出现。Q 开关激光提供的毫微秒级脉宽与瞬间高能实现了对黑色素颗粒的选择性光热作用，对其他皮肤组织的损伤很小，因此成为皮肤色素增加性疾病与深色文身的首选治疗方法。另外，近年出现的皮秒激光能够更好地粉碎黑色素，对于文身，真皮类色素增多疾病获得更佳疗效。

### （一）咖啡牛奶斑

咖啡牛奶斑（café-au-lait macules，CALMs）是常见的良性色素紊乱性疾病，发生率为 10%～20%。组织学表现为表皮基底层黑素细胞和角化细胞中黑色素增多，但无黑素细胞的增殖。临床表现为淡褐色到深褐色孤立或多发的斑块，直径 1～200mm 不等。多发的斑块可能与严重的综合征，如 Albfight 综合征、Watson 综合征及神经纤维瘤病等有关。咖啡牛奶斑是先天性的皮肤淡棕色的斑块，是单纯的表皮色素增多的表现，也见于神经纤维瘤病及其他神经外胚层综合征患者（图 8-2-3）。

CALMs 本身不会导致其他疾病，也无恶变倾向，但这些咖啡色斑块会影响患者外观。CALMs 的传统治疗手段包括冷冻、磨削和切除等，均有不同程度的效果，但常产生严重的不良反应，如永久性色素改变或瘢痕形成等。激光治疗，包括铜蒸汽激光、Q 开关 Nd：YAG 激光、Q 开关红宝石激光、Q 开关翠绿宝石激光、铒激光和脉冲染料激光等，均被用于治疗 CALMs，但疗效差异巨大，同时也会产生副反应，如瘢痕形成和色素变化。组织病理示表皮内黑色素总量增加，有散的异常大的黑色素颗粒（巨大黑色素小体），基底层黑色素细胞数目增

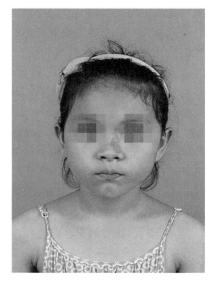

图 8-2-3 咖啡牛奶斑的典型表现：不规则棕褐色斑块，边界清晰，颜色均一

多。光镜下见表皮基底层分布有散在的黑色素，基底上层到角质有丛状黑色素，表皮突中度延长。

真皮层聚集着较多噬黑色素细胞，并有炎性渗出物混合其间。电镜下见黑色素细胞的数目增加，角质形成细胞与黑色素细胞的比例是 7：1，而与正常皮肤的比例为 10：1。黑色素细胞和角质形成细胞的细胞质中都能见到巨大的黑色素小体。黑色素小体直径 2～7μm，球形，电子密度均一，并且呈完全黑化、有包膜的颗粒。巨大的黑色素小体见于神经纤维瘤病成年人患者的咖啡斑中而不见于儿童患者。正常人和 Albright 综合征患者的咖啡斑一般无巨大黑色素小体。这些巨大黑色素小体的形成有两种可能：①黑色素代谢的错误产物；②黑色素小体自动吞噬形成。自动吞噬物（堆积的黑色素小体）与溶酶体的融合被认为是大型黑色素小体最可能的来源，其形态学和酶学（如酸性磷酸酶）与溶酶体相似。

该疾病根据边缘清楚的咖啡色斑出生即有等特点可做出诊断。本病需与雀斑及单纯性雀斑样痣鉴别：雀斑斑点小，无大的斑片损害，主要发生在面部；单纯性雀斑样痣多为单侧分布。病理亦可帮助鉴别。单一的咖啡斑在正常人群中常见，但是大量咖啡斑提示可能存在遗传性疾病。0.2%～0.3% 的学龄儿童存在 3 个以上的咖啡斑，但没有证据显示其患有多系统遗传性疾病。在正常人群中，0.1% 的个体有 6 个以上的咖啡斑。青春期前咖啡斑面积 >1.5cm$^2$ 是诊断 I 型神经纤维瘤的分界线。该病常用 Q 开关红宝石激光（694nm）、Q 开关 755nm 激光、皮秒 755nm 激光、Q 开关 1 064nm 激光治疗。需多次治疗，复发率为 50%。

咖啡牛奶斑的诊疗环节：

1. 详细了解病史，如有无诱因，发病年龄，治疗史。
2. 仔细体检，观察色素的范围、颜色，必要时可行皮肤镜检查。
3. 依据病灶特点选择合适治疗方式。

【临床关键点】

1. 根据病史及外观，绝大多数咖啡牛奶斑可以确诊。
2. 咖啡牛奶斑治疗后易产生复发，诊疗前应向患者告知，并交代相关注意事项。

临床病例

患者，女，11 岁，因"左侧鼻旁棕褐色斑块 11 年就诊"，边界清晰，颜色均一。患者自述出生时发现左侧鼻旁棕褐色斑块，颜色无明显变化，随生长发育成比例增大，未进行治疗。体检：皮肤 Fitzpatrick 分型 IV 型。患者左侧鼻旁可见颜色均一棕褐色斑块，大小 1.5cm×4cm，不规则形，境界清晰（图 8-2-3）。

【问题 1】　依据病史及体征,该例最可能是哪一种色素类疾病?该疾病首选哪种激光治疗?

应考虑诊断为:咖啡牛奶斑

思路:根据患者的病史(先天出现)、病灶分布(面部)、病灶颜色(棕褐色,颜色均一)、病灶大小(1.5cm×4cm,界限清晰)等典型临床表现确诊为咖啡牛奶斑。

治疗可以选择 Q 开关红宝石激光(694nm)、Q 开关 755nm 激光、皮秒 755nm 激光、Q 开关 1 064nm 激光治疗。需多次治疗,复发率为50%。有研究显示皮秒 755nm 激光也可产生较好疗效(图 8-2-4)。

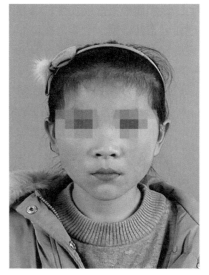

图 8-2-4　咖啡牛奶斑治疗后
用 Q 开关 755nm 激光与 Q 开关 532nm 激光治疗 2 次后,消褪明显。

知识点

**影响咖啡牛奶斑疗效及复发的因素**

1. 不同患者之间的疗效差异很大,疗效的差异可能与年龄、性别、部位、治疗次数、能量等因素有关。
2. 大量文献表明,不规则的斑块治疗有效率要高于规则斑块,且疗效差异显著。浅褐色斑块的疗效优于深褐色斑块,且差异显著。

【问题 2】　在治疗前后需有哪些注意事项?

思路:术前需交代患者 CALMs 通常会在 1 年内复发,其机制尚不明确。术后需交代患者严格防晒,避免色素沉着的发生。

(二)雀斑

雀斑是常见于面部较小的黄褐色或褐色的色素沉着斑点,为常染色体显性遗传,多有家族史,多于 5 岁左右出现,女多男少,青春后期最重,中年后逐渐减轻。皮损好发于暴露部位,如面部,尤以鼻梁、两颊最常见,皮损直径多小于 5mm,边缘清楚,孤立而互不融合,数目多少不一。与日晒关系显著,夏季加重,冬季减轻。由于好发于面部影响容貌美观给患者带来诸多不便,部分皮损严重者会影响患者的生活质量,容易造成患者心理上的各种压力(图 8-2-5)。

雀斑是多发生于中青年人群曝光部位尤其是面颊部的色素增加性皮肤病,影响患者的外在容貌美。雀斑是在内因(遗传)和外因(光照)共同作用下致使机体的黑色素合成出现紊乱而发病。组织病理表现为表皮基底层黑色素细胞较正常皮肤中的要大些,树状突起明显,酪氨酸酶活性增加,雀斑损害的黑色素细胞数目没有增多,用多巴染色可见雀斑的黑色素细胞密度较周围正常皮肤减少,但可见雀斑的黑色素细胞较周围皮肤黑色素细胞大而且有更多更长的树突,染色比正常皮肤深。电镜观察示雀斑的黑色素细胞产生大量椭圆形全黑色素化颗粒,相邻正常皮肤的黑色素颗粒量少,轻度黑色素化,两者有明显的差异。

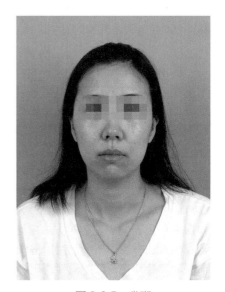

图 8-2-5　雀斑
典型表现为黄褐色或褐色的色素沉着小斑点,边缘清楚,孤立而互不融合。

该疾病根据皮损发生的暴露部位,呈孤立而不融合的棕褐色小斑点日晒后加重等特点,易于诊断。病理亦可帮助鉴别。主要与雀斑样痣、面正中雀斑痣、早期着色性干皮病及色素斑-肠息肉综合征鉴别诊断。该病常用 Q 开关 532nm 激光、Q 开关 755nm 激光、IPL 治疗。治疗次数 1~3 次,需要注意防晒。

雀斑的诊疗环节:

1. 详细了解病史,如有无诱因(内因:遗传和外因:光照),发病年龄,治疗史,是否冬轻夏重。

2. 仔细体检,观察色素的分布部位、颜色、边界,必要时可行皮肤镜检查。

3. 依据病灶特点选择合适治疗方式。

【临床关键点】

1. 根据病史及外观,绝大多数雀斑可以确诊。

2. 雀斑诊疗前应向患者告知由于黄种人的皮肤特点,部分患者会产生色素沉着,并交代相关注意事项。

临床病例

患者,女,29 岁,因"双侧面部散在棕褐色斑点 20 余年就诊",患者自述儿童时期发现双侧面部棕褐色斑点,逐渐增多,夏天加重,冬天减轻,未进行治疗。体检:皮肤 Fitzpatrick 分型Ⅲ型。患者双侧面颊部棕色斑点直径约 3mm,边界清晰,孤立而互不融合(图 8-2-5)。

【问题 1】 依据病史及体征,该例最可能哪一种色素类疾病?该疾病首选哪种激光治疗?

思路:应考虑诊断为雀斑。根据患者的病史(儿童出现)、病灶分布(面颊部)、病灶颜色(棕褐色)、病灶大小(3mm,边界清晰,孤立而互不融合)等典型临床表现确诊为雀斑。

治疗可以选择 Q 开关 532nm 激光、Q 开关 755nm 激光、IPL 激光治疗。治疗次数 1~3 次,需要注意防晒(图 8-2-6)。

【问题 2】 在治疗前后需有哪些注意事项?

思路:注意雀斑的类型,术前需交代通常雀斑明显的患者能获得理想的疗效,而雀斑皮损出现模糊或者针尖样皮损患者,治疗效果相对较差。术后需交代患者严格防晒,避免色素沉着的发生。

(三)脂溢性角化病

脂溢性角化病(seborrheic keratosis,SK)是好发于

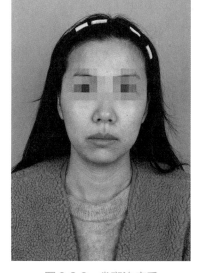

图 8-2-6 雀斑治疗后
用 Q 开关 755nm 激光治疗 1 次后,消褪明显。

中老年人的一种表皮增生性肿瘤,表现为褐色或黑色的丘疹或斑块,境界清楚,多发生于面部、颈部和手背等暴露部位,皮损为淡黄色至褐色,甚至黑色的扁平丘疹、疣状丘疹或斑块,偶有痒感。患者多因影响外貌而就诊。传统疗法如液氮、$CO_2$ 激光可清除脂溢性角化皮损,但治疗后瘢痕发生率高限制了其临床应用(图 8-2-7)。

近年来对 SK 的研究表明,该病的发生可能与年龄、日光照射及 HPV 感染有关。发病机制方面,对 SK 的研究已经达到分子水平,主要是在细胞周期调控方面,在部分周期调控因子的作用下使表皮细胞停顿于 G1 期,抑制了表皮细胞的凋亡。SK 的治疗方面,国内外学者均力求于找到副作用较小的治疗方案,因此,口服及外用药物剥脱剂等方法应运而生。但是,对面积大,基底比较深的皮损,激光、手术等方法仍是该病治疗的首选方法。新型疗法如倍频 Nd:YAG 激光、Q 开关红宝石激光、紫翠宝石激光、铒激光、超脉冲 $CO_2$、激光和强脉冲光治疗脂溢性角化病的疗效确切,瘢痕发生率低,有较大的临床应用价值。

组织病理表现为角化过度、棘层肥厚和乳头瘤样增生,以此分为三型,但三型常混合存在。角化型示角化过度与乳头瘤样增生,角质内陷,可形成多数假角质囊肿,此型黑色素的量多为正常。棘层肥厚型示棘层显著肥厚,形成粗网状,多数细胞为基底样细胞,有较多的黑色素分布于基底细胞中。腺样型由两排基底样细胞构

成的表皮细胞束向真皮伸展，并互相交织，此型色素沉着最为显著。本病应与乳头瘤样增生性皮肤病、痣细胞痣、蓝痣等相鉴别。常用 Q 开关激光、剥脱激光、长脉宽激光。治疗次数 1~3 次。

脂溢性角化病的诊疗环节：

1．详细了解病史，如有无诱因（日光照射及 HPV 感染），发病年龄，治疗史。

2．仔细体检，观察色素的分布、颜色，必要时可行皮肤镜检查。

3．依据病灶特点选择合适治疗方式。

【临床关键点】

1．根据病史及外观，绝大多数脂溢性角化病可以确诊。

2．脂溢性角化病治疗后可能有部分皮损疗效不佳，可反复多次治疗，诊疗前应向患者告知色素沉着可能，并交代相关注意事项。

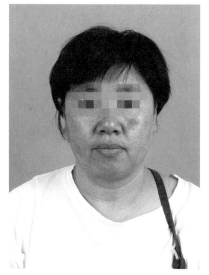

图 8-2-7　脂溢性角化病
典型表现为棕褐色斑块，边界清晰，色素沉着均一。

临床病例

患者，女，49 岁，因"左侧面部棕褐色斑块 10 余年就诊"，边界清晰，颜色均一。患者自述 10 余年前发现左侧面部色素沉着，随时间变化颜色逐渐加深，面积增大，无瘙痒触痛，未进行治疗。体检：皮肤 Fitzpatrick 分型 IV 型。患者左侧面部可见颜色均一棕褐色斑块，大小 2cm×2cm，不规则形，境界清晰（图 8-2-7）。

【问题 1】　依据病史及体征，该例最可能哪一种色素类疾病？该疾病首选哪种激光治疗？

应考虑诊断为：脂溢性角化病。

思路：根据患者的病史（10 余年前发现）、病灶分布（面部）、病灶颜色（棕褐色，颜色均一）、病灶大小（2cm×2cm，界限清晰）等典型临床表现确诊为脂溢性角化病。

治疗可以选择 Q 开关激光、剥脱激光、长脉宽激光。治疗次数 1~3 次（图 8-2-8）。

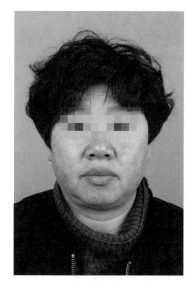

图 8-2-8　脂溢性角化病治疗后
用 Q 开关 755nm 激光治疗 2 次后，消褪明显。

知识点

**各种光学治疗对于脂溢性角化病的适应证**

1．倍频 Nd：YAG 激光的穿透深度较浅，适合对较扁平的皮损进行治疗。

2．红宝石激光及紫翠宝石激光的穿透深度较深，适合对较肥厚的皮损进行治疗。其中，Q 开关紫翠宝石激光治疗脂溢性角化病的疗效显著且不良反应发生率低，是目前治疗该病的主要方法之一。

3．由于亚洲人群表皮中黑色素含量较高，经超脉冲 $CO_2$ 激光治疗后易出现继发性色素沉着，因此在很大程度上限制了其在国内的临床应用。

4．与 $CO_2$ 激光相比，铒激光具有精确性佳且安全性高的优点，但其对亚洲人群脂溢性角化病皮损治疗的效果尚待进一步观察。

5．强脉冲光本质上属于普通光而非激光，其相干性较差且穿透能力有限，适合对较表浅的皮损进行治疗。

【问题2】 在治疗前后需有哪些注意事项?

思路：激光治疗脂溢性角化病的疗效确切且疗程较短，一般仅需1～2次治疗即可有效清除皮损。但是术后红肿明显且消褪时间较长，术后需交代患者严格防晒，避免色素沉着的发生。

（四）黄褐斑

黄褐斑（melasma）是后天获得性面部色素代谢异常性皮肤病，为常见的慢性损容性皮肤病，女性多见，尤其好发于育龄期妇女，男性也可发生。皮损常对称分布于面部，以颧部、颊部及鼻、前额、颏部为主，一般不累及眼睑和口腔黏膜。表现为淡褐到深褐色的色素斑，边缘清楚或呈弥漫性，局部无炎症及鳞屑，也无自觉症状。其色素随内分泌变化、日晒等因素可稍有变化，部分患者分娩后或停服避孕药后可缓慢消褪，但大多数患者病程难于肯定，可持续数月或数年。临床上将黄褐斑分为四型：①碟型，皮损分布于面颊部，呈碟型对称性分布；②面上部型，皮损主要位于前额、鼻和颊部；③面下部型，皮损主要位于颊下部、口周和唇部；④泛发型，皮损泛发在面部大部区域（图8-2-9）。

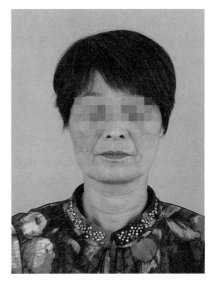

图 8-2-9 黄褐斑
典型表现为颜面部对称性分布、形态不规则的褐色斑片。

黄褐斑的组织病理示黑色素颗粒存在于黑色素细胞、角质形成细胞或真皮噬黑色素细胞中。表皮型的黑色素主要沉积在基底层及上面，偶尔延及角质层，表皮黑色素细胞活跃，但无黑色素细胞的增殖。真皮型真皮中上部可见游离的黑色素颗粒，真皮浅层和中层有含黑色素的噬黑色素细胞，特别是血管周围的噬黑色素细胞，无炎症细胞浸润，在避孕药诱发的病例中血管和毛囊周围可见少量淋巴细胞浸润。混合型的表皮黑色素细胞活跃，真皮有噬黑色素细胞。

黄褐斑的临床诊断标准如下：

诊断：①面部淡褐色至深褐色界限清楚的斑块，通常对称分布，无炎症表现及鳞屑；②无明显自觉症状；③主要发生在青春期后，女性多发；④病情有一定季节性，夏重冬轻；⑤无明显内分泌疾病，并排除其他疾病引起的色素沉着；⑥色素沿着区域平均光密度值大于自身面部平均光密度值的20%。黄褐斑需与以下疾病鉴别诊断：①雀斑，有家族史，色素斑点小，分布散在而不融合；②瑞尔黑变病，色素斑好发于耳前、颞、耳后、颈，为灰褐色、深褐色斑，上有粉状细薄鳞屑；③Civatte 皮肤异色病，可见萎缩淡白点杂于色素青斑中呈网状分布；④太田痣，皮损为淡青色、深蓝色或蓝黑色斑片，大多数为单侧性，有的患者结膜、巩膜亦呈青蓝色，不难鉴别。常用 Q 开关红宝石激光（694nm）、Q 开关翠绿宝石激光（755nm）、Q 开关 Nd：YAG 激光（532nm/1 064nm）、铒激光（2 940nm）、$CO_2$（1 600nm）、IPL、点阵激光。需多次治疗，激光非首选，适用于顽固性黄褐斑，宜先行斑试。

黄褐斑的诊疗环节：

1．详细了解病史，如有无诱因（怀孕，日晒等），发病年龄，治疗史。

2．仔细体检，观察色素的范围、颜色，必要时可行皮肤镜检查。

3．依据病灶特点选择合适治疗方式。

【临床关键点】

1．根据病史及外观，绝大多数黄褐斑可以确诊。

2. 黄褐斑需多次治疗,激光非首选,适用于顽固性黄褐斑,宜先行斑试。

临床病例

患者,女,56岁,因"双侧面颊部棕褐色斑块5年就诊",边界清晰。患者自述5年前发现双侧面颊部棕褐色斑块,颜色逐渐加重,未进行治疗。体检:皮肤 Fitzpatrick 分型Ⅳ型。患者双侧面部可见颜色均一棕褐色斑块,边界清晰,对称分布,形态不规则(图8-2-9)。

【问题1】 依据病史及体征,该例最可能哪一种色素类疾病?该疾病首选哪种激光治疗?

应考虑诊断为:黄褐斑。

思路:根据患者的病史(5年前出现)、病灶分布(面部对称分布,边界清晰)、病灶颜色(棕褐色)等典型临床表现确诊为黄褐斑。

治疗可以传统治疗结合激光治疗,局部使用氢醌制剂、左旋维C等,全身使用维生素C、维生素E、谷胱甘肽等。激光可选择Q开关红宝石激光(694nm)、Q开关翠绿宝石激光(755nm)、Q开关Nd:YAG激光(532nm/1 064nm)、铒激光(2 940nm)、$CO_2$(1 600nm)、IPL、点阵激光。需多次治疗,激光非首选,治疗时应该密切注意色沉反应(图8-2-10)。

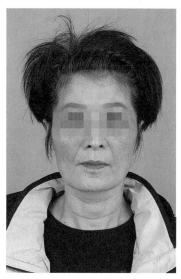

图8-2-10　黄褐斑患者治疗后
服用妥塞敏6个月,用Q开关1 064nm激光治疗7次后,消褪明显。

---

知识点

### 黄褐斑疗效判定标准

1. 基本治愈:①肉眼视色斑面积消退>90%,颜色基本消失;②评分法计算治疗后下降指数≥0.8;③色素沉着区域皮肤图像测量疗效评定单位ID值≥55。

2. 显效:①肉眼视色斑面积消退>60%,颜色明显变淡;②评分法计算治疗后下降指数≥0.5;③色素沉着区域皮肤图像测量疗效评定单位ID值≥15。

3. 好转:①肉眼视色斑面积消退>30%,颜色变淡;②评分法计算治疗后下降指数≥0.3;③色素沉着区域皮肤图像测量疗效评定单位ID值≥5。

4. 无效:①肉眼视色斑面积消退<30%,颜色变化不明显;②评分法计算治疗后下降指数≤0;③色素沉着区域皮肤图像测量疗效评定单位ID值≥1。

---

【问题2】 在治疗前后需有哪些注意事项?

思路:最好激光治疗时先选择小面积病变进行试验性治疗,效果满意后再扩大治疗。并且激光治疗应与传统方式结合。

(五)斑痣

斑痣(nevus spilus)又名斑点状雀斑样痣,患者出生或幼年时发病,可发生于全身,以躯干为主,一般单发,不对称。典型损害为淡褐色斑片,境界清楚,表面有散在的棕褐色斑疹,青春期生长较快,成年后不再扩大(图8-2-11)。

斑痣的组织病理示表皮突轻度至中等度延伸、变细、角化过度,棘层肥厚,基层色素增加。黑色素细胞可增多,在表皮上部或角质层内可见多量黑色素。表皮基底部及表皮突内未见痣细胞巢,真皮浅层有散在噬黑色素细胞和炎性细胞浸润。取材于斑点或斑丘疹时，除上述变化外，常伴有痣细胞或痣细胞巢，有交界痣或皮内痣变化。

该病常用 KTP 激光（532nm）、Q 开关翠绿宝石激光（755nm）、Q 开关 Nd∶YAG 激光（532nm/1 064nm）。需多次，交界痣或混合痣易于去除，但斑难治。

斑痣的诊疗环节：

1．详细了解病史，一般根据临床症状与组织病理诊断。

2．仔细体检，观察色素的范围、颜色，必要时可行皮肤镜检查。

3．依据病灶特点选择合适治疗方式。

【临床关键点】

1．根据病史及外观，绝大多数斑痣可以确诊。

2．表皮色素性损害治疗后易发生，色素脱失一般在 2～3 个月内恢复，诊疗前应向患者告知，并交代相关注意事项。

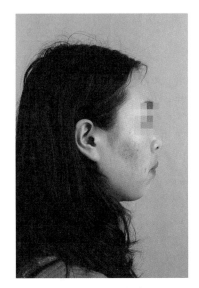

图 8-2-11　斑痣

典型表现为淡褐色斑片，境界清楚，表面有散在的棕褐色斑疹。

临床病例

患者，女，29 岁，因"因右侧颊部褐色斑块 29 年"就诊。患者自述出生时发现右侧颊部淡褐色斑块，表面有散在的棕褐色斑疹，从出生至今随生长发育成比例增大，颜色无明显变化。未进行治疗。体检：皮肤 Fitzpatrick 分型Ⅲ型。患者右侧颊部淡褐色斑块，表面有散在的棕褐色斑疹，斑块约 1.5cm×2.5cm，椭圆形，边界清晰，斑点直径 1～5mm，圆形、椭圆形或不规则形，境界清晰（图 8-2-11）。

【问题 1】　依据病史及体征，该例最可能哪一种色素类疾病？该疾病首选哪种激光治疗？

应考虑诊断为：斑疹。

思路：根据患者的病史（先天出现）、病灶分布（双侧对称性分布于下睑、面部）、病灶特征（淡褐色斑块，表面有散在的棕褐色斑疹）等典型临床表现确诊为斑痣。

治疗可以选择 KTP 激光（532nm）、Q 开关翠绿宝石激光（755nm）、Q 开关 Nd∶YAG 激光（532nm/1 064nm）。需多次，交界痣或混合痣易于去除，但斑难治（图 8-2-12）。

【问题 2】　若患者病灶不典型，还需与哪些色素类疾病进行鉴别诊断？

思路：还需要与以下色素性疾病鉴别：

1．咖啡斑　为淡褐色斑，斑上无深褐色斑点或丘疹，可能有神经纤维瘤病的其他临床表现，不呈节段性分布。

2．色素性毛表皮痣　色素斑中不会有深褐色斑点，随年龄增大皮损表面出现粗毛。

【问题 3】　在治疗前后需有哪些注意事项？

思路：需多次，交界痣或混合痣易于去除，但斑难治。可能出现色素脱失、色素沉着或遗留瘢痕。术前需告知患者，术后需交代患者严格防晒。

（六）贝克痣

贝克痣（Becker Nevus，BN）由 S. William Becker 在 1949 年首次报告，亦称色素性毛表皮痣（pigmented hairy epidermal nevus），是一种获得性色素沉着性皮肤病，好发于儿童和青年时期，男女发病比例为 5∶1。常在暴晒后发生，皮损多为单侧，好发于肩部、上肢、前胸、肩胛部，颜面部颈部少见。表现为面积较大的不规

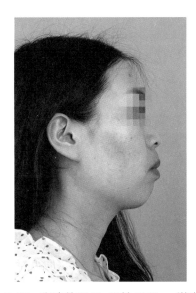

图 8-2-12　斑痣使用 Q- 开关 755nm 激光治疗两次后，可使色素大部分消退

则的边界清楚的褐色斑片,1~2 年后皮损区域或者其周围区域可出现黑毛,可伴有其他组织的发育不良,BN 并发同侧乳房发育不全或其他皮肤肌肉骨骼异常的,称为"Becker 痣综合征"(Becker nevus syndrome, BNS)。BNS 表现在暴露部位,尤其是头面部时,严重影响患者的皮肤外观及心理健康,患者就医诉求迫切。目前主要以光电治疗为主,但术后复发率较高是个亟待解决的问题(图 8-2-13)。

贝克痣的组织病理主要表现为不同程度的角化过度、棘层肥厚、表皮突延长和乳头瘤样增生,基底层黑色素增多,但黑素细胞数量趋于正常,真皮浅层血管周围淋巴细胞浸润,立毛肌和神经纤维增生,平滑肌、皮脂腺增生,可见噬黑素细胞。

关于 BNS 的治疗,国内外报道的文献不多,传统治疗主要以手术切除后植皮治疗为主,或选用液氮、化学磨削治疗,效果往往不佳,且瘢痕发生率高,创面易感染。BNS 的诊断主要依靠临床表现,对于一些不典型皮损如仅表现为色素斑片而无毛发生长时容易漏诊,应注意完善病理、免疫组化等相关检查。694nm 的 QSRL 激光对 BNS 色斑的疗效较好,但深色皮肤的个体由于表皮黑素含量高,容易发生炎症后色素沉着,755nm 的激光可减少这种表皮损伤的发生,术后应及时予以冷敷,注意防晒。长脉宽的激光可以有效去除毛发,同时改善色斑。

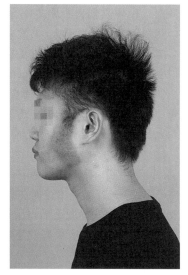

图 8-2-13 贝克痣
典型表现为颜面单侧分布、不规则的边界清楚的褐色斑片,上有毛发。

贝克痣的诊疗环节:

1. 详细了解病史,如有无诱因(日晒),发病年龄,治疗史。
2. 仔细体检,观察色素的范围、颜色,必要时可行皮肤镜以及病理检查。
3. 依据病灶特点选择合适治疗方式。

【临床关键点】

1. 根据病史及外观,绝大多数贝克痣可以确诊。
2. 贝克痣可以使用长脉宽激光或半导体激光脱毛后再用调 Q 激光治疗色素斑片。而抗雄激素及其受体的相关药物可作为辅助用药,联合激光治疗也许有更好的疗效。

临床病例

患者,男,23 岁,因"左面外侧部棕褐色斑块 20 余年"就诊,边界清晰。患者自述儿童时期前发现左面外侧部棕褐色斑块,颜色逐渐加重,上有毛发生长,未进行治疗。体检:皮肤 Fitzpatrick 分型Ⅳ型。患者左面外侧部可见棕褐色斑块,边界清晰,形态不规则,上有毛发。

【问题 1】 依据病史及体征,该例最可能哪一种色素类疾病?该疾病首选哪种激光治疗?

应考虑诊断为:贝克痣。

思路:根据患者的病史(儿童时期出现)、病灶分布(面部单侧分布,边界清晰,形态不规则)、病灶颜色(棕褐色)以及毛发生长等典型临床表现确诊为贝克痣。

治疗可以联合两种激光,脱毛激光应适合于皮肤和毛发类型,色素特异性激光有 Q 开关红宝石激光、翠绿宝石激光和 Nd:YAG。需多次,宜先行斑试(图 8-2-11,图 8-2-14)。

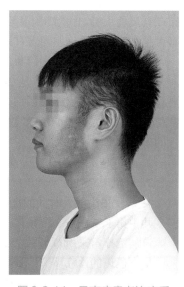

图 8-2-14 贝克痣患者治疗后
用 Q 开关 755nm 激光治疗 2 次后,效果不佳。

---

知识点

### 贝克痣的并发症

1. 并发同侧乳房发育不全或其他皮肤肌肉骨骼异常的，称为"Becker痣综合征"。最常见的并发症是同侧乳房发育不全，其次是脊柱侧凸、多乳畸形、双侧肢体不对称等，所有并发症均与BN发病部位有关。值得注意的是，发生在颌面部的BN，可累及皮肤、骨骼、牙齿、牙龈等多个部位，称为HATS综合征（hemimaxillary enlargement，asymmetry of the face，tooth abnormalities，and skin findings，HATS），该综合征与BNS的关系尚有争议。

2. 除多毛症外，BN还可伴发痤疮样病变、花斑癣、皮脂腺痣、基底细胞癌、扁平苔藓、白癜风、贫血痣、神经纤维瘤病、淋巴瘤样病、鱼鳞病等相关皮肤病，但以上均为个案病例报告。

---

【问题2】　在治疗前后需有哪些注意事项？

思路：最好激光治疗时先选择小面积病变进行试验性治疗，效果满意后再扩大治疗。可以使用长脉宽激光或半导体激光脱毛后再用调Q激光治疗色素斑片。而抗雄激素及其受体的相关药物可作为辅助用药，联合激光治疗也许有更好的疗效。

### （七）褐青色斑

褐青色斑（acquired bilateral nevus-of-Ota-like macule，ABNOM），又称"Hori斑""获得性太田痣样斑"，是一种较为常见的后天性真皮黑色素细胞增多症，在人群中发病率约为2.5%，女性多于男性。临床上多表现为对称分布的灰褐色斑点色素沉着，直径在1~5mm，圆形、椭圆形或不规则形，境界清晰，数目在数个到数十个不等，平均10~20个。常见于两侧颧部，也可分布于前额、下睑、鼻翼、颞部、鼻根等部位（图8-2-15）。

褐青色斑的发病机制可能与黑素细胞在胚胎发育期未向表皮移行有关。即在胚胎发育期，黑素细胞由神经嵴向表皮移行时，由于某种原因未通过表皮、真皮交界，停留在真皮内，在后天某些因素刺激下，活化并产生黑素颗粒。这些因素可能但不局限于紫外线长时间暴露，女性内分泌改变等。

它的病理检查可见真皮内散在分布细小、菱形黑色素细胞，主要分布在真皮乳头层，色素细胞多与胶原纤维平行，多巴染色阳性。电镜检查可见真皮黑色素细胞内含有许多大小不一的黑素体。

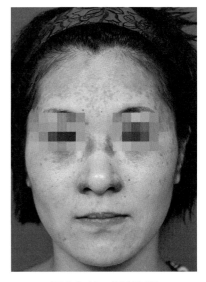

图8-2-15　褐青色斑

典型表现为对称分布的灰褐色斑点色素沉着，分布于颧部、前额、下睑、鼻翼、颞部、鼻根等部位，数目较多时可融合成片（张振医师供图）。

该疾病的诊断及鉴别诊断，笔者在临床上使用下述诊断标准：

1. 13岁以上（大多数是20岁以上）开始出现的颜面部的色斑，典型的病变分布于颧部、颞部、鼻根部、鼻翼部、眼睑部、前额部六个部位，为多发性病变。大多数患者是两侧对称的，也有少数是单侧性的。

2. 颜色是灰色、灰褐色、褐色、深褐色。

3. 病理学检查可见真皮层黑色素增多。

4. 病变很少随着时间的推移而发生变化。

其中第1、2条是必要条件，第3、4条是重要参考条件。

该病治疗常采用Q开关755nm激光、皮秒755nm激光、Q开关1 064nm激光，一般需4~8次。

褐青色斑的诊疗环节：

1. 详细了解病史，如有无家族史、诱因（妊娠、晒伤等），发病年龄，治疗史。

2. 仔细体检，观察色素的范围、颜色，必要时可行皮肤镜检查。

3. 依据病灶特点选择合适治疗方式。

【临床关键点】

1. 根据病史及外观,绝大多数褐青色斑可以确诊。

2. 褐青色斑激光治疗术后易产生炎症后色素沉着(post-inflammatory hyperpigmentation,PIH),诊疗前应向患者告知,并交代相关注意事项。

临床病例

患者,女,58 岁,因"因双侧颧部对称性深褐色 25 年"就诊。患者自述妊娠后出现双侧颧部对称性色斑,开始为灰色,并逐渐加深,呈灰褐色。平素好户外游玩,且未注意防晒,否认避孕药服用史,已绝经,否认绝经后阴道异常流血流液史。体检:皮肤 Fitzpatrick 分型 IV 型。患者两侧颧部、下睑及颞部可见对称分布的灰褐色斑点色素沉着,直径 1~5mm,圆形、椭圆形或不规则形,境界清晰。每侧数目为十余个至二十余个。

【问题 1】 依据病史及体征,该例最可能哪一种色素类疾病? 该疾病首选哪种激光治疗?

应考虑诊断为:褐青色斑。

思路:根据患者的病史(后天出现,与女性内分泌改变有关,紫外线暴露史)、病灶分布(双侧对称性分布于下睑、颞部以及颧部)、病灶颜色(灰褐色)、病灶大小(1~5mm,界限清晰)等典型临床表现确诊为褐青色斑。

治疗可以选择 Q 开关 755nm 激光、皮秒 755nm 激光、Q 开关 1 064nm 激光。需 4~8 次。有研究显示对于褐青色斑治疗,皮秒 755nm 激光相较于 Q- 开关激光疗效更佳(图 8-2-16)。

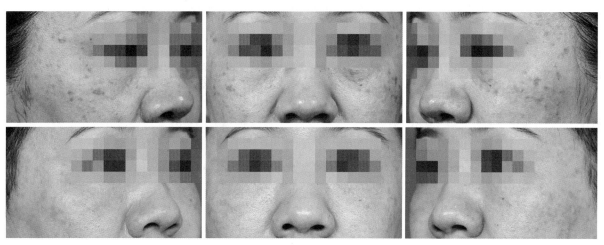

图 8-2-16 治疗前后对比

(上)褐青色斑的典型表现:对称分布的灰褐色斑点色素沉着。

(下)皮秒 755nm(图左即患者右脸)以及 Q- 开关 755nm(图右即患者左脸)激光治疗 3 次后,可使色素大部分消褪。但皮秒侧激光疗效优于 Q- 开关侧激光疗效(张振医师供图)。

知识点

**激光在色素类疾病中的应用机制**

1. 选择性光热效应 择性光热作用(selective photothermolysis)是通过选择适当的波长,优先作用到病灶中的靶基团,一般激光器脉宽在纳秒级别以及以上都为此效应。色素类疾病的靶基为黑色素,黑色素对激光光热的吸收随激光波长增加呈线性下降。

2. 光机械效应 光机械效应(photoacoustic effect)当用远小于组织的热弛豫时间迅速加热组织时(在色素治疗时需达皮秒级别),其内部压力将会增加,同时,没有足够时间释放压力,能够使组织产生微裂隙和分解。该效应应用于色素类疾病时,瞬间产生的高能量能使细胞中的色素颗粒被震碎为更小的微细颗粒状态,理论上可以更有效地被抗原提呈细胞摄取和代谢。同时由于它对周围组织的热弥散小于纳秒级的 Q 开关激光形成的热弥散,因此对周围组织的损伤更小,发生的炎症反应更轻。

【问题2】 若患者病灶不典型,还需与哪些色素类疾病进行鉴别诊断?

思路:还需要与以下真皮色素性疾病鉴别:

1. 太田痣:临床上大多为单侧分布,通常位于三叉神经眼支、上颌支走行部位,多在出生或1～2岁前发生,可合并眼以及口腔黏膜损害。

2. 黄褐斑:片状黄褐色斑,境界不清,对称分布,日晒后加重。

【问题3】 在治疗前后需有哪些注意事项?

思路:治疗前需与患者交代激光治疗后可能出现 PIH,一般在术后2～6个月会逐渐消退。术后需交代患者严格防晒,必要时可外用氨甲环酸乳膏、氢醌乳膏等加速 PIH 的消退(图8-2-17)。

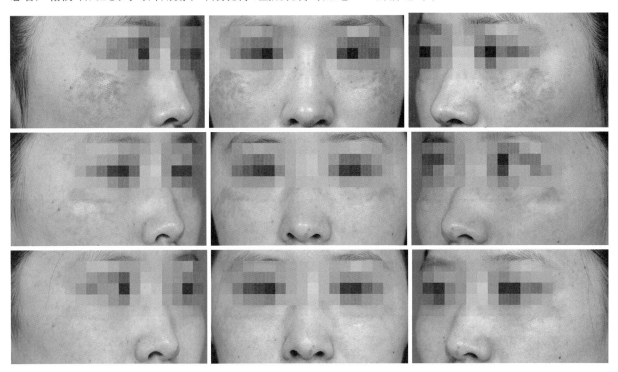

图 8-2-17 治疗前后对比

(上)患者病灶治疗前;(中)患者病灶激光治疗后出现炎症后色素沉着(PIH);(下)3个月后色素沉着基本消褪(张振医师供图)。

---

知识点

## 炎症后色素沉着的发生机制及预防

1. 发生机制 皮肤急性或慢性炎症后发生的色素沉着称炎症后色素沉着。正常皮肤中的巯基抑制酪氨酸氧化为黑色素,而炎症反应时皮肤中的部分巯基还原或减少,使得酪氨酸酶活性增加而引起局部皮肤色素增加。在色素类疾病激光治疗时,非特异性热弥散可造成周围组织损伤,愈合过程中可引起局部炎症反应,从而导致炎症后色素沉着的发生。

2. 预防及治疗 术后需交代患者严格防晒,因紫外线可加重炎症反应,同时,必要时可外用氨甲环酸乳膏、氢醌乳膏等加速 PIH 的消退。

---

(八)蓝痣

蓝痣(blue nevi, BN)是真皮内树枝状和/或棘状黑色素细胞聚集产生,可分为普通蓝痣与细胞性蓝痣。普通蓝痣一般简称为蓝痣,细胞性蓝痣罕见。

1. 普通蓝痣 普通蓝痣由 Jadassohn-Tieche 于1906年首次报道,好发于儿童、年轻人,特别是女性。表现为深蓝色或蓝黑色稍微隆起皮面的斑丘疹或结节,边界明显,呈圆形或卵圆形,直径常在0.5cm左右,一般不超过1cm,常见于头面部、头皮、颈部和四肢背侧,尤其是手、足背以及腰臀等处。病灶多为单个,偶为数个,可融合成片。本型蓝痣极少恶变,终身不退。

病理:蓝痣的黑色素细胞成群而不规则地集中在真皮下 1/3 处,位置较深,故呈蓝色。主要位于真皮中、深层,偶见扩及皮下组织或靠近表皮,细胞呈梭形,镜下可见细长的树枝状的色素细胞在真皮深层积聚,有些甚至长入皮下。

2. 细胞性蓝痣 细胞性蓝痣与蓝痣明显不同,直径为 1～3cm 或更大,往往因其体积大、表现为蓝灰色结节、表面光滑或不平整、色素相当密集而被怀疑为恶性。最常发生在臀部与骶尾区,约占半数,少数发生在头皮、面部和手足背,也可生长在巩膜、硬腭、淋巴结及生殖器官,发病年龄多在 40 岁之前。细胞性蓝痣一般均为良性,面积大病程长的病灶有扩张、恶变、溃疡、疼痛等可能。

病理:镜下可见病灶极端"细胞化",因此得名。除具有树枝状突的黑色素细胞外,尚常见梭形细胞岛,即由几乎不含黑色素的梭形细胞和周围包绕的富含黑色素的噬黑素细胞组成。

蓝痣通过临床观察或皮肤镜检查,诊断起来较容易。一些罕见的变异型需要结合病理进行明确的诊断。

蓝痣的治疗以手术为主,完整切除后一般不复发。小面积病灶也可采用 $CO_2$ 激光或色素特异的 Q- 开关激光治疗。切除术后应行病理检查,明确其病理类型,从而判断预后。

蓝痣的通常诊疗环节:

1. 详细了解病史,如是否出生时即有,进展速度,有无疼痛等症状。

2. 仔细体检,观察病灶的颜色、范围、有无丘疹或结节。

3. 可进行皮肤镜检查,必要时可行局部活组织病理检查。

4. 依据病灶特点选择合适治疗方法或观察随访。

【临床关键点】

1. 依据典型的病灶外观即诊断绝大多数蓝痣。

2. 皮肤镜可辅助诊断。

3. 病灶直径 <1cm,且多年无变化者,可随访观察;病灶突然增大或直径 >1cm 者,手术切除是首选的治疗方法。

4. 切除的病灶需做病理检查明确诊断、性质及预后。

临床病例

患者,女,25 岁,因"先天性右颞部深蓝色痣 25 年"就诊。患者出生时即被发现右颞部深蓝色痣,无疼痛等不适。随年龄增大,病灶面积随头部等比例增大,未进行任何治疗。近年病灶无明显变化。患者要求改善外观至医院就诊。体检:右颞部深蓝色病灶,大小约 1.5cm×2.5cm,表面颜色深浅不均,边界欠清,有散在丘疹隆起,无压痛。

【问题 1】 依据病史、体征,该例最可能是什么疾病? 需与哪些疾病鉴别?

应考虑诊断为:右颞部蓝痣(细胞型)。

思路:右颞部先天性深蓝色皮损,直径 >1cm,表面散在丘疹,边界欠清晰,应考虑右颞部蓝痣(细胞型)。蓝痣需与黑色素痣、蒙古斑、太田痣及恶性黑色素瘤鉴别。黑色素痣无特殊的蓝色;蒙古斑、太田痣病灶范围大,呈斑片状,无丘疹和结节;颜色及病理学可与恶性黑色素瘤鉴别(图 8-2-18)。

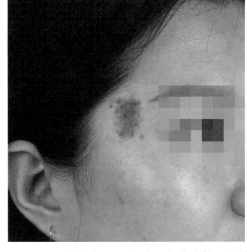

图 8-2-18 患者女,25 岁,右颞部蓝痣(细胞型)

> 知识点
>
> ### 蓝痣病灶出现哪些表现要考虑恶变
>
> 细胞性蓝痣恶变可能性高于普通蓝痣。细胞性蓝痣多为蓝灰色结节、表面光滑或不平整、色素密集，直径通常1～3mm或更大。若病灶突然增大、溃疡、疼痛，出现以上任一种症状应疑有恶变。怀疑恶变的病灶应及时手术切除并进行病理检查明确性质及预后。

【问题2】 患者要求改善或去除病灶，考虑何种治疗方案？

思路：右颞部蓝痣，面积较大，可考虑一次性切除。但病灶距眉眼及发际线近，需要局部皮瓣转移修复，会遗留明显瘢痕以及发际线、眉和眼角的相对位置改变。患者诉病灶近年无明显增大，病灶稳定，也可考虑尝试色素特异性激光治疗（如Q开关755nm激光），根据效果确定下一步治疗方案。但需向患者说明激光需多次治疗，如发生恶变需要手术切除。

### 三、多毛症与脱毛

1963年，激光开始应用于医学时，就有人曾经尝试过用当时的红宝石激光脱毛，但较成熟的治疗是在近年开始形成的。激光和强脉冲管等光电设备脱毛，是长期脱毛的最佳选择。

光电设备脱毛是基于"选择性光热作用"原理，特定波段（600～1 200nm）的激光以黑色素为靶基，使含有丰富黑色素的毛囊和毛干在吸收了光能后温度急剧升高。从而导致毛囊的破坏，将毛发去除。

常用的光电脱毛设备主要包括694nm 长脉冲红宝石激光，755nm 翠绿宝石激光，半导体激光（800.808.810nm），1 064nm Nd：YAG激光，IPL 强脉冲光（590～1 200nm），家用脱毛设备等。相对于以往的治疗，激光脱毛无疑易于操作，而又可能达到类似毛发电解术毛发破坏效果，是脱毛治疗的重要进展。这一方法减少了脱毛过程的痛苦。

此外，由于毛发的生长分为3期：生长期、退行期及休止期，只有生长期及部分退行期的毛发具有上述的黑色素分布及热动力学特点，因此，对未成熟的毛发作用不大，激光脱毛一般需要反复治疗才能实现持久的脱毛目的（图8-2-19）。

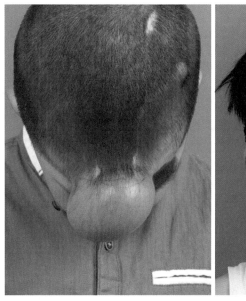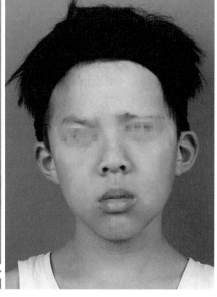

图8-2-19 6岁患儿，先天性左额部黑色素痣（左），于皮瓣扩张期行设计发际线前激光脱毛2次，随访9个月未见明显毛发生长（右）

临床病例

患者,女,20岁,因"颈部毛发增多,要求激光脱毛治疗"就诊。患者自述青春期后出现颈部毛发。否认瘢痕疙瘩或增生性瘢痕病史,否认光敏剂、异维A酸等药物服用史,否认肿瘤、遗传史。体检:皮肤Fitzpatrick分型Ⅳ型。患者颈中部局部黑色毛发生长,毛发较粗长。

【问题】 该疾病首选哪种激光治疗? 患者要求达到"永久完全不长毛发",请问能否做到?

思路:激光脱毛的常用机器包括694nm 长脉冲红宝石激光,755nm 翠绿宝石激光,半导体激光(800.808.810nm),1 064nm Nd:YAG 激光,IPL 强脉冲光(590~1 200nm),家用脱毛设备。

激光脱毛只能达到效果稳定、长期或永久性的毛发减少。是部分性但永久的毛发减少。不能达到"永久完全不长毛发"(图8-2-20)。

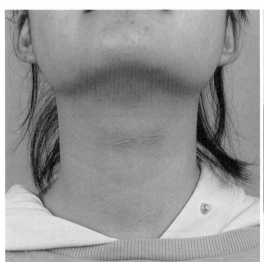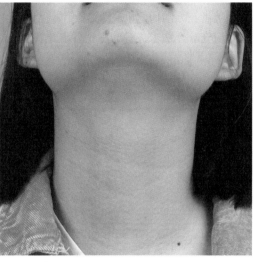

图 8-2-20 治疗前后对比
(左)颈部毛发;(右)长脉宽 755nm 激光治疗 1 次后 6 个月,可使毛发明显减少。

知识点

**毛发减少和脱毛的概念定义**

暂时性毛发减少:毛发生长延迟,通常维持 1~3 个月,与静止期的诱导一致;永久性毛发减少:在治疗后终毛数量显著减少,并在长于相应部位毛囊整个周期的时间内毛发数量稳定不变。并且维持4~12 个月以上。

知识点

**激光脱毛的参数要求**

波长:可穿透到毛囊毛球和隆突部位的较长波段,并能被黑色素靶基较好吸收(600~1 200nm)。

脉宽:为了有效破坏毛球和毛囊无色素干细胞,激光脱毛的理想脉冲宽度范围是 10~100ms 甚至更长。

能量密度:有效破坏毛囊且不引起明显副反应的可耐受的最大能量密度。

光斑:应大于 5mm,大光斑可增加激光的穿透深度并使治疗速度加快。

表皮冷却：表皮中的黑色素会竞争性吸收热量。接触冷却、冷喷式动态冷却、冷却气流、冷凝胶、冰敷等。

脱毛周期：毛发生长周期中的生长期毛母质细胞快速分裂，黑素最多，对激光极其敏感。治疗间隔各异（1～2个月）。

### 四、面部年轻化中的光电治疗

面部皮肤的老化，包括了色斑、松弛、下垂和皱纹等诸多问题，而不同的光电技术，所能解决的问题也是不同的。对于一个门诊就诊寻求面部年轻化方案的求美者，医者需要善于发现其面部皮肤的问题，有针对性地选择适合求美者的光电治疗方案，方能达到事半功倍的效果。诊疗环节包括：

1．观察求美者面部皮肤老化的主要问题（如皱纹、松弛、色素沉着、皮肤粗糙、轮廓改变、皮肤萎缩、毛细血管扩张、弹性丧失等）。

2．与求美者充分沟通，倾听其主要年轻化诉求。

3．医者应充分评估求美者的主观诉求及客观皮肤状况，提供解决方案。

【临床关键点】

由于现阶段医美市场相对混乱，求美者所收到的各类广告信息均有夸大、或不属实的可能，因此面对年轻化诉求的求美者，绝不可按照求美者意愿，进行光电治疗，必须要结合其实际问题，有针对性地提供解决方案。

知识点

面部皮肤不同老化问题所对应的不同解决方法（表8-2-3）

表8-2-3 面部皮肤不同老化问题所对应的不同解决方法

| 皮肤老化的问题 | 可选择的光电治疗手段 | 工作原理 |
| --- | --- | --- |
| 面部各类色斑 | 强脉冲光（intense pulsed light，IPL），俗称光子嫩肤 | 是一种强度很高的光源经过聚焦和滤过后形成的一种宽光谱，其本质是一种非相干的普通光而非激光，覆盖了多种色基如黑色素、氧化血红蛋白、水等多个吸收峰，利用选择性光热作用，将黑色素、血红蛋白和水作为靶目标，而对周围正常组织的影响很小。强脉冲光对毛细血管扩张、面部潮红、雀斑等色斑及毛孔粗大、脸部静态皱纹的治疗确有较好的治疗效果，具有痛苦小、无皮肤损伤、不良反应小等优点。 |
| | 调Q激光 | 将一般输出的连续激光能量压缩到宽度极窄的脉冲中发射，通过毫秒、微秒级的超脉冲时间，激光瞬间可以透过皮肤的表皮到达皮肤的深层，使皮肤内部的色素颗粒瞬间粉碎，粉碎的色素颗粒会被人体的巨噬细胞吞噬后，慢慢运走，相较强脉冲光，可以更为高效地去除面部的各种晒斑、褐青斑、老年斑等。 |
| 面部松弛、下垂 | 射频，如单极射频、双极射频、微针射频等。 | 通过射频治疗仪发出无线电波进入皮下组织，使皮下组织的自然电阻运动产生热能，它是利用真皮层胶原纤维在55～70℃时会立即产生收缩的原理，电波拉皮原理具有提升皮肤和促进胶原再生的两种作用，胶原质产生立即性收缩的同时，还会刺激真皮层分泌更多的新的胶原纤维再生，从而再次托起皮肤的支架，使皮肤真皮层的厚度和密度增加，填平皱纹，改善松弛。 |
| | 聚焦超声，如超声刀等 | 作用原理与射频类似，能在无创的皮肤表面上起到良好的疗效，眼周、面颊部、下颌缘都有明显的改善，并减少颏下皮肤松弛，但是对BMI>30kg/m²的皮肤松弛患者疗效欠佳。 |
| 面部皱纹 | 超短脉冲或超脉冲$CO_2$激光、像束激光等 | 通过表皮剥脱修复的过程，去除浅表的皮肤光老化病变，改善肤色，去除色斑，同时通过热损伤刺激作用启动机体自然愈合机制，促进新胶原蛋白再生，使肌肤皱纹、质地和肤色逐步得到显著改善。 |

衰老是一个持之以恒进展的过程，面部衰老的问题也并非单一的，光电联合应用方能更立体地解决多种皮肤老化问题，相互补充、联合治疗，并减少不良反应，已成为面部年轻化治疗的大趋势。

## 五、文身

通常所指的文身是一种人工的化妆，包括职业文身（professional tattoo）和业余文身，前者是由专业文身人员利用专用工具不可溶的颜料刺入皮下的装饰手法，形成各种花纹与图案。目前在中国最常见的文身还是业余文身，由非专业的人员用缝针将墨水刺入皮下形成的，多数是黑色或蓝色的。在镜下可观察到真皮层内为主的色素颗粒及数量不同的嗜色素巨细胞积聚。此外临床上还存在外伤性文身，即外伤性色素沉着（post traumatic hyperpigmentation，PTH），它是因各种创伤导致皮肤受损而引起的皮肤色素改变，表现为棕褐色或浅褐色斑片，形态大小由所受外伤而定。

文身的治疗目的是用最短的时间彻底清除文身色素，不留瘢痕。经历了电灼、手术、冷冻、磨皮等创伤较大的文身治疗阶段，Q 开关激光已经成为治疗文身的金标准，它是基于选择性光热效应原理：文身色素颗粒作为靶组织选择性吸收相应波长的激光，形成小的碎片，被巨噬细胞吞噬后经淋巴系统排出体外，而真表皮及皮肤附属器的损伤极小。而近年来，皮秒激光的问世让色素类治疗多了新选择。脉宽更短的皮秒激光能提高激光束的能量峰值，使得文身色素得到更有效的爆破，成为更细小的颗粒，更有利于机体淋巴系统的清除，进而加速文身的清除。对于外伤性文身的治疗则需要根据异物的颗粒大小、色泽、深浅而定，较表浅的可以通过 Q 开关激光治疗达到理想的效果，但对于异物颗粒较大而密集的病例，可能难以奏效，只能选择整形外科手术治疗。

对于一个门诊就诊寻求文身祛除的求美者，医者需要结合病史及临床表现，判断文身的类型，并根据文身的颜色有针对性地选择适合求美者的激光治疗方案，方能达到事半功倍的效果。

文身的诊疗环节：

1. 详细了解病史，判断文身的种类：职业文身，业余文身和外伤性文身。
2. 仔细体检，观察文身图案的主要颜色组成，选择合适波长的激光。

【临床关键点】

1. 根据病史及外观，绝大多数文身可以确诊并分类。
2. Q 开关的激光是治疗文身的金标准，选择合适波长的激光是关键。
3. 外伤性文身的治疗需根据异物的颗粒大小、色泽、深浅而定。

临床病例

患者，男，18 岁，因"要求去除文身"就诊。患者数年前于当地由朋友行文身操作，现要求去除之，遂至医院就诊，诉局部无外伤史。体检：右下颌见一文身，界限清晰，文身颜色主要为黑色。

【问题 1】　依据病史及体检，该例最可能是哪种文身？

应考虑诊断为：业余文身。

思路：患者无外伤史，所以排除外伤性文身。目前在中国最常见的文身还是业余文身，由非专业的人员用缝针将墨水刺入皮下形成的，多数是黑色或蓝色的。

【问题 2】　根据文身图案的颜色，应选择何种激光治疗？

思路：临床应选择文身颜色互补的激光进行治疗，因为色素对互补色激光能量的吸收率最高。任何一种 Q 开关激光都能有效地去除黑色或蓝色文身，红色文身可选择 Q 开关倍频 Nd：YAG 激光。患者接受 Q 开关翠绿宝石激光治疗后，文身颜色基本清除（图 8-2-21）。

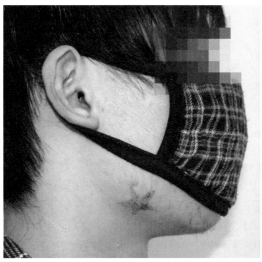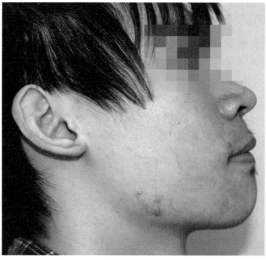

图 8-2-21　右下颌业余性文身，Q 开关翠绿宝石激光治疗后效果（由李伟教授提供）

知识点

**彩色文身颗粒对不同波长激光的吸收程度**

| 激光器类型 | 波长 | 黑色颗粒 | 绿色颗粒 | 红色颗粒 |
| --- | --- | --- | --- | --- |
| Q 开关红宝石激光 | 694nm | +++ | ++ | − |
| Q 开关翠绿宝石激光 | 755nm | +++ | +++ | − |
| Q 开关 Nd：YAG 激光 | 1 064nm | +++ | + | − |
| Q 开关倍频 Nd：YAG 激光 | 532nm | − | − | +++ |
| 闪光灯泵浦脉冲染料激光 | 510nm | − | − | +++ |

注：+++，++，+，−分别代表对该激光反应的程度从极强到弱。

### 六、瘢痕的激光治疗

瘢痕是人体创伤修复过程中的一种自然产物，深达真皮和皮下组织的损伤通常需要以瘢痕的形式愈合。临床上目前尚无统一的分类方法，一般根据其组织学和形态学的不同，可将其分为正常瘢痕和病理性瘢痕，正常瘢痕主要指成熟稳定的萎缩性瘢痕，病理性瘢痕包括增生性瘢痕和瘢痕疙瘩（图 8-2-22）。

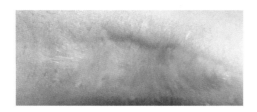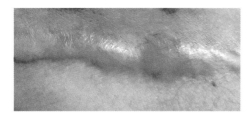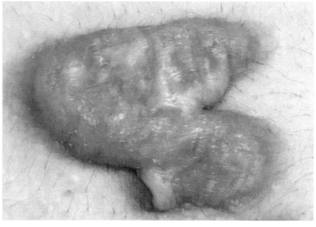

图 8-2-22　正常瘢痕与病理性瘢痕
左上：萎缩性瘢痕；左下：增生性瘢痕；右图：瘢痕疙瘩。

1.萎缩性瘢痕　为较深层次皮肤创伤后的修复产物，多见于深部痤疮、手术切口等，可按其创伤原因分为痤疮瘢痕、手术后的线状瘢痕等。根据2017年中国临床瘢痕防治专家共识，瘢痕的防治原则为早期干预、联合治疗和充分治疗，而光电治疗作为一种新兴的治疗手段也写入专家推荐意见。萎缩性瘢痕的光电治疗方式主要包括剥脱性激光治疗和非剥脱性激光治疗。剥脱性激光主要指 $CO_2$ 激光、2 940nm 的 Er:YAG 激光等高能量、窄脉冲的激光，采用选择性光热分解的原理，通过聚焦的激光气化剥脱皮肤，形成均匀排列的微细小孔，并在皮肤层内形成热剥脱、热凝固、热效应三个区域。剥脱性激光造成的皮肤小孔能够刺激孔间残留的正常皮肤进行修复和再生的过程，进而达到治疗的目的。非剥脱性激光主要包括595nmPDL激光、1 064nm 和 1 320nm 的 Nd:YAG 激光以及 1 550nm 的 Er:Glass 激光等。与剥脱性激光相比，非剥脱性激光并不会造成皮肤的损伤，其原理亦是选择性光热分解，主要利用不同色素、水等对不同波长的激光吸收值不同，利用特定波长的激光造成靶向吸收。因此，非剥脱性激光能够抑制或破坏新生血管、局部热刺激等方式促进组织的重塑。但非剥脱性激光的作用深度较剥脱性激光明显减小，因此不适用于萎缩明显的瘢痕。

2.增生性瘢痕　各种创伤、烧伤、手术、感染和注射等均可引起增生性瘢痕的发生。增生性瘢痕的病理机制不清，研究发现其发生可能与皮肤张力、表面水合能力、遗传等因素有关，病变突出于表面，早期疼痛伴瘙痒，色红质硬，一般在1年后逐渐萎缩、稳定。光电治疗是增生性瘢痕的有效治疗手段之一，依据增生性瘢痕的发展阶段，激光的选择亦有差异。在增生性瘢痕早期，通常为创伤后1～3个月，光电治疗以非剥脱性激光为主，如强脉冲光、脉冲染料激光等，主要作用机制为通过破坏血管形成抑制瘢痕形成，但是临床疗效差异较大，尚无非常明确的临床证据支持。在增生性瘢痕中后期，通常为创伤后6～12个月，此时，已形成明显隆起于皮肤表面、质硬、色红的增生性瘢痕，目前认为该阶段可采用剥脱性激光治疗，如 $CO_2$ 和 Er:YAG 激光等，主要通过气化剥脱刺激局部的瘢痕重塑。

3.瘢痕疙瘩　瘢痕疙瘩被认为是一种成纤维细胞异常增殖所导致的皮肤良性肿瘤，容易侵犯周围皮肤，形成隆起不规则的新生物，故又称为蟹足肿，亚裔人群的发生率约为0.15%。瘢痕疙瘩治疗的最大难题在于其治疗后的高复发率，单纯手术切除或皮质醇注射的复发率超过50%。瘢痕疙瘩的激光治疗主要包括传统的剥脱性激光，包括二氧化碳（$CO_2$）激光和铒（Er）激光，主要依靠光热效应发挥作用，但是往往伴随着较高的复发率，可高达39%～92%。因此，剥脱性激光治疗在瘢痕疙瘩的应用常作为联合治疗的一部分。现有研究已经证明，比之单纯的皮质醇注射，$CO_2$ 激光联合皮质醇激素注射能够有效地减轻瘢痕体积、改善瘢痕颜色和质地。比起传统的剥脱性激光，新发展的非剥脱性激光，例如脉冲染料激光和 Nd:YAG 激光，也能够发挥选择性光电效应，尽管其作用机制尚不明确，但其对瘢痕疙瘩治疗的安全性较高。

激光治疗作为一种新兴的治疗方式，在瘢痕治疗的领域尚有广泛的应用价值还未发掘，但是应用该技术的同时，也应结合瘢痕类型和阶段，综合考虑治疗的效率和安全性，才能得到患者和医生都能够满意的效果。

瘢痕的通常诊疗环节：

1.详细了解病史，如产生瘢痕的病因，是否曾外科手术治疗，进展速度，有无疼痛等症状。

2.仔细体检，观察病灶的范围、颜色、软硬等。必要时行皮肤活检术，观察组织病理学改变。

3.依据病灶特点选择合适治疗方法或观察随访。

【临床关键点】

1.依据典型的病灶外观和手术史，首先明确瘢痕类型。

2.手术后复发，并持续增长超过一年是瘢痕疙瘩的关键特征。

3.激光治疗适用于陈旧性瘢痕和增生性瘢痕，但是对瘢痕疙瘩疗效尚不确切。

## 七、激光皮下介入的治疗

1.皮下介入治疗简介　在整形美容领域，绝大部分激光设备是直接照射在皮肤表面，通过皮肤组织内的不同色基对激光的选择性吸收，而达到特定的治疗效果。除直接照射皮肤组织之外，激光还可以通过光导纤维进入组织内进行治疗，这可称之为"激光皮下介入"技术。可见光和近红外光可以通过石英玻璃制作的光导纤维进行传送，将激光聚焦耦合在光纤的横截面上，激光就可以从光纤的另一端输出，用这种方法可以将激光引入到皮下或人体深部组织内，用激光直接作用在真皮深层、皮下脂肪组织、皮下汗腺组织内，以达到融脂、紧肤、去除汗腺等临床治疗目的。

2. 激光融脂的原理　激光融脂是激光皮下介入的主要应用，激光通过光纤传递至脂肪组织，通过激光的热作用将脂肪融解。由于脂肪细胞膜的脂质双分子层是通过水合作用联系在一起，所以对热损伤非常敏感，脂肪细胞吸收激光能量后即可发生热损伤（图8-2-23）。脂肪组织会发生变性和融解，这种作用的强度以激光作用点为中心向周围递减。作用的中心部位由于温度较高，可出现细胞崩解坏死、蛋白凝固、细胞融解等不可逆的改变；同时，激光可以通过热作用封闭融脂部位的小血管，减少融脂过程中的出血；此外，周边部位受到的激光作用较弱，温度升高有限，组织不会发生不可逆的变性。除了直接破坏作用中心的脂肪组织之外，激光对于治疗区域的皮肤还有紧肤的作用。由于激光的穿透性及热传导，皮肤在融脂过程中同样受到了激光的作用，激光刺激了真皮中的胶原纤维，产生再生与重组。因此，在去除局部脂肪堆积同时，胶原的再生会使皮肤的质地也得到改善，在术后产生收紧皮肤的效果。

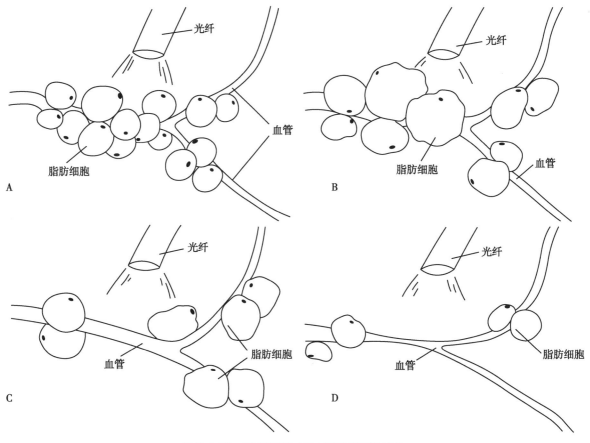

图 8-2-23　激光融脂过程中脂肪组织的变化

A. 激光照射脂肪组织；B. 脂肪细胞膜通透性的改变导致脂肪细胞增大；C. 脂肪细胞破坏；D. 脂肪细胞消失、血管凝固。

3. 皮下介入治疗的激光参数　激光在皮下介入治疗的过程中，以下几个参数是比较重要的：输出功率、作用能量（输出功率 × 作用时间）、波长。输出功率必须达到一定的数值，才能在脂肪组织中产生有破坏力的热量。功率的单位是瓦（W），目前用于激光融脂的设备，其输出功率一般都在数瓦至数十瓦以上。能量的单位是焦耳（J），在输出功率一定的情况下，治疗区域越大，所需要的能量就越大，照射的时间也就越长。临床上使用总能量来记录整个治疗区域作用的程度。

激光的波长是激光设备的一个重要参数，不同波长的激光在脂肪、水和血红蛋白中有不同的吸收系数，对组织的作用会有很大差别。脂肪组织内的含水量是 20%，而真皮内的含水量较高，大约是 70%。相对来说，波长 1 064nm 的激光对含水较多的真皮作用较弱，而对脂肪细胞的凝固和破坏作用较强。此外，这一波长的激光可以很好地被氧合血红蛋白及高铁血红蛋白吸收，从而发生一系列蛋白凝固反应，有效地凝固小血管，这一特点使其在融脂过程中能有效地减少出血。与 1 064nm 激光相比，1 320nm 激光在脂肪组织中具有更强的吸收性和低散射性，激光的大部分能量集中在激光光纤末端附近的局部区域，对周围组织作用较轻。现有的皮下介入激光机通常选用红外光，如 1 064nm 和 1 320nm。选择这两种波长的原因是：①血红蛋白对 1 064nm 激光吸收率较高，利用这个特点可以凝固小血管，加强止血作用；②1 064nm 激光对脂肪作用强于皮肤，且在软组织中穿透力强，可达 8mm 左右，因此作用范围较广；③这两种波长的激光都能够通过光导纤维传导，可以通过皮肤微小切口将光纤插入治疗部位，直接照射组织；④对胶原有刺激作用，可促进胶原的再生，收紧皮肤，1 320nm 激光的胶原刺激作用更强。

4. 皮下介入治疗的临床应用　目前主要的临床应用有激光融脂和腋臭治疗，这是一种微创手术，激光融脂可有效应用于面颈部、四肢及躯干部的局部脂肪堆积，与传统的负压吸脂相比较，激光融脂具有以下优点：①操作轻柔，医生劳动强度低，对组织的机械损伤小，术后恢复快；②激光可凝固细小的血管，使术中出血量减少；③融脂作用细致而均匀；④激光可刺激局部胶原的重塑，增强皮肤的弹性，促进术区的皮肤收缩，改善局部的松弛状况；⑤还可用于传统负压吸脂难以解决的致密脂肪垫和吸脂后的不平整治疗。激光介入治疗用于腋臭的治疗也是有微创、安全、有效的特点，可以有效破坏皮下顶泌汗腺，不遗留手术瘢痕。皮下介入激光治疗是整形外科医生的一个新工具，其用途还将被进一步开发。

# 第九章　毛发移植技术

毛发移植（hair yransplantation）是目前国际上发展迅速的有效治疗永久性毛发脱失的一项新技术。它是将自体残存的后枕部头皮内或者其他部位的部分毛发，通过外科手术的方式使其重新分布于头皮脱发区或身体其他毛发脱失部位，移植后的毛发将保持原来部位毛发的所有生长特性，并在新的移植区域内继续生长，而且终生存在。

## 临床病例

患者，男，28岁，因"头发渐进性脱落，影响美观8年余"来门诊就诊。现病史：患者自8年前读大学期间开始出现脱发，头发变得越来越细软，每天洗头都会有大把头发脱落，而且头皮油腻，1d下来头发就像抹了油一样搭在头皮上。曾到皮肤科就诊，予口服非那雄胺片1mg 1d1次，结合外用5%米诺地尔溶液，连续用药半年后，脱发症状有所缓解；但在停药后脱发进行性加重，毛发变细变软，伴前发际线后移，额角加深，影响美观。患者自诉自脱发加重以来，心情烦躁压抑，影响到正常社交生活。患者父亲也有脱发病史。门诊查体可见：患者眉间中点至前额中点距离约9.5cm，前发际线后移2cm，双侧额颞角后移呈"M形"发际线形态，发际线区头发细软、稀疏呈绒毛样，密度20~30Fus/cm$^2$，后枕部头发粗壮密度约70~80Fus/cm$^2$，患者头皮油脂腺分泌旺盛（图9-0-1）。

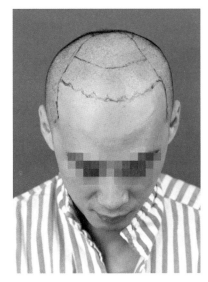

图9-0-1　男性雄激素性秃发临床表现

【问题1】　通过病历记录，该患者的诊断应该是什么？

根据患者的主诉、既往史和临床查体，应该能够确诊为"男性雄激素性秃发"。雄激素性秃发（androgenic alopecia，简称AGA）是一种雄激素依赖性的遗传性毛发脱落疾病。

思路1：临床上男性雄激素性秃发的诊断要点。

男性雄激素性秃发又称男性型秃发、弥散型秃发、遗传性秃发等，是由雄激素依赖的多基因遗传性皮肤病。本病是皮肤科常见病、多发病，也是难治性疾病之一。男女两性均可发生，以男性患者更为常见，好发于头顶及前额两侧；由于本病影响美观，常给患者带来很大的精神压力和心理负担。

---

### 知识点

#### 男性雄激素性秃发诊断要点

1. 多见于20~30岁男性患者，可有家族史，有遗传倾向者一般发病较早。脱发多从前额两侧额颞角开始，主要表现为头发密度下降变得稀疏，同时头发也变纤细，随着病情的发展，脱发逐渐向头顶延伸，从而导致前额部发际向后退缩，前额变高，呈"M"形秃发；头发亦可从顶部开始脱落，呈"O"形秃发。秃发可进一步发展，导致额部秃发区域和顶部秃发区域融合，仅枕部及两颞部保留正常的头发，呈马蹄样外观。

---

2.脱发速度和范围因人而异，一般在30岁左右发病者病情进展最快。

3.脱发处头皮油脂分泌较多，皮肤光滑油腻，可见纤细毳毛，无皮肤萎缩及瘢痕形成；身体其他部位的毛发正常生长。

4.无自觉症状或有微痒。

思路2：男性雄激素性秃发的分级。

Hamilton-Norwood将男性雄激素性秃发分为Ⅰ～Ⅶ型。

知识点

### 男性雄激素性秃发的分级

Ⅰ型为青春期正常发式。

Ⅱ型为双颞发际退缩。

Ⅲ型为额颞部明显退缩。

Ⅳ型为顶部脱发。

Ⅴ型为额颞部与顶部脱发。

Ⅵ型为脱发斑融合。

Ⅶ型为仅存一条边缘稀发，可对照下图进行脱发程度的评定（图9-0-2）

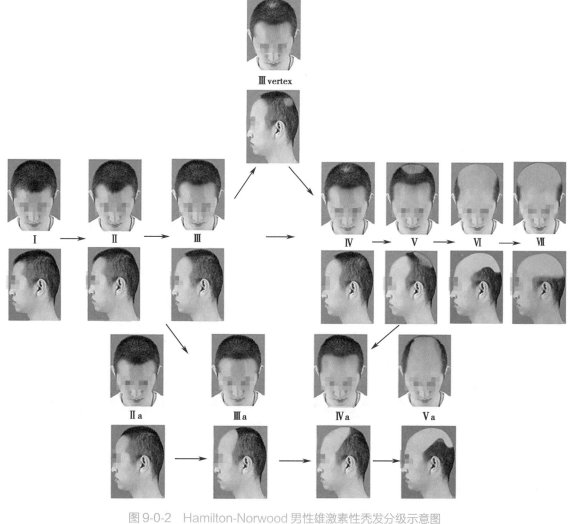

图9-0-2　Hamilton-Norwood男性雄激素性秃发分级示意图

【问题2】明确诊断后,有什么可供选择的治疗方案?

在临床工作中,针对脱发类型的不同,可单独或联合采用不同的治疗方法,治疗基本原则如下,首先考虑非手术治疗,在非手术治疗无效的情况下选择手术治疗,但同时也必须联合药物治疗。

思路1:脱发的非手术治疗。

---

知识点

### 脱发非手术治疗分类

1. 药物治疗　针对不同类型的脱发,可通过局部或/和全身用药以达到病因治疗的目的。

(1)口服非那雄胺片:非那雄胺是一种合成的5α还原酶抑制剂,可选择性地抑制5α Ⅱ型还原酶的活性。口服非那雄胺片可迅速降低头皮及血液中双氢睾酮(DHT)的浓度。每天口服1mg非那雄胺可显著增加毛发数量提高头皮覆盖率,口服非那雄胺片两年有效率在66%左右。

(2)局部外用米诺地尔溶液:大规模的临床试验证明米诺地尔可显著促进毛发生长,治疗雄激素性秃发是安全的,2%及5%的米诺地尔溶液相继被FDA批准用于治疗雄激素性秃发。

(3)脱发的中医治疗:中医治疗脱发原则,虚证以补摄为要,补可填精,摄可密精,精血得补则毛发易生;实证以清湿热、通瘀血为主,湿热除则血循其经,血瘀祛则新血生,毛发长。

(4)低能量激光治疗:目前,FDA将波长为655nm,678nm和650nm的低能量激光治疗设备批准用于雄激素性秃发的治疗,该波段范围的激光可穿透表皮层,发挥其"光生物学调节作用",进而改善毛囊周围微环境。通常用法是隔天照射1次,每次15~30min,连续使用3个月以上才可见到一定疗效,可以作为AGA治疗的辅助手段。

2. 心理治疗　对部分雄激素性秃发患者,进行必要的精神减压以辅助治疗,同时也要使患者明白,由于毛发生长有一定的周期性,暂时无效≠无效,因此要耐心地积极配合治疗。

3. 保健与护理　对于雄激素性秃发有时需要进行正确的洗发和护发;正确地进行头部按摩以促进局部血液循环;科学饮食,减少辛辣刺激性食物的摄入,多吃水果;坚持体育锻炼保持健康的生活习惯,少熬夜。

---

思路2:脱发的外科手术治疗。

在非手术治疗效果不佳的情况下,可以考虑手术治疗;对前发际线明显后退的患者,也应该尽早考虑手术治疗。

---

知识点

### 脱发手术方法分类

1. 头皮缩减术　最简单的方法就是头皮缩减术,即手术切除脱发区域,头皮切缘直接拉拢缝合。

2. 皮瓣修复术　根据脱发区形状及其面积大小,设计各种皮瓣以修复脱发区域或者头皮缺损。

3. 皮肤软组织扩张术　基于头皮的延展性,头皮经扩张器扩张后皮肤表面积增加;头皮扩张术后的毛发密度会下降,但生长良好,且分布均匀效果满意。

4. 毛发移植技术　目前上述方法已经很少用于临床;对于有充足毛发供区的患者而言,采用毛发移植技术是解决脱发问题最好的选择。

---

思路3:脱发的联合治疗。

对于非瘢痕性秃发,采用药物联合毛发移植技术进行修复可达到满意的效果。对于大面积瘢痕性秃发的患者,由于存在供区有限、受区环境较差、秃发面积较大等特点,往往需要联合皮肤软组织扩张器治疗进行修复。

## 瘢痕性秃发的联合治疗

1. 术前评估　术前需要评估患者是稳定性瘢痕性秃发还是不稳定性瘢痕性秃发,还需要考虑:供区毛发的利用率、头皮松弛度、患者的愈合特性、局部血供和术后产生继发性瘢痕的位置。

2. 皮肤软组织扩张器联合毛发移植技术操作步骤　一期:根据瘢痕性秃发的面积、位置,瘢痕周围毛发方向、密度设计扩张皮瓣,埋置2～3个扩张器,定期注水。二期:取出扩张器,切除多余瘢痕组织,缝合含毛发的推进皮瓣。从废弃皮瓣上提取毛囊单位移植至剩余脱发区域。三期:采用毛发移植技术修复继发性瘢痕或者残余瘢痕区域(图9-0-3)。

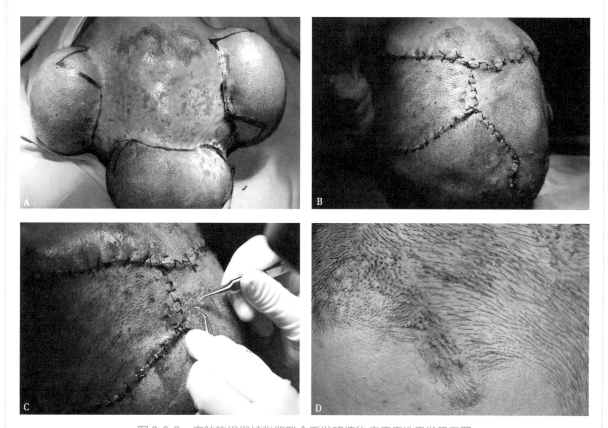

图9-0-3　皮肤软组织扩张器联合毛发移植治疗瘢痕性秃发示意图

A. 一期埋置皮肤软组织扩张器;B. 4个月后,切除瘢痕,设计皮瓣,缩小脱发区域;C、D. 废物利用:分离出切除瘢痕头皮上残余的毛发移植到点状瘢痕区域和切口缝合处。

3. 瘢痕性秃发治疗要点

(1)受区麻醉要降低肾上腺素的用量,防止肾上腺素收缩血管的作用造成局部皮肤缺血坏死,如术中出血较多,可采用压迫止血。

(2)移植体制备可以用含2～3根毛发的移植体,含足够周围组织,以防移植后成活率不高致密度降低。

(3)用FUE方法剔除受区部分瘢痕组织,腾出空间便于放置较大移植体,使移植后的移植体不至于太挤而崩出。

(4)对贴骨瘢痕不宜密度太高,防止局部缺血坏死;可考虑多次移植。

(5)在皮瓣推进转移修复瘢痕性秃发过程中,宁可遗留部分头皮瘢痕,二期进行毛发移植,也要保证皮瓣的发流方向与正常毛发基本一致,否则后期修复难度极大。

【问题3】 根据目前临床查体和检测,对患者的具体情况如何制定相应的治疗方案?

根据患者的病史,曾口服非那雄胺片及外用米诺地尔溶液,但停药后脱发病程继续发展,同时患者心理压力大迫切希望治疗,考虑采用自体毛发移植技术修复脱发。

思路1:自体毛发移植技术的原理,为什么可以维持一个长期而有效的术后效果。

现代毛发移植的理论基础由美国医生 Norman Orentreich 在 1959 年提出——"供区优势理论":从后枕部安全供区获取毛发,移植到受区,移植后的毛发仍保持其在供区的生长特性,并能在受区长期存在,受区微环境不能改变供体雄激素水平。

思路2:毛发移植的过程包括供区毛发获取、移植物的制备与保存、受区的打孔及植入几个阶段。

根据获取供区毛发的方法不同,毛发移植技术分为以下两种。

1. 毛囊单位头皮条切取技术(follicular unit transplantation FUT 技术) 用外科手术方法,从后枕部优势供区获取头皮条,进一步将头皮条分离获取含 1、2、3 根毛发的单个毛囊单位,再植入到脱发受区的技术为FUT 技术。

知识点

### FUT 技术步骤及要点

1. 供区头皮条的获取 术前根据受区需要移植面积及密度,计算需移植毛囊单位的大致数量,根据移植体数量计算所需供区头皮条的面积,并标记所需切取头皮条大小。取俯卧位,消毒后对供区进行枕大神经阻滞麻醉及皮下肿胀麻醉。刀刃平行于毛发生长方向切开头皮,深度为 1~2mm,然后用皮钩拉开两侧皮缘,暴露毛囊单位之间的间隙,自然张力分离毛囊以防止其横断,最后用刀片将头皮条从帽状腱膜浅层分离。

切下头皮条后,严格检查创面基底,清除头发碎片,采用"促进毛发生长的缝合技术"缝合。头皮条切取在毛发移植的过程中是最具有挑战性的部分,关键点在于获取最持久的毛囊单位、最小化毛囊单位的横断率、供区仅遗留难以察觉的细微瘢痕。

2. 移植体的制备与保存 在显微镜下将头皮条分成厚度为含 1~2 组毛囊单位的薄片,然后再将薄片分离成单个的毛囊单位,在整个分离过程中,所有的头皮条、头皮薄片、分离好的毛囊单位必须存放在装有 0℃生理盐水的培养皿内低温保湿(图 9-0-4)。

一个完整的毛囊单位移植体必须具备以下几点特性(图 9-0-5):

(1)在毛乳头周围有充分的真皮组织和皮下脂肪保护(毛乳头下方 1~2mm 的脂肪)。

(2)有完整的皮脂腺。

(3)没有多余的表皮,留有长出皮肤外 2~4mm 的毛发。

(4)分离好的毛囊单位呈"梨"形或"眼泪"形状。

3. 受区打孔及植入 患者仰卧位,常规消毒后,进行眶上神经阻滞麻醉、环状麻醉及受区皮下肿胀麻醉。受区打孔有 3 个关键点:①打孔工具;②打孔的方向和角度;③打孔的密度和深部。

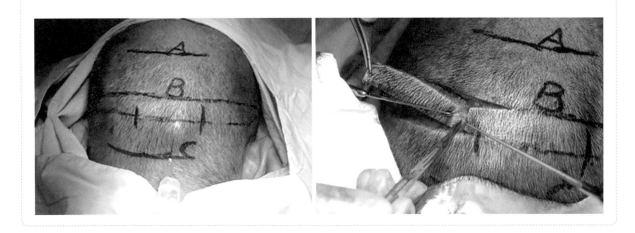

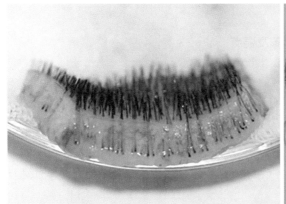
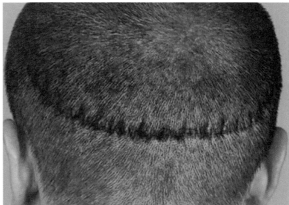
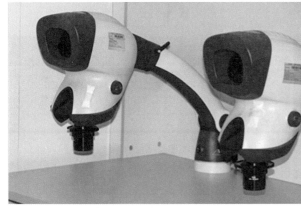
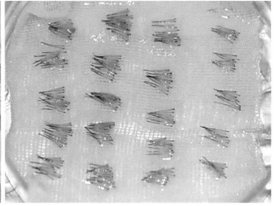

图 9-0-4　毛囊单位头皮条切取及移植体制备过程示意图（切取头皮条设计；头皮条切取过程；切取的头皮条；精密缝合后的切口；在高倍放大镜下分离毛囊单位；分离后的毛囊单位移植体）

　　无论使用什么器械来打孔，目标都是尽可能减少对皮肤的损伤。医生可以根据自己的习惯选择不同宽度的工具打孔，刀片可以定制在 0.6～1.25mm 范围的宽度。也可以选择不同型号的针头或宝石刀打孔。

　　打孔的方向及角度应根据需种植的头皮区域个性化设计，特别是本身或邻近还存在毛发的区域，应与毛发自然生长方向和角度一致。而在完全脱发区，没有头发可以指导刀刃的方向角度时，通常选择 30°，尤其在颞部等区域可选择更小的角度，可近平行于头皮。

　　对于大部分的患者，可以选择较低的打孔密度，如 30～40Fus/cm²，术后效果自然美观。而对于要求高密度植入的患者，打孔密度可以

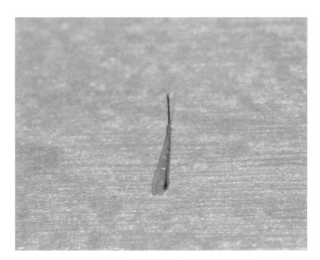

图 9-0-5　一个完整的毛囊单位移植体

高达 40～50Fus/cm²。毛囊的长度一般在 3～6mm 不等，而打孔刀刃应该比毛囊短 0.5～1.0mm，打孔深度在 4.2～4.5mm。

　　2. 毛囊单位提取技术（follicular unit extraction，FUE 技术）　用大小不同的电动或者手动的环钻打孔器，直接从供区获取单个或者多个毛囊单位而不需要切取头皮条，再植入脱发区的技术为 FUE 技术。

知识点

## FUE 技术步骤及要点

1. 术前供区保留发干 0.1~0.3cm，常规消毒。

2. 于颞侧或后枕部行神经阻滞麻醉加局部浸润肿胀麻醉。

3. 用带有动力装置的 FUE 毛囊提取机，调整手柄的提取针角度和速度，使针管与毛发生长角度一致，随后快速将针管插入头皮下 2.5~3mm 再提起，毛囊单位松动游离后再用提取专用镊取出毛囊单位。

4. 毛囊单位置于零摄氏度生理盐水保存液中保存（图 9-0-6）。对提取带组织较多的毛囊单位进行"瘦身"处理。

5. 打孔植入过程同 FUT 过程。

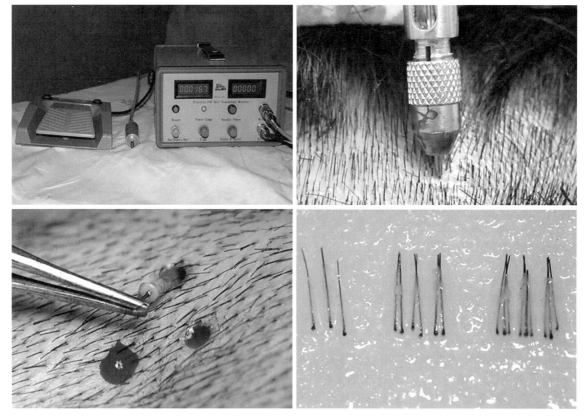

图 9-0-6 单个毛囊单位提取及移植体制备过程示意图（提取的电动设备；不同大小孔径的钻环顺毛发生长角度刺入皮肤；提取镊提取毛囊单位移植体；含有单根、双根、三根毛发的移植体保存在低温生理盐水培养皿中）

### 3. FUT 技术与 FUE 技术的优缺点

知识点

## FUT 技术优点

1. 可以获得自然的美容外观。

2. 直视下分离，毛囊单位完整性良好。

3. 可以进行大数量的毛发移植，最大一次提取量可以达到或者超过 4 000 个毛囊单位，密度达到 40Fus/cm$^2$ 或以上的高密度移植。

4. 扩展毛发移植术的范围,可以应用到瘢痕性毛发移植,眉毛移植、睫毛移植、胡子移植等其他部位的毛发移植。

## FUT 技术缺点

1. 需要技术操作熟练的团队,一般在 4～5 人,培训团队需要更长时间。
2. 需要良好的外科操作基础,包括切开、创面处理、缝合技术、对术后的管理。
3. 术后数天疼痛感较强,恢复时间较长,有一条不明显的线状瘢痕。
4. 不适合头皮太紧张力高的患者。

## FUE 技术优点

1. 避免了条索状头皮瘢痕。
2. 恢复期疼痛不明显,没有头皮条切取后的胀痛。
3. 需要的人员较少,一般有 2～3 位人员即可进行。
4. 整个操作过程创伤较小,恢复快,容易接受。
5. 适用于头皮较紧的患者或者第一次已经做了头皮条切取的患者。
6. 适于特殊部位提取,如胡须、腋毛等其他体毛。

## FUE 技术缺点

1. 根据提取钻孔直径不同,会遗留大小不等的点状瘢痕。
2. 因为在盲视下进行操作,移植体存在被横断的可能性较大。
3. 容易造成提取部位毛发稀疏,或者密度不均匀。
4. 移植体回缩,容易造成供区毛囊炎发生。
5. 提取密度过高,容易造成暂时性脱发,或者头皮麻木瘙痒感觉。

思路 3:毛发移植术后有哪些并发症,应该如何防治?

知识点

### 早期并发症和防治

1. 出血和血肿　一旦出现血肿,则要进行清除。
2. 晕厥　一旦发生晕厥,应立即平躺,给予相应的对症支持治疗。
3. 感染　术前头皮的清洁能有效地降低感染发生率。当疑有感染时,需对局部清创处理,并使用抗生素。
4. 水肿和瘀斑　可以服用消肿的药物或者小剂量激素,一般在术后 5～7d,肿胀会自行消退。
5. 移植体崩出　用小镊子将其原位回植。
6. 结痂、囊肿、毛囊炎　术后头部清洗很重要,可以有效预防前述症状的发生。小的毛囊炎类似于处理痤疮的治疗;而大的囊肿或者较深的囊肿,则需要手术治疗。此外,保持头皮的清洁、局部使用抗生素和激素药物,也有一定的疗效。

### 晚期并发症和防治

1. 疼痛、麻木、感觉迟钝或过敏　一般无须治疗,多数患者会在 3～6 个月后恢复,术中应注意切取头皮条的层次应在帽状腱膜浅层,以免层次过深伤及神经。
2. 术后继发性脱发　建议服用非那雄胺片,同时外用米诺地尔溶液以改善症状。
3. 瘢痕　为了避免缝合时张力过大,切取的头皮条宽度尽量应在 1.5cm 以内。

4. 毛发生长方向不一致 最关键的操作是手术中打孔的方向和角度,严格与原毛发生长方向和角度一致。

5. 毛发卷曲 术中注意保护移植物的球部不受损伤,打孔不宜过浅。

6. 凸起和凹陷性斑点 由于打孔深度与毛囊单位移植体长度不匹配,一旦发生,可以使用 FUE 方法单根毛发进行修复,或者使用激光脱毛方法去除后再进行移植。

思路 4:毛发移植技术除了治疗男性雄激素性秃发,还有哪些适应证?

1. 其他原因导致的脱发

(1)不同程度的女性型秃发。

(2)由于外伤、手术或者感染引起的瘢痕性秃发(图 9-0-7)。

(3)经药物治疗后观察一年以上仍无毛发生长的斑秃。

2. 各种原因导致的体毛部分或全部缺损,包括眉毛稀少或者缺损、睫毛稀少或者缺损、胡须缺损或者外形不良、阴毛稀少或者缺损(图 9-0-8,图 9-0-9)。

3. 各种原因导致的前发际线缺失,高宽前额需要降低发际线或者再造美人尖。

4. 治疗白癜风等。

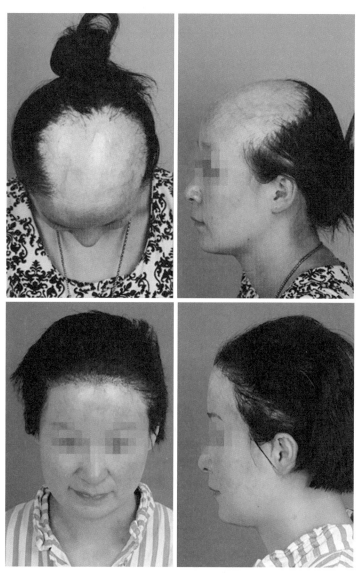

图 9-0-7 皮肤软组织扩张器联合毛发移植治疗瘢痕性秃发(上:术前;下:术后 2 年)

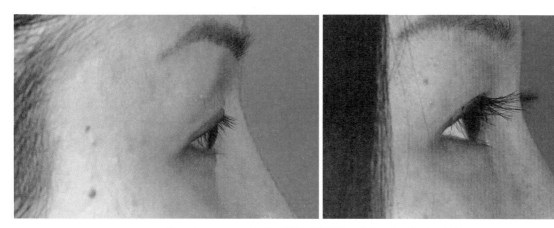

图 9-0-8　FUE 睫毛移植效果图（左：术前；右：术后 1 年）

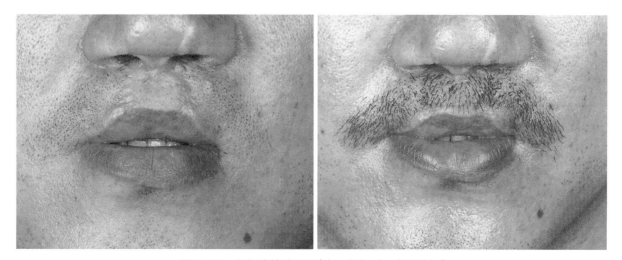

图 9-0-9　胡须移植效果图（左：术前；右：术后 2 年）

# 第十章 内镜与手术机器人

## 第一节 内镜技术在整形美容外科中的应用

### 一、内镜系统的基本设备

1. 摄像与显示系统 内镜本质上是一个摄像机，能够将身体内部影像实时地传递出来，呈现在显示器上，这样外科医生可以间接地看到体内的手术区域。内镜根据是否可以弯曲分为硬质内镜和软质内镜。前者为长直圆柱形，适用于较平坦结构相对简单的手术区域，如乳房、腹部、面部等部位。后者能够弯曲，因此适用于管道结构的手术区域，如胃肠道、器官、鼻咽部等部位。内镜的直径也有多种规格，较细的内镜提供的视野和光亮度也较小，因此适合较小的手术区域；较粗的内镜提供的视野和光亮度也较大，因此适合较大的手术区域。

2. 光源系统 内镜系统有独立的光源，其通过特殊的连接线与内镜连接，良好的照明是清晰视野的重要保证。

3. 手术器械 内镜手术根据手术部位的不同需要很多相应的器械，包括拉钩、电铲、电钩、双击电凝、剥离子、组织剪、镊子、针持等，但是都需要适应内镜下的操作进行改进。内镜拉钩通常承担多项功能，如维持光学腔、固定内镜、冲洗和负压吸引等功能。

### 二、内镜适用的适应证

1. 面部年轻化手术 通过额部、颞部发际内小切口进行内镜辅助眉上提术、中面部提升术。

2. 乳房手术 通过腋窝切口进行内镜辅助假体隆乳术。

3. 腹壁整形术 通过下腹部切口进行腹壁肌肉折叠紧缩术。

4. 组织切取术 通过小切口进行内镜辅助背阔肌肌（皮）瓣、股薄肌肌（皮）瓣切取术、动脉/静脉移植物切取术等。

5. 扩张器置入术 通过小切口进行内镜辅助皮下分离置入扩张器。

### 三、术前准备

1. 麻醉 与开放性手术类似，视手术的情况选择局麻、镇静麻醉或者全麻。

2. 手术入路 手术切口入路需要遵循以下原则：隐蔽；方便进行内镜下操作；手术入路应该避免重要解剖结构。

3. 设备器械准备 将内镜、电源、主机、显示器、电外科设备连接完毕并测试无误后，手术才可进行。

### 四、基本技术

1. 切口 切口的长度取决于内镜、拉钩、手术器械以及切除物的大小，切口部位注射含有肾上腺素的局麻药物可以减少出血。

2. 形成视腔 首先通过切口在开放方式下进行一定范围的分离，形成一个足够放置内镜、拉钩、手术器械的腔隙，然后在内镜辅助下进行进一步的分离和手术操作。

3. 内镜的植入 视腔形成后，在拉钩的牵拉下置入内镜，注意保持内镜镜头的清洁和干燥。预先使用热的生理盐水或者碘伏清洗镜头有助于防雾。通常使用的内镜镜头是具有一定倾斜角度的，因此可以通过旋转内镜镜头的斜面方向来调整视野的方向,达到最佳的效果。

4. 组织分离 组织分离能够获得更大的视腔,也是手术的一个必要步骤。根据不同的手术要求可以使用组织剪、剥离子进行分离,也可以使用电刀进行分离。前者比较适合范围相对较小的面部年轻化手术,后者适合范围相对较大的乳房、腹部手术。

5. 止血 内镜手术的最关键原则是保持手术视野的清晰,因此手术操作保持在正确的层次,并进行有效的止血至关重要。术者应对手术区域的解剖结构非常清楚,对可能出现的血管提前做出预判进行止血,然后切断血管,这样能够保持清晰的术野。通常使用双极电凝或者单极电刀的电凝模式进行止血。如果血块已经影响到了术野的清晰度和术者对解剖结构的识别,应当使用生理盐水对术野进行冲洗,恢复术野的应有外观。

6. 排烟与散热 电外科设备的使用会形成大量高温烟雾,影响视野的清晰,特别是内镜镜头变得模糊。通常会通过拉钩自带的管道或者单独的管路连接负压吸除烟雾并达到散热的效果。

7. 缝合 需要使用特殊的内镜针持进行缝合,并使用特殊的打结器进行打结。

8. 手术完成 与开放手术类似,手术结束前对术区进行彻底检查、止血,必要时留置引流管,缝合切口,进行包扎。

## 第二节 机器人辅助手术在整形美容外科中的应用

机器人辅助手术(robotic surgery,RS)是指外科医生通过控制手术机器人进行的外科手术。手术机器人脱胎于美国国防部高级计划研究局在 20 世纪 90 年代开始进行研究的远程手术机器人项目,该项目致力于可以让医生在后方通过远程的方式对战场上的士兵进行救助。手术机器人发展至今得到了不断的完善,目前以美国 Intuitive Surgical 公司研发的达·芬奇手术机器人最为具有代表性,其设计中集中了图像导航、遥控操作、机器人定位等多项顶尖技术,为更精准的外科手术提供了全新且高效的手术平台,明显跳脱了传统腔镜手术的局限性,更加适合在狭小深在的空间进行精准解剖、缝合及显微吻合等操作。

达·芬奇手术机器人由三部分组成:医生操作台、床旁机械臂系统及成像系统。其中摄像系统和手术器械均为移动平台,手术者可不直接与患者接触,而是通过视觉系统和动作定位系统操作机械臂来对患者进行手术。达·芬奇手术机器人拥有以下优点:①小巧精准,适合在非常小的区域内进行手术操作;②具备三维手术视野,可以放大视野 6～10 倍;③机械臂可以随时进行更换,并且可以固定手术视野;④全方位活动机械臂,可以同时进行两侧机械臂的多角度活动,操作角度更为精细;⑤识别并过滤手抖信号,使得手术操作更加稳定;⑥节约人员,仅需一名助手辅助。

目前以达·芬奇手术机器人为代表的机器人辅助手术在外科领域进行了广泛的尝试,其中在普外科、泌尿外科、妇科、五官科、小儿外科、心血管外科等领域均取得了显著的成果。相较于传统开放手术或腔镜手术,机器人辅助手术在减少手术损伤、控制失血、缩短住院周期及控制术后感染等方面展现出明显的优势,并且允许医生更精准地进行手术解剖,同时相较于人手能够更稳定地进行血管的缝合。而在整形外科领域,手术机器人已经用于帮助整形外科医生进行经口咽腔修复重建、显微血管的吻合、隐蔽及深部组织瓣的切取以及乳腺癌的改良根治术和重建手术中,更多的应用方式及场景正在进一步的探索中。

手术机器人作为一种新型手术工具,被认为是 21 世纪手术领域的一项重大突破,其微创及精确的优势远远超出了传统手术技术。虽然目前手术机器人价格仍然昂贵、耗材费用较高,并且存在一定医疗政策上的局限性,但伴随着包括三维技术、3D 打印技术、虚拟现实/混合现实技术及手术导航技术等数字医学技术的更进一步的进展,手术机器人系统将更为成熟,将带领着外科医疗进入一个崭新的时代,为医疗事业带来更多的便利。

# 第三篇
# 临床常见疾病

# 第十一章 创面治疗

## 第一节 概 述

### 一、概论

表皮层完整性的破坏引起皮肤创面（wound）。任何伴有解剖完整性破坏和功能丧失的组织损伤都可以称为创面。创面愈合（Wound healing）主要是指皮肤入组织创面的愈合。创面愈合在表皮层受伤后立即开始，可能需要数年时间。这一动态过程包括高度组织化的细胞、体液和分子机制。创面愈合有 3 个重叠的阶段，即炎症、增殖和重塑。其中任何一个阶段的中断都会导致创面愈合异常。创面愈合可分为一期愈合（primary healing）和二期愈合（secondary healing）。非感染、近似伤口的简单愈合被定义为一期愈合。外科创伤是一期愈合的最好例子。如果伤口愈合过程因感染、开裂、缺氧或免疫功能紊乱而中断，则会进入二期愈合阶段。在二期愈合过程中，肉芽组织形成以及在新组织上的上皮化发生。这些类型的伤口更容易感染和愈合不良。

在创面愈合过程中，需要多种细胞、生长因子和细胞因子的完美相互作用才能完全封闭皮肤创面。血小板、中性粒细胞、巨噬细胞、单核细胞、成纤维细胞、角蛋白细胞、内皮细胞和 T 淋巴细胞出现在创面区域，并在伤口愈合过程中发挥关键作用。

### 二、创面愈合的过程

#### （一）凝血

机体为防止出血，在损伤后凝血（hemostasis）事件立即发生：血管收缩，血小板在损伤部位发生活化、黏附和聚集。当血小板暴露于血管外胶原（如 I 型胶原）时被激活，通过特定的整合素受体（介导细胞与细胞外基质相互作用的细胞表面受体）检测到与胶原接触，血小板释放出可溶性介质（生长因子和 cAMP）和黏附糖蛋白，这表明它们变得黏着和聚集。血小板 α 颗粒释放的关键糖蛋白包括纤维蛋白原、纤维连接蛋白、血小板反应蛋白和血管性血友病因子。随着血小板聚集的进行，凝血因子被释放，导致损伤部位的纤维蛋白凝块沉积。纤维蛋白凝块作为临时基质（provisional matrix）。聚集的血小板被包绕在纤维蛋白网中形成凝块的体积，其外膜形成的表面为结合、活化和加速凝血级联的非活性凝血酶蛋白酶提供结合的平台。

生长因子也从血小板 α 颗粒释放，包括血小板衍生生长因子（PDGF）、转化生长因子 β（TGF-β）、转化生长因子 αTGF-α、碱性成纤维细胞生长因子（bFGF）、胰岛素样生长因子 -1（IGF-1）和血管内皮生长因子（VEGF）。然后，中性粒细胞和单核细胞被 PDGF 和 TGF-β 从血管系统中招募，以启动炎症反应。由补体、C5a 和细菌产物 f-Met-Leu-Phe 产生的分解片段也为中性粒细胞募集到损伤部位提供了额外的趋化信号。同时，内皮细胞被 VEGF、TGF-α 和 bFGF 激活，以启动血管生成。成纤维细胞随后被 PDGF 激活和招募，迁移到伤口部位，开始产生胶原蛋白和糖胺聚糖，这是细胞外基质中促进细胞迁移和与基质支持框架相互作用的蛋白质。因此，愈合过程开始于凝血、损伤部位的血小板沉积、可溶性介质和生长因子与细胞外基质的相互作用，从而为随后的愈合事件奠定基础。

#### （二）炎症

创面愈合的下一阶段发生在受伤后的第一个 24h 内，在正常伤口中可持续 2 周，在慢性难愈合创面中的持续时间更长。肥大细胞释放含有酶、组胺和其他活性胺的颗粒，引起伤口周围的炎症（inflammation）、红肿、发热、肿胀和疼痛等特征性体征。中性粒细胞、单核细胞和巨噬细胞是炎症期的关键细胞。它们清除创面的感染和碎片,释放可溶性介质,如促炎细胞因子(包括 IL-1、IL-6、IL-8 和 TNF-α)和生长因子(如 PDGF、TGF-β、TGF-α、IGF-1 和 FGF),这些因子参与成纤维细胞和上皮细胞的募集和活化,为愈合的下一阶段做准备。

除了生长因子和细胞因子外,第三个重要的调节蛋白组是趋化细胞因子(chemokines)家族。趋化因子之间的结构和功能相似性在最初没有被认识到,所以其家族命名方式较多,包括:基于其生物学功能的首字母缩略词组成的特殊的命名法(例如单核细胞趋化蛋白 -1(MCP-1)、巨噬细胞炎性蛋白 -1、MIP-1)、或基于其分离来源命名法(血小板因子 -4,PF-4)或基于其生化特性命名法(干扰素诱导蛋白 10kd a(IP-10)或激活后,调节正常 T 细胞表达和分泌,RANTES)。随着它们的生化特性的确立,根据位于 N- 末端附近的半胱氨酸残基模式,大约 40 种趋化因子可以分为四大类。最近的发展趋势是,重新建立一个基于这四个主要类型的更有组织的命名系统。一般来说,趋化因子有两个主要功能:在正常健康个体和发育过程中调节白细胞群的运输;在炎症过程中指导中性粒细胞、淋巴细胞、巨噬菌体、嗜酸性粒细胞和嗜碱性粒细胞的招募和激活。

1. 中性粒细胞(neutrophils)  中性粒细胞是第一个对血小板释放的可溶性介质和凝血级联做出反应的炎症细胞。它们通过吞噬和杀灭细菌、清除异物和失活组织来作为抵御感染的第一道防线。在炎症细胞外渗到伤口的过程中,黏附分子[选择素、细胞黏附分子(cams)和钙黏蛋白]与受体(整合素)之间发生了重要的相互作用,这些与循环白细胞和血管内皮细胞的质膜有关。最初,白细胞通过它们的选择素分子微弱地黏附在内皮细胞壁上,导致它们减速并开始在内皮细胞表面滚动。滚动时,白细胞可被趋化因子(细胞因子、生长因子或细菌产物)激活。激活后,通过在激活的内皮细胞上表达的整合素受体和配体(如 VCAM 和 ICAM)之间结合的结果,白细胞牢固地黏附在内皮细胞上。出现在小静脉管腔外的化学趋化信号诱导白细胞在小静脉内皮细胞之间挤压,并利用其整合素受体迁移到受伤组织,识别并结合细胞外基质组分。

炎症细胞释放弹性蛋白酶和胶原酶,帮助它们通过内皮细胞基底膜迁移到创面位置的细胞外基质(ECM)。中性粒细胞也产生和释放炎症介质,如 TNF-α 和 IL-1,进一步招募和激活成纤维细胞和上皮细胞。中性粒细胞迁移到伤口后,产生氧自由基,杀死吞噬的细菌;释放出高水平的蛋白酶(中性粒细胞弹性蛋白酶和中性粒细胞胶原酶),分解损伤的细胞外基质成分。中性粒细胞通常在 2~3d 后通过凋亡过程在伤口中消失,并被组织中的单核细胞取代。创面中持续存在的细菌可能通过继续招募中性粒细胞及其释放的蛋白酶、细胞因子和活性氧(ROS)增强炎症反应而导致慢性病。

2. 巨噬细胞(macrophages)  活化的巨噬细胞在调节愈合过程中起着关键作用,没有巨噬细胞,愈合过程不能正常进行。巨噬细胞开始作为循环单核细胞,在损伤后约 24h 开始被吸引到伤口部位。巨噬细胞通过与中性粒细胞相同的机制渗出。在对趋化因子、细胞因子、生长因子以及由蛋白水解酶降解胶原和纤维连接蛋白产生的细胞外基质组分的可溶性碎片作出反应时,巨噬细胞被刺激分化为活化的组织中的巨噬细胞。类似于中性粒细胞,组织中的巨噬细胞在愈合过程中具有双重作用。他们在伤口区域巡逻,吞食和杀死细菌,并通过分泌的基质金属蛋白酶(MMPs)和弹性蛋白酶的作用清除失活组织。与中性粒细胞的不同在于,巨噬细胞通过分泌蛋白酶抑制剂来更严密地调节伤口组织的蛋白水解酶破坏。与其吞噬功能一样重要,巨噬细胞也介导了从愈合的炎症阶段到增殖阶段的转换。释放多种生长因子和细胞因子,包括 PDGF、TGF-β、TGF-α、FGF、IGF-1、TNFα、IL-1 和 IL-6。其中一些可溶介质招募并激活成纤维细胞后,合成、沉积和排列重组新的组织基质;而另一些则促进血管生成。中性粒细胞的缺乏和伤口中巨噬细胞数量的减少表明炎症期接近结束,增殖期即将开始。

(三)增殖期

增殖期(proliferative phase)的里程碑包括用胶原纤维、蛋白聚糖和纤维连接蛋白的新基质替换临时纤维蛋白基质,以恢复组织的结构和功能。另一个重要的愈合事件是血管生成,新的毛细血管的生长,以取代先前受损的血管和恢复循环。在这个愈合阶段的其他重要事件是肉芽组织的形成和上皮化。成纤维细胞是愈合过程中增殖期的关键细胞。

1. 成纤维细胞迁移(fibroblast migration)  成纤维细胞迁移到伤口中,以响应最初由血小板释放的,随后由巨噬细胞释放的多个可溶介质。成纤维细胞在细胞外基质中的迁移依赖于对基质特定成分的精确识别和相互作用。正常真皮中的成纤维细胞通常是静止的和分布稀疏的,而在伤口部位的临时基质和肉芽组织中,它们相当活跃。而且数量较大。它们在伤口部位的迁移和积累要求它们改变形态,产生和分泌蛋白酶,为它们从 ECM 进入伤口部位扫清道路。

成纤维细胞首先通过其整合素受体与基质成分（如纤维连接蛋白、玻连蛋白和纤维蛋白）结合后开始运动。整合素受体附着于特定的氨基酸序列（如 R-G-D 或精氨酸 - 甘氨酸 - 天冬氨酸）或结合这些基质成分中的结合位点。当成纤维细胞的一端与基质成分结合时，细胞质延伸投射，细胞找到另一个结合位点。当找到下一个位点时，通过局部蛋白酶活性原始位点被释放，利用肌动蛋白纤维的细胞骨架网络细胞被向前拉拽和迁移。

成纤维细胞的运动方向由趋化生长因子、细胞因子和趋化因子的浓度梯度以及细胞外基质和临时基质中的纤维排列决定。通过局部分泌蛋白水解酶，成纤维细胞沿着这些纤维迁移促进其在基质中向前运动，而不是穿过它们。成纤维细胞分泌的酶包括三种类型的基质金属蛋白酶、胶原酶（MMP-1）及降解明胶底物的明胶酶（MMP-2 和 MMP-9）和基质溶素（MMP-3）。

2. 胶原蛋白（collagen）和细胞外基质（extracellular matrix）的产生 胶原、蛋白聚糖和其他组成肉芽组织的成分主要由成纤维细胞合成和沉积。PDGF 和 TGF-β 是调节成纤维细胞活性的两种最重要的生长因子。PDGF 主要来源于血小板和巨噬细胞，刺激众多成纤维细胞功能，包括增殖、趋化和表达胶原酶。血小板和巨噬细胞分泌的 TGF-β 是调节细胞外基质沉积的主要控制信号。通过对胶原、蛋白聚糖和纤维连接蛋白基因转录的刺激，TGF-β 增加了基质蛋白的总产量。同时，TGF-β 下调了引起基质降解的蛋白酶的分泌，也刺激合成金属蛋白酶组织抑制剂（TIMP），进一步抑制了基质的分解。最近的数据表明，结缔组织生长因子（CTGF）介导 TGF-β 合成细胞外基质的效应。

一旦成纤维细胞迁移到基质中，它们会再次改变形态，定居下来并开始增殖，合成包括胶原、弹性蛋白和蛋白聚糖在内的肉芽组织成分。成纤维细胞附着在临时纤维蛋白基质束，开始产生胶原蛋白。迄今为止，至少已鉴定出 20 种不同类型的胶原蛋白。Ⅲ型胶原最初与其他细胞外基质蛋白和蛋白聚糖一起高水平合成。在对胶原 mRNA 进行转录和加工后，它附着在内质网的多核糖体上，在内质网产生新的胶原链。在这个过程中，有一个重要的步骤涉及脯氨酸和赖氨酸残基的羟基化。三条蛋白链结合并开始形成纤维胶原分子特有的三螺旋结构，新生链通过糖基化过程进一步修饰。胶原中的羟脯氨酸在稳定胶原分子的三螺旋构象中起着重要作用。完全羟基化的胶原蛋白具有较高的溶解温度。当羟脯氨酸水平较低时，例如在维生素 C 缺乏的情况下（维生素 C 缺乏症），胶原三螺旋结构发生改变，在较低的温度下更快地变性（放松）。为了确保最佳的创面愈合，在临床创面治疗中，应该确保患者从饮食中摄入充足的蛋白质和维生素 C，以获得良好的营养支持。

前胶原分子被分泌到细胞外空间后，通过蛋白质水解分解 N- 和 C- 端的短的非螺旋段进行进一步加工。然后，胶原蛋白分子在头对尾和并排排列中自发结合，形成胶原纤维，并结合成更大的束，形成胶原纤维；在细胞外空间，经赖氨酰氧化酶作用于胶原分子，形成稳定的共价交联。随着胶原蛋白的成熟和老化，越来越多的分子内和分子间交联被放置在分子中。这一重要的交联步骤使胶原蛋白具有强度和稳定性，而且胶原蛋白越老，形成的交联就越多。

每重量基础上的真皮胶原接近钢的拉伸强度。在正常组织中，它是一种强分子，具有高度的组织性。相比之下，形成瘢痕组织的胶原纤维要小得多，而且外观排列散乱。瘢痕组织总是较弱，在周围的正常组织发生破裂之前就会破裂。

3. 血管生成（angiogensis） 为了维持组织活力，损伤的血管系统必须被替换。微环境的局部因素［包括低氧张力、低酸碱度（pH）和高乳酸水平］刺激血管生成的过程。此外，某些可溶性介质是内皮细胞的潜在血管生成信号。其中许多由表皮细胞、成纤维细胞、血管内皮细胞和巨噬细胞产生，包括 bFGF、TGF-β 和血管内皮生长因子（VEGF）。现已认识到，组织中的氧水平通过与调节血管生成和抗血管生成基因转录的氧传感蛋白相互作用直接调节血管生成。例如，缺氧诱导因子（HIF）与氧结合，通过低氧激活可与氧结合的转录因子缺氧诱导因子（HIF）直接增加了毛细血管内皮细胞合成血管内皮生长因子。HIF 与特定的 DNA 序列结合并刺激特定基因的转录，例如促进血管生成的 VEGF。当毛细血管内皮细胞周围的氧水平下降时，细胞内 HIF 的水平增加。当创面组织中的氧含量增加时，氧与 HIF 结合，导致细胞中 HIF 分子的破坏和血管生成因子的合成减少。血管生成的调节包括刺激因子如血管内皮生长因子和抗血管生成因子如血管抑素、内皮抑素、血小板反应素和色素上皮衍生因子（PEDF）。

血管生成因子的结合导致邻近去血管化部位的毛细血管内皮细胞开始迁移到基质中，然后增殖形成芽。

这些细胞再次迁移到基质中需要局部分泌蛋白水解酶,特别是 MMPs。当芽尖从内皮细胞延伸并遇到另一个芽时,它们会形成一个裂口,随后形成伸长血管的管腔,并完成一个新的血管袢。这个过程一直持续到毛细血管系统得到充分修复,组织氧合和代谢需要得到满足。正是这些新的毛细血管使肉芽组织具有特征性的凹凸或颗粒状外观。

4. 肉芽组织(granulation) 肉芽组织是正常真皮的一种过渡替代物,最终在愈合的重塑阶段形成瘢痕。它具有不同于未受损的真皮组织的特点是:格外致密的血管和毛细血管网,成纤维细胞和巨噬细胞的细胞密度升高,和随机排列的胶原纤维。与正常真皮相比,它的代谢率也较高,这反映了细胞迁移、分裂和蛋白质合成所需的活性。

5. 上皮化(epithelialization) 上皮化是指在伤口边缘的,或残留的皮肤附属物(如毛囊和皮脂腺)的上皮细胞失去接触抑制,并通过包覆过程开始迁移到伤口区域的过程。随着迁移的进行,基底层的细胞开始增殖以提供额外的上皮细胞。

上皮化是一个多步骤的过程,涉及上皮细胞的解离和内部结构、迁移、增殖和分化的改变。完整的成熟表皮由 5 层不同的上皮细胞组成,从最接近真皮的立方形基底角质形成细胞向上到最上层扁平的、六边形、坚硬的角质形成细胞。只有基底上皮细胞才能增殖。这些基底细胞通常通过称为桥粒(desmosomes)的细胞间连接物与相邻细胞相连,通过半桥粒(hemi-desmosomes)与基底膜相连。在愈合过程中当表皮生长因子(EGF)、角质细胞生长因子(KGF)和 TGF-α 等生长因子释放时,它们与上皮细胞上的受体结合,刺激迁移和增殖。生长因子的结合使桥粒和半桥粒溶解,细胞从连接中解离以便准备迁移。整合素受体随后被表达,通常外形立方形的基底上皮细胞变平,并开始在新沉积的肉芽组织上以单层形式迁移,随后沿着胶原纤维迁移。邻近创缘的基底上皮细胞增殖为前进的单层细胞群提供新的细胞支持(积极迁移的细胞不能增殖)。单层前缘的上皮细胞产生并分泌蛋白水解酶(MMP),使细胞穿透结痂、表面坏死或焦痂。迁移持续进行直到上皮细胞与其他前进的细胞接触融合成片。一旦接触,整个上皮单层进入增殖模式,表皮的复层重新建立并开始成熟以恢复屏障功能。TGF-β 是一种能加速表皮层成熟(分化和角质化)的生长因子。细胞间桥粒和半桥粒附着在新形成的基底膜上也被重建。上皮化是愈合的临床特征,但并非最终事件——肉芽组织的重塑尚未发生。

### (四)重塑(remodelling)

重塑是愈合过程的最后阶段,肉芽组织成熟为瘢痕,组织拉伸强度增加。肉芽组织的成熟还包括通过汇聚到更大的血管中以减少毛细血管的数量,减少糖胺聚糖和与糖胺聚糖和蛋白聚糖相关的水的数量。肉芽组织中的细胞密度和细胞代谢活性在瘢痕成熟过程中降低。胶原蛋白的类型、数量和组织排列也发生了变化,从而增强了拉伸强度。最初,合成Ⅲ型胶原的水平较高,但随后被Ⅰ型胶原(皮肤中主要的纤维胶原)所取代。新上皮化伤口的抗张强度仅为正常组织的 25%。愈合或修复的组织没有像未受伤的正常组织那样强壮。组织的抗张强度主要是通过胶原纤维的排列重组来增强,胶原纤维是在肉芽过程中随机沉积的,并且通过成纤维细胞分泌到 ECM 中的赖氨酰氧化酶增加了胶原分子的共价交联。在数月或更长的时间内,修复组织中胶原排列的变化将缓慢地增加拉伸强度最大到正常组织的 80% 左右。

细胞外基质蛋白的重塑是通过在愈合过程中不同时间点创基细胞产生的几种不同种类的蛋白水解酶的作用而发生的。其中两个最重要的家族是基质金属蛋白酶(MMP)和丝氨酸蛋白酶。伤口愈合所需的特异性 MMP 蛋白酶包括胶原酶(降解完整的纤维胶原分子)、明胶酶(降解受损的纤维胶原分子)和基质溶蛋白(非常有效地降解蛋白聚糖)。一个重要的丝氨酸蛋白酶是中性粒细胞弹性蛋白酶,它可以降解几乎所有类型的蛋白质分子。在正常情况下,蛋白水解酶的破坏作用受到特定的酶抑制剂的严格调节,这些酶抑制剂也由创基的细胞产生。基质金属蛋白酶的特异性抑制剂是金属蛋白酶组织抑制剂(TIMPs),丝氨酸蛋白酶的特异性抑制剂是 $\alpha_1$- 蛋白酶抑制剂($\alpha_1$-PI)和 $\alpha_2$ 巨球蛋白。

### 三、导致慢性创面形成的病因

#### (一)营养不良导致伤口不愈合

营养状况的好坏将直接或间接地影响伤口的愈合。例如蛋白质缺乏可减慢新生血管形成、成纤维细胞增殖和胶原合成;同时影响细胞吞噬功能,降低免疫力,组织修复比较缓慢,伤口不易愈合。尤其是含硫氨基酸缺乏时,常导致组织细胞再生不良或者缓慢,肉芽组织形成受阻。维生素 C 是中性粒细胞产生过氧化物杀灭细菌所必需的，亦有利于巨噬细胞吞噬和游走，可促进细胞间质及胶原纤维和黏多糖，提高伤口强度，且人体内维生素 C 储存较少容易造成缺乏从而降低机体抗休克、抗感染能力，影响糖和蛋白质的代谢，还可造成毛细血管脆性增加，发生出血倾向。B 族维生素促进新陈代谢，促进胶原肽链交联，增强创面强度。维生素 A 通过溶酶体膜作用提高炎症反应，可促进创面单核—吞噬细胞及淋巴细胞等炎症细胞聚集，并调节胶原酶活性，有助于胶原合成、上皮再生及血管形成。微量元素锌是人体必不可少的微量元素，特别是作为 DNA 聚合酶和 RNA 聚合酶的辅酶成分，与细胞分裂和蛋白质合成都有密切关系。锌不足时创伤后机体成纤维细胞增生数减少，胶原合成量降低，蛋白质代谢不良。

（二）某些全身性疾病会导致伤口不愈合。

糖尿病患者表皮中负责免疫应答的朗格汉斯细胞功能受损，容易形成伤口；其他吞噬细胞功能障碍，致使患者罹患感染性疾病或伤口感染率增加；同时，由于糖尿病患者也易于并发周围神经病和血管性疾病，导致血液供应障碍；糖尿病患者的高血糖使巨噬细胞功能受损，创面炎症反应弱，直接导致了成纤维细胞生长和胶原蛋白合成减少。因此，糖尿病患者容易出现伤口，而且伤口难以愈合。尿毒症患者伤口不易愈合，其主要机制可能在于全身性营养不良、伤口低血容量和伤口供氧量不足。高脂血症使伤口中成纤维细胞合成胶原功能有所降低。其原因可能是：纤维细胞胞质中的脂滴占据一定空间，且不能直接利用，影响了内质网正常功能；吞噬细胞吞噬了脂质转变成泡沫细胞，其分泌促成纤维细胞生长因子的功能减退，间接影响了胶原合成。其他的贫血、恶性肿瘤、类风湿性关节炎、自身免疫性疾病、肝衰竭以及肾功能不全等都是影响伤口愈合的因素。贫血是因为血液携氧能力下降，导致周围组织缺氧而影响伤口的愈合。恶性肿瘤伤口难以愈合的原因有：肿瘤组织的快速生长、坏死组织易于感染、营养平衡破坏（负氮平衡）以及治疗时药物（化疗及放疗）的影响。

（三）细菌性负荷与创面感染

伤口感染是伤口愈合过程最严重的干扰因素，主要表现在毁坏残存的上皮组织而延迟愈合时间，当发生脓毒症时上皮生长可停止。所谓"脓毒症"是指由侵入伤口的不同微生物增殖并产生有害的毒性物质，严重者可引起全身中毒反应而危及生命。炎症反应是伤口愈合的基础，但过度的炎症反应却会引致局部组织细胞的坏死，而坏死的组织是阻碍伤口愈合的因素，而且如果不及时控制可能还会导致全身性感染，这样更加重伤口愈合的难度，甚至有生命危险，如糖尿病足溃疡、压疮等慢性创面，其创面易于为细菌菌落定居、繁殖，有时尚可为真菌或其他微生物，这可能由于创面长期暴露在外、易于污染之故，另外其他因素如较差的血供、缺氧也有利于细菌的定居。无论感染的微生物为何种类型，只要组织中微生物的数目到达或超过 $10^5/g$，即可使创面的愈合受损。伤口感染导致的异常，主要是胶原代谢紊乱，感染区中性粒细胞吞噬细菌后，释放的蛋白酶和氧自由基可破坏组织，使胶原溶解超过沉积，引起伤口延迟愈合。感染存在时，细菌和炎症细胞增加了氧和其他养料消耗，成纤维细胞代谢受损，而且感染后渗出物很多，加大了伤口局部张力，致使伤口裂开。

（四）局部血流量下降和组织缺氧导致伤口不愈合

良好的血供能为伤口愈合提供氧及养料，是创面成功愈合的基础。创面组织缺血缺氧导致组织细胞再生时所需的营养供给不足，从而阻碍伤口愈合进程，是慢性创面形成初期的主要原因之一。创面血供受创面解剖位置、切口部位、继发于压迫的缺血和本身疾病，特别是动脉粥样硬化以及缝线张力的影响。研究表明，糖尿病慢性创面受损的愈合能力与皮肤表面较低的氧张力相关。

（五）伤口内直接使用抗生素导致伤口不愈合

伤口内使用抗生素的现象在临床屡见不鲜。实际上，抗生素局部应用易产生耐药菌株，而且抗生素在伤口表面浓度最高，在伤口深部浓度渐低，达不到抗菌效果，反而易产生耐药性。抗生素局部应用的另一严重问题是引起接触过敏反应。有些抗生素的应用会有损于伤口细胞增殖和上皮形成，杀死有益于愈合的巨噬细胞（在伤口愈合过程中相当于总司令的作用），所以，一般都是不提倡局部应用抗生素，特别是注射用抗生素更应禁止局部应用。

（六）滥用消毒剂消毒未感染的伤口导致不愈合

感染与坏死是伤口愈合的最大敌人，然而，对于未感染的伤口，如果不恰当地过分消毒，会导致消毒剂杀死了有益于愈合的细胞，使组织处于无生机的状态。例如碘酊和其他消毒剂能破坏对伤口愈合至关重要的成纤维细胞，但迄今为止临床上用碘剂、防腐剂优锁尔（复方含氯石灰溶液）及氯己定溶液处理伤口仍然常见。也有提出禁止在溃疡创面上用清洁剂和消毒剂如碘酊、碘伏、次氯酸钠液、过氧化氢等，因为这些物质对创面均有细胞毒性作用。

### （七）伤口的温度和湿度不当也能导致伤口不愈合

近年来产生一种全新的愈合理论以及新的伤口护理敷料 - 湿性愈合理论和闭合性敷料。同样，有研究证实保持伤口局部温度接近或者恒定在正常的 37℃时，细胞的有丝分裂速度增加，且酶的活性处于最佳状态。传统伤口护理是频繁更换敷料和用冷溶液冲洗伤口，这样常常造成伤口局部温度比正常体温低 2～5℃，从而阻碍伤口的愈合过程。当前临床不少医护人员仍然采用暴露伤口，用灯烘烤使其干燥的方法，其结果是不但延长了伤口愈合的时间，而且增加了每次更换敷料时揭敷料造成的损伤和疼痛。

### （八）患者心理状态也是伤口不愈合的一种原因

长期压抑、紧张、焦虑等社会因素，通过对神经内分泌系统致机体免疫功能受损，从而间接地影响伤口的愈合。强烈的心理反应和负性心理可导致儿茶酚胺释放，微血管收缩，伤口局部血氧供应减少；同时，肾上腺素、肾上腺皮质激素、生长激素水平升高，可刺激糖原异生，对抗胰岛素作用，从而使血糖升高，并破坏白细胞功能而影响伤口愈合。

### （九）某些药物会引起伤口不易愈合

外源性肾上腺皮质激素妨碍伤口愈合，主要是激素能稳定细胞溶酶体膜，阻止蛋白水解及其他促炎症反应物质释放，抑制了伤口早期的炎症反应。这种作用以损伤后 3d 内给药尤为显著。大剂量类固醇还会阻止成纤维细胞的分裂与增殖，影响伤口的愈合。非特异性消炎药物如阿司匹林、吲哚美辛等，因能阻断前列腺素的合成而抑制伤口愈合过程的炎症反应而使其伤口愈合缓慢。细胞毒性药物能抑制骨髓中细胞的分裂增殖，使炎性细胞和血小板数量降低，相关生长因子不足，从而对伤口愈合产生严重的影响。免疫抑制剂一方面降低白细胞的活性，使伤口的清创过程受阻，另一方面，免疫抑制剂会增加感染的机会，从而干扰伤口愈合的过程。

### （十）放射治疗或化疗会引起伤口不易愈合

离子射线不仅对恶性肿瘤细胞具有杀伤力，同样对正常组织细胞也具有强大的破坏性，同时，放疗所带来的副作用如恶心、呕吐以及消化道功能障碍（腹泻）会引起营养吸收障碍，从而影响伤口的愈合过程。

### （十一）伤口条件与伤口愈合速度关系十分紧密

伤口条件包括致伤原因、创面损伤程度、受损范围、创缘情况、伤口基底情况、分泌物、坏死组织情况、伤口的位置、伤口持续存在的时间等，均与伤口愈合之间有密切的相关关系。本身不同伤口条件愈合速度就会不同。如果伤口条件本身处于难愈合的状态，就需要在护理上更加加强，否则就可能导致伤口不愈合。例如创缘光滑规则的伤口容易愈合，不规则或凹凸不平的创缘则不容易愈合。伤口基底不洁净，有坏死组织或痂壳或腐烂组织附着时，毛细血管无法再生和增生，也就无法生成肉芽组织，因此伤口容易不愈合。伤口基底如果有异物或污物，例如手术后缝合线不吸收，也会阻碍肉芽组织的形成而使伤口不愈合。

### （十二）伤口处置护理方法不当会导致伤口不愈合

急性伤口的愈合是生理性再生，而慢性伤口的愈合是病理性再生，本身处理方法就是有区别的，应认真区分急性伤口与慢性伤口，针对性采用不同伤口的清创技术和伤口处置方法。所以，了解伤口愈合的病理生理、熟悉各种因素对愈合过程的影响，对不同类型伤口选择最合理的治疗方案至关重要。

## 四、难愈合慢性创面的治疗

### （一）伤口敷料交换（换药）治疗

使用各种类型的创面，但是单纯的换药治疗促进伤口愈合仅适用于面积在 3～4cm² 大小以下的创面，可通过单纯的伤口敷料交换（换药）治疗达到逐渐愈合的目的。

为改善创面愈合和帮助去除生物膜，适当和有效的伤口清洁是创面准备必需的一个重要过程。伤口清洁对于创基准备工作至关重要，有助于促进伤口愈合。表面活性剂在伤口护理中的应用代表了是续性清洁连的一个重要领域。然而，目前还缺乏对表面活性剂在伤口清洁、生物膜预防和控制以及增强细胞活力和增殖方面的作用和意义的理解。

### （二）治疗模式

针对绝大多数较大创面，难于通过单纯换药达到创面愈合的目的，则采用"外科干预治疗 + 敷料交换（换药）"。

治疗遵循原则:

1. 对于相对清洁的急性创面,在通过潜行游离创缘达到减小皮肤表面张力后,可以减张缝合关闭创面。

2. 对于创面污染严重的急性和慢性创面,在通过清创术后,经 VSD 负压吸引治疗后,保持创面肉芽组织新鲜。

3. 较大皮肤创面在创基无骨质、大的血管和神经外露、无肌腱外露,无严重污染,创基营养条件好的创面通过游离皮肤移植术封闭创面;如果创面污染严重,经 VSD 负压吸引治疗后延期植皮。供区和选择和皮片厚度选择结合具体地方创面位置,和先关的功能。例如,面部的创面要考虑到色素差异,选择外耳后的乳突区,或锁骨上等邻近区域;而足部尤其是涉及你足底的创面则要考虑到耐受摩擦的问题,而选择薄中厚度的皮片,在腹部去皮。而非切取仍厚的头皮或大腿取仍厚皮。

4. 对不适用于游离皮肤移植的创基,考虑局部皮瓣转移修复。包括 V-Y 推进皮瓣、异位皮瓣和局部旋转皮瓣,以及皮下蒂局部选旋转结合推进皮瓣。设计选择皮瓣时考虑创面的形状、大小、深度、周围皮肤的松弛度,旋转后角度,以及血供走行,要求其面积大于创面20%,具备一定的厚度,在转移修复后要求皮瓣自然展开,张力不能太大,以免术后肿胀发生血运障碍。对于局部皮瓣修复组织量不足,或是为了减少术后瘢痕。在创面周围拟行皮瓣修设计的区域可行皮肤扩张术,在经过注水扩桩治疗后,二次手术取出扩张器,扩张的皮瓣转移修复。

5. 对于较大创面,局部皮瓣无法覆盖,或是放疗后局部皮肤硬化,不适用于局部皮瓣转移,考虑游离皮瓣移植术,或是原位带蒂轴型皮瓣移植术,移植修复。但是皮瓣设计要求其面积大于创面20%,具备一定的厚度,抗感染。

6. 防治负压引流和术灌洗管,由于慢性难愈合创面,以及大部分急性创面都受到严重污染,因此,在术中务必放置负压引流和术灌洗管,用于引流的尽量放置在低位,冲洗的管子尽量放置在高位。术后即刻开展生理盐水或甲硝唑液的缓慢灌注冲洗和负压引流。

（三）慢性难愈合创面外科治疗的复杂性

慢性难愈合创面外科治疗的复杂性在于跨学科的治疗手术,例如胸部骨髓炎的治疗与胸外科专业交叉,深部到胸骨后的纵隔;腹部则深入到腹腔,由于腹腔的脓肿,在穿破皮肤形成窦道后,与外界贯通。要结合不同外科的专业知识和技能,涉及开腹腔和关闭腹腔,以及内镜治疗去除腹腔脓肿,严重度要结合胰腺外科合作,借助其腹腔内脓肿清除技术,术中清理和术后长期慢性引流;泌尿外科帮助清理肾脏周围,和其尿道炎涉及膀胱,以及如果切开膀胱后的术后冲洗。骶尾部创面则涉及肛瘘等,腋窝创面则涉及臂丛神经和腋动脉等。下肢血管病变、放疗后的局部创面、窦道,周围皮肤硬化,皮肤科应用大剂量的激素治疗,导致皮下大范围,或是较深入到腹腔的脓肿形成。有的创面合并骨折。

持续的和冲洗和引流是必须的原则,尤其是在发生腹腔的脓肿后,冲洗和引流甚至大半年,直到腹腔内坏死的脂肪形成的絮状物被引流彻底。

（四）治疗的方面的进展

干细胞成为大家公认治疗方法,尤其是适用于体表安全浅表的伤口的不愈合。其他针对性的治疗:创面局部使用生长因子,持续负压吸引,高压氧抗氧化治疗,以及激光治疗等。

# 第二节　急诊创面处理

## 一、伤口处理和缝合

1. 概述　急性皮肤软组织创伤是指人体从皮肤到骨骼之外的组织所发生的一系列急性挫伤和 / 或裂伤,包括皮肤、皮下脂肪、筋膜、肌肉、韧带、肌腱、滑膜、关节囊等组织以及周围神经、血管的不同情况的急性损伤。这些组织受到外来或内在的不同致伤因素的作用,造成组织急性破坏和组织生理功能的暂时紊乱而产生损伤。急性软组织损伤一般是受外来的机构应力的作用,当应力作用达到一定的强度超过软组织承受负荷,即能诱发损伤,产生症状。

随着人们对外观要求的不断提高,皮肤软组织外伤后不仅满足单纯伤口的愈合,很多患者在急诊就诊时主动要求整形外科治疗,以达到理想的美容效果。如果在急诊缝合中仅仅停留在伤口止血和简单的缝合上而忽视患者愈后的美容需求,就会产生明显的瘢痕而破坏容貌,日后往往需再次手术清除瘢痕。急诊治疗主要以抢救生命为主,面部伤口易简单粗糙地进行缝合,忽视了应用整形美容外科原则去消灭创面,致使很多患者术后面部瘢痕明显,影响容貌外观,造成沉重的心理负担给患者心理和肉体上造成痛苦以及经济上造成不必要的损失。

急性面部创伤,如果没有合并其他重要脏器的损伤,一般尽早修复为好。虽然伤口并不总在受伤当时就能够有条件立即进行修复,但应在受伤 6h 内进行,至少不要超出 24h。如果伤口可能被严重污染,或者被动物和人咬伤,进行一期闭合(甚至在广泛的清创和进行大量的冲洗后)可能会发生感染,那么可延期愈合。处理伤口时,对面部来说,特别是对眉、眼睑、鼻、耳及唇等特殊部位,清创要保守,去除失活组织,尽量保留血供可疑的组织。因为这些区域重建极其困难,即使以后需要进行较小的修复,也比牺牲大面积的其他组织要好。

(1)术前评估:术前对患者要作出相应的评估。首先,仔细地询问病史,对患者的病情了解,损伤的部位、时间、检查伤口损伤严重程度,有无合并其他重要脏器损伤,确保生命体征安全。其次,因不同的性别、年龄及所从事的职业对手术要求不同,正确评估有无眼、耳、鼻、口唇、眉毛等损伤,然后作出相对合理的手术设计。最后,根据损伤所在部位和形状,结合患者的特殊要求,伤口直接缝合或皮瓣的手术选择和设计。

(2)术前准备:仔细检查病情、伤情。观察生命体征及一般状态。有休克表现和出血较多的及时进行止血、补液输血等治疗。待生命体征平稳并排除其他脏器复合伤的情况下根据伤情及时手术选择适当的麻醉方法。依据面部损伤部位和程度,遵循整形美容"无痛"原则,选择不同麻醉方法,一般行局部麻醉或神经阻滞麻醉,严重的损伤或爆炸伤可以选择全麻。用碘伏、双氧水、生理盐水等依次反复地冲洗创面及周围区域,把嵌入面部皮肤的如沙石、泥土、木屑等异物仔细去除,并彻底止血。

(3)创面修复和设计:根据术前评估结果,采用不同整形美容修复方法。修复方式的选择主要是针对伤口情况进行设计,遵循整形美容"微创"原则。对伤口创缘整齐而无失活组织者,无须要设计,可以直接美容缝合;对伤口创缘污染严重及失活的组织修剪去除,但尽可能保留健康组织,皮下组织分离松解,严密地对位缝合,将张力均匀分布到皮下组织和真皮深层,达到无张力缝合;对伤口欠整齐的磕伤或挫伤,可沿伤口两侧边缘设计两条锯齿形切口,将挫伤的坏死组织在切口内给予切除后修复;对小面积的软组织缺损,可以设计邻近的"'Z'成形、O-Z 旋转、V-Y 推进"等皮瓣修复;对大面积软组织缺损,可以行远位皮瓣修复或植全厚皮修复;单纯皮肤缺损,可将缺失的皮肤找回,判断其活力后消毒并修制成断层或全厚皮片回植。若缺失的皮肤找不回或判断其无活力,则从肤色相近的部位取皮移植。

(4)缝合要求:皮下组织层一般用 4-0 或 5-0 可吸收线缝合,肌肉层用 3 号丝线缝合,对于损伤较深部位应分层缝合,消灭无效腔,伤口皮肤应对合平整,表皮用 3-0 或 6-0 美容尼龙线缝合,不宜打结过紧,以减少线结对表皮的压痕。

面部血管丰富,损伤后出血较多,过多的出血易使伤者匆忙到急诊科进行简单粗糙的清创缝合治疗。急诊外科很少配备整形美容外科的器械,而且一部分外科医师不遵循整形美容外科的处理方法和原则,造成术后伤口瘢痕形成或面部的畸形,直接影响患者的容貌外观。

造成上述现象的原因,有一般性因素,也有技术层面的因素。一般性因素:①对面部皮肤软组织损伤急诊,一般要求伤后 8h 前修复,在修复过程中尚未引起足够的重视,没有按整形美容外科原则处理伤口;②进行伤口处理的外科医师未受过规范的整形美容技术培训,或者受到手术器械限制;③因患者有重要脏损或一般情况不允许而错过或忽视了面部皮肤软组织损伤的处理。技术层面的因素有:①在颜面外伤清创修剪和缝合中,若使用普通外科的手术器械和缝线后,结果比较粗糙;②缝合技术粗糙,直接间断缝合全层皮肤和皮下组织,没有进行皮下组织充分减张缝合,特别是未进行真皮内缝合;③进行外伤清创时,去除坏死失活组织和异物不彻底,伤口边缘修剪不规整;④在进行修复时,没有从美学及形态学上考虑伤口的走向和部位,对有明显软组织缺损的伤口,未进行周边皮肤的有效游离或邻近皮瓣修复缺失,造成外观效果差。

(5)一般创伤处理:对于普通皮肤软组织切割伤、挫伤、裂伤等无较大组织缺损者,先彻底清洁创口、创面。去除伤口内的异物及失活组织之后,用整形外科缝合线缝合伤口。尽可能选用较细的缝合线缝合。皮下组织多采用可吸收缝合线缝合,避免窗口内遗留无效腔。皮肤用 5-0~7-0 的缝线缝合。面部创伤一般选用 7-0 单丝尼龙线缝合。缝合皮肤时保证创缘外翻。最好在无张力下缝合皮肤,对于皮纹垂直或与身体表面自然皱褶线垂直的伤口,以及内外眦、口角等部位的线状伤口,清创后行"Z"成形术。

(6)特殊伤口处理:对于部位伴有皮肤软组织或器官撕脱或缺损者,彻底清创后。应用组织移植等方法进行针对性处理。常用方法包括:①局部皮瓣对于小面积缺损可利用周围的正常组织形成局部皮瓣转移覆盖创面;②轴型皮瓣和岛状皮瓣常用于局部皮瓣不易修复者;③皮片移植对无法用皮瓣修复或效果不佳,有部分撕脱者,一般采用中厚或全厚植皮术;④显微外科修复具有知名血管支配的大面积撕脱伤,如果能够找到可供吻合的血管,首选显微外科修复。同时伴有运动神经损伤应及时吻合神经。

(7)术后处理:对不同病情有针对性地进行术后处理,预防和控制感染,常规换药,早期拆线,早期行功能锻炼。并同时应用物理和药物治疗。预防瘢痕增生。

急性皮肤软组织损伤在急诊外科是最常见的,普通外科处理原则是及时进行清创缝合术,尽可能是伤口达到Ⅰ期缝合。缺乏整形外科医师的精细,损伤小、瘢痕小的特点。尤其是面部创伤时,很少考虑到手术瘢痕对外观和功能的影响。手术损伤大,术后容易形成瘢痕或增生。可造成患者容貌缺陷及精神痛苦。多数患者尚需要Ⅱ期修复。增加了患者的痛苦及经济负担,因此在处理急性皮肤软组织创伤时,整形外科医师能根据伤口的情况,应用整形外科技术和原则,是局部伤口达到外观理想和改善功能的目的,并缩短了疗程。早期有效的治疗能够及时对错位的组织进行解剖复位。也是减少术后功能障碍,预防畸形发生的有效措施。

清创过程中,需要仔细清洁伤口,使污染伤口变成相对清洁的外科伤口。手术过程中要做到无创缝合操作。手法轻柔、动作熟练。所用器械要求精巧、细小、锐利。在缝合伤口时注意止血,避免血肿、无效腔发生。必要时放置引流条。在保证伤口不裂开的前提下,尽可能选用更细的可吸收缝合线。一般选用 7-0 单丝尼龙线缝合皮肤。整形外科技术中常用的皮片、皮瓣移植,可以根据伤口部位、范围、程度、形态、周围情况等来设计适当的手术方法减少瘢痕形成。瘢痕是损伤后伤口愈合的固定过程。新的胶原沉淀、重塑,但不可能完全单体正常组织。瘢痕是不能避免的,合理设计以减少张力是减轻瘢痕的必需措施。整形外科医师应根据自己的临床经验,集合原则性、灵活性和创造性进行综合考虑。选择最合适的手术方法,在早期处理伤口时,应该考虑到为日后再次修复打下基础。如在急诊手术时植入扩张器,制作皮管等,以减少手术和麻醉次数,应用整形外科原则和技术处理急性皮肤软组织创伤,可以获得满意的美容效果。

综上所述,在急性颜面部皮肤软组织损伤早期应用整形修复的原则和方法,是一种值得广泛推广,并借鉴到突发紧急救援灾害现场救治的临床治疗方式。

2. 缝合技术对伤口愈合的影响　任何外科手术最基本的要求是术后创口的一期愈合,而整形美容外科则要求创口愈合后,瘢痕尽可能不明显。影响创口愈合的因素很多,除患者的全身情况外,局部血供条件手术前后的处理等因素,与手术操作技术也有密切的关系。为了创造一个使创口良好愈合的条件,在手术操作中,必须严格遵守无菌操作和无创操作的原则。缝合创口要求对合平整,松紧适宜,针距适当,皮缘轻微外翻。缝合皮下组织是否良好,对皮肤缝合后的质量起决定作用,因为良好的皮下组织对合减轻了皮肤缝合的张力。皮下缝合时,进针点至皮面的距离深度务必一致,以使缝合后皮肤达到平整。更要注意不留无效腔。这样,术后可达到愈合较好的目的,即减少瘢痕的形成。

常用的皮肤缝合方法有:①间断缝合法;②连续缝合法,即在真皮层连续缝合;③褥式缝合法,有垂直和平行两种,均有使创缘外翻、创缘接触面扩大等优点。对美容外科手术来说,正确的缝合方法和适当的缝合材料,可最大限度地减少手术瘢痕,使切口线平整,防止增生性突起和不规则的异形愈合。

伤口的湿性愈合伤口保持湿润能够促进伤口愈合,相反地,伤口干燥显著地削弱了伤口的愈合能力。当血痂形成,其下真皮开始变干燥,部分坏死,相应地表皮要通过一条更长更困难的途径迁移,因此,上皮化延迟。湿性环境促进伤口愈合的优点有:防止瘢痕形成,为创面提供最好的湿润环境;伤口在清创期,有利于组织的水合,加速坏死组织的溶解及吸收,在肉芽组织形成期,可促进各种生长因子的释放,刺激毛细血管的再生成;在上皮化期,表皮细胞在湿性环境中移行的速度加快,且具迅速修复真皮的作用。伤口治疗通过清拭伤口,更换敷料进行。从传统的敷料亚麻布、羊油脂,发展到纱布、棉花、纱布垫的被动敷料,到目前新型的密闭性、半密闭性敷料,使伤口处于湿性愈合状态。

临床病例

患者,男性,30岁。因不慎摔倒面部接触硬物致左下睑皮肤开放性损伤2h入院。入院后体检,患者神志清楚,左下眼睑皮肤软组织见一个3cm皮肤软组织不规则性损伤,深达眶骨(图11-2-1)。经常规彻底清创,采用6-0无损伤缝线分层缝合,缝合过程中不留无效腔,皮肤裂口尽量对合整齐(图11-2-2),术后5d拆线,伤口一期愈合。术后坚持预防瘢痕治疗,术后3月未见明显瘢痕形成(图11-2-3)。

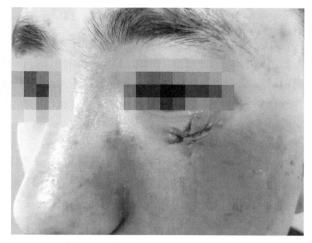

图11-2-1 左下睑外伤性皮肤软组织损伤

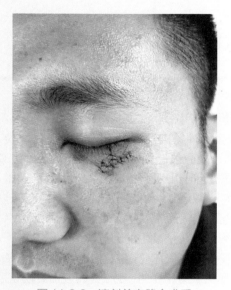

图11-2-2 清创美容缝合术后

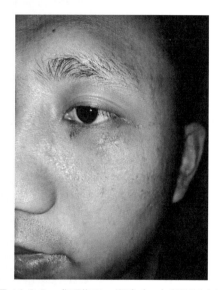

图11-2-3 术后伤口一期愈合,未留明显痕迹

二、动物咬(刺)伤

动物咬伤在临床中较为常见,因伤人动物的不同,治疗方法也差别较大。

分类

1. 蛇咬伤

(1)虫、鱼咬(刺)伤。

(2)中、大型动物等咬伤。

2. 处理

(1)蛇咬伤:伤后立即于伤口近心端肢体以绷带压迫,阻止蛇毒扩散;可用1:5 000高锰酸钾冲洗创面,切开引流,并予以持续性密闭式负压吸引持续引流治疗;可将3～5支抗蛇毒血清溶于5%GS溶液500ml中静脉滴注,每日1次,需用3～4d;并发症的对症治疗如呼衰、心衰、肾衰等;糖皮质激素的应用,每日予以氢化可的松200～400mg,连续3～4d;伤口污染严重,可予以抗生素及破伤风抗毒素治疗。

延迟就诊患者,可因肢体严重肿胀导致大范围皮肤张力性坏死,应及时切开减张,择期清创植皮治疗。

(2)虫咬伤:蜈蚣咬伤者可将明矾、雄黄研成粉末,凉水冲和后涂于患蜂蜇伤者需先去除蜂刺,双氧水冲洗创面后以3%氨溶液外敷,加用抗生素治疗;蝎蜇伤后立即于伤口近心端扎止血带,1:5 000高锰酸钾溶液冲洗伤口,切开引流,外以0.5%氨溶液外敷;蜱虫叮咬常钻入皮肤,可用利多卡因局部麻醉注射在蜱虫口器下方，3～5min 后用镊子取出，并以头孢类抗生素或大环内酯类抗生素药物治疗 2 周；虹鱼刺伤虹鱼的尾部具有毒棘，毒液中含有透明质酸酶，虹鱼刺伤会出现剧烈疼痛、皮肤肿胀，伴麻木，肌力正常，处理如下：受伤后立即流动水清洗伤口，并从近心端向离心方向挤出血液，避免局部挤压，防止加重毒物吸收。将伤处浸泡于可以忍受的热水中，可以减轻疼痛及中毒症状。适当给予抗生素预防感染，以避免继发感染和坏死；对于撕裂性伤口应注射破伤风抗毒素。如有皮肤软组织感染和坏死，需扩大清创并应用持续性密闭式负压引流，控制感染及毒性减轻后再行植皮或局部皮瓣修复创面给予季德胜蛇药片口服。

（3）中、大型动物咬伤（以狗咬伤为例）

①初期处理：立即以肥皂水冲洗创面 20min、碘伏消毒；尽早接种狂犬病疫苗。②预防感染：伤后应立即联合应用碳青霉烯类抗生素、抗厌氧菌感染的 5- 硝基咪唑类抗生素如奥硝唑和破伤风抗毒素治疗，控制感染。③创面修复：狗咬伤患者的创面常伴有撕脱伤及窦道存在，伤口较深且形状复杂，适于细菌繁殖，所以首先应积极手术清创，去除创面异物。切记不可一期封闭创面，清创后以持续性密闭式负压吸引治疗 4～7d，保持通畅引流，避免肌肉组织内清创不彻底或清创后残腔引流不畅。创面清洁后再行缝合、植皮等封闭创面的手术治疗，术中应注意对裸露血管及神经的保护。

## 第三节 慢性难愈性创面

### 一、压疮

压疮（pressure sore）是指局部组织持续受压，血液循环障碍，产生缺血、缺氧、营养不良，造成组织坏死而形成的溃疡。压疮多发生于瘫痪的患者，瘫痪的患者丧失了神经保护功能，肢体不能主动活动，容易持续受压。病变可从表浅的皮肤破溃，到皮下脂肪、筋膜、肌肉及骨关节等深部组织的广泛破坏。如任其发展，常可因继发感染、败血症等导致全身衰竭而死亡。压疮初起时组织受压区呈现潮红，逐渐肿胀，出现水疱、淤紫，继而溃烂。此时若能消除压迫、适当医治，病变可逆转康复；如继续发展，病变向深部进展，各层组织包括皮肤、皮下组织、筋膜、肌层和骨关节等均可累及。压疮通常发生于组织受压的部位，特别是有骨隆起的部位，但身体各部遭受持续性的压迫，均可发生褥疮。压疮发生的部位与多种因素有关，如患者的卧床姿势、肌肉的瘫痪状态等。经久不愈的压疮，由于反复的组织坏死，瘢痕愈合，边缘上皮的增生、角化，可发生恶性退行性变。对于病程超过 10～15 年或者外观呈菜花样的压疮，应高度怀疑溃疡恶变的可能。

#### 首次门诊记录

男性，56 岁，因"四肢无力 3d"就诊入院，入院后诊断为"病毒性脑炎"，予以抗病毒等对症支持治疗。患者治疗后约 1 个月，出现骶尾部皮肤发红，予以外敷"美皮康"、气垫床、勤翻身等治疗；治疗后约 1.5 个月，患者出现骶尾部皮肤破溃、流脓伴恶臭，予以每日换药治疗，然骶尾部创面逐渐增大。目前患者入院治疗已 2 个月，四肢肌力已有明显恢复，可下地扶墙行走，请整形外科会诊骶尾部压疮。查体可见患者骶尾部见直径约 7cm 创面，创面内可见坏死组织、脓性分泌物及不新鲜肉芽组织，骶骨部分外露，创周皮肤发红（图 11-3-1）。患者既往体健，无高血压、糖尿病等慢性疾病史。无烟酒嗜好，家族史无特殊。

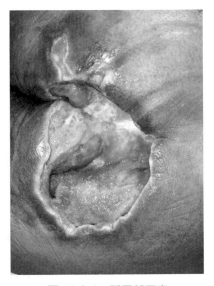

图 11-3-1 骶尾部压疮

【问题1】 根据病情描述,患者属于几度压疮?

压疮根据其溃烂的深度可分为4度:Ⅰ度,溃疡深达真皮层;Ⅱ度,深达皮下脂肪层;Ⅲ度,涉及肌肉层;Ⅳ度,累计骨或关节或骨关节。

该患者查体显示骶尾部压疮处骶骨已部分外露,故属于Ⅳ度压疮。

【问题2】 除了骶尾部压疮之外,需对患者身体其他哪些部位进行相应查体,观察是否有压疮发生?

患者为脑炎,脊髓出现损伤,肢体瘫痪,血管舒缩功能丧失,组织易破溃。患者长期卧床通常采用仰卧位,骶尾部与肩部受压最大,为压疮易发部位;此外患者发生骶尾部压疮之后,为防止骶尾部进一步受压,通常采用侧卧位或俯卧位:在侧卧位时,股骨粗隆、膝关节内外侧等部位易患压疮;俯卧位时,髂前上棘、髌骨、胫前及足背等部位易患压疮;如患者长期乘坐轮椅,坐骨结节处极易发生压疮。因此,除了在对骶尾部压疮进行评价之外,还需要对上述部位进行针对性查体,以防漏诊。

【问题3】 压疮的治疗包括哪几个方面?

压疮的治疗包括全身治疗和局部治疗两大方面。

全身治疗包括:

1. 增加营养 采用高蛋白、高热量、高维生素膳食,提高血浆总蛋白、纠正低蛋白血症。

2. 减轻组织受压 定期翻身、变换体位;采用气垫床等。

3. 对抗肢体痉挛 用夹板制动,减少肢体间摩擦。

4. 抗感染 根据创面培养及药敏试验选择有效的抗生素,以控制压疮和身体其他部位感染。

局部治疗包括:

1. 保守治疗 加强伤口的敷料更换,清除伤口的坏死组织,促进肉芽生长。伤口经过积极处理后,基底的肉芽组织变得鲜红、边缘上皮开始生长,小的、浅表的溃疡可自行愈合。

2. 功能性敷料的应用 近几年来随着慢性伤口管理的进步,各种功能性敷料的开发为伤口愈合提供辅助措施。包括银离子敷料、藻酸盐、生长因子、羊膜以及脂肪干细胞等敷料。

3. 伤口局部负压吸引(vacuum suction drainage VSD) 通过对伤口局部持续负压吸引可以有效减轻局部感染,改善血供,促进肉芽生长,改善伤口微环境。

4. 手术治疗 大多数压疮需要经过手术彻底切除,应用正常的血供良好的组织修复,以获得持久的愈合。手术要求切除全部溃疡及其周围的瘢痕组织;切除病骨,修整骨突起,降低在骨隆突部位皮肤上承受的压力;妥善止血;消灭无效腔和创面,应用皮瓣、筋膜皮瓣或肌皮瓣修复。对于截瘫的患者,应根据瘫痪的平面,尽可能选用有神经支配区域的皮瓣,即用有感觉的皮瓣加以修复创面,可以最大限度减少压疮的复发。手术后改善全身营养状况,加强局部护理,定时翻身,及时清理排泄物,减少压疮复发。

【问题4】 该患者骶尾部压疮可选用哪些组织瓣进行修复?

对于骶尾部压疮,可选用下方蒂局部旋转皮瓣、臀大肌肌皮瓣、臀大肌岛状肌皮瓣、臀大肌"V-Y"形肌皮瓣、横行腰骶皮瓣、翻转臀大肌成形术、延伸背阔肌肌皮瓣、臀 - 大腿皮瓣及带感觉岛状皮瓣等予以修复。

## 二、放射性溃疡

皮肤放射性损伤(dermal radiolesion)是指皮肤受到一定剂量的某种射线辐射后所产生的一系列生物效应。射线作用于组织后,使组织内的物质代谢、各种酶的功能、染色体的形态及功能都受到影响和损害,产生一系列"生物效应",从而使组织细胞呈渐进性、持续性的退行性改变和坏死。放射性损伤程度的轻重可受到多种因素的影响,例如放射线的种类、照射剂量、剂量率,以及各种组织生物、物理因素的印象。根据病程进展情况,可将放射性皮肤损伤分为急、慢性损伤2期。其中,急性放射性损伤根据临床表现又可以分为4期:初期反应期、假愈期、基本反应期和恢复期;慢性放射性损伤根据损伤程度和病理变化又可以分为慢性皮肤放射性皮炎、硬结性水肿和慢性放射性溃疡。放射性损伤后可能出现恶变,潜伏期一半较长,多在10年以上。恶变的病理类型有鳞状上皮细胞癌、基底细胞癌、纤维肉瘤和骨肉瘤,以前两种常见。在面部多为基底细胞癌,四肢多为鳞状上皮细胞癌。放射性皮肤癌一半恶性程度比较低,肿瘤细胞分化程度高,又因局部组织严重纤维化,血管、淋巴管闭塞,癌细胞向四周浸润和转移缓慢。

女性，46岁，因"左乳腺癌放疗后胸壁反复破溃3年"就诊入院。患者15年前因左乳浸润性癌于当地医院行左乳改良根治术，术后行左乳放疗治疗。患者3年前出现放疗处皮肤破损，于当地医院就诊，行换药治疗后伤口可愈合；随后3年间，患者左胸壁皮肤破损反复发作，破损发作频率升高、每次破损换药至愈合时间间隔延长，影响患者生活质量。入院查体见患者左侧胸壁可见直径约15cm皮肤暗红色区、表面毛细血管扩张，该区正中约第5肋平面见直径约3cm皮肤破损，破损区内部见坏死组织及少许脓苔，肉芽组织欠新鲜，触诊周围皮肤较硬无弹性（图11-3-2）。入院行胸部CT检查提示左侧第5肋骨骨皮质破坏。患者既往无高血压、糖尿病等慢性疾病史。无烟酒嗜好，家族史无特殊。

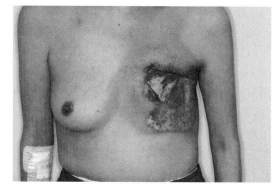

图 11-3-2　胸壁放射性溃疡

【问题1】　该患者诊断是什么？需要与哪些疾病鉴别？

根据患者胸壁破溃的症状和体征，结合患者左乳癌放疗的病史，患者首要诊断考虑为慢性放射性溃疡。

肿瘤放疗后的溃疡首先需要与肿瘤复发加以鉴别。慢性放射性皮肤损伤需要与神经性皮炎、慢性湿疹、皮疣、上皮角化症及其他非特异性溃疡鉴别。此外，还需要与恶性溃疡进行鉴别。

【问题2】　胸壁慢性放射性溃疡有哪些治疗特点？

放射性溃疡的特点是受损组织DNA损伤，组织失去自己再生的能力，需要用血供良好的正常组织加以修复。几乎所有创面局部的处理措施，如抗感染、负压吸引等都只能是为创面手术准备。清创时可以保留部分间生态组织，在血供良好的组织覆盖下可以自行修复。但在胸部的放射性溃疡，清创后需要用钛板等异物修复支撑结构时，由于放置了异物材料清创需要彻底。

胸壁慢性放射性溃疡具有如下特点：损伤面积大，损伤深，除造成肋骨、胸骨损伤外，还常常与胸膜、肺、甚至心包粘连，修复困难。术中需要注意清除坏死的肋软骨、肋骨或部分胸骨，尤其是在有骨髓炎的情况下，要去除干净，但要注意保护变性的胸膜，不要碰破。肋骨去除时应将部分变性的肋间肌清除，避免基底留下无效腔。

【问题3】　胸壁缺损的修复原则是什么？

胸壁缺损的修复原则包括：①心脏壁采用心脏垫片缝合；②肺采用钳闭器吻合或褥式缝合，防止肺撕裂；③膈肌采用补片修补；④胸膜、心包可不修复，待黏膜爬行或假膜形成，也可采用筋膜修复；⑤肋骨缺损通常2根肋骨以下可不修复，3根肋骨以上缺损需要采用补片、肋骨、钛板、钛网等修复；⑥胸骨采用胸骨柄钛板、胸骨体钛网修复；⑦皮肤软组织采用带蒂皮瓣、肌皮瓣、游离皮瓣等修复。

### 三、慢性下肢溃疡

下肢皮肤出现经久不愈的伤口，伴有不同程度的炎性渗出，称为下肢慢性溃疡（chronic ulcer of lower limb）。引起下肢慢性溃疡的原因很多，主要有创伤、下肢循环功能不足、神经营养不良、感染、恶性肿瘤、糖尿病等，其中除因创伤引起的下肢慢性溃疡外，多与系统性疾病有关。下肢慢性溃疡的治疗为综合性治疗，以局部对症处理，以及系统性疾病对因治疗为原则。对下肢恶性溃疡则需要局部广泛切除，局部引流淋巴结清扫。

男性，66岁，因"左胫前伤口不愈合6个月"就诊入院。患者6个月前行走时不慎跌倒致左胫前皮肤破损，于外院就诊，行左下肢X线检查未见骨折，予以换药治疗。然患者近6个月来，左胫前皮损无好转，反而逐渐增大加深，保守换药治疗无效。患者既往有双下肢静脉曲张病史30年，未行手术治疗。查体见患者双侧下肢足靴区皮肤呈暗紫色、局部水肿，双下肢见迂曲扩大的静脉团块，左胫前见一处4cm×5cm皮肤缺损区，深及皮下组织，皮肤缺损区缺乏新鲜肉芽组织，周围皮肤轻度发红（图11-3-3）。患者既往无高血压、糖尿病等慢性疾病史。无烟酒嗜好，家族史无特殊。

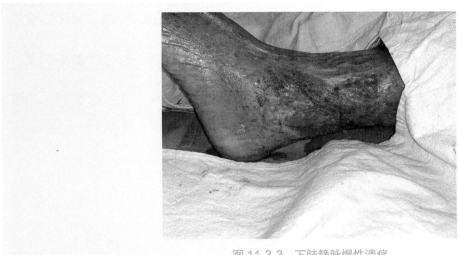

图 11-3-3　下肢静脉慢性溃疡

【问题1】 患者主要诊断是什么？需要与哪些疾病进行鉴别？

根据患者大隐静脉曲张 30 年病史、体征，该患者的主要诊断考虑为静脉瘀血性下肢溃疡。外伤是其诱发因素。

该疾病需要与引起下肢慢性溃疡的其他原因进行鉴别，包括：动脉供血不足性下肢溃疡、糖尿病性下肢溃疡、神经营养不良性下肢溃疡、创伤性下肢溃疡、恶性溃疡、感染性溃疡等。

【问题2】 下肢溃疡常见的静脉淤血性溃疡、动脉性供血不足性溃疡及糖尿病性溃疡各有什么特点？

静脉淤血性溃疡特点：溃疡伴有明显的下肢静脉曲张，溃疡浅，基地平坦，边缘不规则，周围皮肤萎缩、硬化、粗糙，有乳突样增生和色素沉着，溃疡好发于小腿的下 1/3，踝部有明显水肿。

动脉供血不足性溃疡：患者常伴有下肢静息痛、间歇性跛行、肢体远端皮肤粗糙，远端动脉搏动减弱或消失，苍白严重者可出现肢体远端坏死，需要截肢（趾）治疗。

糖尿病性溃疡：溃疡多发生在足底负重区及易受摩擦处，表面痂壳较厚，痂下为浅行性液化坏无效腔，多继发化脓性感染，溃疡较深。

【问题3】 该患者还需要进行哪些检查？

该患者还需要进行的检查包括：

1. 创面细菌培养 + 药敏试验。

2. 下肢静脉超声，下肢动脉 CTA。

3. 血糖、糖化血红蛋白、糖化白蛋白。

4. 血常规、肝肾功能、电解质、凝血功能、输血前检查等。

5. 心电图、胸片、心脏超声、肺功能。

6. 必要时需要行创面组织活检，排除恶性溃疡。

【问题4】 该患者的治疗方案包括哪些？

该患者的治疗方案包括：

1. 去除原发因素　血管外科会诊，行大隐静脉剥脱，改善患者的下肢静脉瘀滞情况。

2. 进行充分创面准备　创面换药，采用生物敷料覆盖创面；必要时行清创手术，脂肪干细胞局部注射治疗。

3. 修复创面　待创面准备充分后，采用植皮或皮瓣移植的方法修复创面。

4. 术后局部保护，防止外伤，避免溃疡复发。

---

知识点

1. 压疮发生的原因　包括神经瘫痪和局部长期压迫两个方面因素。

2. 放射性溃疡的特点　放射性溃疡的特点是受损组织 DNA 损伤，组织失去自己再生的能力，需要用血供良好的正常组织加以修复。放射性溃疡需要与肿瘤复发相鉴别。

3. 下肢慢性溃疡的常见原因　包括：动脉供血不足性下肢溃疡、糖尿病性足、静脉性下肢溃疡、创伤性下肢溃疡、恶性溃疡、感染性溃疡等。

# 第十二章 瘢痕治疗

## 第一节 概　述

瘢痕是各种原因引起的组织损伤愈合后的病理性变化,其实质是正常皮肤被纤维组织替代。只要损伤深达真皮网状层,愈合后就会形成瘢痕。创面愈合可分为炎症期、增生期和重塑期,其中重塑期从损伤后3周一直持续到损伤后1年左右,最终形成成熟瘢痕,其张力强度相当于正常皮肤的70%左右。瘢痕的临床表现多样,为便于描述和治疗方法的选择,可分为线状、蹼状、增生性、萎缩性、凹陷性、挛缩性瘢痕和瘢痕疙瘩等不同类型。

影响瘢痕形成的因素很多,包括种族、体质、部位、局部张力、伤口方向、手术技术等。下面对于影响瘢痕形成的常见因素逐一进行分析:

1. 种族　增生性瘢痕和瘢痕疙瘩等病理性瘢痕最常见于黑种人,黄种人次之,白种人最少见。

2. 体质/遗传因素　不同的个体形成的瘢痕有较大差别。如部分瘢痕疙瘩患者存在家族性多发倾向,同一个人在不同部位、不同时期发生的瘢痕均为瘢痕疙瘩,这说明瘢痕疙瘩的发生可能与个体体质有关。另外,油性皮肤、肤色较深者易出现较明显的瘢痕。

3. 部位　瘢痕疙瘩最常见于胸骨前、上背部、上臂三角区和肩部,较少见于眼睑、手掌、足底等部位。

4. 张力　张力高的部位容易出现瘢痕增生。因此有学者先后提出 Langer 线和皮肤张力松弛线(relaxed Skin tension lines,RSTL)的概念,沿着皮肤张力松弛线方向的伤口张力较小,瘢痕不容易出现增生。

5. 年龄　胎儿和老年人不容易出现瘢痕增生,儿童和青少年较易出现瘢痕增生。

6. 局部和全身因素　如果患者营养状态不佳,糖尿病,创面部位缺血缺氧,甚至存在感染,则容易发生瘢痕增生。

7. 手术技巧　有两点手术技巧对于瘢痕是否明显最为重要。第一是缝线不能过紧,而且需要及时拆除,避免出现线痕。除了关节部位,大多数地方的缝线可以在1周内拆除。真皮内缝线和免缝胶布足以预防伤口裂开。第二是缝合时皮缘需要外翻,外翻的伤口在恢复之后瘢痕会更细、更不明显。

针对瘢痕的评估,常用的工具包括温哥华瘢痕量表(vancouver scar scale)以及患者和观察者瘢痕评估量表(patient and observer scar assessment scale)。后者考虑到患者的看法,可以更加全面地反映瘢痕相关的信息。

## 第二节 诊疗环节

### 一、瘢痕的诊断

#### (一)诊断内容

瘢痕的诊断目前缺乏统一的标准,临床常用的诊断如"面部瘢痕""手部瘢痕"等,过于笼统含糊,无法反映瘢痕的性质、程度等重要内容。完整的瘢痕诊断应包括以下内容:

1. 部位　不同部位瘢痕在一定程度上影响瘢痕治疗方案的选择。

2. 病因　主要包括外伤、手术、烧伤、感染等。

3. 形状　主要包括线状、碟状、蹼状、桥状、圆形或椭圆形、不规则形等多种类型。

4. 大小和数量　瘢痕的大小与治疗方案有直接关系。瘢痕的数量可用单发/多发(2处或以上)描述。

5．类型　主要包括浅表瘢痕、凹陷性瘢痕、萎缩性瘢痕、增生性瘢痕、挛缩性瘢痕、瘢痕疙瘩、瘢痕癌等。临床上常见一些瘢痕诊断，如挛缩性瘢痕与萎缩性瘢痕，凹陷性瘢痕与萎缩性瘢痕等的混淆使用，应避免。

6．分期　主要为增生性瘢痕，可分为 3 个时期：增生期、消退期和成熟期。各时期临床特点与病理特征见表 12-2-1。

表 12-2-1　增生性瘢痕的临床分期

| 分期 | 时间 | 临床特征 | 痒痛 | 病理特征 |
| --- | --- | --- | --- | --- |
| 增生期 | 1～3 个月或 1～6 个月或 1～12 个月 | 增生↑↑，厚↑，硬↑，表面充血、毛细血管扩张颜色鲜红或紫红 | 中度 | 毛细血管↑↑，成纤维细胞↑↑，胶原含量↑↑，胶原漩涡状排列 |
| 消退期 | 3～12 个月或 6～12 个月或 12～24 个月 | 增生↓，厚↓，硬↓，颜色紫褐 | 轻度 | 毛细血管开始退化，成纤维细胞↓，且胶原↓ |
| 成熟期 | 12 个月开始或 24 个月开始 | 增生停止，厚↓↓，硬↓↓，颜色暗褐或近于正常肤色 | 无 | 毛细血管稀少，胶原↓↓，排列规则，细小弹性纤维↑ |

注：↑轻度上升或增加，↑↑中度上升或增加；↓轻度下降或减少，↓↓中度下降或减少。

（二）诊断方法

瘢痕的诊断方法主要包括询问病史和查体，有必要时可辅以实验室检查。

1．询问病史　仔细询问病史，对确认瘢痕的类型 / 时期和选择治疗方法等方面均有重要作用，主要应包括以下几个方面：①起因。如瘢痕疙瘩，除发生于外伤、手术外，尚多见于预防接种、虫咬、痤疮及不明原因所致的皮肤损伤。②自觉症状。如增生性瘢痕在增生活跃期多表现为瘙痒和疼痛症状，部分患者在阴雨天自觉症状加重，部分患者在进食辛辣等刺激性食物后加剧，而在成熟期无明显自觉症状。③病程与转归。仔细询问患者瘢痕发生时间，瘢痕发生后的改变，有无自发萎缩消退现象，既往做过何种治疗，效果如何等。④对机体功能的影响。功能部位的瘢痕、挛缩性瘢痕对机体功能有一定程度的影响。⑤心理状态。患者的心理状态和治疗需求可直接影响治疗的满意程度，部分患者希望消除瘢痕，治疗前应充分沟通，以免引起不必要的纠纷。

2．查体　除细致的全身检查外，对瘢痕局部的检查应注意以下几个方面，并做好记录：①瘢痕形态，条状、圆形、卵圆形或不规则形等；②瘢痕数目，1 个或多个；③瘢痕色泽，稍红、粉红、红、紫红、接近正常肤色等；④瘢痕质地，软，稍硬、硬、坚硬或起水疱等；⑤瘢痕厚度，薄、稍厚、厚、明显增厚等；⑥发生部位，1 个或多个部位发生；⑦病损范围，是否超过原损伤范围；⑧体温改变，大面积增生性瘢痕可降低皮肤的散热效应，影响体温调节功能，出现体温升高；⑨畸形状态，详细检查并记录瘢痕给机体造成的继发畸形状态及其造成的机体功能丧失情况；⑩并发症情况，有无感染、溃疡、窦道及隐窝等。为了使瘢痕在治疗前后有相对客观的比较，可采用摄像技术，在同一姿势、同一距离、同样光线下留下病变的照片。

3．实验室检查　主要包括：①羟脯氨酸测定，羟脯氨酸为胶原蛋白的特征性氨基酸，羟脯氨酸在血浆中以游离、肽结合及蛋白结合 3 种形式存在，游离的和结合的羟脯氨酸是胶原代谢产物，经尿排出的羟脯氨酸5% 是以游离形式存在的，血清和尿中羟脯氨酸含量与瘢痕面积有关，因此血清和尿中羟脯氨酸测定可作为评价瘢痕治疗效果的客观指标之一。②采用硬度计行瘢痕硬度测定。③采用超声行瘢痕形态、位置及厚度测定。④采用半导体温度仪或红外线温度扫描仪行瘢痕表面温度测定。⑤采用光电检测技术测量瘢痕的色度变化。⑥行经皮氧分压、血管热刺激舒张指数测定等。

（三）瘢痕疙瘩的诊断标准

瘢痕疙瘩的诊断标准主要是临床标准，一般应符合以下条件：①肿块隆起于皮肤表面，坚硬；②病变超过原始损伤边缘，向周围正常组织发生浸润，呈蟹足状生长；③持续性生长，长时间内无自愈倾向，难以自行消退；④单纯手术切除后极易复发，且复发范围可超过原瘢痕范围。

二、鉴别诊断

瘢痕的临床诊断较为明确，一般无须与其他疾病进行鉴别诊断。在临床工作中，不同类型的瘢痕治疗方

式不同。因此,对于瘢痕类型的鉴别诊断是瘢痕诊治的重点之一。瘢痕类型的鉴别诊断主要有以下两种情况:

（一）增生性瘢痕与瘢痕疙瘩

两者病变的区别主要依靠临床表现,但早期的瘢痕疙瘩与增生性瘢痕在临床特征尚难以区别,应引起注意,两者既有区别又有相同之处,其鉴别要点见表12-2-2。

表 12-2-2　增生性瘢痕与瘢痕疙瘩鉴别

| | 增生性瘢痕 | 瘢痕疙瘩 |
| --- | --- | --- |
| 发病年龄 | 各种年龄均可发病 | 3岁以上发病 |
| 好发部位 | 不定 | 好发于胸骨前、上背部、耳垂及肩峰等 |
| 症状及体征 | 灼痛和奇痒;病变局限于创口范围内;早期色鲜红、质硬;常呈过度角化、溃疡及挛缩 | 痒、痛较轻;暗紫色、质硬肿块,高出皮面,体大蒂小,病变超出原创口范围;边缘呈"蟹足肿"样突起,质坚硬,极少有过度角化、溃疡及挛缩 |
| 病程及转归 | 病程短,数月至2年后症状可消失,并逐渐变为暗褐色,平坦而柔软,有自然衰退趋势,周围正常组织不受侵 | 病程长,多为数年乃至几十年,多持续增大,很少自行萎缩 |
| 病理检查 | 胶原纤维方向与瘢痕长轴平行且较整齐,向周围正常皮肤逐渐消失 | 含较多成纤维细胞,并可见分裂象;后期呈嗜酸性透明样胶原纤维,具折光性,较密;纤维方向不规则,呈漩涡状,与周围皮肤分界清楚 |
| 压力疗法 | 持续加压数月多能促使其萎缩 | 多无效 |
| 手术切除 | 复发少 | 复发多 |

（二）瘢痕溃疡与瘢痕癌

瘢痕溃疡与瘢痕癌的鉴别主要手段是病理活检。对于怀疑癌变的溃疡应采取局麻下多部位、多次、切取大块组织的方法进行病理检查,排除瘢痕癌的发生。

三、瘢痕的手术治疗

手术切除是治疗成熟瘢痕或瘢痕疙瘩的主要手段,常用的手术方法有瘢痕切除缝合、皮片移植、皮瓣移植、皮肤磨削术、皮肤软组织扩张术、显微外科手术等。以瘢痕切除缝合、皮片移植和皮瓣移植最为常用。

需强调的是,任何手术方式均不能把瘢痕完全去除,只是最大限度地改善或矫正瘢痕造成的畸形和功能障碍,而且手术刀口愈合后又面临着新的瘢痕发生,其治疗效果的评价需要观察1年以上的时间。

（一）手术时机

增生性瘢痕,约在伤后1～2年进入成熟期,此时瘢痕充血消退,外观接近正常皮肤颜色,质地变软,厚度变薄,自觉症状消失,是手术的时机。

发生在机体重要部位的一些挛缩性瘢痕,不但影响功能,而且可以造成组织器官变形,严重者影响患儿身体发育或引起暴露性角膜炎等严重并发症,则应尽早手术,不得因等待瘢痕成熟软化而拖延。如严重的额颈部瘢痕所致的下唇-颏-颈-胸粘连影响饮食、呼吸者;会阴部瘢痕挛缩畸形造成排尿排便困难者;手背深度烧伤后爪形手畸形等。

（二）各种类型瘢痕手术治疗原则和方法

1. 表浅性瘢痕　大部分表浅性瘢痕无须手术治疗,如发生在颜面部或暴露部位有碍美观者,可以选择手术治疗,但应慎重对待。面积较小者可一次性手术切除直接缝合,面积较大或瘢痕方向与皮纹直角交错者可分次切除或采用"Z"成形术或"W"成形术。分次切除时,前几次手术应尽量在瘢痕内切口,最后1次手术应注意改变切口方向尽可能与皮纹一致;使用"Z"成形术或"W"成形术时,改变切口方向尽可能与皮纹一致,也可清除"蜈蚣状"的缝合线结瘢痕。大面积的表浅性瘢痕还可使用皮肤软组织扩张术或瘢痕磨削术治疗,但使用磨削术治疗时应注意色素沉着情况。表浅性瘢痕一般不选择瘢痕切除游离植皮的方法。

2. 凹陷性瘢痕　表浅凹陷性瘢痕治疗同表浅性瘢痕,深部凹陷性瘢痕除了切除瘢痕、松解组织粘连外,还要按照凹陷程度轻重而采用不同方法来充填缺损。简单的线状凹陷性瘢痕,可将其表层的上皮组织切除,保留深部瘢痕组织,拉拢两侧缘于保留的瘢痕上逐层缝合。深部凹陷性瘢痕需视情况彻底切除瘢痕,松解组织粘连，在凹陷处移植自体组织如游离真皮脂肪瓣、带蒂真皮脂肪瓣、脂肪颗粒注射、骨或软骨，或适当的组织代用品如硅橡胶、人造骨、膨体聚四氟乙烯、透明质酸钠、胶原等，常采用局部皮瓣转移方式覆盖创面。

3. 线状及桥状瘢痕　综合考虑，直接切除瘢痕缝合，修复外观，必要时采用"W"成形或"Z"成形术改变切口方向和张力。手术操作应注意皮下游离减张和防止皮瓣角度过小所致的皮瓣尖端血运障碍。

4. 萎缩性瘢痕　根据瘢痕部位、面积和大小而适当选用直接切除缝合，瘢痕切除植皮或皮瓣移植修复，及皮肤软组织扩张术等方法。

5. 增生性瘢痕　增生性瘢痕随时间有自行退化的可能，早期若无特殊原因，应先行非手术疗法，抑制瘢痕增生。如出现睑外翻、小口畸形、关节严重挛缩畸形等功能障碍或继发严重并发症等情况可早期手术治疗。成熟的增生性瘢痕手术治疗原则为切除瘢痕，充分松解挛缩，矫正畸形，以皮片或皮瓣移植修复创面。对于瘢痕面积广、皮源缺乏的病例，可只切开或部分切除瘢痕，只求彻底松解挛缩，并用皮片移植修复创面。如对于面颈部、关节等特殊部位的增生性瘢痕，单纯切除植皮效果往往不理想，采用皮瓣转移修复效果更好。

6. 挛缩性瘢痕　挛缩性瘢痕手术治疗的关键是彻底解除挛缩。浅表挛缩性瘢痕，挛缩较轻，范围较小者可采用"Z"成形、多"Z"成形、五瓣成形术、"W"成形、"V-Y"或"Y-V"等改变张力线的方向与位置，彻底松解挛缩，皮瓣覆盖面积不足处可使用游离皮片修复创面。挛缩性瘢痕游离皮片移植以中厚皮片移植较为合适。深部瘢痕挛缩，因瘢痕的位置、范围及深部粘连情况在术前往往难以确定，应在术前做好充分研究，仔细设计手术方案，选择手术进路，在术中探查清楚，再决定治疗方案。

7. 瘢痕疙瘩　瘢痕疙瘩手术切除极易复发，其治疗应避免单纯手术，宜采用手术、放疗、药物、压迫等多种方式的综合治疗。常采用的方式有手术切除＋术后放疗，手术切除＋术后药物注射治疗，瘢痕内切除等。手术切除缝合时应注意尽量减少皮缘的张力，必要时采用皮肤软组织扩张术、皮片或皮瓣移植的手术方法。

8. 瘢痕癌　目前主张对慢性不愈合的溃疡应多次多部位反复切取深部组织进行病理检查以及早确诊其是否癌变。一旦确诊瘢痕癌变，应及早手术切除病变，必要时配合放疗或化疗。因瘢痕癌恶性程度较低，对发生于四肢的瘢痕癌截肢，应持慎重态度。

### 四、瘢痕的非手术治疗

1. 激光疗法　$CO_2$ 激光是最早用于治疗瘢痕的激光，多用于萎缩性痤疮瘢痕治疗，多数病例在 2～5 次治疗后可达满意效果，其主要并发症是术后色素沉着。Er: YAG 激光多用于治疗萎缩性／凹陷性瘢痕，疗效肯定，较少出现色素沉着。染料脉冲激光多用于病理性瘢痕的治疗，因其可被血红蛋白选择性吸收，使得局部缺血，抑制成纤维细胞，使得瘢痕缩小，改善瘢痕的质地。Nd: YAG 激光可选择性地抑制胶原合成，用于治疗病理性瘢痕，多数患者经 2～3 次治疗，瘢痕瘙痒、疼痛症状可明显缓解或消失，红色瘢痕颜色接近稳定期瘢痕，瘢痕变柔软、缩小。

2. 冷冻治疗　小面积的瘢痕疙瘩与增生性瘢痕可选用冷冻治疗。利用冷冻剂来破坏瘢痕组织细胞和血液微循环，使其坏死脱落，同时可以导致瘢痕组织水肿和细胞间隙增大，瘢痕密度减小，使药物瘢痕内注射更为容易和有效。

3. 放射疗法　浅层 X 射线和 β 射线均可使成纤维细胞数量大幅度地减少，功能受到损害，胶原纤维和基质的合成减少，分解增多，使瘢痕得以变平、变软。常用于不愿手术或不宜手术的瘢痕疙瘩和增生性瘢痕，以及瘢痕术后辅助治疗。

4. 瘢痕内药物注射治疗　主要包括类固醇皮质激素类药物、生物制品类药物和抗肿瘤类药物等。类固醇皮质激素类药物是目前国内外广泛应用的治疗增生性瘢痕和瘢痕疙瘩的药物。其作用机制是抑制胶原 α-肽链和脯氨酰羟化酶的合成，使胶原合成减少，同时能诱导成纤维细胞产生胶原酶，使胶原降解增加。适用于小面积的增生性瘢痕或瘢痕疙瘩，常用药物是曲安奈德和倍他米松。生物制品类药物只有干扰素、透明质酸酶、肉毒毒素等少数药物可以临床使用。抗肿瘤类药物如 5- 氟尿嘧啶（5-FU）也可用于瘢痕的治疗。目前临床上多是采用这些药物联合，瘢痕内局部注射。

### 五、瘢痕的预防

目前瘢痕的治疗尚无特效方法。因此，在一定程度上来说，瘢痕的预防比瘢痕的治疗具有更重要的意义。瘢痕的预防主要包括瘢痕形成前的预防和瘢痕形成期的预防。其主要目的是减少各种造成瘢痕增生的因素,减少瘢痕的生长,预防瘢痕对机体可能产生的危害。

（一）瘢痕形成前的预防

包括治疗因素性瘢痕的预防和非治疗因素性瘢痕的预防。

1. 治疗因素性瘢痕的预防 治疗因素性瘢痕形成的主要原因是手术,其预防的具体措施是"五无两适当",即无菌原则、无创技术、无张力、无异物、无无效腔、手术方法得当与手术时机合适。

2. 非治疗因素性瘢痕的预防 主要指外伤、烧伤等引起的瘢痕,这类损伤往往较重,且伴不同程度的感染。因此,对于此类瘢痕的预防重点是预防和控制感染,采用适当的治疗方法促进创面早日愈合。

（二）瘢痕形成期的预防

是指在创面愈合后至瘢痕成熟之间的时期,主要是瘢痕增生期内,采取一定的有效措施,使得瘢痕生长抑制,降低瘢痕形成,减少瘢痕对机体造成的伤害。目前预防瘢痕形成的方法较多,效果不一,常选用多种方法早期综合使用,以取得更优疗效。常用的方法有:加压疗法、硅橡胶疗法、药物疗法、放射疗法、物理疗法及功能康复综合疗法等。

### 六、瘢痕的综合治疗

瘢痕的综合治疗,是将手术治疗与非手术治疗结合应用,是瘢痕治疗的常用方法和总的指导思想,对各种瘢痕的治疗都十分重要。

鉴于目前瘢痕的基础研究尚无突破性进展,临床防治尚无理想方案,根据目前对瘢痕形成机制和发展过程的认识,提出瘢痕防治的动态疗法,旨在为临床防治瘢痕提供新策略。其指导思想是防治结合,把预防措施寓于治疗之中。主要要点是:①减少治疗性因素引起瘢痕增生的风险,控制创面感染,促进创面的早期愈合,做好预防瘢痕发生的第一步;②创面愈合后、瘢痕成熟前,积极采取加压疗法、硅凝胶疗法、药物疗法、放射疗法、物理疗法及功能康复综合疗法等预防措施,这是抑制瘢痕发生的第二步;③瘢痕成熟后可根据不同的情况采用激光疗法、冷冻疗法、放射疗法及瘢痕内药物注射疗法等非手术治疗疗法和瘢痕切除缝合、皮片移植、皮瓣移植、磨削术、皮肤软组织扩张术、显微外科手术等手术方法进行治疗,这是防治瘢痕的第三步;④各种创面的治疗方法,对机体来说都是一次新的创伤,应按此思路进行动态治疗,循环往复,争取每一循环均可使疗效有较大的提高,直到获得满意效果(图 12-2-1)。

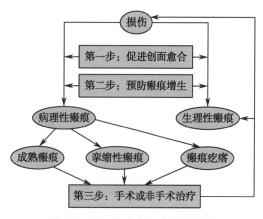

图 12-2-1 瘢痕防治的动态疗法

## 第三节 表浅性瘢痕临床病例分析

临床病例

女性,24 岁,因"面部外伤清创缝合术后 2 年余"就诊。2 年前,患者不慎面部利器划伤,于当地医院急诊行清创缝合术,术后恢复可。现自觉面部瘢痕明显,影响美观,要求治疗。查体:一般情况良好,额部偏左侧可及一个大小约 4.5cm×0.5cm 纵行陈旧性瘢痕,周围可及针眼瘢痕,轻度凹陷,质地软,活动度可,色泽接近正常肤色,周围器官活动无畸形或功能障碍(图 12-3-1)。

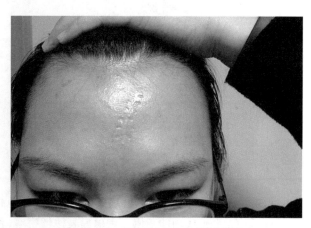

图 12-3-1 面部表浅性瘢痕(治疗前)

【问题 1】 通过上述病史,该患者目前的诊断有哪些?

根据患者主诉、病史及临床查体,患者目前诊断考虑:面部外伤后表浅性线性瘢痕(成熟期)。

思路 1:患者面部清创缝合术后瘢痕,瘢痕情况受当时伤情、是否有功能性并发症、清创缝合时间、缝合技术、缝合使用缝线、拆线时间及术后是否行抗瘢痕治疗均有关。因此,问诊时应仔细询问受伤时病情、当时处理情况及术后治疗等相关信息。

---

知识点

### 瘢痕的病因

瘢痕的病因主要包括(图 12-3-2):

1. 外伤　为最常见的瘢痕形成原因,包括车祸、摔碰、切割伤、抓伤、咬伤、砸伤等。

2. 手术　是瘢痕形成的主要病因之一,术中的粗暴操作、对切口皮缘未保护及术后粗糙缝合往往导致术后明显瘢痕。

3. 烧伤　深Ⅱ度以上烧伤往往遗留明显瘢痕,烧伤后瘢痕挛缩可导致机体功能性障碍。

4. 感染。

5. 其他不明原因者。

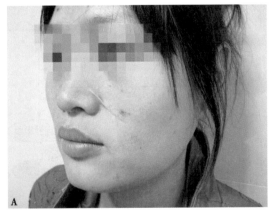
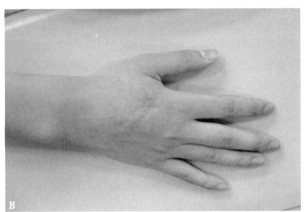
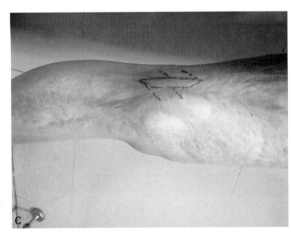
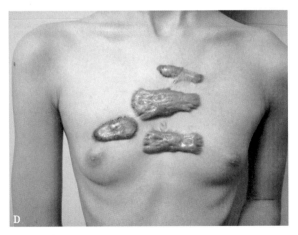

图 12-3-2　多种瘢痕

A. 外伤瘢痕;B. 手术瘢痕;C. 烧伤瘢痕;D. 感染后瘢痕。

---

思路 2:患者瘢痕质地柔软,位置较为表浅,颜色接近正常肤色,大小约 4.5cm×0.5cm,伴针眼瘢痕,周围器官活动无畸形或功能障碍。考虑为表浅性瘢痕、线性瘢痕、成熟瘢痕。应注意与萎缩性瘢痕及凹陷性瘢痕区别。

## 瘢痕的分类

关于瘢痕的分类，目前尚无公认的统一方法，比较有价值的分类方法有以下几种：

1. 生理性瘢痕和病理性瘢痕 前者指无不适、不影响美观、无功能障碍、不需治疗的瘢痕，反之为后者。后者主要是增生性瘢痕和瘢痕疙瘩，对二者病理性质的确定对于治疗方法的选择是很重要的。

2. 成熟瘢痕与未成熟瘢痕 除瘢痕疙瘩外，瘢痕经一段时间后颜色与周围皮肤颜色近似，表面不见扩张的毛细血管；厚度变薄，与邻近皮肤在一个平面；质地变软；不适症状消失，达到了成熟状态，被称为成熟瘢痕或瘢痕的成熟期。未成熟瘢痕多在伤口愈合后的早期，颜色红，表面可见扩张的毛细血管；厚度可达数毫米到数厘米，表面粗糙；质地较硬，无弹性；有明显不适和出现畸形。

3. 按表面形态不同分类 分为凹陷性瘢痕、扁平瘢痕、增生性（肥厚性、增殖性或隆起性）瘢痕和瘢痕疙瘩；碟状、线状、蹼状、桥状、赘状、圆形、椭圆形、不规则形瘢痕等。

4. 按对机体功能状态影响分类 分为挛缩性和非挛缩性瘢痕。前者瘢痕发生挛缩，可造成关节部位的功能障碍，腔道部位的变形，外观和功能受到影响；后者虽然也有瘢痕组织的收缩，但没有造成机体的功能障碍。

5. 按组织学及临床特点不同分类 可分为扁平（表浅性）瘢痕、增生性瘢痕、萎缩性瘢痕、瘢痕疙瘩和瘢痕癌。

6. 按瘢痕组织是否牢固分类 可分为稳定性瘢痕与不稳定性瘢痕。前者瘢痕组织较牢固，不易发生破损，多见于瘢痕时间较长者；后者瘢痕组织脆弱，容易破损，多见于新鲜瘢痕。不稳定性瘢痕容易形成慢性溃疡，少部分可发生恶变，形成瘢痕癌。

7. 按瘢痕有无疼痛症状分类 可分为疼痛性瘢痕和非疼痛性瘢痕。前者有疼，后者无疼痛症状。

8. 按瘢痕面积大小不同分类 可分为小面积瘢痕与大面积瘢痕：能直接切除缝合者称小面积瘢痕，否则可称大面积瘢痕。

9. 按病因不同分类 如外伤后瘢痕，烧伤后瘢痕，感染性瘢痕，手术后瘢痕等，根据病因分类命名。

10. 按部位不同分类 如头皮瘢痕，颈部瘢痕，腹部瘢痕，大腿瘢痕，鼻翼瘢痕，眼睑瘢痕等，按瘢痕所在的解剖部位分类命名。

【问题2】 如何制定该患者的治疗方案？

该患者属于成熟表浅线性瘢痕，治疗方案可以选择：①手术切除直接缝合或皮瓣成形术；②皮肤磨削术或点阵激光治疗；③瘢痕防治动态综合治疗；④保守治疗。

本案例不适合使用的治疗方案：①放射疗法；②瘢痕内药物注射疗法。

思路1：表浅瘢痕一般无须治疗，若患者对美观要求较高，可考虑瘢痕手术切除治疗。若瘢痕面积较小，方向与皮纹接近或一致，可考虑切除直接精细缝合；否则需设计皮瓣成形，临床多使用"Z"成形术。对于针眼瘢痕，因其瘢痕间有正常皮肤存在，尤其适用于多"Z"成形或"W"成形。

## "Z"成形术

"Z"成形术又称对偶三角形皮瓣成形术，或对偶三角形皮瓣易位术。它利用皮肤组织的松动性，通过两个对偶三角瓣，重新配置，改变组织的牵引方向，以增加组织长度，松解解除瘢痕挛缩或恢复组织错位。"Z"成形术适用于松解条索状瘢痕挛缩，矫正蹼状瘢痕挛缩或环状瘢痕狭窄，复位错位的组织。

"Z"成形术有多种灵活应用的变形，如不等三角皮瓣、两臂长度不同的三角皮瓣、连续"Z"成形术及五瓣成形术等，临床应用广泛，具有很高实用性（图12-3-3、图12-3-4）。

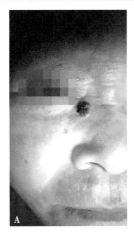
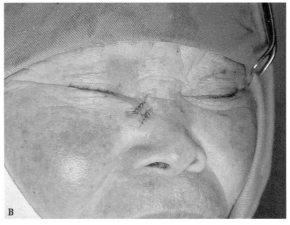

图 12-3-3　"Z"成形术
A. 术前；B. 术后。

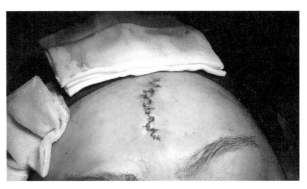

图 12-3-4　面部表浅性瘢痕（瘢痕切除＋连续"Z"成形术后）

　　思路 2：对于面积较大手术效果不理想（如面部痤疮瘢痕），或较浅的与深部组织无粘连的浅表性瘢痕，可考虑首先选择瘢痕磨削术或点阵激光治疗。

知识点

### 瘢痕的激光治疗

　　目前临床上用于治疗瘢痕的激光种类较多，适当应用不同激光治疗不同类型瘢痕，不但可以提高疗效，而且可以减少治疗过程中的不良反应。常用的有超脉冲 $CO_2$ 激光、Er：YAG 激光、Nd：YAG 激光、染料脉冲激光及强脉冲光等。其中，超脉冲 $CO_2$ 激光和 Er：YAG 激光多用于治疗浅表性瘢痕。Nd：YAG 激光适用于治疗增生性瘢痕。染料脉冲激光适用于治疗病理性瘢痕。强脉冲光多用于配合其他方法治疗病理性瘢痕。

　　激光治疗常用于表浅性瘢痕、凹陷性瘢痕、增生性瘢痕等。各种激光的临床疗效均有一定局限性，应根据瘢痕的类型、时期和大小，与其他治疗方式一同制定综合治疗方案。痤疮引起的浅表性或凹陷性瘢痕一般首先考虑激光治疗（图 12-3-5）。

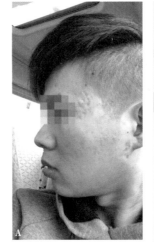
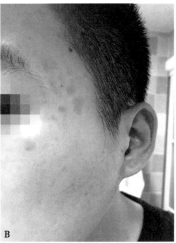

图 12-3-5　面部痤疮瘢痕
A. 治疗前；B. 点阵激光 2 次治疗后。

思路3：瘢痕切除术后往往会产生新的瘢痕，因此单纯手术治疗瘢痕疗效有限，瘢痕的治疗往往需要动态的综合防治治疗。常见的方案有：①瘢痕切除术后联合激光治疗；②瘢痕切除或激光治疗术后联合促创面愈合及抗瘢痕药物使用；③四肢瘢痕切除术后联合抗瘢痕药物及弹力套加压治疗；④瘢痕疙瘩切除术后联合放射治疗；⑤增生性瘢痕内注射治疗联合手术切除治疗等。

## 第四节　增生性挛缩性瘢痕临床病例分析

临床病例

女性，21岁，因"面颈部酒精火焰烧伤1年"前来就诊。1年前，患者使用酒精炉做饭不慎烧伤面颈部，到当地医院治疗，未做手术，外用抗瘢痕增生药物及加压疗法。现遗留面颈部瘢痕，张口困难，影响美观，要求治疗。查体：一般情况好，瘢痕以口周为重，上唇、颏部、两侧下颌部、鼻头可见明显的瘢痕增生，范围仍局限于烧伤区域，质硬韧，色泽淡红，表面毛细血管扩张显露，张口时口周可见条索状挛缩瘢痕，张口明显受限，其他创面皮肤粗糙，色泽和质地接近正常皮肤，鼻腔通气和颈部活动正常（图12-4-1）。

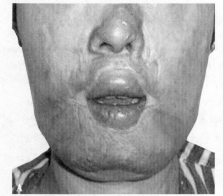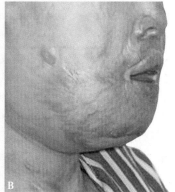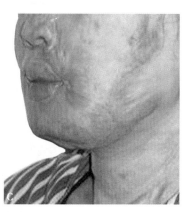

图12-4-1　颌面部增生性挛缩性瘢痕（治疗前）

A. 正位；B. 左前斜位；C. 右前斜位。

【问题1】　通过上述病史，该患者目前的诊断有哪些？

根据患者主诉、病史及临床查体，患者目前诊断考虑：

1. 面颈部烧伤后瘢痕　口周、颏部及下颌部中度增生性挛缩性瘢痕（消退期）；面部及颈部扁平瘢痕（成熟期）。

2. 小口畸形（继发性）。

思路1：患者面部烧伤后大面积瘢痕。烧伤程度不同，瘢痕的形成差异较大，因此，可存在多种类型的瘢痕。

知识点

### 烧伤深度与创面愈合瘢痕

烧伤深度与创面愈合的关系如下：

Ⅰ度烧伤：伤及角质层、透明层、颗粒层、棘状层，生发层健在；临床表现为创面局部轻度红、肿、热、痛，无水疱，干燥，无感染，常为烧灼感痛，2～3d内症状消退，3～5d痊愈，脱屑，无瘢痕形成。

浅Ⅱ度烧伤：可伤及生发层，甚至真皮乳头层；临床表现为水疱较大，去表皮层后创面湿润，创底鲜红、水肿，并有红色颗粒或脉络状血管网，剧痛、感觉过敏；如无感染，1～2周后痊愈，不留瘢痕。

深Ⅱ度烧伤：伤及真皮深层；临床表现为表皮下积液，或水疱较小，去表皮层后创面微湿或红白相间，有时可见许多红色小点或细小血管，水肿明显，感觉迟钝，局部温度略低；一般3～4周痊愈，可遗留瘢痕。

Ⅲ度烧伤：伤及全皮层/皮下脂肪；临床表现为创面苍白，痛觉消失、感觉迟钝，拔毛实验不痛且易拔除，局部发凉；3～4周焦痂脱落，多需植皮修复，遗留瘢痕畸形。

Ⅳ度烧伤：伤及肌肉、骨骼、脏器；临床表现为创面焦黄炭化、干燥、皮革样，多数部位可见粗大栓塞的静脉，疼痛消失、感觉迟钝，拔毛实验不痛且易拔除，局部发凉，3～4周时表现为黑色，干瘪坏死，须截肢（指）或皮瓣修复，遗留瘢痕和明显的组织缺损畸形。

思路2：增生性瘢痕需要与瘢痕疙瘩、挛缩性瘢痕等进行鉴别诊断。若瘢痕发生溃疡，则还应注意与瘢痕癌进行鉴别诊断。

知识点

### 增生性瘢痕、瘢痕疙瘩、挛缩性瘢痕及瘢痕癌的病史特点与临床特征

1. 增生性瘢痕　也称增殖性瘢痕、肥厚性瘢痕、肥大性瘢痕或隆起性瘢痕。其中，瘢痕两端以蒂与四周皮肤相连，下有通道与基底分离，其状似桥，称为桥状瘢痕。

（1）病史特点：由深Ⅱ度以上的烧伤、切割伤、感染等累及真皮网状层的损伤导致。

（2）临床特征：增生的瘢痕组织明显高于皮肤表面，局部增厚变硬，形状不规则，高低不平，早期（增生期）潮红充血，质地硬，伴有痒、痛不适，病变只发生在原来的损伤区域，不向周围扩张，常呈过度角化、溃疡和挛缩，但与基底组织不粘连，可以推动。在数月或数年后瘢痕逐渐发生退行性改变（减退期），瘢痕充血减轻，表面颜色变淡，逐渐变软、平坦，痒痛感觉减轻以至消失，部分增生性瘢痕最终可转化为表浅性瘢痕（成熟期）。持续加压数月治疗效果好，手术切除治疗后不复发或复发程度明显减轻（图12-4-2）。

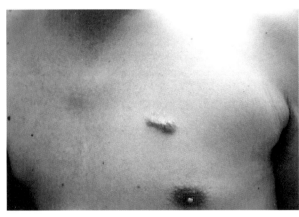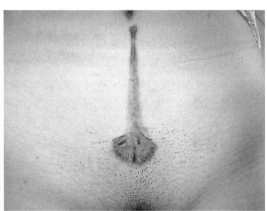

图12-4-2　增生性瘢痕

2. 瘢痕疙瘩　瘢痕疙瘩是以具有持续性强大增生力为特点的特殊类型的瘢痕，其实质上是皮肤上的一种纤维组织肿瘤。

（1）病史特点：具有明显的个体差异，常由于轻微损伤引起，部分患者无明确的损伤史。

（2）临床特征：常见于30岁以下的青少年，好发于上颈部、耳垂、肩部、胸部及上臂等处，色红，坚硬，弹性差，突出皮肤表面，超过受损伤的原有病变范围向四周正常皮肤扩张，又称"蟹足肿"或"瘢痕瘤"；自觉症状多感瘙痒或疼痛灼热感，疼痛敏感；病程较长，逐渐增大，多数不能自行消退；单纯切除后极易复发，且增生能力更强，范围更大（图12-4-3）。

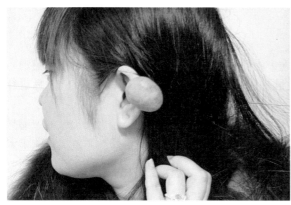
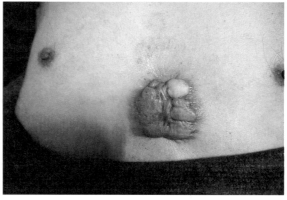

图 12-4-3　瘢痕疙瘩

3. 挛缩性瘢痕　挛缩性瘢痕是以瘢痕所引起的功能障碍特征而命名的。由挛缩性瘢痕所引起的功能障碍和形态改变，称为瘢痕挛缩畸形。其中在关节曲面的条索状瘢痕挛缩，如经较长时间，挛缩瘢痕两侧的皮肤及皮下组织可以逐渐伸长，成为蹼状的瘢痕挛缩，称蹼状瘢痕挛缩畸形。

（1）病史特点：多见于深度烧伤愈合后。

（2）临床特征：常发生在髋关节的部位和开口器官的周围，引起器官移位变形，功能受限，危害较大。不同部位的挛缩性瘢痕所引起的功能障碍和形态改变的程度是不同的，如在皮面宽阔的躯干部位程度较轻，在四肢屈侧和器官聚集的面部程度较重。部分在体表孔道的开口处呈环状出现，造成其口径狭窄，影响正常功能。长期的瘢痕挛缩畸形可影响骨骼、肌肉、血管、神经等组织的发育，应及早处理。临床上常见的因瘢痕挛缩造成的畸形有睑外翻、唇外翻、颏胸粘连、手部瘢痕挛缩畸形及各关节的屈侧或伸侧挛缩畸形等（图 12-4-4）。

4. 瘢痕癌　瘢痕组织可以发生恶变成为瘢痕癌。早在 1928 年法国外科医师 Marjolin 首先描述这种溃疡恶变的特点和过程，故后人也称这种恶性溃疡为 Marjolin 溃疡。

（1）病史特点：多发生于不稳定性瘢痕，尤其是瘢痕溃破，经久不愈时。

（2）临床特征：瘢痕发生恶变的时间长短不一，短者 3 个月，长者可达 60 年；一般发生于中老年人，平均年龄在 50 岁以上；好发于下肢，也可见于躯干等部位；瘢痕癌变前一般都有较长的慢性溃疡病史和奇痒的症状，病程缓慢；瘢痕癌变后多不发生扩散转移；组织学检查多为鳞状细胞癌，少数为基底细胞癌（图 12-4-5）。

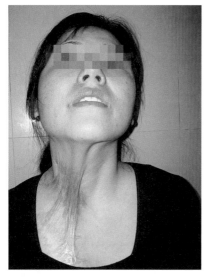

图 12-4-4　挛缩性瘢痕

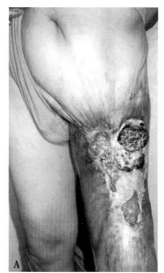
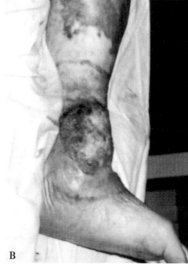

图 12-4-5　瘢痕癌
A. 股部；B. 小腿。

思路3：增生性瘢痕具有明确的临床分期（表12-2-1），根据病史和查体，可以明确其分期及其对机体功能的影响。

【问题2】 如何制定该患者的治疗方案？

该患者的治疗主要首先考虑解除口周挛缩，其次为去除明显的增生性瘢痕，同时需兼顾面部美观。综合上述因素，治疗方案考虑：①面部瘢痕切除松解＋皮肤扩张术、植皮术或游离皮瓣移植术；②术后进行瘢痕动态综合治疗，包括激光治疗、加压疗法、药物及硅凝胶产品外用等。

思路1：增生性挛缩性瘢痕手术最主要的目的是松解瘢痕挛缩畸形。此病例，患者出现因瘢痕挛缩导致的继发性小口畸形，需行瘢痕切除松解挛缩畸形，术后创面较大，选择合适的创面修复方案直接影响手术效果。该患者面颈部大部分轻度烧伤皮肤已进入成熟期，与周围正常皮肤相近，瘢痕皮肤活动度良好，因此可首选皮肤软组织扩张术（图12-4-6）。若扩张皮肤量不足，可考虑植皮修复。游离皮瓣移植修复多应用于瘢痕累及深层组织时如肌肉、骨骼等。

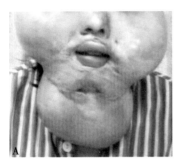 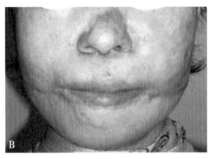 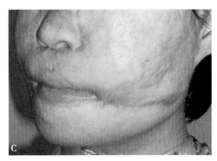

图12-4-6 颌面部增生性挛缩性瘢痕（皮肤软组织扩张术治疗后）
A. 皮肤扩张中；B. 术后半年正位；C. 术后半年左前斜位。

知识点

**皮肤软组织扩张术**

皮肤软组织扩张术是利用组织扩张器的扩张作用，获得"额外"皮肤软组织进行皮肤缺损修复和器官再造的一种外科方法。一般情况下需要进行两次手术，第一次手术是扩张器植入，为再造和新增皮肤做准备，第二次手术是利用新增皮肤组织进行所需的修复术。两次手术间隔一定的时间，在此期间需多次注水使得扩张器扩张、表面皮肤软组织增长。

其优点是能提供与受区完全匹配的皮肤软组织，扩张皮瓣转移后供区无后遗畸形和严重瘢痕，治疗效果较好；缺点是需要二次手术，治疗周期长，需额外增加附加切口。

适应证：体表各部位需要修复或再造而局部皮瓣供区不足、周围有可供扩张的正常皮肤者。

禁忌证：拟扩张区近期有放射治疗史；凝血功能差或有出血倾向者；严重营养不良者；有全身性感染或手术部位有急性感染病灶者；有精神障碍而不能合作者。

思路2：此病例患者若仅手术治疗术后易再次出现增生性瘢痕，因此，术后的综合防治治疗必不可少。常用的防治措施有加压疗法、药物及硅凝胶产品外用、瘢痕内药物注射等。

知识点

**瘢痕的加压疗法**

以弹性织物对伤口愈合部位持续压迫而达到预防和治疗瘢痕增生的方法，称为压力疗法。早期持续使用压力疗法，可以减轻瘢痕的形成，促进瘢痕的成熟。压力疗法是预防及治疗增生性瘢痕最普遍及最有效的方法之一，具有安全、简单、费用低廉、疗效肯定等优点。

加压疗法主要适用于增生性瘢痕,特别是位于躯干四肢易于包扎部位的大面积增生性瘢痕,也可作为瘢痕疙瘩手术或放疗后的辅助治疗措施。

使用原则是一早、二紧、三持久。一早:即尽早开始压迫治疗,在创面愈合后即开始。二紧:就是在不影响肢体远端血运及患者能耐受的情况下,越紧越好。三持久:就是持续性、长期压迫治疗,主张24h连续加压,更换衬垫物及清洗皮肤等一次时间不得超过30min,压迫治疗时间不得少于3个月,一般应达半年以上。

目前常用的加压疗法有海绵加压固定法、垫塑料夹板法、弹性绷带压迫法、弹力衣(套)压迫法及硅胶膜贴敷加压等。一般情况下,加压治疗2周可见效,表现为瘢痕痒痛症状减轻,1个月瘢痕变扁平,1年可软化。

## 第五节 瘢痕疙瘩临床病例分析

瘢痕疙瘩的发生具有明显的个体差异。多数患者一年内在发生瘢痕疙瘩的部位均有局部损伤的病史,而且发生部位各异。瘢痕疙瘩的形态表现各异,多数为单个病灶,少数呈现多部位、多发病灶;病灶或呈表面光滑的结节状,或为类似增生性瘢痕样,均明显高出皮面,且病灶超出原损伤范围。病灶范围大小不一,自数毫米大小的小结节到直径数厘米至十多厘米大小、表面凹凸不平的哑铃状、球状或片状病灶。病灶质地较硬,弹性差,早期呈红色或紫红色,后期多呈苍白色,或有色素沉着。瘢痕疙瘩在损伤后早期可迅速发展,持续生长数年甚至数十年,也可在长时间内处于相对稳定状态,一旦遭到再刺激,即迅速生长。

### 一、独立瘢痕疙瘩(炎症反应为主型)

病例介绍

女性,24岁。胸前因"痤疮"出现肿块4年,生长较快,有痛痒感。曾有糖皮质激素治疗史,治疗时肿块有所萎缩,停药后复发。否认家族史。否认过敏史。查体:胸前见一4cm×2cm×0.3cm大小肿块,边缘充血明显,质地较硬,局限于皮肤层,与深层无粘连(图12-5-1)。

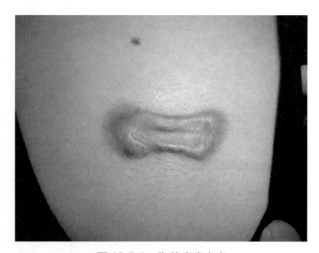

图12-5-1 胸前瘢痕疙瘩

【问题1】 上述病史,该患者的诊断是什么?

思路:患者因"痤疮"出现肿块4年病史,病灶状态:瘢痕周边炎症反应明显,中央纤维化程度较低,考虑诊断:胸前瘢痕疙瘩。

【问题2】 如采用注射治疗,方案如何选择?

思路:糖皮质激素类药物注射治疗:

A.优点:

a)效果确切(病灶变平、变软)。

b)未去除病灶,未延长瘢痕,局部皮肤张力不受影响,患者更易接受。

c）没有手术带来的恐惧。

d）一般不需放疗。

B. 缺点：

a）单纯注射治疗极易复发，需长期治疗及随访。

b）糖皮质激素及抗肿瘤药物带来的不良反应。

c）需反复多次就诊，就诊便利性差。

病例一治疗方案介绍（低浓度 5-FU 联合糖皮质激素）（图 12-5-2）：

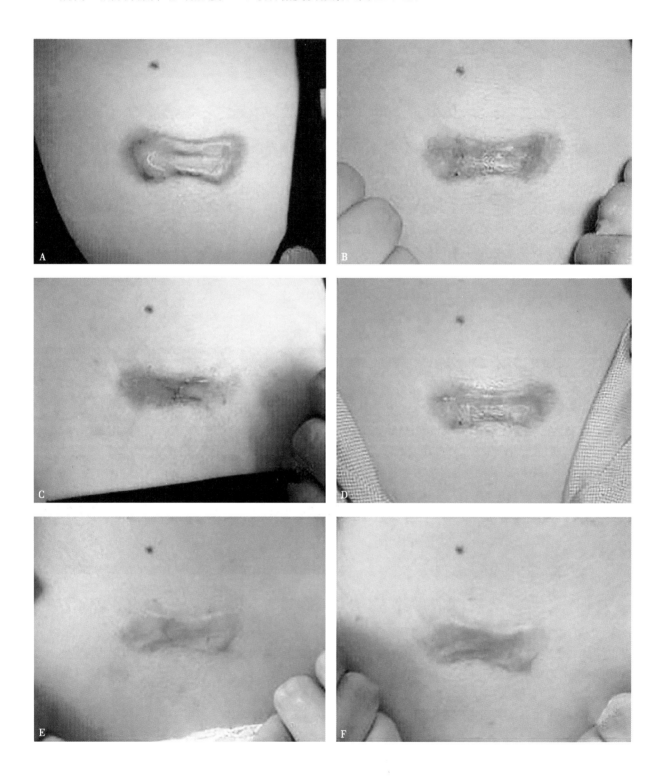

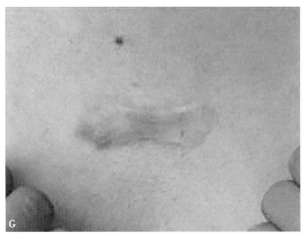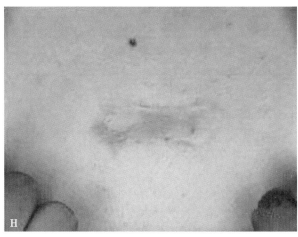

图 12-5-2　胸前瘢痕疙瘩（炎症反应为主型）的药物注射治疗过程
A～H. 治疗过程。

治疗过程如下：

A. 5-FU（0.25/10ml，下同）0.6ml+ 曲安奈德 5ml+ 利多卡因 1ml 进行注射，2 周 1 次，共 4 次，瘢痕变平软，痛痒消失（图 12-5-2A）。

B. 此后进入维持期：5-FU 0.3ml+ 曲安奈德 2.5ml+ 利多卡因 2.5ml，3 周 1 次，共 2 次后，瘢痕充血减退，更为平软（图 12-5-2B）。

C. 进一步减少药物浓度，改为 5-FU 0.1ml+ 曲安奈德 1ml+ 利多卡因 4ml，4～6 周 1 次，共 3 次，同时配合硅胶膜片治疗（图 12-5-2C）。

D. 瘢痕维持平软状态，但皮质类固醇注射后出现毛细血管扩张现象。将药物注射改为平阳霉素 0.4mg+ 曲安奈德 1ml+ 利多卡因 4ml，6 周 1 次，共 2 次。瘢痕稳定，无明显复发，充血有所减退。停药，嘱患者坚持使用硅胶膜片外贴，同时密切观察瘢痕生长动向，如有反弹迹象及时复诊（图 12-5-2D）。

E. 1.5 年后复诊，瘢痕无明显反弹，但充血仍未完全消失。此时采用低浓度的化学药物抑制血管，极低浓度皮质类固醇抑制复发：平阳霉素 0.4mg+ 曲安奈德 0.5ml+ 利多卡因 4.5ml，注射 1 次。随诊（图 12-5-2E）。

F. 7 个月后，瘢痕大部分已无明显充血，平软。未作注射治疗（图 12-5-2F）。

G. 2.5 年后，患者复诊，瘢痕大部分已成熟，表现为灰白色，较平，质地软。右下角处局部充血，轻度隆起。此时进行极少量药物注射 1 次，浓度配比为：5-FU0.1ml+ 曲安奈德 1ml+ 利多卡因 4ml，随诊（图 12-5-2G）。

H. 6 个月后，患者复诊，瘢痕无复发，嘱随诊。现又随访 2.5 年，瘢痕未再复发（图 12-5-2H）。

## 二、独立瘢痕疙瘩（纤维化为主型）

病例介绍

女，23 岁。胸部"自发"肿物生长 8～9 年，5～6 年前外院诊断为"瘢痕疙瘩"，曾行多次药物注射治疗，有效，停药复发。否认家族史，否认过敏史。查体见胸前一 5cm×2cm×0.5cm 块状充血隆起质硬肿物，局限于皮肤层，与深层无粘连（图 12-5-3）。

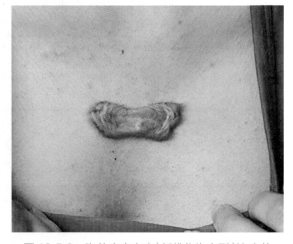

图 12-5-3　胸前瘢痕疙瘩（纤维化为主型）治疗前

【问题1】 上述病史,该患者的诊断是什么?

思路:患者有"肿物"生长病史,病灶状态:瘢痕呈结节状,边缘部位炎症反应明显,中央部纤维化明显,未感染,考虑诊断:胸前瘢痕疙瘩。

【问题2】 治疗方案如何选择?

思路:手术切除+放疗:

A. 优点:

a. 避免糖皮质激素注射带来的不良反应。

b. 就诊次数较少,见效快。

B. 缺点:

a. 手术切口长度较原始病灶更长,部分患者难以接受。

b. 部分患者不接受手术治疗。

c. 手术刺激及术后张力易导致瘢痕疙瘩复发。

d. 切口处需接受放射线照射,有放射性损伤风险(特别是腺体及重要器官附近)。

治疗过程如下:(图12-5-4)手术+放疗(直线加速器,6Mev 电子线,350cGy/ 次 /d,连续 5 次)后 42 个月。

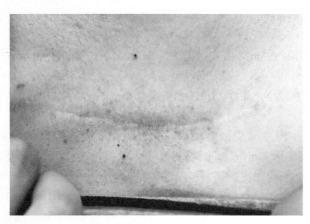

图 12-5-4 　胸前瘢痕疙瘩(纤维化为主型)的手术综合治疗

三、多发痤疮引起的瘢痕疙瘩

病例介绍

患者,男,18 岁。因"痤疮"引发全身多处肿物 4 年。3 年前曾行多次激素类药物(具体不详)注射治疗,效不佳。否认家族史。否认过敏史。查体:胸背部多处散在充血隆起质硬肿物,局限于皮肤层,与深层无粘连。其中部分胸部病灶连接成块状(图12-5-5)。

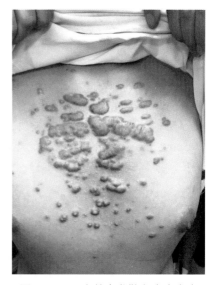

图 12-5-5 　胸前多发散在瘢痕疙瘩

【问题1】 上述病史,该患者的诊断是什么?

思路:患者"痤疮"引发全身多处肿物4年病史,病灶状态:新生痤疮不断,引发新的瘢痕疙瘩,既有的病灶不断增大,连接成片状或大块状,严重影响外观,后期挛缩处容易感染,考虑诊断:全身多发瘢痕疙瘩。

【问题2】 如何选择治疗方案?

思路:患者由痤疮引发的瘢痕疙瘩层出不穷,渐渐增大并融合。治疗方案的选择需要遵循两个原则:减少新生瘢痕疙瘩及治疗既有的瘢痕疙瘩。

1)减少新生瘢痕:主要是需要减少痤疮的发生。

建议通过饮食调节和生活方式来改善:①容易引发痤疮的食物需忌口,如烟酒、含糖食品、牛奶、辛辣刺激食物、容易导致过敏的食物等;②房间需清洁干净,被褥勤洗晒,防止螨虫、霉菌对皮肤产生的刺激;③避免熬夜。

由于患者的瘢痕疙瘩是由于痤疮引发,所以抑制皮脂分泌、减少痤疮的发生可以减少新生的瘢痕疙瘩。

2)药物:

口服药物主要包括:

A.抗组胺药物。

B.积雪苷片。

外用药物主要包括:

A.积雪苷霜软膏。

B.硅酮凝胶或硅胶贴片。

C.含洋葱提取物的外用药,如康瑞保。

3)治疗既有的瘢痕疙瘩:

A.较大、连成块状的隆起的瘢痕疙瘩:建议手术+综合治疗。

    a 张力允许:沿瘢痕边缘全切,术后放疗。

    b 张力较大:在瘢痕边缘内行切除,边缘处核内切除+术后放疗。

B.较小、独立的瘢痕疙瘩:瘢痕核内切除+术后放疗。

4)治疗方案优缺点评估:

A.优点:

    a 能够在短期内使瘢痕平复,外观得到极大改善。

    b 不用注射药物,避免糖皮质激素带来的不良反应,特别是避免引发新生痤疮及其引起的新生瘢痕疙瘩。

B.缺点:

    a 需配合放疗。考虑到放疗潜在的不良反应,治疗面积不宜过大。

    b 某些特定情况下(放疗剂量不足、张力过大、皮肤状况欠佳、机体激素水平不正常等),术后瘢痕可能复发,甚至生长加速。

病例三治疗方案介绍(手术+综合治疗)(图12-5-6)

治疗过程如下:

上中部瘢痕疙瘩手术(直切加核切)+放疗(直线加速器,6Mev电子线,500cGy/(次•d),连续4次)后6个月。

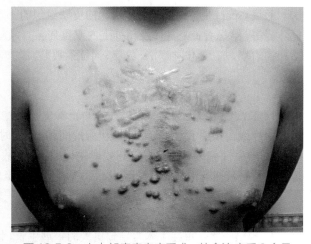

图12-5-6 上中部瘢痕疙瘩手术+综合治疗后6个月

### 四、巨大瘢痕疙瘩伴感染

病例介绍

男，21岁。双下颌、胸、背部"痤疮"后肿物形成8年，呈进行性生长，曾于6年局注药物（具体不详）2次，4年前局注药物（具体不详）5次，效欠佳。近3年来瘢痕疙瘩时有感染。否认"瘢痕疙瘩"家族史，母亲为"瘢痕体质"，否认过敏史。查体见胸、背、臀部大片及散在瘢痕疙瘩，其中胸前瘢痕疙瘩16cm×7.5cm，中央部见感染灶（图12-5-7）。

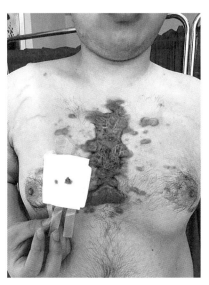

图12-5-7　胸前多发性瘢痕疙瘩并局部感染

【问题1】　上述病史，该患者的诊断是什么？

患者双下颌、胸、背部"痤疮"后肿物形成8年，病灶状态：瘢痕疙瘩散在，其中胸骨前瘢痕疙瘩连接成块状，因窦道形成时有感染，考虑诊断：胸前瘢痕疙瘩并感染。

【问题2】　如何选择治疗方案？

思路：治疗以先去除感染灶为主，以防长期感染造成病灶恶变。

1. 系统治疗方案。参照病例三的治疗方案（通过饮食和生活方式来改善体质）。

2. 局部治疗方案（手术＋综合治疗）

A. 张力允许：全切＋超减张缝合，术后放疗。

B. 张力较大：全切＋局部任意皮瓣，术后放疗。

C. 张力极大：感染病灶切除，术后放疗。

## 第六节　瘢痕切除缝合术

瘢痕（scar）是各种创伤后所引起的皮肤组织的外观形态和组织病理学改变。瘢痕可带来外观异常及功能障碍等，给患者带来身体及精神上的双重痛苦。瘢痕的治疗包括非手术治疗及手术治疗。非手术治疗包括药物治疗、加压、化学疗法、放疗、同位素敷贴、激光及超声波等治疗。

### 一、瘢痕的治疗原则

1. 表浅性瘢痕　通常颜色及质地与正常皮肤相差不大，大多不需治疗。但发生在颜面部，有损容貌，可激光治疗或在预期手术切除后可减少瘢痕面积、淡化时手术切除。

2. 增生性瘢痕　因其有自行蜕变软化的可能，故一般先行药物、激光等非手术治疗，同时辅助功能锻炼。等待瘢痕成熟，软化且停止生长后，视其宽度和走向，预期术后有更好结果再行手术治疗。

3. 萎缩性瘢痕　若位于外露部位影响外观，面积较小，可考虑切除缝合术。面积较大可行瘢痕切除皮瓣转移修复术。

4. 瘢痕疙瘩　单纯手术常导致更大的扩展生长，切除常需在术后放疗或注射控制复发。在非外观重要部位，可仅行瘢痕注射治疗，有外观要求则可手术加放射治疗，一般禁止直接切除缝合，而应采用瘢痕内切除缝合术或瘢痕疙瘩上皮回植术等。

## 二、适应证及禁忌证

瘢痕切除缝合术是指采用手术方法将瘢痕切除并缝合,原则上没有禁忌证、通过此术式可以达到改善外观和功能目的的瘢痕均可实施。

（一）适应证

1. 明显影响外观的瘢痕,在切除后预计能改变行走方向,按皮纹方向缝合,预期术后有更好外观者。
2. 萎缩性瘢痕。
3. 挛缩瘢痕。
4. 局限性增生或凹陷性瘢痕。

（二）禁忌证

1. 身体疾病不能耐受手术或对手术要求不切实际者。
2. 麻醉药过敏者。
3. 处于月经期,或有凝血功能障碍,严重出血倾向者。
4. 瘢痕尚未成熟,表现为深红色或者紫红色者。
5. 估计切除后张力较大,无法缝合或缝合影响功能者。
6. 瘢痕长期破溃感染或怀疑癌变者,不能仅作瘢痕切除缝合,需做病检及扩大切除准备。

## 三、术前准备

1. 病史　包括病因、症状、既往治疗史、患者心理状态等。
2. 体查　瘢痕的部位、数目、分类、畸形状态等。用指捏法判断组织量是否足够。
3. 术前检查　排除不适合手术的情况。
4. 术前谈话　向患者及家属交代病情、手术目的、手术过程、术后可能达到的效果及可能出现的并发症等并签字。
5. 术区准备　术前清洁瘢痕内污垢,毛发区备皮。
6. 器械准备　整形外科手术包、注射器等。
7. 术前照相。

## 四、麻醉

可根据患者具体情况,以患者能接受、手术安全、无痛、术后恢复迅速、平稳为原则,选择局部麻醉、神经阻滞麻醉、椎管内麻醉或全麻。对于不愿意觉察手术过程的患者,可以根据患者要求做全身麻醉。

## 五、治疗

1. 瘢痕切除直接缝合术　指采用手术方法将瘢痕切除并直接缝合,以达到改善外观的目的。该术式适用于面积较小的瘢痕。当瘢痕宽 2.0cm 以下,通过指捏检查,估计在切除后可以无张力缝合的,可以采用。手术步骤如下:

（1）切口设计在瘢痕与正常组织交界处设计梭形手术切口。切口方向一般尽可能设计与 Langer 线或皮纹一致,或与瘢痕纵轴方向一致,以亚甲蓝绘制出切口。

（2）瘢痕切除:按选择的麻醉方式麻醉,如采用局部麻醉,可于麻醉药中可加入 1∶10 万的肾上腺素以减少创面出血(某些部位如阴茎不可添加)。刀与皮肤呈向外斜 45° 运行,沿绘制的切口线切开皮肤全层,至切口线末端时 90° 竖起刀柄,切除瘢痕。

（3）创面处理:切口两侧皮下组织层可稍作潜行剥离。每侧皮下分离的范围一般在切除瘢痕后缺损大小的一倍左右。以生理盐水冲洗创面,如潜在感染创面可用过氧化氢溶液冲洗。观察组织出血情况,一般的创面渗血可用温热盐水纱布压迫止血,有明显出血点可用电凝止血。有动脉端出血采用血管缝合结扎。生理盐水冲洗伤口后缝合伤口。

（4）缝合:通常皮下组织及真皮采用 5-0 可吸收缝线间断缝合(图 12-6-1)。

若有一定张力时可采用皮下减张缝合。以指提法估计切口张力，根据张力大小调整皮下减张缝合进针点与切口缘的距离，张力越大，边距越大。采用 5-0 或 4-0 可吸收缝线自皮下距切口边缘 2～5mm 穿入脂肪层，带上少量真皮，自同侧切口边缘内皮下穿出，再从对侧边缘内皮下穿入，同样带上少量真皮组织，再对应对侧位置穿出打结（图 12-6-2）。缝合后切口轻微上凸，此时表面切口无张力，皮肤表面 5-0 至 6-0 无损伤缝线褥式缝合或间断缝合（图 12-6-3）。在皮肤松弛部位不建议过度减张，以免术后皮肤表面凸起不消退。注意缝合的边距和针距，在切口缝合无张力时可以适当减少边距，扩大针距，对于两侧创缘厚薄不等时，可采用"厚少薄多"缝合的原则，使缝合口平整。

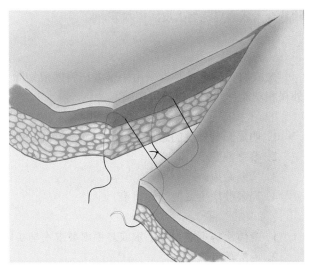

图 12-6-1　皮下间断缝合图片

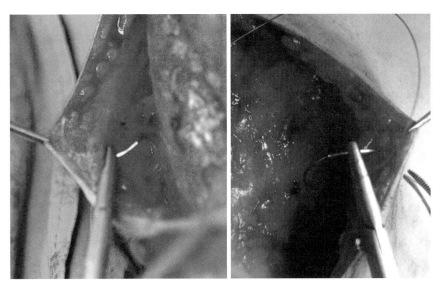

图 12-6-2　皮下减张缝合（照片）

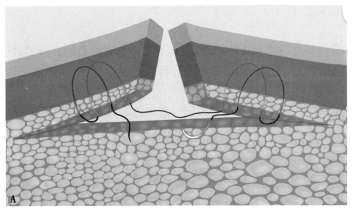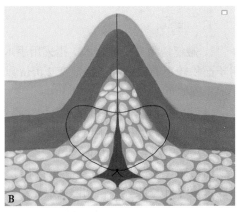

图 12-6-3　皮下减张缝合（示意图）
A. 进针路线；B. 缝合完成。

　　若有腔隙存在，预计术后皮下可能会出现渗血、积液、感染等，应放置引流。创面缝合并络合碘擦洗后，涂抹抗生素油膏，以消毒纱布覆盖。根据部位不同采用胶布粘贴或者绷带绑缚等进行固定。注意包扎压力要适度,以达到压迫止血和不妨碍静脉回流的目的。

2. 瘢痕分次切除缝合术　该术式是采用2次或更多次手术将瘢痕全部切除的手术方法。适合于宽度大于2cm,不能一次将瘢痕全部切除,或者虽勉强切除,切口缝合有明显张力时。其单次切除缝合术操作过程类似瘢痕切除直接缝合术。第一次手术只在瘢痕内进行梭形切除后直接拉拢缝合,不累及瘢痕周围正常皮肤。等切口愈合后1~2个月,作局部皮肤提拉训练,每日数次,使周围皮肤松动。0.5~1年后,在前次切口外0.5cm左右再设计切口,切除瘢痕,依次进行,至瘢痕完全切除为止。尤其注意的是,初次切除时尽可能将最终缝合线设计与皮纹方向一致,在瘢痕内做切除后的创面仍需要按照整形美容的原则进行缝合,以避免愈合后瘢痕增宽,不利于下一次瘢痕切除术的进行。

3. 瘢痕内切除缝合术　该术式适合于瘢痕疙瘩及严重的增生性瘢痕。即切除瘢痕时不将瘢痕全部切除,切口局限于瘢痕内,留下瘢痕边缘的部分组织缝合。上述瘢痕如果行直接切除缝合术,术后有较高的复发率。瘢痕内切除,可以不刺激切口的胶原组织合成,从而降低复发率,改善局部外观及功能。其基本手术操作过程类似于瘢痕分次切除术的第一次手术。

4. 瘢痕切除"W"成形术　"W"成形术(W-plasty)是指在瘢痕两侧设计多个锯齿状切口,在瘢痕切除后,形成多个锯齿形小皮瓣,彼此依次交叉缝合。因缝合后的切口形似多个英文字母"W"而得名。该设计使直线状的缝合线成为了锯齿状,改变了术后形成瘢痕的方向,使其挛缩不在一个方向上,同时使切口张力不在一个方向上,从而增加了术后局部皮肤的可移动性,减小了瘢痕张力而使术后瘢痕变得不明显。该方法适合于较大瘢痕切除后的创面及挛缩性瘢痕的整复。对于针孔瘢痕显著呈"蜈蚣脚样畸形"同样适合。

其基本手术方式是在瘢痕两侧设计连续"W"形切口设计线,形成多个锯齿形小皮瓣,皮瓣两边一般为1cm左右,夹角一般为60°左右。设计三角皮瓣时要角度相等、大小相等,便于对位缝合。将两侧"W"之间的瘢痕及部分正常组织一并切除。多个锯齿形皮瓣依次交叉对位缝合。手术操作过程类似于瘢痕切除直接缝合术(图12-6-4)。

5. 瘢痕切除"Z"字成形术　该术式又称为瘢痕切除对偶三角皮瓣成形术,适合于线状或蹼状瘢痕。当有些情况,如挛缩性瘢痕,瘢痕位于关节部位,瘢痕走行与面部褶皱线及轮廓线不一致时,瘢痕跨面部分区及器官分界线,位于鼻翼缘、唇红缘、内外眦处时需要采用该设计。基本方法是沿瘢痕与正常组织交界处标记梭形切口线,以该切口线为中轴,在两侧各设计一方向相反的切口,称为臂,长度与中轴切口相等,两臂与中轴间形成的夹角最好相等,以60°为佳。术时按照设计线切开皮肤和皮下组织,切除瘢痕,在深筋膜表面潜行剥离,形成两个三角形皮瓣,并包含深筋膜。互换位置后可以解除挛缩。将皮瓣在新位置上与周围皮肤间断缝合,皮下适当缝合数针以减少皮肤张力。为了隐蔽术后切口,达到整形美容的目的,"Z"成形术的两臂可以根据皮纹及褶皱线方向设计成弧形或者流线形。如挛缩的瘢痕条索较长,且两侧弹性软组织不够宽广时,可采用多个"Z"成形术矫正。手术操作过程类似于瘢痕直接切除缝合术(图12-6-5)。

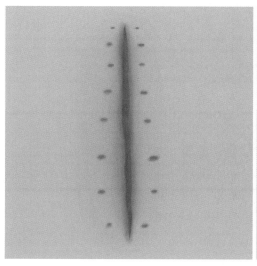
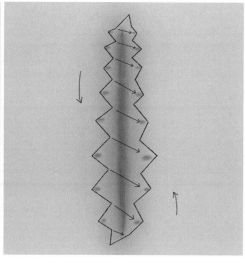

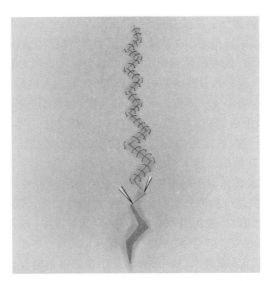

图 12-6-4　瘢痕切除"W"成形术（示意图）

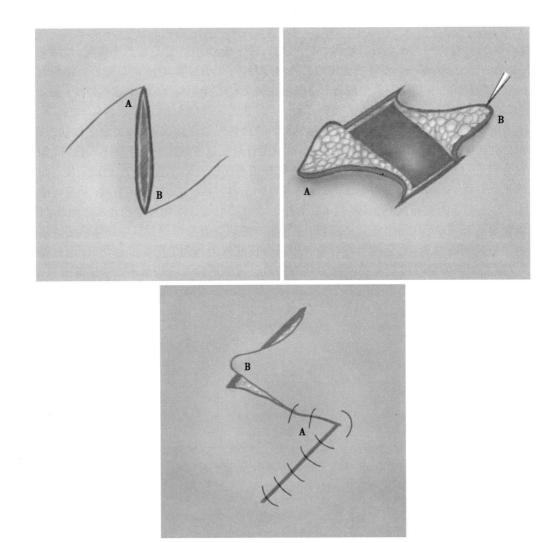

图 12-6-5　瘢痕切除"Z"成形术（示意图）

## 六、术后处理

1. 局麻术后嘱患者于医院内观察 1h，必要时可收入院 24～48h。其他麻醉下手术按照其麻醉方式不同而行相应处理。

2. 酌情给予镇静止痛消炎药物。

3. 患者出院前，嘱咐注意事项。

4. 术后 24h 换药，根据引流情况拔除引流片，后酌情换药或伤口包扎至拆线。

5. 拆线时间与切口部位、切口愈合情况等相关，一般为术后 7d 左右。局部血供不佳或创面愈合不良等可适当延迟拆线。

6. 拆线后需使用软化瘢痕的综合治疗，如外用弹力绷带，硅凝胶，瘢痕软化膏等。至少坚持 3 个月。

7. 功能部位的瘢痕手术拆线后应早期功能锻炼。一般先行被动功能锻炼，适应后转为主动功能锻炼。至少坚持半年。

8. 定期随访。

## 七、常见并发症

其常见并发症类似于一般外科手术的并发症，包括术后出血、感染、切口裂开、皮瓣常见并发症等。

出血及血肿：主要是由于凝血障碍，术中止血不彻底，麻醉药中的肾上腺素作用消退后继发出血等原因。当覆盖切口的敷料为血渗湿，或者切口处剧烈疼痛，打开敷料或拆除缝线有血渗出时可以确诊。术前需要确定患者是否有凝血障碍，术中彻底止血，放置引流，术后使用止血药物可以预防术后出血。如出现出血，则需要拆除缝线，在无菌条件下消除血肿并手术止血。

感染：多为切口感染，表现为切口红肿热痛及触痛。主要是由于瘢痕组织及周围有潜在感染，术中无菌操作不严格等原因引起。一旦出现，则拆除切口缝线，分泌物作菌培养。同时局部及全身使用广谱抗生素。

切口裂开：主要见于张力较大或者张力变化较大的部位，如关节部位。胸腹部可由于患者用力咳嗽或者活动牵拉导致。术中要注意妥善缝合切口，必要时行减张缝合。术后可以加用关节固定或者切口减张措施。一旦发生，则需要在无菌条件下妥善再次缝合并适当延长切口的拆线时间。

## 八、注意事项及术后瘢痕防治

1. 功能部位的瘢痕手术拆线后应尽早进行功能锻炼。一般先行被动功能锻炼，适应后转为主动功能锻炼。至少坚持半年。

2. 术后根据患者病情使用一种或联合多种药物进行综合性治疗，如外用弹力绷带，硅凝胶，瘢痕软化膏等。至少坚持 3 个月。

3. 术后伤口愈合后可行激光等治疗。

4. 瘢痕疙瘩等情况术后需注射或放射治疗。

# 第十三章 烧伤的修复治疗

## 第一节 烧伤的早期治疗

烧伤(burn)是由物理或化学因素所造成的皮肤和/或深部组织的损伤,主要是由热力(火焰、热液、蒸汽、热金属等)、电流、放射线、化学物质引起。烧伤也可发生在呼吸道、消化道等黏膜部位,也可造成眼、会阴部等特殊部位烧伤。

烧伤创面(burn wound)是引起烧伤病理生理变化的根源,也是决定烧伤救治成功率的重要因素,因此,烧伤创面的修复十分重要,贯穿于烧伤治疗的全过程。

**烧伤的通常诊疗环节:**

1. 明确诊断,包括烧伤部位、烧伤原因、烧伤深度、烧伤面积、合并伤、并发症等。
2. 紧急情况下须进行现场急救,如气管切开。
3. 补液复苏是重度烧伤休克期治疗的重要环节。
4. Ⅲ度烧伤创面,尤其是环形焦痂,须行焦痂切开减压术。
5. 深度烧伤创面,需根据面积大小分次分批切(削)痂,并有效覆盖创面。
6. 植皮或皮瓣修复创面。
7. 积极抗感染治疗。
8. 防治并发症是提高烧伤救治成功率的关键。
9. 重视烧伤康复治疗的重要性。

【临床关键点】

1. 烧伤面积的估计。
2. 烧伤深度的判断。
3. 烧伤休克补液复苏。
4. 焦痂切开减压术的指征。
5. 切(削)痂术的时机和方法。
6. 烧伤创面修复方法的选择。
7. 烧伤治疗原则。

临床病例

男性,35岁,主因"厨房失火致全身皮肤疼痛2h"入院。患者在做饭时煤气泄漏燃烧被火焰烧伤全身送至医院。急诊室发现,患者神志清楚,烦躁不安,咽部干痛,声音嘶哑,轻度憋气。即在建立静脉通道进行液体复苏同时行气管切开术。患者既往史、个人史和家族史均无特殊情况。

入院查体:体温37.2,脉搏108次/min,呼吸20次/min,血压90/70mmHg,体重72kg。专科情况:面颈部创面表皮脱落,基底红白相间,头发烧焦,鼻毛烧焦,口腔可见黑色碳颗粒;四肢除右足部和左足底外均为焦痂,硬而无痛觉;胸部焦痂;腹部创面见大小不等水疱,基底猩红色;背部焦痂;双臀部创面疱皮脱落移位,基底红白相间;阴囊及阴茎正常。

【问题1】 根据病史,临床表现,患者的诊断是什么?

诊断为:1. 面颈、躯干、四肢火焰烧伤,Ⅱ~Ⅲ度,91%(Ⅲ度75%)。

2. 吸入性损伤(中度)。

3. 低血容量性休克。

**思路 1:**烧伤作为一个疾病,诊断相对比较容易,只要认真询问病史,了解受伤过程,进行必要的查体,都可作出"烧伤"的诊断。但准确而完整的烧伤诊断应包含以下内容:烧伤部位、烧伤原因、烧伤深度、烧伤面积、合并伤、并发症。

知识点

### 常见的烧伤原因

1. 热力烧伤(thermal injury) 包括火焰、热液、蒸汽、钢水、电弧等;
2. 化学烧伤(chemical burn) 包括酸、碱、磷等化学物质;
3. 电烧伤(electric burn) 包括电弧烧伤和电接触性烧伤,前者属热力烧伤;
4. 其他 如激光、紫外线、放射线等。

诸多烧伤原因中,热力烧伤最多见,其次为化学烧伤和电烧伤。

**思路 2:**诊断烧伤时,必须明确烧伤面积和烧伤深度。烧伤面积和烧伤深度是判断烧伤严重程度的指标,也是烧伤急救时伤员分级和预后判断的参考标准。

知识点

### 烧伤面积估计和深度判断

1. 烧伤面积估计 烧伤面积是以相对于体表面积的百分数来表示的(图 13-1-1)。烧伤面积的估计主要有两种方法:中国新九分法和手掌法。

(1)中国新九分法(表 13-1-1)

表 13-1-1 中国新九分法

| 部位 | | 占成人体表 % | 占儿童体表 % | |
|---|---|---|---|---|
| 头颈 | 发部 | 3 | | |
| | 面部 | 3 | 9 | 9+(12- 年龄) |
| | 颈部 | 3 | | |
| 双上肢 | 双上臂 | 7 | | |
| | 双前臂 | 6 | 9×2 | 9×2 |
| | 双手 | 5 | | |
| 躯干 | 躯干前 | 13 | | |
| | 躯干后 | 13 | 9×3 | 9×3 |
| | 会阴 | 1 | | |
| 双下肢 | 双臂 | 5* | | |
| | 双大腿 | 21 | 9×5+1 | 9×5+1-(12- 年龄) |
| | 双小腿 | 13 | | |
| | 双足 | 7* | | |

*成年女性的臀部和双足各占 6%

(2)手掌法:不论年龄大小或性别差异,五指并拢,一手掌面积是自身体表面积的 1%。手掌法对估计小面积的烧伤或散在分布的烧伤创面较方便(图 13-1-2)。

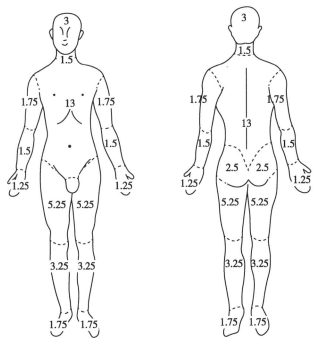

图13-1-1　人体各部位体表面积百分比示意图

（3）烧伤面积估计的注意事项

①力求准确，并以整数表示。

②Ⅰ度烧伤不计算面积。

③吸入性损伤不计算面积，但在诊断中应注明，并确定其严重程度。

④大面积烧伤面积的估计可用排除法，用100%减去正常皮肤面积，即为烧伤面积。

⑤要注意小儿头大、下肢小的特点，用以下公式计算烧伤面积：

头面颈：9+（12-年龄）

双下肢：46-（12-年龄）

2. 烧伤深度的判断　烧伤深度分类方法较多，目前常用的是三度四分法，即按皮肤损伤深度的不同，分为一度（Ⅰ度）烧伤、浅二度（浅Ⅱ度）烧伤、深二度（深Ⅱ度）烧伤、三度（Ⅲ度）烧伤。临床上将一度和浅二度烧伤称为浅度烧伤；将深二度和三度烧伤称为深度烧伤。

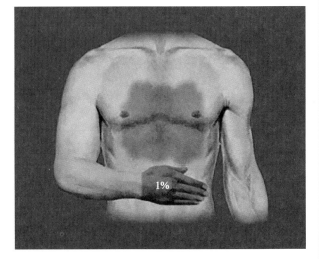

图13-1-2　手掌法示意图

随着对烧伤治疗的不断认识，提出四度五分法，即在三度四分法的基础上增加烧伤。该法将皮肤全层烧伤称为三度烧伤，烧伤深度超过皮肤全层，深达皮下组织、肌肉、骨骼等为四度烧伤。

思路3：在密闭环境下的火焰烧伤，或爆炸伤，或头面部严重烧伤时，要考虑有无吸入性损伤。伴有吸入性损伤的烧伤患者有其特殊性，其治疗和预后均不同。进一步明确诊断需行支气管镜检查和胸部X线检查。

知识点

## 吸入性损伤

吸入性损伤（inhalation injury）是指吸入高温气流、有毒烟雾或化学物质所造成的气道黏膜及肺泡的损伤,可分为轻、中、重度。

吸入性损伤的特点:

1. 严重的头面部烧伤可伴有不同程度的吸入性损伤,轻度或无头面部烧伤也可有严重吸入性损伤。

2. 轻度吸入性损伤限于鼻腔和咽部;中度吸入性损伤波及喉和气管;重度吸入性损伤累及支气管、细支气管甚至肺泡。

3. 吸入性损伤主要表现为刺激性咳嗽、呼吸困难、低氧血症或急性呼吸窘迫综合征(ARDS)。

4. 病情进展过程中,可因坏死黏膜脱落或气管内出血引起窒息。

5. 重度吸入性损伤治疗困难,死亡率高。

【问题2】 在建立静脉通路补液复苏、气管切开辅助呼吸、抗感染、营养支持等治疗基础上,如何处理创面?

思路1:严重烧伤的治疗需严把"三关",即休克关、感染关和创面关。该患者已存在休克,必须积极有效补液复苏,维持有效循环血容量,并加强抗感染和营养支持治疗。

知识点

### 烧伤休克期补液复苏(fluid resuscitation)

严重烧伤由于致伤因子的直接作用和大量血管活性物质的释放,造成毛细血管通透性增加,大量血浆和体液渗出,导致低血容量性休克。烧伤后体液渗出速度一般在伤后 6~8h 最快,18~24h 逐渐减慢,36~48h 逐渐停止。目前尚无有效的抗渗出措施,有效补液仍然是防治烧伤休克的主要手段。

烧伤休克补液公式很多,我国主要采用以下公式:

烧伤后第一个 24h 补液量(ml)(成人)=[烧伤面积(%)× 体重(kg)×1.5]+2 000~2 500

烧伤后第一个 24h 补液量(ml)(儿童)=[烧伤面积(%)× 体重(kg)×1.8]+[体重(kg)× 60~80]

需要强调的是,补液公式只能作为参考,在实际临床工作中,应根据烧伤患者的临床表现、监测指标,随时调整补液速度、补液量和补液种类。

思路2:焦痂硬而无弹性,烧伤后渗出、组织水肿,在焦痂的限制下可出现焦痂压迫综合征。颈部环形焦痂压迫颈部血管和气管;胸部焦痂限制胸廓运动,影响呼吸功能;四肢环形焦痂压迫影响肢体血运。因此,应及时行焦痂切开减压术。

知识点

### 焦痂切开减压术(escharotomy)

1. 焦痂切开减压术指征

(1)肢体疼痛逐渐加重。

(2)动脉搏动消失。

(3)感觉丧失。

(4)焦痂内组织压力接近或超过动脉压。

(5)发生非呼吸道受阻的烦躁不安和不可解释的不适感觉。

(6)呼吸动作和力度的减弱。

(7)血气分析出现渐进性低氧和高碳酸血症。

2. 焦痂切开减压术的方法(图 13-1-3)

(1)麻醉:无须麻醉或在镇静镇痛下即可行焦痂切开减压术。

(2)清创与消毒:烧伤创面常规清创,除去异物及残留的致伤因子,以减轻细菌污染。碘伏消毒,铺巾。

（3）各部位环状焦痂切开的方法。

①颈部环状焦痂：沿胸锁乳突肌后缘切开，深达颈阔肌。如为电烧伤，肿胀严重，则应切开颈阔肌，以彻底松解环状焦痂的压迫。

②胸部环状焦痂：切口沿双侧腋前线，自锁骨下2cm处切开至第10肋，如为胸腹部焦痂，须再沿肋缘下切开，切口两端与双侧腋前线切口相会，切口深度均应达深筋膜。

③上肢环状焦痂：应在肢体长轴内、外侧正中线切开。前臂尺侧切口，应从肱骨内上髁前方直达尺骨茎突，桡侧切口应从肱骨外上髁前方直达桡骨茎突，切口均应达深筋膜。注意勿使尺、桡神经裸露或损伤。

④手环状焦痂：关键是松解手内肌，以免受压而造成缺血性挛缩。自前臂桡侧切口经腕部直达拇指桡侧，自前臂尺侧切口经腕部直达手掌或小指尺侧，在手指桡尺两侧切开达指尖。如手部严重肿胀，应切开腕横韧带，松解腕管，以减轻正中神经受压。在手背掌骨间切开，打开骨间肌间隙，松解手内肌。

⑤下肢环状焦痂：在肢体长轴内、外侧切开，贯穿焦痂全长，深达深筋膜，甚至切开深筋膜。小腿Ⅲ度烧伤，未及时做焦痂切开减压的患者，易发生胫前肌群坏死及腓总神经损伤，在焦痂切开时，同时在胫前肌外侧缘做胫前筋膜切开减压。

⑥足焦痂：切口位于足的两侧，并与小趾、（足母）趾外侧切口相连。在趾骨骨间肌的表面可做纵切口，以松解足内肌。

（4）减张切口的处理：减张切开后，切口用碘仿纱条、异体皮或异种皮覆盖，其上再盖较厚的纱布卷，然后在切口两侧用粗线缝合固定。

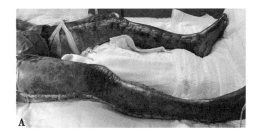
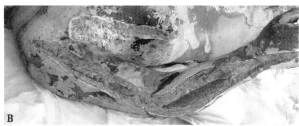

图13-1-3　焦痂切开减压术
A. 双下肢；B. 右上肢。

**思路3：**大面积烧伤患者，创面的处理要有步骤、有计划。清创、换药、避免受压、防治感染，尽快促进浅度烧伤创面愈合；Ⅲ度烧伤创面分次分批行焦痂切除术，先肢体后躯干；深Ⅱ度烧伤创面可形削痂术或磨痂术。

知识点

## 焦痂切除术（escharectomy）

焦痂切除术，就是用手术的方法，在烧伤早期将焦痂快速去除，以达到减轻中毒、控制感染、缩短疗程、恢复功能的目的。

1. 适应证　虽然Ⅲ度烧伤均可以进行焦痂切除术，但常常因年龄、病情、烧伤部位以及医疗条件等方面的限制而不能进行手术。

（1）年龄：2～55岁为焦痂切除术的适应年龄。

（2）病情：进行焦痂切除术的患者，最好没有合并症与并发症。但由于创面本身引起的并发症如创面脓毒症或由创面引起的感染性休克，虽然病情危急，也应进行紧急手术。

（3）烧伤部位：一般而言，手、足及其他关节功能部位的Ⅲ度烧伤为焦痂切除术的绝对适应证；躯干部Ⅲ度烧伤为焦痂切除术的相对适应证。但颜面、会阴部的Ⅲ度烧伤由于不易掌握切痂的深度，不易解决局部的细菌污染和感染的问题，因而是焦痂切除术的相对禁忌证。

（4）医疗条件：焦痂切除术是一种较大的手术，特别是广泛的焦痂切除术，必须具备较好的医疗条件，人力、血源、异体皮的准备都是必不可少的。如条件不具备，就不应进行焦痂切除术。

2. 切除焦痂的时机　一般而言，小面积和中等面积Ⅲ度烧伤尽早切痂。

大面积的Ⅲ度烧伤，因受复杂因素的影响，常常不允许在伤后立即切痂。一般认为伤后 3～5d 为首次切痂的最佳时机。

磷烧伤患者，为了避免磷吸收对机体的影响（肝坏死、肾衰竭），要立即进行切痂术；如患者入院较晚，失去了最佳的切痂时机，或已经发生创面脓毒症，但为了挽救患者生命，也要进行紧急切痂术。

3. 切痂的面积　对于小面积Ⅲ度烧伤，可一次切除全部焦痂。对于大面积Ⅲ度烧伤，可分次分批切除焦痂，1 次切痂面积以不超过 20% 为宜；如条件允许，准备充分，也可 1 次切痂面积达 40%～50%，但有一定风险。

4. 切痂的深度　切痂的标准深度是在深筋膜层。如有深部肌肉等组织坏死，应一并切除干净。切痂时，对一些大的、完好的浅静脉应尽量保留，避免静脉回流不佳，日后发生肢体肿胀。对女性乳房部Ⅲ度烧伤的切痂要慎重，要尽量保留乳房。对跟腱部切痂要非常小心，否则容易造成跟腱外露。

思路 4：大面积深度烧伤的愈合，尤其是Ⅲ度烧伤创面的愈合，自体皮源的多少非常关键。头皮、阴囊、足底，甚至口腔黏膜均可作为皮片移植的供区，头皮是最好的皮片移植的来源。因此，要仔细检查，积极处理和保护有限的自体皮源，如头皮为深Ⅱ度烧伤，可尽早削痂或磨痂，积极换药，促进愈合，以便作为供皮来源。

知识点

### 头皮是烧伤创面植皮最好的供皮区

头皮可称为"天然皮库"，因为头皮的真皮比较厚，毛囊丰富，血运良好，切取刃厚皮片后 5～7d 即能愈合，可以反复切取，甚至切取 10 余次而不影响头发的生长，也很少形成瘢痕。由于头发的保护或戴帽子的原因，头顶部较少发生严重烧伤。因此，对一些特大面积严重烧伤的患者，常把头皮作为主要供皮区。

### 治疗经过（一）

入院后即给予快速补液复苏抗休克，伤后第 1 个 24h 输液总量为 13 650ml，晶、胶比为 2:1，24h 尿量 1 830ml（1.06ml/h·kg）；抗生素抗感染治疗。入院当时在手术室全麻下行双上肢、双下肢内外侧焦痂切开减压术，纵行切开焦痂，深达深筋膜，双下肢外侧切开深筋膜；胸部沿腋前线纵行切开焦痂，深达深筋膜；仔细止血，用碘仿纱条填塞创面，缝线固定。创面清创后，外用磺胺嘧啶银霜，暴露疗法，翻身床定时翻身，远红外线灯烤。伤后第 4 天在全麻下行双下肢切痂术，双臀部削痂术，切痂面积 38%，削痂面积 5%。伤后第 7 天行双上肢及胸部切痂术，切痂面积 20%。

【问题3】 切削痂后创面如何修复？

思路 1：Ⅲ度烧伤经切痂后，必须立即对创面进行覆盖。覆盖创面的作用主要是防止创面感染；防止体液和电解质等体内物质从创面继续大量丢失；使创面愈合。覆盖创面的方法较多，究竟采用何种方法，则决定于创面的情况和覆盖物的来源。自体皮片移植术，是一种永久性的创面覆盖方法。

知识点

### 自体皮片移植术（autologous skin grafing）

根据皮片厚度不同可分为：刃厚皮片移植术、中厚皮片移植术、全厚皮片移植术、含真皮下血管网全厚皮片移植术；根据移植方法的不同可分为：邮票状皮片移植术（图 13-1-4）、网状皮片移植术（图 13-1-5）、整张皮片移植术（图 13-1-6）、微粒皮移植术。

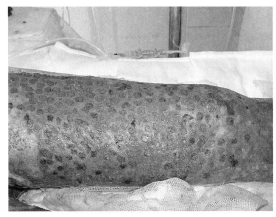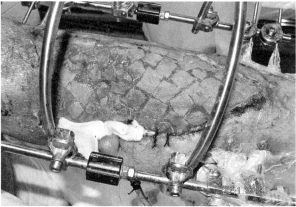

图 13-1-4　邮票状皮片移植术

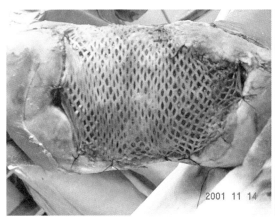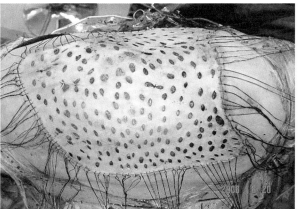

图 13-1-5　网状皮片移植术

1. 刃厚皮片（epidermal skin）　厚度及切取层次：一般厚度为 0.2～0.25mm，仅含表皮层及一小部分真皮乳头层。

优点：无论在新鲜无菌创面上还是在肉芽创面上均易生长。

缺点：由于皮片很薄，缺乏真皮层，故皮片成活后容易挛缩，不耐摩擦。若皮片移植在关节活动部位或肌肉、肌腱组织上会产生粘连，影响功能。若移植到面部，除发生挛缩畸形外，还会因色素沉着、表面皱缩而影响外观。

适应证：用于暂时消灭创面，或用于大面积烧伤患者的创面植皮。

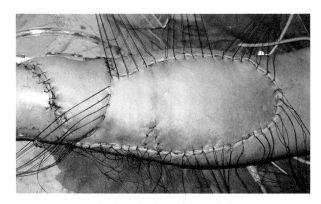

图 13-1-6　整张皮片移植术

2. 中厚皮片（split thickness skin）　厚度及切取层次：除包含表皮全层外，还有部分真皮组织。分薄厚两种，薄中厚皮片厚度为 0.375～0.5mm，厚中厚皮片为 0.625～0.75mm。

优点：由于包含较厚的真皮组织，故成活后质地柔软，能耐受摩擦和负重，挛缩较轻，常可获得理想的效果。

缺点：在感染的肉芽创面上植皮成活率不及刃厚皮片，仍可能发生色素沉着和轻度挛缩。厚中厚皮片的供区愈合时间长，且愈合后瘢痕明显。

适应证：中厚皮片广泛地运用在各类新鲜创面和肉芽创面，根据受皮区的部位决定中厚皮片的厚薄。

3. 全厚皮片（full thickness skin）　厚度及切取层次：包含全层皮肤组织，其厚度由取皮部位不同而定。

优点：皮片存活后挛缩程度小，能耐受摩擦和负重，质地柔软，活动度好，色泽变化少，是植皮术中美观效果最佳的一种。

缺点：不易在感染的创面上生长成活。面积较大的全厚皮片供区不能拉拢缝合，需另取中厚皮片移植，因此应用受限。

适应证：主要用于美容要求比较高的部位的植皮，如面部，以及需耐磨和负重部位的植皮。

思路 2：大面积烧伤后，自体皮源紧张，一次大范围切痂后，不能用足够的自体皮片移植修复创面，则可用异体皮（尸体皮）或异种皮（猪皮）暂时覆盖创面，起到保护创面，避免感染，防止体液和电解质丢失的目的。

知识点

## 异体皮

异体皮（allograft skin）作为一种生物敷料应用于大面积烧伤切痂后创面暂时覆盖，为大面积烧伤患者在自体皮供应有限的情况下赢得时间。此外，异体皮能刺激肉芽和上皮的形成，减少创面疼痛和创面体液及电解质的丢失，并通过创面的吞噬作用能有效地清除创面上的剩余坏死组织和减少细菌数量。

1. 延长异体皮存活时间的方法

（1）分型：最简单的方法是分血型。如供体与受体间的血型一致，可延长异体皮存活时间。如果进行异体皮组织分型，则供、受体之间组织类型越近越好，但检测方法比较复杂。

（2）深低温冷藏异体皮：冷藏能消除组织相容性抗原和减弱种属的抗原特异性。

（3）放射线处理异体皮：异体皮经放射线或同位素照射后也同样能使其抗原性减弱。

（4）免疫抑制剂的应用：如采用注射抗淋巴细胞血清、抗胸腺淋巴细胞球蛋白或口服硫唑嘌呤等免疫抑制疗法，可使异体皮成活时间大大延长。

（5）反复使用不同供体的皮肤可使患者的免疫反应紊乱，也可减少免疫排斥而延长异体皮存活时间。

（6）机体本身烧伤面积越大，深度越深，切削痂面积就越大，机体对异体皮的排异能力也就越低。

2. 异体皮的处理与保存

（1）异体皮可用苯扎氯铵或碘伏消毒。消毒剂浓度的高低与浸泡时间的长短，都会影响异体皮的质量。一般用 0.1% 苯扎氯铵溶液或 0.03% 碘伏，浸泡异体皮 3～5min 即可。浓度过高，浸泡时间过长，会损害皮肤。

（2）异体皮 pH 偏低时，需用 1.5% 碳酸氢钠（$NaHCO_3$）溶液处理，以使其中性化，然后再移植或保存。

（3）异体皮在低温下保存，需要用防冻剂进行处理，因为皮肤在低温下，其细胞内液体结冰而膨胀，会使细胞膜破裂，而使皮肤受到损伤，移植时就不能成活。一般可将异体皮浸泡在 33% 甘油溶液中，放入普通冰箱内冷藏 2h，然后捞出，再放入低温冰箱内或液氮内保存。

（4）异体皮在低温下的保存时间，决定于低温的程度。在 −70℃ 冰箱内保存 1 年的异体皮仍能存活。

思路 3：大面积深度烧伤，自体皮源有限，如何利用非常有限的自体皮修复大面积Ⅲ度烧伤创面，这是烧伤救治成功的关键。临床上常用供区反复取皮、浅度创面愈合后取皮、皮片扩展移植等方法解决。

知识点

### 皮片扩展移植

皮片扩展移植（expanded skin graft）是解决自体皮源不足的常用方法。可将皮片以 1∶(4～9)，甚至 1∶(10～20) 的比例进行扩展移植，用有限的自体皮修复大面积的Ⅲ度烧伤创面。常用的方法有邮票状植皮、网状植皮、小皮片移植、微粒皮移植、皮浆移植等。

Meek 植皮技术是一种皮片扩展移植方法（图 13-1-7）。

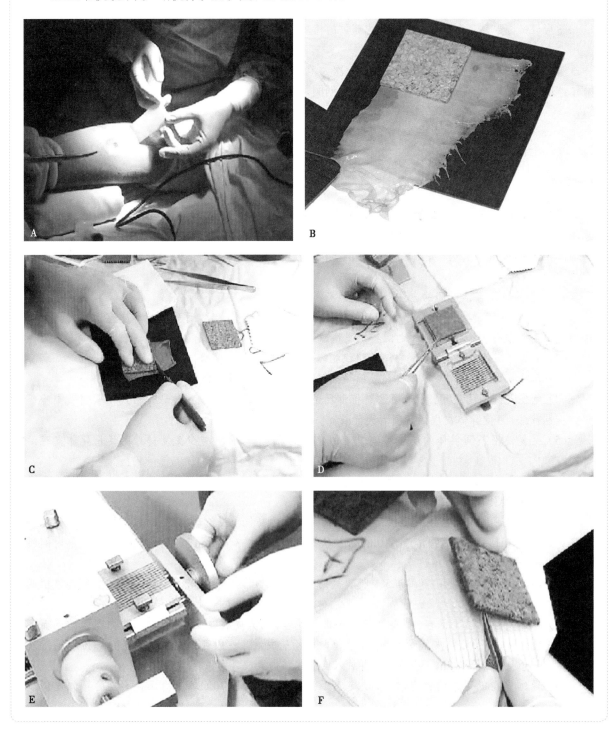

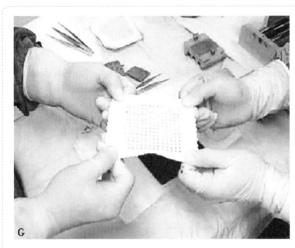
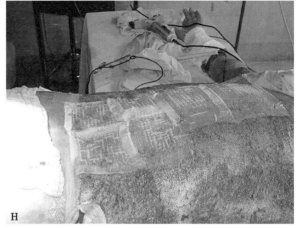

图 13-1-7 Meek 植皮技术

A. 皮片切取；B. 将皮片贴铺在软木片上；C. 裁剪皮片与软木片相应大小；D. 将软木片和皮片放置在刀架上；E. 在切割机上行垂直两个方向切割；F. 将切割好的皮片粘贴在折叠绸布上；G. 向四个方向拉展折叠绸布；H. 将皮片移植于创面。

思路 4：在自体皮源非常有限，自体皮移植极为困难的情况下，也可考虑目前新的研究技术，如表皮细胞培养、干细胞的应用、皮肤组织工程技术、细胞移植等。

知识点

### 组织工程化皮肤

组织工程皮肤是将组织工程这一新兴技术应用于创面修复重建领域而研制成功的皮肤代用品，是世界上第一种获得 **FDA** 批准的组织工程化产品。

组织工程皮肤主要包括三方面内容：真皮替代物、种子细胞和诱导生长。真皮替代物主要用天然生物材料或人工合成材料替代；种子细胞主要是角质形成细胞、成纤维细胞、血管内皮细胞、干细胞（具有多向分化潜能）；诱导生长主要靠生长因子、局部微环境。

目前应用最为广泛的人工真皮替代物是 integra 人造皮肤。integra 为双层膜结构，内层为交联的牛肌腱胶原真皮替代层或含有黏多糖特别是来自鲨鱼软骨的 6- 硫酸软骨素的基质构成，外层为薄硅胶膜（合成的聚硅氧烷基聚合物或硅橡胶），起临时"表皮"作用。移植后内层膜逐渐降解，自体成纤维细胞以及内皮细胞可长入从而形成新生的真皮组织，2～3 周后去掉外层的硅胶膜，可在新生的真皮组织上移植自体刃厚皮片，完成组织缺损的修复。

### 治疗经过（二）

伤后第 4 天全麻下行双下肢切痂术，切除坏死焦痂及皮下组织，达深筋膜层，保留大隐静脉和小隐静脉，彻底止血，切痂面积约 38%。用滚轴刀切取头皮刃厚皮片，面积约 3%，用碎皮机将皮片制成微粒皮，大小约 1mm³，用漂浮法将微粒皮转移至异体皮反面，将异体皮包裹双下肢创面，钉皮机固定，加压包扎。伤后第 7 天行双上肢及胸部切痂术，切痂面积 20%，创面用异种皮（猪皮）覆盖，包扎固定。伤后第 12 天，全麻下揭去双上肢猪皮，再次取头皮刃厚皮片，面积约 2.5%，用 Meek 植皮法，1∶6 扩展比例进行双上肢植皮。经积极创面处理，先后 6 次植皮，至伤后 2 个月时，创面基本愈合。

由于面部深Ⅱ度创面愈合后瘢痕挛缩，双侧上下睑外翻，眼睑闭合不全，小口畸形，颌颈胸粘连，四肢瘢痕，右手背创面，第 2～4 掌骨外露，伸指肌腱断裂。

【问题4】 经治疗,患者创面基本愈合,处于康复期。针对患者目前的情况,还需要哪些进一步治疗?

进一步治疗:①瘢痕治疗,功能康复;②矫正眼睑外翻,保护角膜;③评估右手创面情况及功能,决定右手背创面修复。

**思路1:** 对于烧伤创面愈合后的瘢痕,早期主要是抗瘢痕治疗,半年后瘢痕软化后行整形手术。但对于影响功能的瘢痕挛缩应尽早手术,该患者双侧眼睑外翻,应尽早行瘢痕松解,厚中厚或全厚皮片移植术,防止暴露性角膜炎的发生。

---

知识点

### 暴露性角膜炎

暴露性角膜炎(exposure keratitis)是指各种病变引起睑裂闭合不全时,导致角膜暴露及瞬目运动障碍,泪液不能正常湿润角膜所发生的角膜上皮损伤。临床表现为角膜表面暴露,泪液蒸发过速,角膜上皮干燥、模糊、坏死、脱落、溃疡或角膜上皮角质变性,伴有基质浸润混浊。若治疗不及时或处理不当,可致角膜溃疡、虹膜脱出、白斑形成、视力障碍甚至失明。

治疗包括药物治疗和手术治疗。

---

**思路2:** 手的功能非常重要,应尽可能修复创面,保留手的功能。因患者右手背创面骨外露,皮片移植不能成活,则需考虑用皮瓣移植修复。

**思路3:** 患者烧伤创面愈合后均为瘢痕,只有右足背皮肤正常,右手背创面修复可考虑用右足背皮瓣游离移植来修复。

**思路4:** 烧伤创面修复只是烧伤治疗的一个内容,完整的烧伤治疗还包括创面愈合后的烧伤康复治疗。

---

知识点

### 烧伤康复(burn rehabilitation)

烧伤康复治疗因伤情程度、烧伤部位不同而异,烧伤造成的功能影响及外观毁损情况也各种各样,在康复治疗中常需选择几种方法综合运用,方可获得较好效果。

1. **防治结合、预防为主** 烧伤早期治疗中就应根据烧伤深度、部位考虑到功能和外观的问题,采取相应的预防措施。

(1)加强护理:保持创面清洁、干燥,避免受压。

(2)体位摆放:在伤后早期救治阶段,适当的体位摆放可预防挛缩,是后续治疗的基础。

(3)夹板应用:如果随意摆放体位不方便,患者又不能配合,使用夹板帮助护理很重要。

(4)弹力压迫:一般创面愈合即开始使用,压力以患者能承受为宜,开始压力小一些,待患者适应后再加大压力。此法可促进血液循环,减轻水肿,有效地预防和治疗瘢痕增生和挛缩。

(5)防治瘢痕药物应用。

2. **功能锻炼** 功能锻炼是康复治疗特别是防治瘢痕挛缩的重要内容。

(1)运动疗法:创面愈合后运动治疗以主动运动为主,被动运动为辅。

(2)日常生活训练。

(3)作业疗法:又称工疗。当创面愈合牢固,可经受外力压碰时开始进行作业训练。

(4)器械疗法:利用多种体育器材进行康复锻炼。

(5)物理治疗:主要包括水疗、药浴、蜡疗、超声波等。

3. **心理康复治疗** 进行心理治疗,消除恐惧心理,树立生活信心。

---

### 治疗经过(三)

烧伤创面基本愈合后,瘢痕上应用积雪苷软膏,3次/d,并应用弹力面罩、弹力衣、弹力套压迫,进行主动和被动运动,功能锻炼。适时进行双上睑瘢痕松解植皮术和右手背清创足背肌腱皮瓣游离移植术。

双上睑瘢痕松解植皮术:

平卧位,1%利多卡因(含1:100 000肾上腺素)局部浸润麻醉。沿睑缘上2mm处弧形切开皮肤,两侧分别超过内外眦,向下牵拉睑缘,分离松解瘢痕,使上睑复位,泪小点与球结膜良好贴服,彻底止血,上睑约1.2cm×4.0cm梭形创面。局麻下,取右腹股沟全厚皮片,供区直接缝合。将全厚皮片移植于上睑创面,打包固定。上下睑缘行睑缘粘连术。同样方法行对侧上睑瘢痕松解植皮术。术后10d拆包,见皮片成活,拆线后继续抗瘢痕治疗。

右手背清创,足背肌腱皮瓣游离移植术:

全麻下,右手背清创,见创面约8cm×10cm大小,第1,2,3掌骨外露,第1,2,3伸指肌腱缺损,尺动脉和桡动脉搏动良好。分离解剖尺动静脉作为受区血管蒂。取右足背皮瓣约10cm×11cm,并包含第3,4,5伸趾肌腱,分离解剖足背动静脉及大隐静脉,检查皮瓣血运良好。断蒂后,将足背动脉与尺动脉端端吻合,足背静脉与尺静脉端端吻合,将伸趾肌腱与伸指肌腱断端桥接吻合,保持适当张力,间断缝合皮瓣。足背供区取头皮游离皮片移植。术后10d拆线,皮瓣成活,逐渐功能锻炼。

## 第二节 烧伤晚期畸形的治疗

### 一、概述

瘢痕组织(scar)是人体创伤修复过程中的必然产物。Ⅱ~Ⅲ度烧伤常导致增生性瘢痕(hypertrophic scar)的产生。这些瘢痕及其产生的挛缩和畸形不仅影响外观,而且对功能产生严重影响,如通气、张口、关节屈伸受限等。因此,治疗增生性瘢痕,改善患者的功能和外观在整形外科显得尤为重要。

烧伤瘢痕的治疗时期:一般认为是在烧伤创面愈合后6~12个月,待瘢痕稳定后进行。但如果瘢痕严重影响生活,产生不良后果,或影响小儿生长发育的,应及时治疗,如睑外翻(ectropion of eyelid)、小口症(eicatricial microstomia)、小儿颈部周围的瘢痕挛缩(scar-contracture)等。

烧伤瘢痕的治疗,目前主要通过自体皮片移植或皮瓣移植的方式,使患者的功能和外观得以改善。皮肤软组织扩张器(skin & soft tissue expender)的应用,可通过张力引导皮肤再生,能为治疗提供"额外"的皮肤,是临床治疗烧伤瘢痕的另一重要的手段。

烧伤瘢痕治疗前后的康复训练(rehabilitation training),包括术后支架的佩戴,在整个烧伤瘢痕治疗过程中占有重要的地位,是维持手术效果的必要措施。

本章就全身各部位烧伤后瘢痕的诊治思路和要点作一介绍,供大家学习和参考。

### 二、面颈部烧伤瘢痕的诊治

#### (一)概述

面部与颈部是人体最重要的外显部位,体现人美观的主要特征,维持着五官的正常生理功能。面颈部是最常见的烧伤部位之一,大部分烧伤、烫伤及化学伤主要累及患者的皮肤、皮下软组织及SMAS筋膜;但严重的烧伤,如电烧伤(electric injury)等往往还累及深部神经肌肉及黏膜衬里组织。面颈部烧伤,不仅使患者失去了正常的面容,变为外形"丑陋"甚至"恐怖";而且会造成患者的眼、口闭合与通气功能障碍,颈部活动受限等。因面颈部复杂的解剖结构、较高的修复要求、合适的修复供区的缺乏,面颈部烧伤后的治疗至今仍然是修复重建外科的一大挑战。

#### (二)手术时机

1. 烧伤毁形造成器官严重的功能障碍,如严重小口畸形影响进食、鼻孔闭锁引起呼吸障碍、眼睑外翻角膜暴露视力损伤等,宜尽早手术干预,治疗方法以植皮为主,并准备二期手术方案。

2. 青少年患者面颈部瘢痕畸形宜尽早计划手术,避免其影响生长发育而导致继发畸形的产生。

3. 除上述情况以外,一般应等瘢痕稳定软化,通常在烧伤后半年至一年后进行手术治疗。

（三）通常诊疗环节

1. 病史问询（病因诊断）。

2. 查体（解剖学诊断与功能诊断）。

（1）形态学检查：皮肤、支架、神经肌肉组织、黏膜衬里等缺损评估与测量。

（2）功能学检查：头颈活动度、张闭口、鼻通气、睁闭眼等受限情况。

（3）供区的检查：可供皮肤区域，若取皮瓣，供瓣区滋养血管的完整性及其优势血管等。

3. 病例资料记录（文字、图像或视频）。

4. 治疗方案的决策。

5. 完善辅助检查：排除手术禁忌证。

6. 术后功能锻炼、护理。

7. 随访，形态、功能疗效评价。

（四）临床关键点

1. 面颈部烧伤瘢痕畸形的功能重建与外形重建均有较高要求。

2. 准确评估组织缺损与功能障碍是治疗有效的必需条件。

3. 供区选择要考虑到相似性替代原则，最佳修复供区依次为颈、前胸、侧胸、背和肩胛部。

病例 1

患者，41 岁，男性，因"全身大面积烧伤后 3 年余，张口闭眼受限"入院，患者自述 3 年前全身大面积烧伤。曾因双眼眼睑闭合不全，于外院行双侧上下眼睑植皮术，现皮片挛缩，左上睑明显牵拉外翻，患者自述平日常有左眼干痛、溢泪，自觉张口受限，难以进成块食物。

专科检查：全面部瘢痕浅表瘢痕，色素不均。双眼睑植皮术后观，左侧上睑部分黏膜外翻，睑球分离，自然闭眼时双侧睑裂闭合不全，左侧约 5mm，右侧约 2mm，无角膜外露。双侧眼睑未见黏膜缺损及睑板缺损；口周及下颊部瘢痕呈不规则隆起，色较红；双侧口角蹼状瘢痕，两侧口裂不足内眦垂线。皱眉、闭眼、微笑、露上下齿动作完成可（图 13-2-1）。

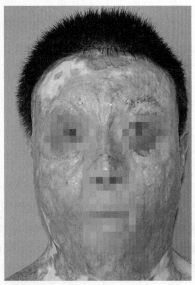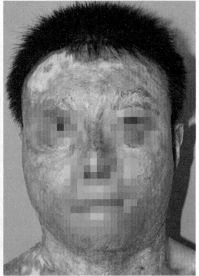

图 13-2-1　患者术前观示左上睑外观畸形与瘢痕性小口畸形（左）；给予
左上睑植皮与口裂开大术治疗术后（右）

【问题 1】 根据病史记录，患者目前的诊断有哪些？

目前诊断：烧伤后面部瘢痕（稳定期）；瘢痕性左眼睑外翻畸形，Ⅱ度；瘢痕性小口畸形，Ⅱ度。

知识点

### 什么是睑外翻畸形？什么是瘢痕性小口畸形？

睑外翻畸形（ectropion of eyelid）表现为眼睑和眼球脱离接触，睑结膜向外翻转外露，上下睑不能正常闭合。可并发溢泪、暴露性角膜炎，角膜溃疡，妨碍视力，甚至导致失明。根据外翻程度不同，可分为Ⅰ度外翻，表现为休息时眼睑不能闭合，睑球分离，睑缘外翻；Ⅱ度表现为眼睑及睑板不同程度的外翻；Ⅲ度外翻表现为眼睑及睑板完全外翻，结膜囊上下穹窿消失。

瘢痕性小口畸形（cicatricialmicrostomia）：表现为口裂比正常者较小，正常口角位置为瞳孔垂线与口裂水平线的交叉点，瘢痕性小口畸形的口角位于此交叉点内侧，张口受限，为口周烧伤后瘢痕挛缩所引起。以口裂位置不足瞳孔内侧缘垂线为Ⅰ度，不足内眦水平为Ⅱ度，不足鼻翼外侧缘者为Ⅲ度。

【问题2】　如何根据患者的具体情况制订相应的治疗方案？如何掌握手术时机？

1. 治疗方案　①可将上下睑瘢痕切开或切除、充分松解挛缩后采用全厚或厚中厚植皮的方法治疗睑外翻畸形。②患者的小口畸形，主要由口周的瘢痕，口角蹼状瘢痕及面颊部广泛瘢痕等多方面原因引起，可采用瘢痕切开或切除、充分松解挛缩后采用全厚或厚中厚植皮的方法或采用瘢痕周围正常皮肤扩张、局部皮瓣推进的方式进行修复，并在后期皮瓣修整时开大口角。

手术时机：患者自述夜间睡眠时眼睑闭合不全，检查时角膜部分外露，需要尽早进行手术纠正。右侧颊部瘢痕可预先进行皮肤软组织扩张，待瘢痕稳定后进行手术治疗。小口畸形未明显影响患者进食，也可择期手术。

知识点

### 植皮在脸面烧伤皮肤重建中的应用

植皮是脸面烧伤皮肤重建的传统方法，也是早期脸面烧伤瘢痕整形的主要方法。选择全厚皮片移植可降低因术后皮片挛缩而形成的脸面畸形可能。根据相似性原则，耳后、锁骨上及侧胸部皮肤是较为常用的供皮区。大面积脸面毁形的植皮通常采用分区治疗的方式。在皮肤软组织扩张、穿支皮瓣、预构皮瓣发展后，大面积的脸面植皮治疗已不再是首选。但植皮依然是治疗眼睑皮肤这一菲薄区皮肤缺损的主要技术。

知识点

### 皮肤软组织扩张术在脸面皮肤软组织缺损修复重建中的应用

采用皮肤软组织扩张技术修复脸面部皮肤软组织缺损，获得的修复组织在肤色、质地及皮肤厚度上最为接近缺损部位，修复效果较好。一般而言，额部、颊部分区内不足50%的正常皮肤缺损，可采用分区内正常皮肤组织扩张的方法修复。颈部扩张皮瓣是修复下面部皮肤软组织缺损的常用方法，但一般的推进皮瓣修复效率有限，对于颊部完全缺损的，可分次接力扩张以达到最终修复目的。同时，扩张皮瓣转移术后有一定的皮瓣回缩，应注意避免其引起五官的牵拉畸形。

病例2

患儿，11岁，男性，因"颈部烫伤后1年，头颈活动障碍"入院。患儿因1年前开水烫伤左侧面颈部，当时外院诊断为左侧面颈部Ⅱ度、Ⅲ度烧伤，采用中厚皮植皮治疗，手术后未进行规范康复训练，现因左颈部瘢痕增生牵拉，头部活动明显受限来院治疗。

**专科检查：**左侧颈部、前颈部及胸上部挛缩性瘢痕畸形，颏颈角消失；颈部后仰轻度受限；下唇瘢痕，下唇外翻，未见张闭口障碍。

【问题1】　患者目前的诊断是什么？

烫伤后面颈部瘢痕，Ⅱ度颈部瘢痕挛缩畸形，下唇外翻畸形。

---

知识点

### 颈部瘢痕挛缩畸形的分类

根据对邻近功能器官的影响，颈部瘢痕挛缩畸形可分为：

Ⅰ度：单纯的颈部瘢痕或颈胸瘢痕，无明显功能障碍。

Ⅱ度：颏-颈瘢痕粘连，颏颈角消失，颈部后仰及旋转受限，可伴有下唇轻度外翻，尚能闭口。

Ⅲ度：下唇-颏-颈瘢痕粘连，仰头明显受限，处于强迫低头位，下唇严重外翻，不能闭口。

Ⅳ度：下唇-颏-颈-胸粘连，颈部极度屈曲，不能后仰，不能平视，不能闭口。

根据挛缩性瘢痕所在部位，可分为侧颈部瘢痕、前颈部瘢痕，前颈部与侧颈部瘢痕以及全颈部瘢痕挛缩畸形。

---

【问题2】　如何掌握患者的治疗时机和适合的手术方式？

通常成人Ⅰ度、Ⅱ度颈部瘢痕挛缩畸形病例可在创伤后半年，瘢痕稳定后进行手术。青少年因瘢痕挛缩影响发育，宜尽早手术。Ⅲ度、Ⅳ度颈部瘢痕挛缩畸形病例有明显生活障碍，宜尽早手术。

因颈部活动度较大，植皮易产生挛缩，皮片成活后的质地和色泽与周围皮肤不一致，影响治疗效果，故不推荐作为首选。可采用扩张的穿支皮瓣对颈部挛缩性瘢痕进行治疗。患者的缺损部位包括侧颈部与前颈部，这类多分区缺损，单个穿支皮瓣难以覆盖，可以采用双蒂穿支皮瓣的形式进行修复。主要的修复方法有扩张锁骨上皮瓣结合胸廓内动脉穿支血管增压技术或扩张颈浅动脉穿支皮瓣结合旋肩胛动脉血管增压技术。

### 三、上肢烧伤瘢痕的诊治

#### （一）概述

上肢为暴露部位，因此受伤的机会相对较多。上肢烧伤涉及皮肤、皮下组织、血管、神经、肌肉、肌腱、骨、关节及韧带等结构，引起瘢痕及不同程度的瘢痕挛缩畸形，造成外观丑陋，重者影响生活，丧失生活自理能力。

上肢瘢痕畸形主要的临床表现为腋部的蹼状瘢痕挛缩，伸屈肘功能障碍，瘢痕性并指、拇内收畸形、瘢痕性爪形手、瘢痕性掌挛缩及手残缺性畸形等。尤其是手为劳动器官，其结构精细，深度烧伤后常遗留瘢痕畸形和功能障碍。

#### （二）手术时机

1. 上肢烧伤后瘢痕挛缩且伴有功能障碍或影响生长发育者，应尽早进行手术治疗，以免继发畸形加重而难以纠正。

2. 除去上述情况，可先进行如弹力套局部压迫、理疗、功能锻炼等非手术方法治疗，待瘢痕充血消退、软化萎缩后再进行手术治疗。

#### （三）通常诊疗环节

1. 详细询问病史，包括受伤时间，受伤后做过哪些治疗等。

2. 查体　检查瘢痕性质、范围及深度，肌腱损伤程度，骨关节畸形的情况以及功能活动的范围。

3. 结合病史、临床表现及相关的辅助检查（如手部X线），明确诊断，评价受损程度。

4. 根据患者的病损程度和个人要求，制订个性化的诊疗方案。

5. 治疗前后收集完善的病例资料（文字、图像或视频），定期随访，评价恢复情况。

6. 对于治疗效果欠佳的病例，分析可能原因，制订进一步的治疗方案。

7. 上肢瘢痕挛缩松解及功能重建手术治疗后,应有效指导患者积极进行功能锻炼,巩固疗效。

（四）临床关键点

1. 上肢瘢痕临床表明多种多样,详细询问病史,细致查体十分必要,准确地评估其形态、功能及病程长短对治疗方式的选择具有重要指导意义。

2. 解除挛缩,恢复解剖结构、层次及位置是主要的治疗手段。

3. 术后支架佩带及功能锻炼是巩固疗效和扩大疗效的重要措施。

病例

患儿,男性,3 岁,因"左手烧伤后瘢痕挛缩 1 年余"来院就诊。患儿 1 年多前曾被火烧伤左上肢,于外院行切痂植皮术,术后逐渐瘢痕愈合。查体:左手及左前臂大面积瘢痕增生,表面凹凸不平,手背部分区域呈植皮术后外观,左侧腕关节屈曲畸形,背伸受限,掌指关节背伸畸形,屈曲障碍,左大拇指内收畸形,环小指指间关节不同程度屈曲畸形,伸直困难。

【问题1】　通过病历记录,该患者的诊断应该是什么?

根据患者的主诉、既往史和临床查体,该患者诊断为"左上肢烧伤后瘢痕挛缩畸形,左侧爪形手畸形"。

思路 1:受伤程度对上肢瘢痕形成及手功能有重要影响,因此问诊时应该注重搜集患者受伤的情况及伤后处理等相关信息。

知识点

**手及上肢烧伤畸形的形成机制及其特点**

（1）手背烧伤瘢痕畸形形成机制及其特点:手背皮肤较薄,皮下脂肪层菲薄,一旦烧伤会形成大量缺乏弹性的瘢痕组织,手部各关节的活动就会受限。其中,"爪形手"是手背烧伤的常见畸形。

（2）手掌烧伤瘢痕畸形形成机制及其特点:手掌皮肤角质层厚,真皮及皮下组织坚韧,耐热能力强,手掌烧伤与手背烧伤相比发生机会较少。严重的手掌瘢痕挛缩畸形表现为手指极度屈曲,甚至手掌粘连,整个手呈紧握拳状。

思路 2:患儿伤后 1 年,左手及前臂瘢痕挛缩伴有左手各关节的活动障碍,这对明确诊断和确定治疗方案具有提示作用。

知识点

**手部烧伤畸形分型**

根据手部烧伤的严重程度,可将手部烧伤畸形分为:

（1）轻度畸形型:病变主要限于皮肤组织层上,皮下组织均完整无损,仅遗留较轻的功能障碍。

（2）爪形手畸形型:是较常见的一种典型手背部皮肤严重烧伤畸形。

（3）严重歪扭手畸形型:这是较爪形手更为严重的手部烧伤畸形,通常是手背及手掌同时烧伤导致的瘢痕挛缩畸形,手部功能常完全丧失。

（4）残缺手畸形型:由于手部烧伤严重,造成手指部分或全部坏死脱离,或进行截指而致。

【问题2】　该患儿需要进行哪些检查?

详细的手部检查,了解瘢痕移动度、肌腱状况以及各关节的主动活动度、被动活动度;手部 X 线检查了解手部烧伤严重程度至关重要,可以了解各关节的情况,是否有关节脱位,骨骼缺失等情况。

【问题3】　根据目前临床查体和相关检查,如何制订治疗方案?

烧伤后手部瘢痕畸形的手术时机尤为重要,过晚行手术治疗可使继发畸形加重而难以纠正,同时应注意鼓励患者术后的功能锻炼及手部支架的应用,以助于提高手术治疗效果。

知识点

**手部烧伤后瘢痕挛缩畸形的治疗原则**

1. 轻度（无瘢痕挛缩）瘢痕挛缩畸形治疗原则　仅有轻度瘢痕增生和功能障碍，可先行弹力套局部压迫、理疗、功能锻炼等非手术治疗，待瘢痕成熟稳定后再行手术治疗。

2. 爪形手畸形的治疗原则　应尽早进行手术治疗，一般在烧伤后 3 个月内进行；充分切除、松解手背瘢痕，使掌指关节完全复位，克氏针固定；考虑，中厚皮片移植覆盖创面；若有深层血管、肌腱和骨骼组织暴露，应采用皮瓣移植的方法修复；克氏针固定 2~3 周后拔出，应立即进行功能锻炼，佩戴手部功能支架至少 6 个月。

3. 手掌瘢痕挛缩畸形的治疗原则　以瘢痕切除、松解为主，必要时切除掌腱膜，注意保护血管及神经，术后加强功能锻炼及佩带手部支架至少 6 个月。

## 四、躯干部烧伤瘢痕的诊治

### （一）概述

较其他功能或外形要求较高的部位，例如头面部和四肢关节，躯干部位的瘢痕往往不被人们重视。在生活中，躯干部位的瘢痕在外形方面会影响患者的穿衣选择，更会让一些患者在诸如游泳，洗澡等时候感到尴尬。在功能方面，躯干部的瘢痕会导致瘙痒，疼痛等不适外，针对躯干部位的增生性瘢痕，可以采用放射治疗，激素注射，干扰素注射，加压包扎等方法。手术方法包括简单的切除缝合，断层皮片游离移植，一般不使用其他重要部位的皮瓣修复躯干部位的瘢痕，但是可以通过扩张器产生额外的皮肤组织用以修复躯干部位的瘢痕。此外，也有文献报道通过抽脂后获得额外的皮肤组织推进修复皮下脂肪层较厚部位的躯干部瘢痕。

另一种需要处理的躯干部位瘢痕是女性妊娠期间，会影响胎儿发育的腹部大面积增生或挛缩瘢痕。处理此类瘢痕主要是通过广泛的纵向与横向"W"行松解后断层皮片移植来治疗。一般此类患者应在怀孕前就诊整形外科，制订相关的详细的治疗方案，这样才能有最安全的妊娠过程。

此外，在非关节部位的躯干部，乳房的瘢痕畸形较为常见，且往往需要进行手术矫正，尤其在女性患者中，及时矫正乳房瘢痕畸形，对于青少年的乳房发育，或成年女性的心理健康均具有重要意义。此部分应被视为住院医师期间掌握的主要内容。

知识点

**乳房瘢痕畸形的分类**

乳房瘢痕畸形可以分为：简单的瘢痕牵拉至双侧乳房不对称，单侧或双侧乳房被片状瘢痕包裹，单侧或双侧的乳房缺失，乳头乳晕复合体缺失。按患者的年龄又分为未成年人乳房瘢痕和成年人乳房瘢痕。将两者结合起来，法国学者 Comparin 提出了以下分类方法：

未成年女性：

Ⅰ型：瘢痕牵拉引起的乳头乳晕复合体移位。

Ⅱ型：乳房部位的片状瘢痕，但仍然可以摸到患者的乳腺组织。

Ⅲ型：乳腺组织和乳头乳晕复合体缺失。

成年女性：

Ⅰ型：瘢痕牵拉引起的乳房变形，但乳房组织移动度正常。

Ⅱ型：乳房部位片状瘢痕引起乳腺组织受压凹陷或变平，移动度受限。伴乳头乳晕复合体缺失，部分缺失畸形或移位。

Ⅲ型：乳腺组织和乳头乳晕复合体缺失。

（二）乳房瘢痕的手术时机

在瘢痕稳定后，即可开始手术治疗。如合并其他部位的瘢痕畸形，躯干部瘢痕治疗可以在面部及双手部瘢痕畸形治疗后进行。一般情况下，即使乳头乳晕复合体缺失，瘢痕深面的乳房组织仍然可以在青春期发育，而瘢痕则会限制乳房的发育。因此，尽早手术松解Ⅱ型乳房瘢痕，对解除乳房发育受限是非常重要的。双侧乳房缺失的患者，考虑到乳房发育在青春期女性心理上的重要性，乳房重建应在明确不会有乳房发育的前提下尽早进行。单侧乳房缺失的患者，为了双侧乳房的对称性，往往在健侧乳房完全发育后进行重建。

（三）乳房瘢痕的通常诊疗环节

1. 详细询问病史，包括受伤时间、受伤原因、受伤后做过哪些治疗等。

2. 查体：检查瘢痕性质、范围及深度，乳腺损伤程度，乳头乳晕复合体缺损或畸形的情况。

3. 结合病史、临床表现及相关的辅助检查（如乳腺组织 MRI），明确诊断，评价受损程度。

4. 根据患者的病损程度制订个性化的诊疗方案。

5. 治疗前后收集完善的病例资料（文字、图像或视频），定期随访，评价恢复情况。

6. 如在患者发育后再次产生两侧乳房不对称情况，分析可能原因，制订进一步的治疗方案。

（四）乳房瘢痕治疗的临床关键点

1. 乳房瘢痕临床表明多种多样，详细询问病史，细致查体十分必要，需准确评估乳房发育情况，乳腺组织损伤情况，乳头乳晕复合体损伤情况，皮肤瘢痕组织对乳腺发育可能的影响，两侧乳房的差异情况。

2. 解除表面瘢痕挛缩对乳腺组织发育的影响是首要任务。

3. 如两侧乳腺组织不对，包括一侧乳腺组织缺失的患者，通过皮瓣技术，健侧乳房减容手术等方法尽量恢复两侧乳房对称性。

4. 乳房部位皮肤组织修复尽量采用皮瓣修复技术，并注意切口的设计，力求最佳的外形效果。

---

知识点

**乳房瘢痕的修复原则**

乳房瘢痕的修复原则主要包括：

1. 根据乳房瘢痕的分类及患者年龄确定相应的治疗方案。

2. 尽量避免"补丁样"的修补效果。

3. 将手术瘢痕尽量隐藏于乳房下皱襞，侧胸部位等隐蔽部位。

4. 如果只涉及浅层的瘢痕修复，尽量使用局部皮瓣或软组织扩张技术，其次考虑远位皮瓣。

5. 制订序列治疗计划并按步进行。

---

病例

患儿，8岁，因"胸部烧伤后瘢痕"来院就诊。患儿在烧伤瘢痕愈合后未行乳房重建相关手术。查体可见右侧乳房大面积质硬瘢痕组织，瘢痕组织与皮下软组织间可以推动，患者乳腺组织未完全破坏。右侧乳房乳头乳晕复合体缺失。

【问题1】　该患者的胸部乳房瘢痕是哪一类型？

该患者为Ⅱ型乳房瘢痕畸形。

思路1：根据年龄，该病例为未成年人患者。因为患者右侧乳房被片状瘢痕包裹，因而不是简单的乳头乳晕复合体的牵拉变形（Ⅰ型）。此外，患者瘢痕下存留正常的乳房组织，可正常生长发育，因而排除Ⅲ型乳房瘢痕。综上所述：该患者为Ⅱ型乳房瘢痕。

思路2：尚未发育或发育过程中的女性患者Ⅱ型乳房瘢痕畸形，应尽快手术治疗，减少瘢痕对乳房发育的影响。

【问题2】　针对该例患者的乳房瘢痕，如何设计治疗方案？

手术首要目的松解瘢痕组织，让患者乳腺组织得到充分的发育。患者发育结束后，可根据两侧乳房对称情况及患者要求,再次手术进一步恢复双侧乳房外形及对称性。

思路:患者腹部及对侧肋部存在大块正常皮肤组织,应采用皮肤扩张技术获得该区域额外的正常皮肤组织,后采用局部推进或旋转皮瓣修复患侧瘢痕组织,解除挛缩畸形。

---

知识点

### 治疗未成年患者乳房瘢痕有哪些方法?

根据瘢痕的分型,未成年患者乳房瘢痕的治疗方法简述如下。

Ⅰ型:主要目的是复位牵拉移位的乳头乳晕复合体。包括应用"Z"成形术、"W"瓣等松解腋部的瘢痕挛缩。通过植皮或转位皮瓣松解乳房三区(即乳房下皱襞到乳头乳晕复合体的乳房部分)的瘢痕挛缩并重建乳房下皱襞。较严重的病例也可以采用软组织扩张技术以增加正常组织量,提高修复效果。

Ⅱ型:主要目的是松解片状瘢痕。通常采取乳房下皱襞切口,应用局部皮瓣或邻近皮瓣,也可以联合软组织扩张技术,修复瘢痕松解后创面并重建乳房下皱襞。也有学者使用厚断层皮片移植进行创面修复。对于双侧的乳房片状瘢痕,可采用"Y"形或"T"形切口松解瘢痕,即利用"Y"或"T"的纵臂松解两乳房间的胸骨表面瘢痕。部分患者还需要松解上部或外侧部分乳房瘢痕。

乳头乳晕复合体的重建一般放在最后进行。即在乳房完全发育,瘢痕充分松解或乳房重建,乳房牵拉移位完全矫正后进行。乳头乳晕复合体的重建往往同时进行。从大腿上段内侧取得全厚皮在移植后往往伴有色素沉着,非常适合乳头乳晕复合体的重建。从小阴唇取全厚皮进行移植有类似的效果。另一较简单的乳晕再造方法是医疗文身。乳头再造可以使用耳廓复合组织游离移植,对侧乳房的乳头部分移植,或局部皮瓣进行再造。

Ⅲ型:此型患者的乳房的不可能发育,导致单侧或双侧的乳房缺失。Ⅲ型乳房瘢痕的修复方法同乳房再造方法,如 TRAM 皮瓣、DIEP 皮瓣等。单侧乳房缺失造成的双侧乳房不对称是最难矫正的,在瘢痕充分松解后,有时可以行乳房固定术或者健侧乳房的减容手术,以达到两侧乳房外形及大小的尽量对称。

---

### 五、会阴部烧伤瘢痕的诊治

(一)概述

会阴部烧伤相对于身体其他暴露部位较少发生,但因其部位特殊,在临床表现与手术治疗、术后处理上都与身体其他部位的烧伤瘢痕有所不同,具体如下:

1. 会阴部是尿道、消化道的排泄口及女性生殖道的开口所在,会阴部烧伤瘢痕往往导致排尿、排便及性交困难,从而严重影响患者日常生活、生存质量,需要尽早处理。

2. 大面积严重会阴部烧伤后瘢痕常导致髋关节外展及屈曲功能障碍,需要早期处理。

3. 男性阴囊及阴茎包皮组织结构特殊,严重瘢痕形成对功能影响较大,需要早期妥善处理。会阴部瘢痕的治疗目的以恢复功能为主,为此需要松解瘢痕,矫正肛门及外生殖器畸形或缺损,恢复外生殖器的正常位置,恢复大、小便排泄和性功能,改善生活、生存质量。

(二)手术时机

1. 对于不存在严重功能障碍的会阴部瘢痕,可等待瘢痕进入稳定期再行手术,否则宜早期手术治疗以恢复排尿、排便及髋关节活动功能。

2. 除去严重影响排尿、排便及髋关节活动的情况,可通过弹力套局部压迫、理疗、外用药物等待瘢痕充血消退、软化萎缩后再进行手术治疗。

(三)通常诊疗环节

1. 明确患者诉求,即患者最迫切需要解决的问题是什么。

2. 查体明确瘢痕的范围、质地、形状,外生殖器畸形,大、小便及性交功能受损伤的程度。

3. 评估患者全身情况,有无贫血、营养不良等影响创面愈合的情况并判断患者全身状况对手术耐受的影响,以便制订合理的治疗范围、治疗顺序、手术时机及全身支持治疗方案。

（四）临床关键点

1. 对于广泛的瘢痕，宜进行瘢痕松解，皮片移植。为防止术后移植皮片挛缩，移植皮片以中厚、厚中厚皮片为首选。为提高移植皮片存活率，需要打包，制动肢体。

2. 对于蹼状瘢痕，可行五瓣法皮瓣成形及"Z"成形、"V-Y"成形等予以矫正。

3. 术前准备

（1）仔细清洁会阴部皮肤，尤其在瘢痕凹陷处易聚集污垢，需予以彻底清除。

（2）为防止术后粪便污染手术伤口，术前3d进无渣饮食，手术前晚及术晨作清洁灌肠。

（3）若存在全身营养情况不良或贫血，需先予以纠正再行手术治疗。对于瘢痕处于增生期需要手术的患者，术前常规备血。

4. 术后处理

（1）常规留置导尿7～10d，防止尿液污染、浸湿敷料，必要时加用床旁烤灯，保持敷料干燥。

（2）对于儿童患者，必要时用蛙形石膏制动髋关节及下肢。

（3）术后进食流质或无渣饮食，防止粪便污染伤口。

病例1

患儿，男性，6岁，因"双下肢、会阴部烧伤后瘢痕6个月"来院就诊。患儿半年前，不慎跌入碱水池中，导致双下肢及会阴部大面积烧伤，当地医院救治后，遗留双下肢及会阴部瘢痕，髋关节、膝关节活动受限，大、小便困难，要求治疗。查体：一般情况好，会阴部及双下肢广泛瘢痕增生，范围仍局限于烧伤区域，质地坚硬，色泽红，表面毛细血管扩张显露，髋、膝关节活动障碍，阴茎藏匿于瘢痕中，仅龟头部分外露，肛周蹼状瘢痕（图13-2-2）。

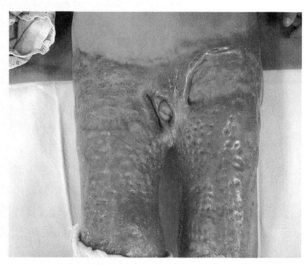

图13-2-2 会阴部烧伤瘢痕

【问题1】 通过病历记录，该患者的诊断应该是什么？

根据患者的主诉、病史和临床查体，该患者诊断为"会阴部、双下肢烧伤后大面积瘢痕"。①会阴部增生性瘢痕（增生期）；②双下肢增生性瘢痕（增生期）；③肛周蹼状瘢痕；④双侧髋关节、膝关节活动障碍。

【问题2】 对该病例，如何考虑其治疗思路？

患者会阴部及双下肢大面积瘢痕，伴有髋关节及膝关节活动障碍和大、小便困难，瘢痕尚处于增生期。治疗上需要明确：①如何选择手术时机。虽然瘢痕尚处于增生期，但会阴部瘢痕导致髋关节活动受限；大、小便困难，严重影响患者生活质量，因此应尽快予以手术矫正。②如何确立优先治疗顺序。按照功能障碍对正常生活质量造成影响的程度决定治疗的先后顺序，即优先松解肛周、会阴中央及双侧腹股沟区瘢痕，以缓解排便困难及髋关节功能障碍。③治疗方法。首选瘢痕松解、中厚皮片移植；肛周蹼状瘢痕可行五瓣法皮瓣成形术。④植皮成功要点。选取厚中厚皮片，在腹股沟区打油酊将皮片与创面基底软组织缝合，以防止皮片滑动。常规打包加压包扎。术后留置导尿，防止粪便污染伤口。术后10d可拆除打包。

病例2

患者，男性，41岁，因"包皮环切术后微波治疗致阴茎灼伤、部分坏死1个月"前来求治。患者1月前，在外院行包皮环切术，术后即刻行微波理疗至阴茎灼伤，当地医院予以换药等处理后逐渐出现包皮及龟头皮肤发黑、干性坏死，遂转来我院。查体：一般情况好，龟头干性坏死，感觉功能丧失，包皮远端三分之二皮肤缺损，海绵体外露，排尿困难（图13-2-3）。

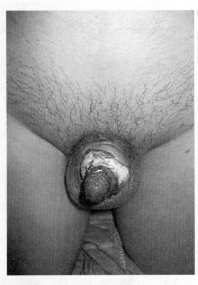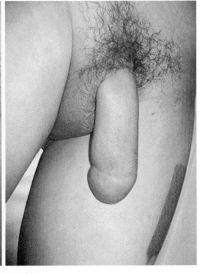

图 13-2-3 阴茎灼伤、部分坏死术前与术后

【问题1】 通过病历记录,该患者的诊断应该是什么?

根据患者的主诉、病史和临床查体,该患者诊断为:包皮环切术后阴茎灼伤、部分阴茎坏死。

【问题2】 对该病例,如何考虑其治疗思路?

(1)患者阴茎部分坏死,首先应立即行清创手术,以彻底清除坏死组织。

(2)尽可能多地保留残余健康海绵体组织,并用皮瓣覆盖创面。以局部阴囊皮瓣为首选,因为阴囊皮瓣皮肤颜色、质地与龟头和包皮组织接近并且方便转移;阴囊皮肤可伸缩性强,作为供区损伤较小。

(3)一期清创、局部阴囊带蒂皮瓣转移修复术后皮瓣断蒂的时间:常规皮瓣断蒂时间为术后3周,因残余受损的海绵体组织血供较其他健康组织差,皮瓣断蒂时间宜延长到术后2个月。

(4)断蒂后残余阴茎长度3cm,不能满足站立排尿和性生活的需求,需进一步行阴茎再造术。

【问题3】 如何选择阴茎再造术的方法?

阴茎再造术是整复外科最具挑战的手术之一。方法众多,被广大学者普遍接受和视为金标准的是游离前臂皮瓣移植一期阴茎再造术。程式阴茎再造术因可以最大限度地恢复再造阴茎的外观和功能,是阴茎再造最理想的术式,但其适应证有限,即必须有不少于2cm残留阴茎方可实施。在本例患者,虽然经一期修复后,残留阴茎达到3cm,但因其覆盖皮肤为转移的阴囊皮瓣,受伤是位于海绵体白膜的血管束受到损伤,因此不具备显微吻和血管再植成功的条件。为更好地重建再造阴茎的外观和功能,在该病例选取了游离前臂皮瓣和足背皮瓣串联移植阴茎再造,前臂皮瓣用于形成再造阴茎的尿道和阴茎体,足背皮瓣部分用于再造阴茎龟头,同时将前臂外侧皮神经与阴茎背神经吻合重建再造阴茎的感觉功能;并一期植入自体肋软骨使再造阴茎具备足够的硬度以满足性交能够插入阴道的需求。

## 六、下肢烧伤瘢痕的诊治

### (一)概述

下肢烧伤后瘢痕挛缩是临床较为常见的畸形,通常是由于烧伤早期未得到及时有效的治疗和缺乏系统的康复训练形成的。瘢痕挛缩可导致下肢关节发生屈曲、过伸或环形狭窄畸形,影响肢体关节的正常功能。严重者瘢痕区会出现反复感染、破溃的慢性溃疡。充分的瘢痕松解和有效的软组织修复,恢复正常生理功能是下肢瘢痕治疗的基本原则。

### (二)手术时机

1. 瘢痕挛缩导致下肢髋关节、膝关节以及踝关节活动功能障碍。

2. 瘢痕区出现反复破溃、感染,形成慢性溃疡。

3. 对于青少年患者,瘢痕挛缩影响下肢正常生长发育。

（三）通常诊疗环节

1. 详细询问患者烧伤的原因（热力烧伤、化学烧伤或电烧伤等）、早期的治疗过程，是否存在基础疾病（高血压病、糖尿病、下肢动脉硬化、下肢静脉曲张等）。

2. 检查瘢痕的部位、性质（增生性瘢痕、萎缩性瘢痕、瘢痕疙瘩等）、分期（增生期、成熟期或减退期）、形状（条索状或片状），有无挛缩，是否合并慢性溃疡，关节活动程度（髋关节、膝关节、踝关节等）。

3. 必要时需辅助检查（下肢血管造影、穿支血管 B 超体表定位、关节正侧位 X 线片等）。

4. 根据病史采集、临床表现及辅助检查，明确诊断及功能障碍程度。

5. 依据瘢痕挛缩畸形程度和患者意愿，制订系统的手术治疗方案。

6. 术后指导积极的功能康复训练，门诊随访。

（四）临床关键点

1. 瘢痕挛缩畸形的诊断需全面，准确评估功能障碍程度。

2. 下肢瘢痕挛缩治疗主要为充分松解挛缩，恢复关节活动功能，而非完全切除瘢痕，尤其是瘢痕广泛且供皮区来源不足时。

3. 良好的柔软的软组织覆盖是防止再次挛缩的关键。

4. 术后必须进行严格的关节功能康复训练，从而最大限度地维持治疗效果。

病例

患儿，男性，12 岁，因"火焰烧伤致右小腿广泛瘢痕伴踝关节活动障碍 15 个月"来院就诊。患者儿约 15 个月前不慎被火焰烧伤右膝关节以下肢体（具体深度不详），当地医院给予换药、部分皮片移植等治疗后出院。之后逐渐出现右踝关节活动受限，足跟不能完全着地，遂来我院就诊。查体：右膝关节下至足背可见广泛片状瘢痕，色暗红，质硬，右侧膝关节活动正常，踝关节周围可见环形增生性瘢痕，活动度明显受限（图 13-2-4）。

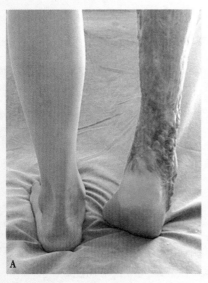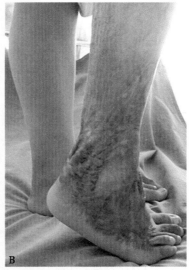

图 13-2-4 右小腿广泛性瘢痕伴踝关节活动障碍
A. 术前正位；B. 术前侧位。

【问题 1】 通过病历记录，该患者的初步诊断应该是什么？

根据患者的病史、临床表现及查体，可初步诊断为"右小腿烧伤后大面积瘢痕挛缩畸形伴踝关节活动障碍"。

思路：根据病史及临床表现，诊断下肢瘢痕挛缩畸形并不困难。针对每例患者，尚需全面和仔细地查体，明确瘢痕挛缩的程度及对肢体关节活动的影响程度。

> **知识点**
>
> ## 瘢痕挛缩畸形的临床评估
>
> 1. 明确挛缩畸形是因瘢痕自身回缩形成还是外在力量牵拉形成？
>
> 下肢烧伤后关节发生畸形，既可能因自身部位瘢痕挛缩导致，亦可能为关节远处瘢痕牵拉导致。例如，足背的片状瘢痕牵拉，同样可以导致踝关节的背伸活动受限。
>
> 2. 关节挛缩畸形的程度如何？
>
> 简单地讲，当关节的活动度小于正常范围的 50% 时，就表明程度较重，需要广泛和充分地松解，同时行植皮或皮瓣移植覆盖创面。
>
> 3. 引起挛缩畸形的瘢痕为片状还是条索状？
>
> 瘢痕形状不同，治疗方案可能不同。条索状瘢痕多可通过瘢痕改形术（如"Z"改形术、"W"改形术或"V-Y"改形术等）改善，而片状瘢痕多需要完全松解后行植皮或皮瓣转移覆盖。
>
> 4. 关节发生挛缩畸形时间较长的患者，除瘢痕牵拉外，尚需考虑哪些因素可能导致关节僵直畸形？
>
> 关节发生挛缩畸形病程较长后，其周围深部组织如韧带、肌肉、肌腱均会逐渐发生短缩畸形，加重关节畸形程度。

【问题 2】　病史采集中尚需注意哪些方面，相关的特殊检查有哪些？

下肢是否存在血管性疾病以及烧伤后主干血管是否受损伤直接决定着手术方式的选择，因此，病史采集中要注意患者年龄（是否大于 60 岁）、吸烟史和是否存在血管性基础疾病（如糖尿病、下肢动脉硬化、下肢静脉曲张等）。为明确烧伤后下肢主干血管情况，可酌情行下肢动脉造影或者 B 超检查，以明确下肢血管通畅情况。

> **知识点**
>
> ## 下肢显微重建手术中受区血管选择
>
> 选择适当的受区血管在下肢的显微重建手术中非常重要。考虑的第一要素是缺损的部位。该区域都有哪些动脉？其中，有哪些动脉是恒定的，且位于受损部位之外？临床检查之外，还可行下肢血管动脉造影来显示血管的走行。当有一个以上动脉可以采用时，则根据血管束分离的难度、缺损的位置以及患者的体位来最终确定动脉的选择。受区静脉选择多为口径大的小隐静脉或大隐静脉。深静脉作为动脉的伴行静脉应用也较多，只要口径合适。

【问题 3】　下肢瘢痕挛缩畸形的手术治疗原则是什么？

对于下肢瘢痕挛缩畸形，制订手术治疗方案时，遵循的基本原则是切开瘢痕，充分松解瘢痕挛缩，使关节功能复位，然后选择合适的软组织覆盖创面。

思路 1：该患者长时间关节跖屈畸形，可能同时伴有跟腱挛缩、关节周围韧带挛缩等畸形，手术过程中均需做到充分松解，必要时行跟腱延长术（"Z"改形术），恢复踝关节正常功能。

> **知识点**
>
> ## 下肢瘢痕挛缩松解原则
>
> 1. 彻底松解关节挛缩畸形，最大程度恢复关节功能。下肢烧伤后既可有原发性组织结构的损害，也可由于原发性损伤没得到及时修复，形成瘢痕愈合。随着瘢痕挛缩力量的逐渐增大，可引起血管、神经、肌腱、肌肉、骨、关节等结构的挛缩，产生继发性关节畸形、肌腱拉长或短缩。因此，行瘢痕挛缩松解的同时，还须彻底松解可能伴有的关节周围韧带、肌腱等挛缩畸形，同时必须需要注意保护已挛缩的

血管和神经。

2. 功能性修复优于外观性修复。涉及下肢大面积瘢痕修复时，常遇到供区来源不足的问题，此时应以功能性修复为主，将皮肤质量较好的大张皮或皮瓣置于关节活动区，其余可用网状皮片修复。

3. 术后应用支架及康复治疗，维持关节抗挛缩位。忽视术后系统的康复治疗，有可能完全丧失手术效果。

思路2：患者瘢痕松解后存在跟腱等重要结构外露，可选择血运丰富的游离皮瓣，如背阔肌肌皮瓣、股前外侧皮瓣等覆盖创面。

知识点

### 下肢烧伤瘢痕松解后创面常用的修复方法

1. 游离皮片移植适用于瘢痕松解后创面限于皮下组织在深筋膜表面，未有深部重要血管、神经、肌腱、骨、关节外露等情况。关节活动区域，供移植的皮片应有一定的厚度，可取中厚皮片移植。此方法的优点包括手术简单、供区损伤少等，不足之处为术后再次挛缩、植皮区色素沉着等。

2. 如果瘢痕为条索状，就可以采用瘢痕改形术，既可松解瘢痕挛缩又可通过"动员"周围正常组织来覆盖创面。常用的改形术包括"Z"改形术、连续"Z"改形术、"V-Y"推进、四瓣法和五瓣法等。术中掀起皮瓣时需保留足够的软组织，以免皮瓣尖端缺血坏死。该方式缺点为邻近正常组织不足时修复效果有限。

3. 皮瓣移植适用于瘢痕松解后创面有重要的血管、神经、肌腱外露，关节区的复杂创面不适合游离植皮时，选择皮瓣移植修复。皮瓣种类可为局部皮瓣或岛状皮瓣，亦可为游离皮瓣（图13-2-5）。皮瓣选择遵循的原则为：①是否满足受区功能恢复的需要，如足底负重区创面修复时要考虑选择皮瓣是否有耐磨性；②受区血管条件能否满足皮瓣游离移植需要；③对供区功能和形态的影响程度；④患者全身情况能否耐受手术。

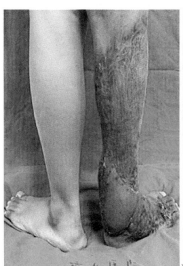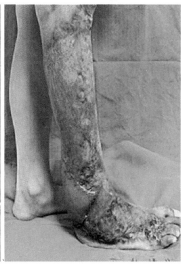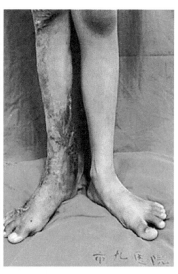

图13-2-5 右跟腱松解+游离背阔肌肌皮瓣移植修复术后1年随访

# 第十四章 体表肿瘤

## 第一节 体表肿瘤

### 一、血管瘤与脉管畸形

#### （一）婴幼儿血管瘤

婴幼儿血管瘤（infantile hemangioma，IH），旧称草莓状血管瘤，是婴幼儿中最常见的良性肿瘤，在黄种人中的发病率 1%～5%，而在白色人种中其发生率甚至可高达 10%。其发病机制尚未完全明确，为多因素致病。病理上，主要由大量的血管内皮细胞构成。可见于全身各处，以头面部居多，具有快速增生和自发缓慢消退的独特自然病程，按病程的不同阶段可分为增生期、消退期和消退完成期（图 14-1-1）。

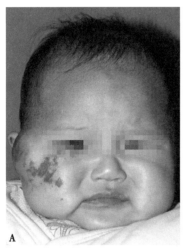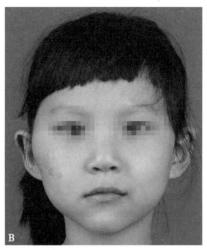

图 14-1-1　右颞部面颊区婴幼儿血管瘤
A. 增生期；B. 为消退完成期。

由于其发病率高，且约有 10% 的患儿会在病程中出现溃疡、感染、疼痛，甚至失明、窒息等严重并发症，而即使没有这些并发症，较大的瘤体消退后仍会残存脂肪纤维组织和 / 或表面皮肤质地改变，继发畸形，导致外观损毁或功能障碍，给患儿及家属带来沉重的经济负担及长久的精神压力，因此其诊疗有十分重要的意义。血管瘤的诊疗环节包括：

1. 详细了解病史，是否具有明确的快速增生及缓慢消退的自然过程。
2. 依据典型的瘤体外观，浅表病灶为鲜红色，深部病灶可呈青色，通常可明确诊断。
3. 如诊断存疑，可通过影像学检查，甚至活检，明确诊断。
4. 根据病灶的部位、大小、厚度、增长速度，选择恰当的治疗方法进行治疗。
5. 消退期的血管瘤，如存在明显继发畸形，需通过激光或手术等手段进行修复。

【临床关键点】

1. 快速增生和自发消退的自然病史，是最为重要的诊断依据，也是将其与血管畸形相鉴别的重要临床证据。

2. 对于增生期的血管瘤，尤其是有影响功能或外观的血管瘤，鼓励积极干预，控制增长。

3. 对于生长缓慢或已开始有所消退的血管瘤，可以密切随访，等待其自然消退。

4. 对于消退不理想，仍存在明显畸形，可进行美容修复。

临床病例

患儿，女，2 月龄，因"发现面颊部红色肿物 1 个月"就诊。患儿出生时正常，于出生后 6 天，发现左侧面颊部浅粉色红斑，无疼痛瘙痒、无破溃出血。红斑随生长发育，颜色迅速变鲜红，并逐渐隆起于皮面，状如草莓，1.5 月龄时于当地医院行 B 超检查示"面颊区低回声包块，边界清晰，血流信号丰富"，未接受任何治疗。患儿的一般情况良好，查体：左侧面颊部见一鸽子蛋样肿块，隆起于皮面，肿块表面为鲜红色斑块，基底发青，直径约 3cm，厚约 5mm，表面不平整，皮温较高，压之不褪色，边界清楚，与深部组织无明显粘连，未扪及明显搏动，无触痛，双侧下颌、颈部淋巴结未扪及明显肿大。

【问题 1】　依据病史及肿瘤的临床表现，最可能的诊断是什么？

依据肿块出现的时间、增长速度及外观特征，应诊断为婴幼儿血管瘤（增生期）。

思路：血管瘤好发于女性，为男性的 3～5 倍，加之病史肿块出现于出生后的 6 天，增长迅速，外观体征均符合血管瘤增生期典型表现。

知识点

### 婴幼儿血管瘤独特的自然病程（表 14-1-1）

表 14-1-1　婴幼儿血管瘤独特的自然病程

| 分期 | 不同时期血管瘤的临床表现 |
| --- | --- |
| 增生期 | 生后 6 个月为早期增殖期，瘤体迅速增大，明显隆起皮肤表面，形成草莓样斑块或肿瘤，大小可达到最终面积的 80%。之后增殖变缓，6～9 个月为晚期增殖期，少数患儿增殖期会持续至 1 岁之后 |
| 消退期 | 1 岁左右进入长达五至十年不等的消退期，病灶逐渐萎缩，红色变浅 |
| 消退完成期 | 表面红色变浅或近乎消失，未经治疗的瘤体消退完成后有 25%～69% 的患儿残存皮肤及皮下组织退行性改变，包括瘢痕、萎缩、色素减退、毛细血管扩张和皮肤松弛 |

【问题 2】　需要与婴幼儿血管瘤相鉴别的疾病有哪些，该如何鉴别？

浅表型婴儿血管瘤早期应与微静脉畸形区别；深在型婴儿血管瘤应与脉管畸形（静脉畸形、动静脉畸形等）区别。

思路：虽然婴幼儿血管瘤的外观表现可能与一些血管畸形相似，单纯从外观上确实难以区分，但详细追问患儿家属病史，了解肿物的发生发展速度，如符合婴幼儿血管瘤独特的自然病程即可做出鉴别。尤其是发病时间，大部分的婴幼儿血管瘤均在出生后出现，且出现后迅速增大；而绝大部分的脉管畸形往往在出生时就已存在，且通常较稳定，没有明显增大的过程。

知识点

### 婴幼儿血管瘤与脉管畸形的鉴别诊断（表 14-1-2）

表 14-1-2　婴幼儿血管瘤与脉管畸形的鉴别诊断

| | 血管瘤 | 脉管畸形 |
| --- | --- | --- |
| 发病时间 | 出生时或出生不久 | 多见于出生时 |
| 男/女 | 1/3～5 | 1/1 |
| 发展情况 | 增生期、消退期、消退完成期 | 与儿童的生长发育成比例 |

续表

| | 血管瘤 | 脉管畸形 |
|---|---|---|
| 病变颜色 | 鲜红色或透出蓝色 | 视畸形的脉管种类而定 |
| 表面温度 | 正常或温度升高 | 温度升高 |
| 自觉症状 | 不明显 | 不明显 |
| 排空试验 | 阴性 | 阳性 |
| 体位试验 | 阴性 | 阳性 |
| 组织病理 | 血管内皮细胞增生 | 血管内皮细胞正常，血管形态乱，管腔异常 |

【问题3】 婴幼儿血管瘤的治疗原则是什么？对于现阶段患儿该接受何种治疗方式？

婴幼儿血管瘤的治疗原则在于控制增长，促进消退，不遗留明显的瘢痕和皮肤质地色素变化，治疗后外观应优于自然消退后的效果。由于该患儿血管瘤体积较大，目前尚处于增生期，故需要积极治疗，控制其增长。一线治疗为口服普萘洛尔，若有禁忌证，则可系统使用糖皮质激素。

思路：该患儿肿瘤体积较大，增长迅速，对于面部外观影响较大，因此需要积极控制生长。外用药物作用浅表，无法渗透作用皮下瘤体；手术切除存在出血多、损伤面神经可能及遗留明显手术瘢痕，因此也不适合。故目前最适合口服药物治疗，首选一线用药口服普萘洛尔。

知识点

**婴幼儿血管瘤的多种治疗手段（表 14-1-3）**

表 14-1-3　婴幼儿血管瘤的多种治疗手段

| 治疗手段 | 适应证 | 备注 |
|---|---|---|
| 外用药物 | 局部外用药物适用于浅表型婴幼儿血管瘤 | 常见药物如 β 受体阻滞剂、咪喹莫特等 |
| 局部注射 | 主要适用于早期、局限性、深在或明显增厚凸起的血管瘤 | 常见药物如糖皮质激素、博来霉素、平阳霉素及其他抗肿瘤药物 |
| 口服药物 | 主要用于体积过大、增生过快、累及重要器官影响功能、或有溃疡的病灶 | 一线用药为口服普萘洛尔，若有禁忌证，则可口服糖皮质激素 |
| 激光治疗 | 常用于浅表型婴儿血管瘤增殖期抑制瘤体增殖，血管瘤溃疡、消退期后减轻血管瘤的颜色或毛细血管扩张性红斑 | 通常为 585/595nm 脉冲染料激光 |
| 手术切除 | 即使经过及时的非手术治疗，包括普萘洛尔治疗，仍会遗留明显外观或功能问题等的婴幼儿血管瘤 | |

（二）脉管畸形概述

脉管畸形（vascular malformation）是因胚胎期血管发育异常所形成的，以血管构筑畸形为特征一组先天性病变。脉管畸形与血管瘤的主要区别是不存在内皮细胞增殖。依据病变脉管的种类不同，主要分为毛细血管畸形（capillary malformation，CM）、静脉畸形（venous malformation，VM）、动静脉畸形（arteriovenous malformation，AVM）和淋巴管畸形（lymphatic malformation，LM）。只包含单一成分病变脉管的称为单纯性脉管畸形，包含一种以上病变脉管成分的称为混合性脉管畸形。脉管畸形可根据流量特点分为低流量脉管畸形（毛细血管畸形，静脉畸形，淋巴管畸形）和高流量脉管畸形（动静脉畸形）。

脉管畸形好发于头颈部，可造成明显外观畸形和严重功能障碍，甚至威胁生命。面部大面积毛细血管畸形难以清除，严重影响外观；静脉畸形造成面部显著的不对称及骨骼的过度发育；严重的动静脉畸形可致大出血，危及生命。不同脉管畸形的临床表现各不相同，甚至同一种脉管畸形的临床表现也存在较大差异。因此，脉管畸形的诊治是国际公认的极具挑战性的临床难题。

血管畸形的通常诊疗环节:

1. 详细了解病史,初步诊断是何种脉管畸形,是单纯性还是混合性。

2. 根据初步诊断进行影像学检查及其他辅助检查,评估病情。

3. 依据临床症状、病变部位、辅助检查,制订治疗方案。

4. 多学科共同参与的综合治疗。

5. 密切随访,定期临床和影像学复查。

【临床关键点】

1. 脉管畸形为先天性病变,但并非所有病变出生时就十分明显,常随生长发育而逐渐显现或加重。

2. 脉管畸形对人体的损害程度差异很大,从几乎不需治疗的小片红斑到凶猛出血危及生命的巨大肿块。

3. 影像学检查是诊断和鉴别诊断、制定治疗方案及评价治疗效果极为重要的依据,B超、CT、MR及DSA均有临床价值,依据不同病变特性加以选用。

4. 脉管畸形的治疗方法繁多,不恰当的治疗可导致病情的加重。治疗原则是在明确诊断的基础上,针对个体病情开展多学科参与的综合治疗。

(三)毛细血管畸形

毛细血管畸形(capillary malformation,CM)血流动力学上属于低流量血管畸形,可累及皮肤和黏膜的毛细血管网,尤其在面部区域,有时可侵入到更深层的结构。毛细血管畸形中最常见类型为累及皮肤和/或黏膜的毛细血管畸形,即通常所称的葡萄酒色斑(port wine stain,PWS)。

葡萄酒色斑又名鲜红斑痣、焰色痣(nevus flammeus),俗称"红胎记"。病灶表面皮肤颜色似葡萄酒样而命名,在旧的教科书中把它归为毛细血管瘤,但从组织学观察,葡萄酒色斑并不是一个增生性的病变,在光镜下可见病变主要表现为真皮内毛细血管及后微静脉的扩张畸形。

葡萄酒色斑在出生时即发现,在新生儿中的发生率为0.3%~0.5%。无明显的性别差异及家族遗传性。在婴幼儿期葡萄酒色斑通常表现为粉红色或红色,病灶平坦,界限清楚,压之可褪色。可分布于身体的任何部位,但绝大多数(70%~80%)病灶位于头面部及颈部。葡萄酒色斑不会自发消退,随着年龄的增长,葡萄酒色斑病灶随着身体等比例增大,病灶颜色常逐渐加深,从深红色至暗红紫色或紫色。在成年期,病灶逐渐出现增厚,表面可形成不规则铺路石状或结节状皮损,也可伴有相应累及区域的软组织或骨骼肥大畸形。少数病例增生的结节可呈葡萄状或瘤样,甚至极度扩大而下垂,影响器官的功能障碍。

葡萄酒色斑累及面部三叉神经眼支皮区,需要早起眼科检查筛查青光眼,位于头面部的红斑,需要进一步行MRI、CT等影像学检查,明确颅内是否并发软脑膜血管畸形,并能够进一步明确是否伴有软组织和骨骼畸形。

葡萄酒色斑的治疗包括非手术治疗和手术治疗,非手术治疗主要包括激光(图14-1-2)和光动力学治疗(图14-1-3),用于治疗早起平坦病灶及轻度增厚病灶;对于严重增厚出现外观畸形,以及各类不恰当治疗遗留的皮肤瘢痕等,需要考虑手术治疗,局部切除整形用于局限性病灶,对于面部大面积病灶修复,需要使用扩张皮瓣或者预购扩张皮瓣进行修复(图14-1-4),对于面部软组织肥大,甚至需要进行面神经解剖后减容,对于伴发骨骼畸形的,需要借助正畸正颌手术矫正。

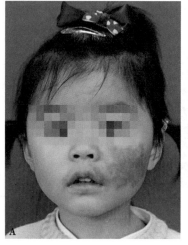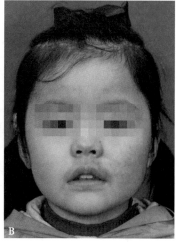

图14-1-2 激光治疗

女性患儿,3岁,左面部V2皮区葡萄酒色斑。

A. 经595nm PDL激光治疗(能量密度11J/cm²,脉宽1.5ms,光斑7mm,DCD冷却剂喷射时间:20ms;间隔:20ms);B. 2次后,红斑获得显著消褪。

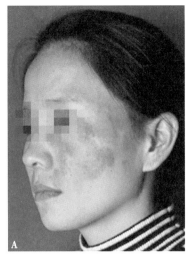
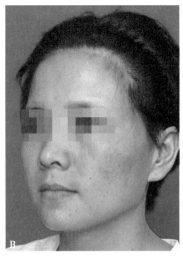

图 14-1-3 光动力治疗。

女性患者，35 岁。

A. 左面部 V2 皮区葡萄酒色斑（左）经 595nm PDL 激光治疗 3 次后，红斑
消退不显著；B. 后续进行 2 次光动力学治疗后，红斑获得完全消褪。

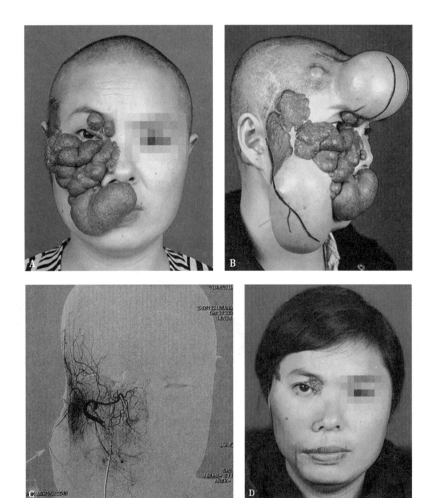

图 14-1-4 手术治疗

患者女性，28 岁。

A. 右面部 V2 皮区葡萄酒色斑，病灶增厚；B. 一期切取颞浅血管筋膜瓣固定于面部扩张皮瓣形成预构扩张皮
瓣；C. DSA 造影可见预构的颞浅动脉显影；D. 使用右面部颞浅血管预构扩张皮瓣转位推进修复右面部较宽病
灶以及右上唇病灶，皮瓣血运良好，远端无坏死，术后 1 年随访，扩张皮瓣与正常皮肤色泽一致，面部对称性好。

**毛细血管畸形的通常诊疗环节：**

1. 详细了解病史，如有无家族史，是否出生时即有，进展速度，有无青光眼、癫痫等症状。

2. 仔细体检，观察病灶的范围、颜色、皮温、是否有搏动。红斑累及眼周，需眼科检查是否有青光眼。红斑在头面部是否随体位改变发生体积变化等。必要时经皮穿刺，观察是否有暗红静脉血流出。

3. 行影像学检查，如 CT、MRI 等，确定病灶累及区域的软组织及骨骼肥大情况，累及头面部红斑，明确颅内是否有血管畸形病灶。

4. 依据病灶特点选择合适治疗方法或观察随访。

【临床关键点】

1. 依据典型的病灶外观，如淡红色、鲜红色、紫红色斑片，无动脉搏动，即可确诊，同时随年龄增长病灶出现软组织增生及骨骼畸形。

2. 眼科检查和磁共振是头面部毛细血管畸形的必要检查。

3. 激光和光动力学治疗是主流的早期治疗方法。

4. 毛细血管畸形的继发畸形矫正也对改善外观和功能十分重要，如面部骨骼肥大截骨、软组织肥大减容手术等。

临床病例

患者，男性，17岁，因"先天性右面部红斑17年"就诊。患者出生时即被发现右面部大面积红斑，压之褪色，随着年龄增大，红斑颜色逐渐加深变为紫红色，并出现右面部红斑区域面部肥大，15岁时开始右眼视力逐渐下降至失明，幼年期间曾有数次癫痫史。体检：右面部红色病灶压之不褪色，皮温不高，无压缩感，未扪及搏动，无红肿，无压痛。右眼结膜及巩膜毛细血管扩张增多。

【问题1】 依据病史、体征，该例最可能是什么疾病？

应考虑诊断为：右面部葡萄酒色斑，Sturge-Weber 综合征。

思路：葡萄酒色斑为先天性疾病，出生时通常是红斑为主要临床表现，红斑发展缓慢，与身体成比例增大，病程进展通常较为缓慢，逐渐出现红斑累及区域的软组织或骨组织的增生肥大。该患者红斑累及面部三叉神经 V1、V2 皮区，同时存在癫痫病史，并出现右眼进行性视力丧失，可进一步确诊为 Sturge-Weber 综合征（图14-1-5）。

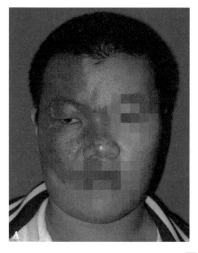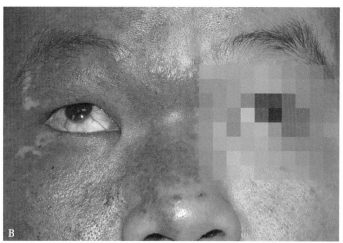

图 14-1-5 Sturge-Weber 综合征

A. 患者男性，17岁，右面部 V1、V2 皮区红斑，随着年龄出现右上睑增厚下垂，右侧颧骨区肥大；B. 右眼结膜毛细血管扩张增多。

【问题2】 如果需要进一步明确病灶累及范围，颅内血管畸形情况，需再行哪些影像学检查？

思路：Sturge-Weber 综合征，右面部 V1、V2 皮区红斑（A），于出生时发现，15 岁开始右眼视力逐渐下降至失明，幼年期间曾有数次癫痫史。右眼结膜毛扩（B）。CT可见右颅内钙化灶，血管畸形病灶呈蚯蚓状（C）。MRI显示软脑膜静脉畸形（D）。

磁共振（MRI）是血管畸形的首选影像学诊断，可以非常清晰地显示病灶的大小、深度及其与周围结构的关系。颅内软脑膜静脉畸形在MRI $T_2$ 加权相上表现为界限清晰、较为均一的高信号区。CTA检查可见右颅内钙化灶，畸形血管病灶呈蚯蚓状（图14-1-6）。

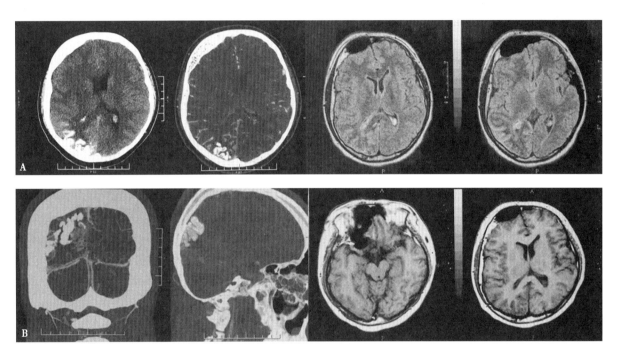

图 14-1-6　Sturge-Weber 综合征影像学表现
A. CT可见右颅内钙化灶，血管畸形病灶呈蚯蚓状；B. MRI显示软脑膜静脉畸形区高信号。

知识点

**影像学检查在毛细血管脉畸形诊疗中的作用**

（1）MRI：MRI是毛细血管畸形的首选影像学检查，病灶位于头面部的婴幼儿患者出生后即需行颅脑MRI检查，明确颅内是否有脉络膜血管畸形存在，对Sturge-Weber综合征的诊断及癫痫的预防治疗提供影像学依据。随着年龄的增长，患者会继发软组织的肥大，也可以通过MRI来明确增生组织成分，累及的层次，为减容手术方案的制订提供影像学证据。

（2）CT：通常不首选用于婴幼儿毛细血管畸形的筛查，随着年龄的增长，出现病灶累及区域额骨骼畸形，需要通过CT检查明确骨骼畸形的位置及程度，并可以用于辅助测量，制定截骨手术方案。颅内血管畸形通常会形成钙化灶，通过CT也可以清晰显示钙化部位。

（3）数字减影血管造影（DSA）：不作为毛细血管畸形的常规检查方法，通常是怀疑毛细血管畸形并发深部动静脉畸形时，可行DSA造影来确诊病灶瘘口位置。

【问题3】 该部位毛细血管畸形应首选什么治疗？为什么？

思路：应首选光动力学治疗。因病灶累及范围较大，光动力学治疗时，光源覆盖比较均匀，通过光化学反应可以更加有效地破坏畸形毛细血管。其次可以选择激光治疗，由于病灶少许增厚，单纯脉冲染料激光穿透深度不足，需要选择双波长激光，能够达到更深的穿透深度和更好的血管选择性光热损伤作用。对于病灶累及区的软组织肥大，该患者表现为右上睑增生下垂，可行眉下切口上睑松弛矫正。目前该患者上颌骨肥大畸形不显著，可以继续随访观察。

知识点

## 毛细血管畸形的治疗方法及其适应证

(1)激光治疗:脉冲染料激光是国际一线治疗,尤其适合平坦病灶,一岁以内的婴幼儿患者疗效显著提高,通过5次左右的治疗后,通常会出现激光治疗的耐受,需要等待观察或更换其他治疗。随着年龄的增长,病灶逐渐增厚,超出了脉冲染料激光的穿透深度,需要使用穿透更深的激光比如长脉宽1 064nm Nd:YAG激光、长脉宽755nm翠绿宝石激光治疗增厚病灶,治疗后皮肤产生瘢痕的风险会增加。

(2)光动力学治疗:是国内的一线治疗,新一代光敏剂通过静脉注射给药后达到一定的药物浓度,即开始激光光源的照射,引起光敏化作用,选择性杀伤畸形毛细血管,从而达到治疗目的。该治疗术后严格避光2周至关重要,这一疗法可能够获得红斑病灶均匀的消退,不改变皮肤质地,同时也可以作为激光治疗耐受患者的另一选择。

(3)手术:对于较小的局部病灶,可以考虑手术一次或分次切除。位于唇部的毛细血管畸形通常伴发唇肥大畸形,可分期进行唇部修薄整形。对于,激光和光动力学治疗无效面积较大的面部病灶,以及各类不恰当的治疗遗留瘢痕、或增生肥大的患者,需要通过面部扩张皮瓣、颞浅筋膜预构扩张皮瓣、游离扩张皮瓣来进行美容性亚单位修复。对于伴发骨骼畸形,需要通过正畸、正颌手术截骨来改善,再有对于面部弥漫性肥大的患者,需要借助面神经解剖来充分去除全层肥大的组织,改善外观的不对称。

(4)青光眼的治疗:对于累及三叉神经眼支皮区的红斑,出生后尽早进行青光眼筛查,一旦发现,尽早干预治疗,减少青光眼对视力的不可逆损伤。

(5)抗癫痫治疗:头面部毛细血管畸形患者也需要出生后进行颅内软脑膜血管畸形的筛查,一旦发现,需要神经外科协助诊断和制定治疗方案,预防癫痫的发作,减少神经系统损伤。对于顽固性癫痫,需要神经外科手术去除颅内癫痫病灶。

### (四)静脉畸形

静脉畸形(venous malformation,VM),旧称"海绵状血管瘤",是一种较为常见的先天性静脉发育异常,在国际脉管性疾病研究学会的分类体系中属于低流量血管畸形,不具有血管肿瘤性质。病理上,主要表现为大量膨胀扩张,相互交通的薄壁血管团。

静脉畸形发病率约为1/1 000,无男女性别差异,可见于全身各处。出生时,绝大多数病灶即已显现,并随生长发育而逐渐扩张,形成大小不等的蓝紫色包块,质地柔软,有压缩感,皮温不高,无搏动感,体位试验阳性,经皮穿刺可见暗红色血液回流。病灶可累及皮肤及皮下组织、腺体、肌肉甚至骨骼,呈孤立性或弥漫性生长。生长在特殊部位的病灶,如咽喉、鼻腔、眶内和四肢肌肉的静脉畸形可能导致呼吸困难、视力损害、出血疼痛和关节功能障碍。在体积大和病程长的病灶中,可扪及大小不一、质地坚硬、光滑易活动的结节,为病灶内血栓机化后形成的静脉石。

磁共振是静脉畸形的首选影像学检查,典型表现为:在$T_1$加权相为等信号或低信号,增强时可见不均匀的强化;$T_2$加权相表现为高信号,在抑脂相中,更能清晰地显示病灶。

静脉畸形目前国际主流的治疗方法为血管内硬化治疗,即指通过无水乙醇、平阳霉素(博来霉素)、鱼肝油酸钠或泡沫硬化剂(聚多卡醇、十四烷基硫酸钠)等药物破坏血管内皮细胞,造成病灶血管的纤维化闭塞和体积的萎缩,可实现较好外观和功能的康复,并且复发概率较小。但是对于广泛而弥散的病灶,可能需较多次的治疗,而且效果相对较差。其他治疗方法还包括手术、电化学、激光治疗、口服药物治疗及弹力套加压等,可进一步改善外观和延缓病程进展(图14-1-7)。

静脉畸形的通常诊疗环节:

1.详细了解病史,如有无家族史,是否出生时即有,进展速度,有无疼痛等症状。

2.仔细体检,观察病灶的范围、颜色、软硬、皮温、是否有搏动、是否随体位改变发生体积变化等。必要时经皮穿刺,观察是否有暗红静脉血流出。

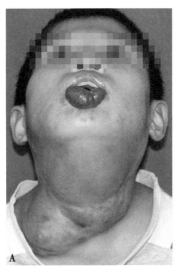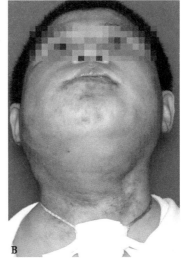

图 14-1-7 治疗前后对比

A. 静脉畸形的典型表现：面颈部蓝紫色，柔软的血管团块；B. 无水乙醇栓塞硬化治疗后，可使病灶大部分消退，外观明显改善。

3. 行影像学检查，如 B 超、MRI 等，确定病灶的血流速度、确切范围及其与周围结构的关系。

4. 依据病灶特点选择合适治疗方法或观察随访。

【临床关键点】

1. 依据典型的病灶外观，如蓝紫色血管团块，柔软，有压缩感、体位试验阳性，及可以穿刺出静脉血等，即可确诊绝大多数静脉畸形。

2. 磁共振是静脉畸形的必要影像学检查。

3. 栓塞硬化治疗是主流和首选的治疗方法。

4. 静脉畸形的继发畸形矫正也对改善外观和功能十分重要，如面部骨骼肥大截骨、四肢关节强直的矫形等。

临床病例

患者，男，45 岁，因"因先天性左面部肿胀 45 年"就诊。患者出生时即被发现左面部较对侧略肿大，无疼痛等不适。随年龄增大，面部肿胀缓慢进展，未进行任何治疗。近一年来，肿块增长加快，咬牙或低头时明显增大，并偶有酸胀不适。遂至医院就诊。体检：右腮腺咬肌区较对侧明显肿大，表面皮肤颜色正常，皮温不高，有压缩感，未扪及搏动，无红肿，无压痛。经皮穿刺肿块，有暗红色血液从针尾持续滴出。行 B 超检查，示"左咬肌区约 5.0cm×3.5cm 范围暗区，血流丰富，流速慢，按压时血流信号增多"。

【问题 1】 依据病史、体征、穿刺所见及 B 超检查结果，该例最可能是什么疾病？

应考虑诊断为：右咬肌静脉畸形。

思路：静脉畸形为先天性疾病，病程进展通常较为缓慢。腮腺咬肌区是静脉畸形的好发部位，肿块柔软、有压缩感，低头时增大，能穿刺出暗红色血液等都是静脉畸形的典型表现。但病灶位于较深的咬肌，表面皮肤没有蓝紫色血管病灶，需行影像学检查进一步确诊。B 超显示为血流丰富，但流速较慢的肿块，亦符合静脉畸形的表现（图 14-1-8）。

【问题 2】 如果需要进一步明确病灶累及范围，为治疗提供更准确的参考，首选再行哪项影像学检查？

思路：磁共振（MRI）是静脉畸形的首选影像学诊断，可以非常清晰地显示病灶的大小、深度及其与周围结构的关系。腮腺咬肌区的静脉畸形通常较为局限，在 MRI $T_2$ 加权相上表现为界限清晰、较为均一的高信号区（图 14-1-9）。

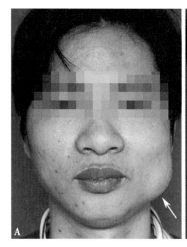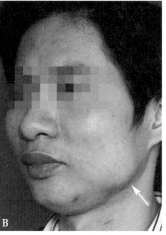

图 14-1-8　患者男,45 岁,左咬肌静脉畸形,明显肿胀膨隆,面部不对称

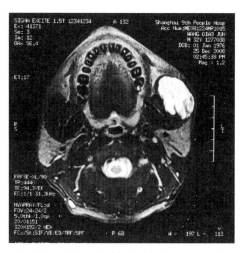

图 14-1-9　MRI(T₂)显示左侧咬肌区高信号,边界清晰,信号较为均一

知识点

**影像学检查在静脉畸形诊疗中的作用**

(1) B 超:静脉畸形在 B 超上表现为明显的液性暗区。主要应用价值在于硬化治疗中的穿刺引导,有助于更加准确的穿刺至血窦,特别是深部病灶,或多次治疗后残余的分散血窦。

(2) CT:通常不首选用于观察静脉畸形病灶,因其 CT 值与周围软组织无明显差异,特别是病灶呈弥散分布时。CT 的优势在于显示继发的骨骼畸形及病灶内的钙化(静脉石)。

(3) MRI:MRI 是静脉畸形的首选影像学检查,可以清晰地显示病灶范围、大小、与周围结构的关系,以及除血窦外的其他成分,如纤维脂肪组织及钙化等。MR 图像特征可作为预测治疗效果的参考,MRI 图像的变化也是评估治疗效果的重要依据。静脉畸形的典型影像学特征为:在 $T_1$ 加权相为等信号或低信号,增强时可见不均匀的强化;$T_2$ 加权相表现为明显的高信号,在抑脂相中,更能清晰显示病灶。

(4) 数字减影血管造影(DSA):通常行经皮穿刺造影,能清晰显示静脉畸形的血流动力特征,即血流速度、引流静脉的分布以及判断是否与重要脏器存在沟通。在静脉畸形的硬化治疗中,DSA 也可作为常规的监测手段,能观察到药物的分布和引流,提高治疗的有效性和安全性。在以下情况时,最好在 DSA 下进行治疗:眼球后或颈深部病灶;位于胸壁或头皮,怀疑与胸腔或颅内沟通的病灶;紧贴或包绕四肢主要知名血管的病灶。

【问题 3】　该部位静脉畸形应首选什么治疗？为什么？

思路:应首选血管内栓塞硬化治疗。因主要病灶位于深部,所以激光无法穿透;而如果直接手术切除,将可能出现难以控制的出血,且很可能明显损伤腮腺、咬肌及面神经等重要结构,造成功能和外形的严重缺陷。而栓塞硬化治疗创伤小,能使血窦逐渐闭塞,从而缩小病灶体积,使面部恢复基本对称。

知识点

**静脉畸形的治疗方法及其适应证**

1. 栓塞硬化治疗　是国际一线和主流治疗,通过注射各种药物使静脉管腔闭塞,病灶萎缩。创伤小,不遗留瘢痕,效果较为确切。但是,可能有较小的风险因药物进入到正常组织或动脉,而导致较为严重的并发症。如心肺脑栓塞、心搏骤停、组织坏死、神经损伤等,死亡病例亦有报道。对于全身各处静脉都可以考虑此治疗。

2. 激光　适合于浅表的静脉畸形,因为激光穿透深度有限。可能出现的不良反应有色素沉着或浅表瘢痕等。

3. 手术 体积较大或者累及了重要组织结构的病灶是难以切除的。因为出血非常难于控制，且可能损伤了重要结构，瘢痕增生而外形丑陋。因此，一般不会首选切除，只适用于切除栓塞硬化治疗之后难以消退的残余组织或进行外观整形。

4. 口服西罗莫司治疗 西罗莫司是一种免疫抑制剂，对部分静脉畸形有效，可以使之部分萎缩，或改善持续疼痛等症状。适用于体积巨大、功能影响严重，其他方法均不可行的少数病例。因不良反应可能较为明显，药物价格较贵，应充分评估，慎重选择。

5. 其他治疗 铜针、冷冻、放射等，现已少用或被弃用。

### （五）动静脉畸形

动静脉畸形（arteriovenous malformation，AVM）是一种高流量的先天性血管畸形，由动脉和静脉通过由异常动静脉瘘构成的病灶（nidus）直接沟通，而缺乏正常毛细血管床。动静脉畸形好发于中枢神经系统，外周动静脉畸形的发病率在所有脉管畸形中最低，在男女间无明显差异。动静脉畸形是先天性血管畸形中最为棘手的类型，临床症状各异、病情多变、解剖复杂，并发症危险，治疗困难、复发率高。

动静脉畸形虽为先天性血管畸形，但并非所有患者在出生时即可发现病灶。病灶最初通常仅表现为皮温略高的皮肤红斑。颅外动静脉畸形好发于头颈部，其次为四肢、躯干和内脏。病灶临床特征为皮肤色红、皮温高、可触及搏动或震颤。动静脉畸形中的动静脉瘘造成血流动力学异常导致组织缺血，局部可出现疼痛、溃疡或反复出血，严重者因长期血流动力学异常可致心力衰竭。动静脉畸形还引起外观畸形、重要组织器官受压、功能损害等。目前，普遍采用 Schobinger 分期对动静脉畸形的临床症状及严重程度进行评估。

影像学检查在动静脉畸形的诊疗中占有重要地位。彩色多普勒超声可初步判断病灶是高流量还是低流量。磁共振可判断病灶边界、与周围组织关系。典型的动静脉畸形磁共振检查可发现病灶呈边界不清，充满大量血管流空影。CT 检查可助于判断是否有骨内病灶。DSA 检查可明显是否存在动静脉瘘，并可进一步显示供血动脉和回流静脉。除了诊断价值外，DSA 显示动静脉瘘的复杂血管构筑，为后继治疗方案的选择和血流动力学预判提供重要依据，因此，是动静脉畸形诊疗过程中重要的影像学检查手段。值得注意的是，有动静脉瘘并不代表动静脉畸形的诊断一定成立。因此，在综合运用上述影像学手段外，尚需结合临床表现方能提高诊断精确性。

动静脉畸形的治疗需特别强调根治性。以往采用的结扎或栓塞供血动脉的做法目前已被完全摒弃。因为这样的做法不但无法根除病灶，反而可加重病情进展。动静脉畸形的治疗需依赖多学科合作的先进模式，综合运用介入、硬化、手术、激光、药物等多种手段。介入治疗在动静脉畸形治疗领域的地位日益凸显。多种介入技术和栓塞剂被广泛运用于动静脉畸形的临床治疗。其中，无水乙醇介入栓塞治疗具有较好的治疗效果，但可伴发心肺衰竭、大块组织坏死等危险并发症，因此，需在具有一定经验的中心开展。手术治疗可应用于病灶局限可根治性切除，且病灶位于非重要解剖部位者。巨大病灶或病灶伴出血溃疡也可考虑急诊或限期手术。此外手术治疗还可与介入治疗相结合，彼此互为补充。

### 临床病例

患者，女，35 岁，因"左下颌处红色包块 2 年余，渐增大"就诊。患者出生时已被发现左下颌处淡红斑，无不适症状，随身体发育成比例增大，当时未行治疗。2 年余前，无明显诱因下，红斑处渐隆起增大，自觉跳动感。无局部疼痛不适，无出血破溃。在 1 个月前在当地医院就诊，查 B 超示：左下颌局部包块，可见丰富动脉血供和扩张管腔，考虑"蔓状血管瘤"。为进一步诊疗来我院就诊。查体：左下颌近颏部 8cm×6cm×5cm 肿块，表面红色斑，周围可见数条扩张静脉。肿块与皮肤粘连，皮温升高，可扪及明显搏动，搏动频率与心率一致（图 14-1-10）。

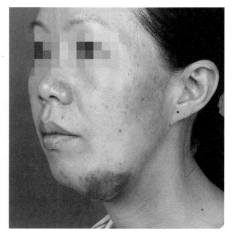

图 14-1-10 左下颌红色搏动性包块

【问题1】 依据病史及体征,该病例的诊断首先考虑什么?

诊断首先考虑:左下颌动静脉畸形(扩张期)

思路:先天性红斑,逐渐增大,形成搏动性肿块,动静脉脉畸形的典型临床表现。B超也证实了丰富的动脉血流。动静脉畸形是最罕见却最难以治疗的脉管畸形。相对于外周,中枢神经系统的发病率更高。整形外科所治疗的动静脉畸形均为颅外动静脉畸形。对于颅外动静脉畸形的临床评估,目前国际上普遍采用Schobinger临床分期。

---

知识点

### 动静脉畸形的 Schobinger 临床分期

1. 静止期　无症状,通常从出生到青春期。病灶不明显,或仅仅表现为葡萄酒色斑或血管瘤消退期的外观,触诊可及皮温升高。

2. 扩张期　通常在青春期开始,肿物增大,肤色加深,侵及皮肤和深部结构。触诊可及搏动、震颤,听诊可闻及杂音。组织学上表现为动、静脉扩张、纤维化。外伤、青春期、妊娠和不恰当的方式如供血动脉结扎、部分切除、动脉近端介入栓塞、激光,均可能导致病情向该期进展。

3. 破坏期　出现自发性坏死、慢性溃疡、疼痛或出血等症状。该期是病灶长期进展的结果。

4. 失代偿期　因长期血流动力学异常,并发高排低阻性心功能不全或心力衰竭。

---

【问题2】 进一步需要做哪些检查?

进一步可查增强CT(图14-1-11),增强MRI,数字减影血管造影(digital subtraction angiography,DSA)(图14-1-12)。

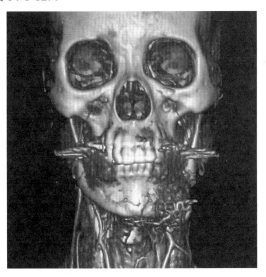

图 14-1-11　CTA 图像

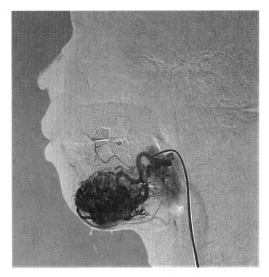

图 14-1-12　DSA 面动脉造影

思路:MRI主要用来判断病灶与周围组织的关系,CT可用来判断病灶是否有骨骼累及。DSA是动静脉畸形诊断的金标准,可直接显示动静脉瘘口,明确供血动脉及回流静脉,确定是否存在颅内外沟通等。除了诊断作用外,DSA可用来判断病理血管构筑和血流动力学特点,为制定治疗方案提供重要依据。需要注意的是动静脉畸形均存在动静脉瘘,而有动静脉瘘并非一定是动静脉畸形。将临床表现和多种影像学检查结合运用可最大限度地提高诊断准确性。

---

知识点

### 影像学检查在动静脉畸形诊疗中的作用

1. 彩色多普　可发现病灶几乎完全由扩张的管腔样结构构成,病灶血流呈现高流量,低阻抗的特点。

2. MRI 在血管性疾病诊断中的地位越来越重要，可用于鉴别诊断其他高流量的病变并明确病灶范围。为了充分地评价病灶特征，MRI脂肪抑制的增强$T_1W$像和脂肪抑制的$T_2W$像是必要的，MRI显示扩张的供血动脉和回流静脉，可见明显的流空影，病灶可见增强。

3. CTA 如果病灶累及骨骼，则需行CT血管成像（computed tomography angiography，CTA）检查。CTA+三维重建有利于直观评估病灶的供血动脉、回流静脉等病理结构。

4. DSA 是动静脉畸形诊断的金标准，表现为迂曲扩张的供血动脉、动静脉瘘和膨大的回流静脉。如病灶确定需要治疗干预，治疗前则必须行DSA检查，以利于全面评价病灶血流动力学特征。

【问题3】 该病例可以选择的治疗方案有哪些？

治疗可选择血管内介入治疗或手术根治性切除病灶。本例首选无水乙醇介入栓塞治疗（图14-1-13）。

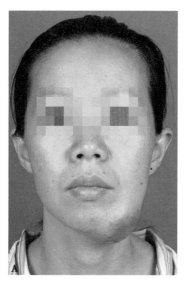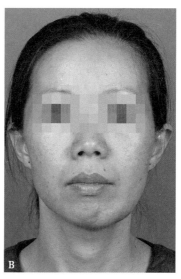

图14-1-13 动静脉畸形无水乙醇介入治疗。
A. 治疗前；B. 介入治疗2次后。

思路：动静脉畸形的主要方法是介入栓塞治疗和手术治疗。治疗核心目的是尽可能地清除病灶内的动静脉瘘口。以往单纯的结扎或栓塞供血动脉的治疗方法不但无法治愈疾病，反而促使疾病快速进展，加重病情，应该完全摒弃。以往单纯的手术治疗因为难以达到根治性切除，术后复发率高。介入栓塞治疗已逐渐成为主要的治疗方式。本例病灶大小和范围可达到根治性切除，但因病灶所处位置累及面神经下颌缘支，且手术切除不可避免将残留瘢痕，故治疗方法选择无水乙醇介入栓塞。

知识点

**动静脉畸形的治疗方法**

1. 硬化治疗 针对病灶范围不大的早期病例可采用博来霉素硬化治疗。

2. 介入栓塞治疗 目前，动静脉畸形的治疗已从以往的手术治疗进入血管内治疗为主的时代。栓塞需直接针对病灶瘘口，而非供血动脉。已有多种栓塞剂运用于临床，其中，无水乙醇是最高效的栓塞剂。使用无水乙醇作为栓塞剂结合多种栓塞技术可临床治愈动静脉畸形。然而，无水乙醇介入栓塞的技术要求较高，需在有治疗经验的专业治疗中心开展。

3. 手术治疗 以往手术切除的复发率居高不下，主要原因是没有达到根治性切除。手术治疗适用于病灶较局限或可达到根治性切除的病例。术后可用局部皮瓣、扩张皮瓣或游离皮瓣修复缺损。然而，在头面部的动静脉畸形往往侵及重要结构，使得根治性切除无法实现。

4. 结合介入及手术的综合治疗 由于疾病的复杂性，单一技术手段无法满足治疗要求。由掌握介入、手术等多种技术的多学科 MDT 团队进行治疗是目前国际上对于此种疾病的主流共识。根据病情制定介入结合手术的方案,将神经介入,血管外科、修复重建等技术综合运用在根治疾病的同时达到最佳外观。

### (六)淋巴管畸形

淋巴管畸形(lymphatic malformation,LM)是一种先天性的淋巴管发育异常引起的低流量脉管畸形。其病灶主要由淋巴管内皮细胞形成的管腔及管腔中包含的嗜酸性富含蛋白质的淋巴液构成。发病率为1/4 000~1/2 000,无明显性别及种族差异,约 65% 患者出生后即发现,80% 在 1 岁内发现,2 岁时 90% 患者均有临床表现。淋巴管畸形是一种病情发展较慢的良性病变,其在青春期进展较快,原因可能与青春期的激素水平有关。约 75% 的淋巴管畸形位于头颈部,其他主要发生在四肢躯干及内脏器官。

淋巴管畸形大致可分为微囊型(microcystic)、巨囊型(macrocystic)及混合型(combined macro and microcystic)3 种,微囊型及巨囊型囊腔大小并无严格的界定,通常以 1cm 或 2cm 作为标准。严格的意义上来说以囊腔是否能穿刺吸出淋巴液并使囊腔变小作为分界更具有临床意义。因为巨囊型淋巴管畸形可以通过抽出囊液注射硬化剂取得很好的疗效,而微囊型对硬化治疗疗效不佳。

淋巴管畸形可以发生在除了中枢神经系统外的全身任何部位,因为中枢神经系统没有淋巴结垢。其中以主要淋巴系统所在区域最为常见,这也是为什么颈部及腋下发病率最高,腹股沟、纵隔、腹膜后次之,躯干及四肢最低。巨囊型淋巴管畸形通常由不止一个囊腔组成,囊腔之间可以相通或不相通。囊腔中含有水样的透明液体,有波动感,有时不透光或呈琥珀色。而微囊型淋巴管畸形病灶相对较实心。淋巴管畸形的临床表现受病变的类型、范围和深度的影响差异很大。有些表现为皮肤黏膜上充满液体的小泡,而有些表现为巨大的肿物。

巨囊型通常见于颈前三角、颈后三角、肩部及腋部等。最常见的并发症为感染和出血,表现为病灶体积短时间内突然增大,伴或不伴有发热、皮肤淤斑,增大到一定程度后逐渐缩小。另外位于眼睑的病灶可影响视力发育,颈部及气管旁的病灶可压迫气管导致呼吸困难。微囊型淋巴管畸形通常表现为局部组织弥漫性增厚,累及舌部可引起舌部的间歇性肿胀、出血及舌部淋巴滤泡。位于皮肤及黏膜的微囊型淋巴管畸形常表现为多发的 2~5mm 大小的小囊泡。囊泡内通常充满无色或淡黄色的淋巴液,有时也可含有血液,外观类似于"带状疱疹"或"蛙卵"。镜下表现为不规则扩张的淋巴管布满真皮乳头并向表皮突起及深部大量与之相连的扩张淋巴管腔。淋巴滤泡除了导致外观上的问题外,多数患者会出现反复的难治性的滤泡破裂、感染、淋巴液渗出、出血等。

### 临床病例

女性,3 岁,主因"右额部上睑肿块 3 年余"就诊入院。患儿出生后即发现额部上睑约核桃大小肿物,遮挡大部分眼球,睁眼困难,质地柔软,无破溃感染,局部无红肿发热或青紫,皮肤颜色正常。随生长发育渐增大增厚,患者无其他任何不适症状。患儿为第一胎,足月顺产,阿普加评分 9 分,出生体重 3kg,人工母乳喂养,按时添加辅食,家族史无特殊(图 14-1-14)。

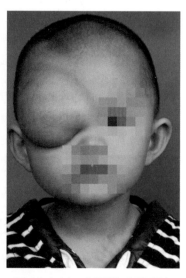

图 14-1-14 右额部、上睑病灶

【问题 1】 上述病史,该患者怀疑的诊断有哪些?

思路 1:额部上睑的肿物有哪些?

淋巴管畸形病灶通常需要与肿瘤相鉴别,如畸胎瘤、婴幼儿肌纤维瘤病、婴幼儿纤维肉瘤、横纹肌肉瘤、神经纤维瘤等。畸胎瘤、婴幼儿肌纤维瘤病、婴幼儿纤维肉瘤在影像学上也表现为囊性特征,易于淋巴管畸形混淆,当鉴别不清楚有必要行活检明确诊断。

面部浸润性脂肪瘤病也需与淋巴管畸形相鉴别。与淋巴管畸形相比,面部浸润性脂肪瘤病通常不应感染而突然增大,质地较实不透明,伴有单侧的牙齿过早长出,并且通常伴有黏膜神经瘤。通过磁共振和 CT 也易将二者相鉴别。

思路 2:根据可能的病因,重点询问哪些病史?不能忽视哪些重要体征和常规检查?

病史上明确病灶的生长方式对诊断有非常重要的意义。这需要多次的门诊随访,详细的病史记录及照片资料。淋巴管畸形在生长过程中可有间断性地增大或缩小,但总体上表现为成比例的生长。其间可因感染出血等原因出现淤青、炎症、病灶突然变大。上呼吸道病毒感染是最常见引起病灶增大的原因。病毒感染引起周围淋巴组织内淋巴细胞反应性增生、淋巴结肿大,从而导致淋巴管畸形病灶的增大。细菌感染和病灶内出血是另外常见的两个原因。

MRI 是淋巴管畸形最重要的影像学检查。巨囊型淋巴管畸形通常可见 $T_1$ 中低信号、$T_2$ 高信号的液性囊腔,边缘清楚,多呈分隔样,囊腔内不强化或极少量强化,囊间壁可见强化。囊内出血可见液 - 液平面,根据出血时间不同,囊腔内的信号也呈多变性,早期多呈等信号或低信号表现,后期逐渐转变为高信号。微囊型淋巴管畸形磁共振上通常表现为 $T_2$ 加权像的弥散片状高信号,通常增强不明显。脂肪序列在 $T_1$ 及 $T_2$ 均表现为高信号,通常会干扰病灶显影,可通过抑脂序列来消除脂肪的影响。一些微囊型淋巴管畸形的病灶含有毛细血管成分会有少量的强化,通常见于眶区、舌部的淋巴管畸形及 Gorham-Stout 病。

超声可显示出淋巴管畸形囊腔大致大小,病灶及周围血管成分,分析血流信号可以排除静脉畸形。巨囊型通常呈无回声区表现,囊壁间隔隔开无回声区,含有蛋白质及血液成分的囊腔可呈片状不均匀回声,囊间隔通常可见细小血流信号。少数情况可见囊内出血的钙化表现。微囊型淋巴管畸形通常大部分呈皮下脂肪样信号,裂隙样或小囊样回声信号混杂其中。

CT 是判断淋巴管畸形有无骨骼改变的最佳检查。淋巴管畸形病灶在 CT 上密度随腔内蛋白及血液含量的多少有所改变,通常表现为低于肌肉和高于脂肪的密度。和 MRI 一样,巨囊型的淋巴管畸形伴出血可见液 - 液平面,囊壁及囊间隔增强序列可见强化。微囊型淋巴管畸形通常无强化,在 CT 上较难明确其范围。骨骼异常在弥漫性的眼周及口腔淋巴管畸形中较常见,眼周的淋巴管畸形通常导致眶骨增大,口腔内淋巴管畸形通常导致下颌骨偏斜及患侧下颌骨肥大。CT 能清楚地显示骨骼的畸形或缺失,而磁共振可以帮助鉴别骨骼畸形是继发性的还是原发的骨内淋巴管畸形。

淋巴管造影通常通过切开足部淋巴管,再置入 30g 的针头,缓慢注射造影剂后在 X 线下显影。其所用造影剂对内皮细胞有一定毒性,容易产生术后的暂时性水肿,目前这项技术已经很少应用。但其用于胸导管造影,诊断乳糜漏的病因中仍十分有效。

【问题 2】 为明确诊断,实施必要的检查。

思路 1:查体。

思路 2:MRI 检查。

思路 3:临床思维。患者为先天性的上睑额部肿块,随生长发育逐渐增大,无快速增大病史。通过病史可以大致判断该疾病为先天性良性疾病。具体病灶的性质需要进一步通过影像学检查加以鉴别。必要时可行活检明确病理学结果。

**检查结果**

一般情况好,右侧上睑及额部约 12cm×10cm 大小肿物,质地软,皮肤颜色正常,皮温正常,无明显搏动感,无压缩感,体位试验(-)。

$T_2$ 加权像的弥散片状高信号,增强不明显,可见病灶内大量的小囊腔(图 14-1-15)。

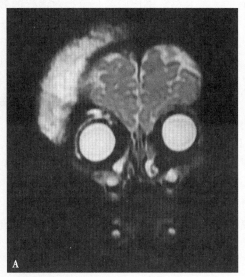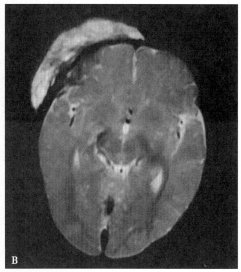

图 14-1-15　磁共振 $T_2W$ 图像
A. 冠状位；B. 横断位。

知识点

### 淋巴管畸形的鉴别诊断

淋巴管畸形在新生儿时期通常表现为舌下区局部组织的肿胀，这需要与舌下囊肿相鉴别，舌下囊肿表现为婴幼儿时期来源于舌下腺或下颌下腺导管的囊状肿块，通常位于下颌下及颏下，深达下颌舌骨肌。磁共振上两者均表现为 $T_2$ 序列高信号。淋巴管畸形通常表现为充满淋巴液的中央区病灶，其中可见分隔。而舌下囊肿通常表现为单一囊腔边界清楚的非中线区的病灶，不伴有舌部的累及。舌下囊肿的治疗方法为袋形缝合术或舌下腺切除，如果又复发的话，通常病灶是淋巴管畸形。

腮腺区的病灶通常需要与肿瘤相鉴别，如颈部畸胎瘤、婴幼儿肌纤维瘤病、婴幼儿纤维肉瘤、横纹肌肉瘤等。颈部畸胎瘤、婴幼儿肌纤维瘤病、婴幼儿纤维肉瘤在影像学上也表现为囊性特征，易于淋巴管畸形混淆，当鉴别不清楚有必要行活检明确诊断。

面部浸润性脂肪瘤病需与颊部的淋巴管畸形相鉴别。与淋巴管畸形相比，面部浸润性脂肪瘤病通常不应感染而突然增大，质地较实不透明，伴有单侧的牙齿过早长出，并且通常伴有黏膜神经瘤。通过磁共振和 CT 也易将二者相鉴别。

由于淋巴管在发育的过程中来源于胚胎期的静脉，所以淋巴管畸形合并静脉畸形的情况并不少见。一些眶周及颈部病灶可表现为淋巴静脉畸形。静脉血可以自发进入到异常的淋巴管腔，尤其是在尝试手术切除淋巴管畸形之后。这使得原发病灶难以鉴别是淋巴管畸形还是淋巴静脉畸形。Bisdorff 发现眶周的淋巴管畸形通常伴有颅内的静脉畸形病灶。具体鉴别诊断主要依靠磁共振增强的表现和局部穿刺，伴有静脉畸形的淋巴管畸形通常增强较明显。单纯淋巴管畸形通常可见仅有囊壁及囊间隔强化，病灶内不强化或很少量强化。淋巴管畸形局部穿刺通常可见清凉淡黄色淋巴液，伴出血可见陈旧性血液，淋巴静脉畸形穿刺多见淡血性液体，而静脉畸形则完全为静脉血。

【问题3】　该患者的诊断是什么？

思路1：淋巴管畸形诊断的必要条件。

根据患者的临床病史：先天性的上睑额部肿块，随生长发育逐渐增大，无快速增大病史。磁共振显示 $T_2$ 加权像的弥散片状高信号，增强不明显，可见病灶内大量的小囊腔。可以诊断为淋巴管畸形。

思路2：在诊断淋巴管畸形后，如何进一步分型？

淋巴管畸形可分为巨囊型、微囊型和混合型三种。其分类依据为 MRI 上囊腔的大小。囊腔直径超过

2cm 的为巨囊型，小于等于 2cm 的为微囊型，二者皆有的为混合型。淋巴管畸形分型对治疗的效果及预后有重要的意义。

思路 3：该患者的治疗选择。

LM 的治疗包括手术治疗，硬化治疗和药物治疗。其中硬化治疗随着影像技术的发展，硬化技术进步及新的硬化剂的发现逐渐取代手术治疗成为 LM 的主要治疗方法。硬化治疗对巨囊型 LM 被证明非常有效，但对微囊型疗效较差。手术对巨囊型及微囊型均有效，但认为不能用于大面积、广泛的 LM。药物治疗主要包括抗炎药物和抗血管生成药物，如干扰素、普萘洛尔、西地那非、西罗莫司等。但其疗效目前尚未明确，还需要进一步观察研究。Perkins 等系统性回顾了 118 例手术治疗及 123 例硬化治疗的疗效和并发症。手术治疗完全切除的只有 1 例（0.8%），硬化治疗完全治愈的为 39（31.7%）。神经损伤手术治疗为 12 例（10.2%），硬化治疗为 1 例（0.8%）。术后感染手术为 7 例（5.9%），硬化为 1 例（0.8%）。死亡病例手术为 4 例（3.4%），硬化为 1 例（0.8%）。总并发症术手术为 41 例（34.7%），硬化为 4 例（3.3%）。以上数据虽不能完全评价手术治疗与硬化治疗优劣，但考虑到手术治疗所产生并发症较多，手术治疗指征建议如下：1. 病灶较小，位置较好可完全切除；2. 有症状的微囊型 LM；3. 硬化治疗后仍有症状的巨囊型及混合型 LM；4. 有危及生命的并发症。

## 二、神经纤维瘤

神经纤维瘤（neurofibroma，NF）可独立发生，也可是 I 型神经纤维瘤病（neurofibromatosis- I，NF- I）的表现之一。依据发生部位的差异常分为三型：①皮肤型，为肉色、大小不一、带蒂的柔软结节，可密布全身。②皮下型，沿受累神经走行，呈串珠样分布的皮下结节，按压时出现沿神经传导的疼痛或感觉异常。③丛状型，约有 50% 的患者出现。累及多条神经或神经丛，可形成巨大的肿块，松弛下垂，呈囊袋状，表面皮肤色素沉着。有 2%～5% 的概率转化为恶性神经鞘瘤，5 年生存率低于 20%。

除 I 型神经纤维瘤病以外，另有 II 型神经纤维瘤病，符合下列三种表现之一者，即可诊断。

1. 影像学证实的双侧听神经瘤。

2. 患有神经纤维瘤、脑膜瘤、胶质瘤或神经鞘瘤且一级亲属中有被确诊的 II 型神经纤维瘤病者。

3. 患有青少年性后囊下白内障且一级亲属中有被确诊的 II 型神经纤维瘤病者。

（一）神经纤维瘤的通常诊疗环节：

1. 详细了解病史，家族史尤其重要。

2. 依据典型的临床表现即可诊断，必要时活检确诊。

3. 全身检查，是否有其他特征性病变，排除或确诊为 I 型神经纤维瘤病。

4. 治疗以手术切除为主。

（二）临床关键点：

1. 神经纤维瘤的大小和部位在不同患者差异明显，因此造成治疗难度的巨大差别。

2. 神经纤维瘤中含大量血窦，因此手术切除时出血量大，创面不易一期愈合。

3. 对 I 型神经纤维瘤病患者须告知此病遗传特性，以利优生优育。

临床病例

患者，女，20 岁，因"先天性右背部肿块 20 年"就诊。患者出生时即被发现全身多处大小不一咖啡色斑，其中右背部色斑面积最大，且色斑处组织稍厚，无疼痛瘙痒不适。随年龄增大，右背部逐渐增厚形成肿块，近 3 年生长加快，并逐渐下垂，表面色斑颜色加深。患者母亲有类似病史，全身多处咖啡色斑及皮下结节。入院查体：右背部约 20cm×18cm×10cm 肿块，表面深棕色斑片，松弛下垂，略呈囊袋状，质地柔软，皮温稍高，未扪及搏动感。全身多处咖啡色斑片，最大约半个手掌大小，双侧腋窝及腹股沟密集芝麻样斑点。

【问题 1】 该病例的诊断是什么？

诊断为 I 型神经纤维瘤病，右背部丛状神经纤维瘤。

思路：全身咖啡斑、腋窝腹股沟雀斑样痣和质地柔软的巨大包块是明确的诊断依据，且有家族史（图 14-1-16）。依据 I 型神经纤维瘤病的诊断标准即可确诊。

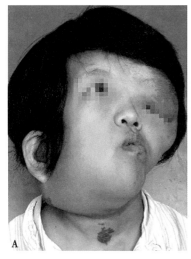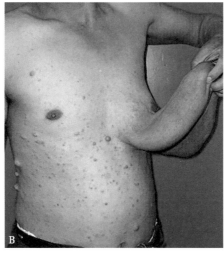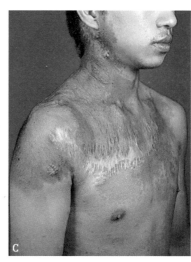

图 14-1-16 不同部位神经纤维瘤的临床表现

A. 双侧面部神经纤维瘤，为巨大柔软包块，左上下睑、右耳廓变形移位；B. 左胸部神经纤维瘤，呈巨大囊袋状下垂，体表可见密集的结节状神经纤维瘤；C. 有颈肩胸部神经纤维瘤部分切除术后。瘤体表面有明显灰黑色的色素改变。

知识点

### Ⅰ型神经纤维瘤病的诊断标准

对同一患者存在下列七条表现中两条或两条以上者即可诊断：

1. 周身可见 6 个或 6 个以上的咖啡牛奶斑（青春期以前患者，斑片直径大于 5mm，成人患者斑片直径大于 15mm）。

2. 两个或两个以上皮肤型/皮下型神经纤维瘤或一个丛状神经纤维瘤。

3. 腋区或腹股沟区雀斑样痣。

4. 视神经胶质瘤。

5. 两个或两个以上的 Lisch 结节（虹膜色素错构瘤）。

6. 特征性的骨骼病变，如蝶骨发育不良，胫骨假关节形成，长骨皮质菲薄等。

7. 一代血亲（父母、同胞及子女）中存在经正规诊断标准确诊的神经纤维瘤病患者。

【问题2】 还需要做哪些检查，排除可能存在的其他病变？

应行颅脑 CT，确诊是否存在视神经胶质瘤；裂隙灯检查，排除 Lisch 结节；行四肢 X 线检查，排除骨骼畸形。

思路：依据诊断标准，上述 3 种有可能同时存在，应行相应检查以明确。

此外，还有一些位于脊神经、脑神经和内脏器官等少见部位的神经纤维瘤，可导致一系列症状的出现，如慢性神经根痛、马尾压迫症、咀嚼肌无力和萎缩、周围性面瘫、听力减退、肠梗阻或消化道出血等。

【问题3】 该患者治疗方案为神经纤维瘤切除术，术中最大的风险及应对措施是什么？

最大风险为术中大量出血，应术前充分备血、术中严格止血及采用自体血回输等。

思路：神经纤维瘤切开后为鱼肉样组织，含大量血窦，甚至粗大的高流速血管，且不易被凝闭。创面较大时，会出现快速的大量出血。术前应通过影像学检查预判出血量。

知识点

### 神经纤维瘤的治疗

1. 皮肤型和皮下型神经纤维瘤病灶数量多，分布于全身各处，可部分切除，改善外观。$CO_2$ 激光也可用于切除，操作简便快捷，止血效果好，但易遗留瘢痕，主要用于躯干部病灶的治疗。

2. 咖啡牛奶斑，如位于面部、颜色较深而明显影响外观，可激光治疗。

3. 丛状神经纤维瘤需手术切除后修复。对于经组织活检证实已有恶变的患者应立即接受根治手术以及相应后续治疗。

4. 神经纤维瘤病所合并的脊柱畸形往往较严重，治疗比较困难，手术常常需把整个脊柱固定才能接近矫正的目的。

5. 胫骨假关节治疗困难，只有一半左右的患者最终能达到骨性愈合。长段吻合血管的游离腓骨移植被认为是首选的有效方法。

6. 对于颅面部继发畸形，应按颅面外科的原则制定治疗方案。

## 三、脂肪瘤

脂肪瘤（lipoma）是最常见的间叶组织来源软组织肿瘤，发病率无确切数据，可发生于任何年龄，主要在成人期发现，20岁以下者十分少见。通常多发于躯干部，也见于面部、头皮和外生殖器等处。病灶生长缓慢，常无明显的临床症

**脂肪瘤的通常诊疗环节**

1. 依据病史、临床表现、体检，可初步确诊。诊断有疑问时可进一步行B超或MR检查。

2. 需与脂肪肉瘤相鉴别。后者好发于腹膜后和大腿软组织，肿物体积较大，生长迅速，侵犯神经或骨组织。

3. 多发性脂肪瘤（瘤体一般较小，可多达数百个）需考虑脂肪瘤病（Lipomatosis）的可能，也需排除是否是其他临床复杂综合征的皮肤软组织表现。

4. 治疗方法为主要为手术切除。体积巨大的脂肪瘤可行抽脂术。

【临床关键点】

1. 脂肪瘤通常无症状，部分病灶可伴疼痛，较大肿块可影响外观，导致局部功能障碍，或产生神经压迫症状。

2. 多发性脂肪瘤可包含在多种复杂临床综合征中，需注意鉴别。

3. 手术切除为主要治疗手段，并非所有脂肪瘤均有完整包膜，切除后有复发可能。

临床病例

患者，女，29岁，因"左额部肿物5年余"就诊。患者5年余前无明显诱因下发现左额部花生大小肿物，无疼痛不适。肿块缓慢增大、凸起，影响外观，遂就诊。查体：左额部皮下包块，表面皮肤无色斑或红肿，2.0cm×2.0cm大小，质地软，边界清，活动度可，无压痛（14-1-17）。

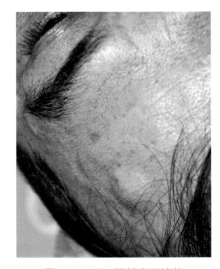

图 14-1-17 额部皮下结节

【问题1】 该病例最可能的诊断？

该病例应首先考虑左额部脂肪瘤。

思路：无症状性皮下肿块，缓慢生长，无明显临床症状。肿物质地柔软、界清、活动度可，与皮肤无明显

粘连。根据缓慢生长病史、阴性临床症状首先考虑良性软组织肿物。肿物质地软、活动度佳、无皮肤累及粘连的特点考虑脂肪瘤可能性最大。

知识点

## 脂肪瘤的分型

1. 普通脂肪瘤　由成熟的脂肪及少量的间质组织组成,临床上最常见,可以单发,也可以多发,表现为皮下或深部的质软肿块。

2. 变异脂肪瘤　如血管脂肪瘤、肌脂肪瘤、软骨脂肪瘤等,在临床或病理上与普通的皮下脂肪瘤有所不同。

3. 异位脂肪瘤　此类可能是错构组织,在发生部位上与皮下的脂肪瘤有所不同,如肌内脂肪瘤、肌间脂肪瘤、腱鞘脂肪瘤等。

4. 浸润型脂肪瘤　脂肪增生压迫邻近结构,包括弥散型脂肪瘤、痛性肥胖症等。

5. 良性棕色脂肪瘤　由棕色脂肪细胞构成的良性肿瘤,极罕见。

6. 多发性脂肪瘤　出现于 5%～10% 患者。常见于家族性脂肪瘤病或其他基因突变引起的复杂综合征中。

知识点

## 脂肪瘤的遗传学机制

1. 染色体 12q13-q15 突变。12q13-q15 重排可使 HMGA2 基因与转录调控区域融合,促使肿瘤发生。

2. 染色体 13q 缺失,染色体 6p21-p33 重排。

3. 15%～20% 病例未发现突变。

【问题 2】　根据可能的病因,重点询问哪些病史?不能忽视哪些重要体征?

需要询问既往药物服用史,注意体检时肿物的质地、边界、表面皮肤改变、与体位关系。

思路:某些药物,如激素、蛋白酶抑制剂,可引起脂肪代谢异常,诱发脂肪瘤。体检时脂肪瘤往往表现为皮下质软包块,不累及皮肤、边界清楚,包块大小不随体位改变而变化。

【问题 3】　需要与哪些疾病鉴别,进一步可进行何种辅助检查?

需与表皮样囊肿、巨囊型淋巴管畸形、脂肪肉瘤等鉴别。多发性脂肪瘤需除外相关临床综合征。进一步可查 B 超、MRI、基因检测。

思路:表皮样囊肿好发于头颈部,有时可见囊肿表面皮肤小孔。巨囊型淋巴管畸形可表现为皮下光滑、质软包块,穿刺可抽出淡黄色淋巴液。脂肪肉瘤好发于后腹膜及大腿,呈浸润性生长。典型脂肪瘤 B 超可见皮下高回声分叶状病灶,有包膜,边界清楚,肿块内部无明显血流。MRI 表现类似 B 超,抑脂序列可见病灶由高信号转为低信号,提示病灶主要有脂肪成分构成。对于多发性脂肪瘤,基因检测可筛查相关临床综合征。

知识点

## 包含多发性脂肪瘤的临床综合征

1. Proteus 综合征　主要由癌基因 *AKT1* 激活突变引起,包括多发性脂肪瘤、表皮痣、血管瘤、掌跖部脑回样结缔组织痣、颅骨肥大、脊柱侧凸。

2. Dercum 病　躯干和肢体的多发性痛性脂肪瘤,好发于绝经后精神抑郁妇女。

3. 家族性多发性脂肪瘤病　多在 30 岁以后出现症状,表现为分布于全身的数以百计的散在非浸润性脂肪瘤。可通过常染色体显性遗传的方式遗传。

4. Gardner 综合征　由 *APC* 基因的常染色体显性突变造成。几乎所有患者发生消化道腺癌。皮肤病变包括,多发性脂肪瘤、表皮样囊肿或纤维瘤。

5. 多发性内分泌腺瘤(MEN)1 型　由 *MEN1* 基因的常染色体显性突变造成。包括脑垂体、甲状旁腺和胰腺肿瘤。皮肤病变包括多发性脂肪瘤,血管纤维瘤,咖啡斑。

6. Gardner 综合征　由 *PTEN* 基因突变引起。包括多发性脂肪瘤,面部毛根鞘瘤,口腔乳头状瘤。合并一些恶性肿瘤,如乳腺腺癌、甲状腺滤泡状癌、子宫内膜癌。

【问题 4】　如何治疗?

局麻下手术切除,有包膜者完整切除包膜,标本常规病理检查(14-1-18)。

思路:手术切除病灶连同包膜,可达到根治性治疗目的,术后复发率较低。部分病灶无明显包膜边界不清,术后有复发可能。较大脂肪瘤完全切除可造成局部组织缺损过多,影响外观。可采用抽脂缩小瘤体。对于多发性脂肪瘤,没有必要切除所有病灶,仅切除有疼痛症状的病灶或明显影响外观的病灶。

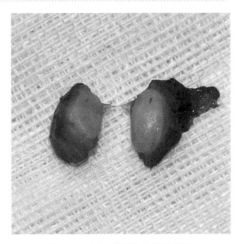

图 14-1-18　脂肪瘤切除标本

## 四、皮肤囊肿

皮肤囊肿是一类含有囊壁及囊内容物的良性病变的总称,可来源于皮肤或间叶组织。整形外科最常见的为皮脂腺囊肿(sebaceous cyst)、表皮样囊肿(epidermoid cyst)和皮样囊肿(dermoid cyst)。三者临床表现相似,病灶为散发,好发于头颈部,病灶通常进展缓慢,长期保持稳定,也可因囊肿破裂、感染出现短期内增大。

**皮肤囊肿的通常诊疗环节:**

1. 依据典型病史、临床表现、查体大多可初步临床诊断。

2. B 超检查有助于明确诊断,必要时进一步行 MRI 检查。

3. 无明显症状病例可临床观察。治疗方法主要为手术切除,诊断病灶不同特点合理安排手术计划,术后标本常规行病理检查。

【临床关键点】

1. 皮肤囊肿的手术治疗方式和时机需针对临床病情合理规划。病灶急性感染期及较大病灶可合理采用控制感染、囊内容物切排等方式结合。

2. 手术在局麻下进行,避免将局麻药直接注入囊腔内,需切除病灶及全部完整囊壁。

临床病例

患者,男,49 岁,因"右部结节 4 个月"就诊。患者 4 个月前无明显诱因下右面部出现一黄豆大小结节,缓慢增大,无疼痛,偶可挤出少量白色豆渣样物。2 个月前出现结节红肿、增大,伴轻度疼痛,1 周后自行缓解。查体:右面部一结节,约 1.5cm×1.5cm 大小,质地中等,活动度可,与皮肤粘连,表面皮肤可见一针孔状小孔,无明显红肿、压痛(14-1-19)。

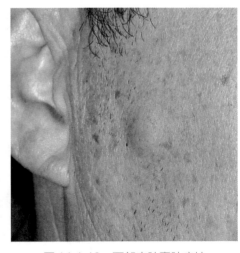

图 14-1-19　面部皮肤囊肿病灶

【问题1】 该病例的诊断首先考虑什么?

依据病史及查体,诊断首先考虑皮脂腺囊肿。

思路:结节缓慢增大,能挤出白色豆渣样物,有感染史,均提示为皮肤囊肿,其中白色豆渣样物,是皮脂腺囊肿的特征性临床表现。但仍应与其他囊肿鉴别。

【问题2】 该病例需要与哪些疾病进行鉴别诊断,需要进一步做哪些检查?

鉴别表皮样囊肿,皮样囊肿,进一步行B超检查(14-1-20)。

思路:皮脂腺囊肿与表皮样囊肿及皮样囊肿外观及临床表现相似。皮样囊肿为先天性发病,但出生时可无病灶。表皮样囊肿继发于皮肤外伤后,但有时无法追忆相应外伤史。囊肿表面皮肤与囊腔沟通小孔常见于皮脂腺囊肿。B超可检查病灶是否有包膜,病灶范围,有助于明确诊断及制订治疗计划。

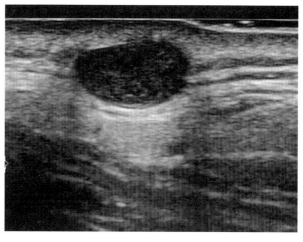

图 14-1-20 B 超检查图像

知识点

**皮肤囊肿的鉴别诊断**

1. 皮脂腺囊肿 是一种皮脂腺导管堵塞后腺体内分泌物潴留而形成的囊肿。常在囊肿皮肤表面见一与囊腔相通的小孔,可从此挤出白色内容物,多为单发,偶见多发,呈球形隆起,硬度中等或有弹性,表面光滑,境界清楚,推动时感到与表面皮肤相连,与基底无粘连,无波动感。病理上,囊内腔充满逐渐分解的皮脂细胞,形成半流状的物质,并含有大量的胆固醇和胆固醇结晶。

2. 皮样囊肿 是一种在胚胎发育过程中,由表皮细胞形成的较罕见的囊肿。皮样囊肿近半数出生时存在,可不被发现,其余的一般在5岁之内发生。它分布于胚胎发育融合缝处的皮下深层。质地可柔软,也可较坚硬,有囊性感。与皮肤无粘连,基底部常与深面组织,如筋膜、骨膜粘连,故难以推动。病理上,囊肿的内壁由皮肤及其附属器(汗腺、皮脂腺、毛囊等)组成。

3. 表皮样囊肿 外伤时,表皮经创道进入真皮或皮下,逐步缓慢生长,形成的囊肿。病灶表面皮肤变薄,无色泽改变,常可见与囊腔相通的皮肤表面小孔。肿物与皮肤粘连,随皮肤移动,但与周围组织不粘连,基底可移动,质地坚硬,有囊性感。病理上,囊壁为表皮层,可见部分复层鳞状上皮细胞结构,由角质层到生发层依次从内到外排列,还可见明显的棘细胞和中性粒细胞积聚。

【问题3】 该病例的治疗方式是什么?

局麻下手术完整切除病灶包括囊壁,标本病理检查(图14-1-21)。

思路:根据病史及查体,该病例不伴感染,在面部影响外观,可考虑手术一次切除病灶及完整囊壁。

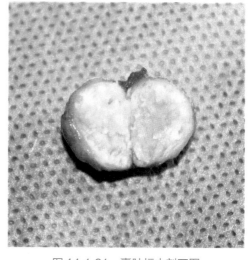

图 14-1-21 囊肿标本剖开图

193

知识点

**皮肤囊肿的治疗策略治疗**

1. 皮肤囊肿不伴感染　手术切除病灶包括完整囊壁。

2. 皮样囊肿伴感染　抗感染治疗,感染控制、病灶缩小后二期手术切除病灶及完整囊壁。

3. 皮肤囊肿伴感染且脓肿形成　脓肿切排,彻底排出脓液及囊内容物,抗感染治疗。感染控制后二期手术切除病灶及完整囊壁。

4. 体积巨大皮肤囊肿　为了达到最佳美容效果,一期小切口排出囊内容物缩小囊肿体积。二期手术切除病灶及完整囊壁。

# 第二节　痣与皮肤肿瘤

## 一、痣的分类与治疗

色素痣是黑色素细胞聚集成巢状排列形成的黑色素细胞痣,简称"黑痣"。黑色素细胞分布于皮肤基底层、毛囊、大多数鳞状上皮细胞覆盖的黏膜、软脑膜及其他部位。色素痣可以在出生时或出生后的任何时期,在身体的任何部位出现。但多见于头颈部及躯干部,正常人平均有15～20颗黑痣。

临床病例

患儿,男,3岁,出生后发现患儿全身多处大面积黑色斑片就诊,检查:右下肢可见大面积黑色斑片,绕肢体1周,黑痣周径近端为26cm,远端为15cm,长度约38cm,远端至踝关节,近端距腹股沟4cm,远端至踝关节,膝关节处可触及多处皮下结节,全身及颜面部散在多处黑斑,无破溃(图14-2-1)。

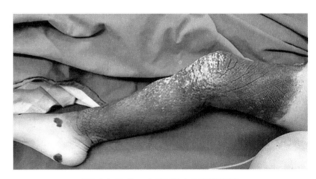

图14-2-1　右下肢大面积黑痣

【问题1】　该病例的诊断是什么,需与哪些疾病鉴别?

依据病史及体征,应诊断为右下肢巨型先天性黑色素细胞痣。

思路:病灶外观典型,为黑色斑片,界限清晰,可见毛发生长,根据梯形面积算法,黑痣面积达到38×(15+26)/2cm²,达到巨痣诊断标准,应诊断为巨痣。患儿膝关节处皮下可触及结节,应与咖啡牛奶斑、神经纤维瘤病等相鉴别。

【问题2】　如家属要求保守治疗,应观察病灶哪些变化?

应密切注意病灶局部是否增厚,色泽变化是否由均匀至不均匀,边缘出现卫星灶、甚至破溃出血等,因为巨痣有相对高的恶变概率。

知识点

**黑痣的临床分类**

黑痣分类方法多种多样,按照出现的时间可分为先天性黑色素细胞痣与后天性黑色素细胞痣;按照黑痣的黑色素细胞巢在皮肤层次的不同部位,又可分为交界痣、皮内痣及混合痣3种。

1. 交界痣、皮内痣及混合痣

（1）交界痣：病灶位于表皮与真皮交界处，是黑痣的早期发育阶段，多数在婴幼儿和儿童期出现。表现为边界清楚，呈淡褐色或黑色的斑点，至青春期后，大多数转变为皮内痣，一般不会发生恶变，只有发生在手掌，足底以及外生殖器的交界痣保持至成年，这些部位的交界痣有潜在的恶变机会。

（2）皮内痣：其病灶均分布在皮内，是成人痣的常见类型，表现为半球形隆起，呈淡褐色的小肿块，表面光滑，中央可有毛发生长。皮内痣直径多在 1cm 之内，很少发生恶变。

（3）混合痣：兼有交界痣和皮内痣的特点，多见于中青年。表现为高出皮面的褐色或黑褐色丘疹或斑丘疹，界限清楚，常有毛发，混合痣分布在表皮层和真皮层，有时痣细胞可扩展至真皮下及皮下脂肪组织。

先天性黑色素细胞痣出生时即存在，通常表现为大于 1cm 的黑褐色、黑色隆起的斑块，边界清楚，色泽均匀，可有毛发生长。组织学上先天性黑色素细胞可累及真皮、皮下组织、皮肤附件以及神经血管。

2. 巨型先天性黑色素细胞痣　是一种出生时即已存在的面积巨大为特征的先天性黑色素痣，一般认为任何部位的黑痣面积在 144cm$^2$ 以上，或直径超过 20cm，或肢体、躯干面积大于 900cm$^2$，称为"巨痣"。如病灶覆盖了眼睑、耳廓、手等特殊部位，若面积小于上述标准，也可称为巨痣。巨痣多发生在整个肢体、头皮、肩部及躯干大部，表现为黑色或棕褐色的不均匀的颜色，痣表及皮肤增厚粗糙，高低不平质地柔软，常有中等量毛发，周围有散在的小量病灶。恶变率 1%～12% 不等，应早期手术以预防恶变。

3. 其他特殊类型的黑色素细胞痣

（1）晕痣：是一种伴有周围圈状皮肤色素减退的黑色素细胞痣，最常见于年轻人的躯干部，尤其是背部，常为多发，可同时或陆续发生，偶尔表现出炎症反应。

（2）气球细胞痣：较少见，镜下可见大而无黑色素的黑色素细胞，胞质成泡沫状。气球细胞痣也可发生于蓝痣及恶性黑色素瘤。

（3）Spitz 痣：又称良性幼年黑色素瘤。最典型的表现是在面部皮肤上形成高出皮面的粉红或红色丘疹或结节，圆顶，表面光滑，呈粉红色、棕色甚至黑色。常为单个，也可多发呈簇状或播散状，直径常小于 6mm，无毛发，生长较快，好发于下肢和面部，发病年龄约半数大于 14 岁，偶或出生即有，Spitz 痣几乎均属良性。

（4）发育不良性黑色素细胞痣：简称发育不良痣，早期也称 B-K 痣，此痣好发于躯干，其次为肢体，再次为面部。病灶中央常高起，无毛，大小不一，直径多为 5～15mm，呈棕黄色、褐黑色或淡红色，边缘不甚清晰，不规则，覆盖的皮肤皮纹加深，表面常为鹅卵石花纹状，以中青年居多，可呈家族分布。实际是一种特殊类型的混合痣，此类型黑痣发生恶变的机会大于其他类型黑痣，被视为一种恶性黑色素瘤的前驱表现。

知识点

**巨痣的鉴别诊断**

1. 咖啡牛奶斑　是出生时即可发现的淡棕色斑块，色泽自淡棕至深棕色不等，但每一片的颜色相同且十分均匀，边界清晰，表面皮肤质地正常。

2. 太田痣　是一种与三叉神经分布相一致的真皮层黑色素增多的疾病。表现为棕色、灰色及蓝色斑点所组成的斑片，病灶边界不清，色泽深浅不一。有的黑色素细胞同时还分布于结膜、角膜及视网膜上。

3. 神经纤维瘤病　神经纤维瘤体表面常可见色素变化，通常为咖啡色，有时颜色较深接近黑色，与黑痣外观相近，瘤体厚薄不一，触之软，有揉面团样感觉。

【问题3】　如果你为这位患儿进行手术治疗,可以选择的治疗方法有哪些?

针对颜面部面积较大的黑痣,条件合适情况下,首选皮肤扩张术,术后的美容效果较植皮术更好。如条件不佳(病变部位受限或患者本身因素等),可考虑植皮术或联合皮肤扩张术与植皮术,对于本病例,右下肢黑痣面积巨大,周围可扩张部位有限,可选择植皮或者与扩张皮瓣转移共同进行,对于其他散在小黑痣可以选择激光治疗。

---

知识点

### 黑痣的治疗方法

1. 直径3mm以下可采用激光、电离子治疗,气化烧灼,有复发可能。

2. 直径3mm以上可依病灶特点和医生经验选择植皮,或者局部、预构、扩张等各类皮瓣修复:

(1)局部切除法:对小面积色素痣可直接切除,游离创缘后直接缝合,切缘应超出边界2mm,以免切除不彻底而复发。

(2)分次切除法:对稍大的色素痣,一次性切除缝合有张力者,可采取分次切除法,每隔3~6个月,逐次缩小直至完全切除。

(3)切除植皮法:对四肢、躯干等处面积较大的色素痣,切除后无法拉拢缝合者,可采用皮片移植方法覆盖创面。

(4)局部皮瓣转移法:适合于面部较大的色素痣,痣切除后采用局部皮瓣转移修复创面,这样可取得创面的肤色和质地与面部周围皮肤的和谐和一致。

(5)皮肤软组织扩张术:大面积的色素痣切除创面,对外观要求较高者,皮瓣转移或植皮术难以解决时,可先在病变周围的正常皮肤埋置大小合适的软组织扩张器,经扩张后再切除病灶,转移扩张皮瓣修复创面,这样皮肤颜色和质地与周围一致。如果病变一次不能完全切除,还可重复扩张治疗。

---

## 二、基底细胞癌

基底细胞癌(basal cell carcinoma,BCC)是发生于皮肤基底细胞层的肿瘤,分化较好,生长缓慢,有局部破坏性,但极少发生转移。好发于老年人光暴露部位,尤其是面部。皮损有多种类型,包括结节型、色素型、表浅型、硬化型及纤维上皮瘤型等。其中结节型最常见,皮损为凸起、半透明伴毛细血管扩张的丘疹或结节,中央可发生溃疡,绕以珍珠状向内卷曲的隆起边缘。皮肤镜下主要特点:不含色素网、多发的蓝色点和球、蓝灰色卵圆形巢、树枝状血管、毛细血管扩张、枫叶样区域、轮辐样色素沉着区、溃疡、周边放射状的线状或发卡样血管、周边色素加深及周边色素呈栅栏状排列等。治疗上分为手术和非手术治疗,手术是治疗BCC的首选,对于原发及复发肿瘤均有较高的治愈率;非手术治疗包括冷冻、激光、放疗及药物等。本病治疗方法较多,应遵循个体化原则。

临床病例

**女,62岁**,主诉"前额部肿物20余年"入院。患者20年前额部发现褐色米粒大小肿物,逐渐缓慢增大,近6年增大较前明显,近2年间有破溃出血表现,无瘙痒及压痛,一直未行特殊治疗。检查:额部正中可见1.5cm×1.5cm大小黑色肿物,高出皮面约0.2cm,肿物表面不平整,边界不清,质稍硬,基底移动度稍差。表面有少许破溃,已结痂,无渗血渗液,周围皮肤软组织未见红肿表现(图14-2-2)。入院后完善术前检查,未见异常。患者无任何不适症状。既往体健,月经规律,无"高血压、糖尿病"等基础性疾病。

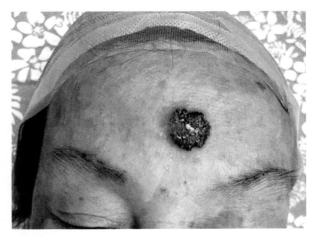

图14-2-2　前额部肿物

【问题1】 上述病史,该患者怀疑的诊断有哪些?

思路1:额部肿物的可能原因有哪些?

额部肿物伴破溃出血是重要诊断指标,要结合病史、症状和体征,考虑可能的原因。对于额头肿物伴破溃出血的患者首先要考虑恶性肿瘤性病变,如:基底细胞癌、恶性黑色素瘤、鳞状细胞癌等。

思路2:根据可能的病因,重点询问哪些病史?不能忽视哪些重要体征和常规检查?

问诊时应着重询问肿物发生时间,是否持续增大,有无破溃、疼痛,有否外伤史,是否有乏力、低热、盗汗、体重下降等症状。查体时应注意肿物质地,范围,边界是否清晰,移动度,有无淋巴结肿大等体征,初步判断肿物性质。

思路3:为明确诊断,实施必要的辅助检查。

1. 皮肤镜检查 BCC 在皮肤镜下具有特征性表现,国外报道 BCC 的诊断标准如下:①皮损血管模式分为不规则且弥漫分布的散在血管模式和皮损内无血管的无血管模式;②局部皮肤镜特征表现为 15 项,分别是蓝灰色卵圆形巢、多发性蓝灰色小球或小点、枫叶状结构、轮辐样结构、出血溃疡、分支状血管、毛细血管扩张、逗号样血管、螺旋状血管、不典型血管、无结构区、红白背景下无结构区、色素减退区、乳红色小球、乳红色小点。

皮肤镜作为无创性初筛技术可显著提高 BCC 的诊断率,对无条件做病理诊断的基层单位及合理选择治疗方法有一定意义。

2. 组织病理学诊断 组织病理学检查为诊断 BCC 的金标准。组织病理特点为嗜碱性基底样细胞肿瘤团块,边缘细胞呈栅栏状排列,边界清楚,肿瘤与周围组织出现明显的收缩间隙,可见核分裂,异型性明显。病理分型分为 8 型,分别是实体型、角化型、纤维上皮瘤型、腺样型、色素型、硬斑病样型、浅表型和囊肿型。各有其特点,硬斑病样型恶性程度相对较强,结节溃疡型破坏性较大。

---

知识点

### 基底细胞癌的鉴别诊断

(1)恶性黑素瘤:黑素细胞来源的恶性肿瘤,恶性程度较高,多发生于皮肤,组织分型包括浅表扩散型黑素瘤、结节型黑素瘤、恶性雀斑样痣黑素瘤及肢端雀斑样黑素瘤等亚型。临床上判断早期黑素瘤可采取 ABCD 法,即不对称(asymmetry)、边界不规则(border irregularity)、色彩多样化(color variegation)及直径(diameter)>6mm,皮肤镜下特点为不典型色素网、不规则条纹、不规则点和球、蓝——白结构、退化结构及不典型血管。

(2)脂溢性角化病:是临床常见的良性皮肤肿瘤,好发于中、老年人,光暴露部位发病率更高。皮损可单发或多发,呈黑褐色斑疹、丘疹或疣状,皮肤镜下特点为脑回状结构、指纹样结构、粉刺样开口、粟丘疹样囊肿、发卡样血管及虫蚀状边缘。

(3)日光性角化病:一种皮肤癌前期损害,多见于曝光部位,皮损呈淡红色丘疹或结节,表面可有轻微黏着性鳞屑,皮肤镜下特点为红色背景或"草莓"样外观、鳞屑样外观、靶样结构及"玫瑰花瓣"征。

(4)鲍恩病:为一种皮肤原位鳞状细胞癌,典型表现为生长缓慢及边界清楚的鳞屑性红斑或斑块,皮肤镜下特点是典型小球状血管、表面鳞屑和角化。

(5)鳞状细胞癌:起源于表皮或附属器角质形成细胞的一种恶性肿瘤,好发于老年人曝光部位,皮损呈红色结节,筒状或乳头瘤状,表面可有鳞屑,中央易发生溃疡,溃疡表面呈颗粒状,易坏死及出血,溃疡边缘高起呈菜花状。皮肤镜下特点为中央黄色角栓、树枝状血管及外周绕以乳状晕圈的发卡样血管。皮肤科医生也可根据皮损组织病理特点进行鉴别。

---

【问题2】 明确诊断后,有哪些治疗措施?

基底细胞癌的治疗方法甚多,应根据患者的具体情况选择治疗方案。

1. 外科手术切除 手术扩大切除是彻底治愈 BCC 的首选方案。术中及术后需行组织病理检查以确定边缘是否切净。过去认为 BCC 至少沿肉眼可见边缘扩大切除 0.5～1.0cm。根据欧洲指南,目前认为 BCC 手术切缘要根据肿瘤直径大小决定,BCC<2cm,切缘至少外扩 4mm。此外切缘还取决于肿瘤的类型,原发或复发以及肿瘤嗜神经性等,例如高危部位直径 2cm 的原发 BCC 至少需要 13mm 的切缘。BCC 多发生于颜面部,不仅要治疗病灶,还要考虑美观问题,要求术者结合肿瘤外科、整形外科基本原理加以全面考虑,既要彻底切除肿瘤,避免复发,又要将手术对容貌的影响降至最低。切除创面根据大小不同,采用直接缝合、植皮或者皮瓣修复,本例采用 O-Z 皮瓣修复,术后外形良好,瘢痕不明显(图 14-2-3～图 14-2-5)。

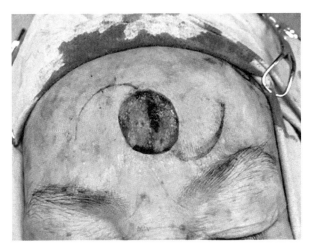

图 14-2-3 扩大切除额部基底细胞癌,设计对偶旋转皮瓣

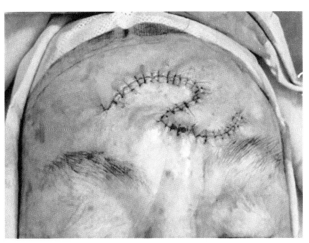

图 14-2-4 转移皮瓣覆盖创面

2. X 线照射 基底细胞癌对放射线比较敏感,而且无痛苦,患者乐意接受,最适于高龄老年人。

3. 电烧术 对于早期较小的基底细胞癌,可做电烧术予以彻底烧除,但愈合后会留瘢痕。

4. 锐匙刮除术 有报道用锐匙刮除治疗基底细胞癌,5 年以上未复发,而且美容效果良好。

5. 液氮冷冻 液氮(-195℃)有很强的破坏作用,对小面积的基底细胞癌可做液氮冷冻治疗,大面积的基底细胞癌也可做冷冻治疗,但愈合时间较长。

6. 激光治疗 有人采取二氧化碳激光治疗基底细胞癌取得良好疗效。它愈合快速,术后痛苦较轻,但会留下瘢痕。

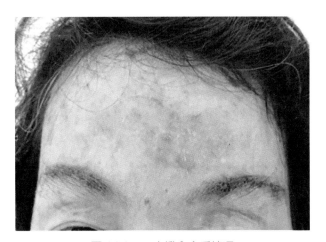

图 14-2-5 皮瓣愈合后情况

7. 外用细胞毒性药物治疗 常用于治疗基底细胞癌的细胞毒药物有 5% 氟尿嘧啶,它可以将基底细胞癌完全破坏,但用药甚为痛苦,而且必定会发生红肿等刺激反应。

8. 新方法

(1)维 A 酸类:虽然有不良反应和需要长时间的治疗,但多发性基底细胞癌患者用维 A 酸类治疗有一定前景。

(2)免疫疗法:近来报道用 α-2a 干扰素做局部注射免疫疗法治疗基底细胞癌。

(3)光动力学治疗:光动力学治疗是全身用血卟啉衍生物或双血卟啉之后再用可调的染料激光(波长为 630nm)照射,用来治疗基底细胞癌效果良好,肿瘤的部分和完全根治率分别为 44% 和 82%,主要不良反应为光敏感。

(4)化学治疗:局部外用氟尿嘧啶可以成功地治疗多发、表浅性基底细胞癌,且可以预防继续发生。全身性化疗药物用于治疗大的和侵袭性非转移性基底细胞癌。用顺铂和表柔比星合并或不合并放射性治疗多数是有效的。采用博来霉素治疗也有不同的疗效。

### 三、鳞状细胞癌

鳞状细胞癌（squamous cell carcinoma）简称"鳞癌"，又名表皮样瘤，是发生于表皮或附属器角朊细胞的一种恶性肿瘤。发病与环境、种族有关，可发生于皮肤或黏膜，以头、面、颈和手背等暴露部位多见。鳞癌常在慢性溃疡、皮炎等皮肤病的基础上出现，根据临床形态，分为菜花型和深在型。其中深在型易于向深部浸润，易发生淋巴结转移，很少伴血行转移。治疗应结合部位、体积、浸润范围、深度、病理类型、分化程度、有无淋巴结转移，及病程长短和年龄、全身情况等综合考虑选择。首选手术切除，切除范围距病灶边缘 0.5～2.0cm，深度以彻底切除为度。无法手术切除者可考虑放疗，化疗效果欠佳。如治疗得当，5 年生存率可达90% 以上。

临床病例

患者男性，50 岁，因"右足瘢痕处肿物 3 年，术后复发 2 年余"入院。患者 40 年前被蛇咬伤后致右外踝局部皮肤软组织感染，处理后瘢痕愈合。后期瘢痕反复溃烂，3 年前于右外踝瘢痕处发现肿物，逐渐增大，2 年前在外院行肿物切除及植皮修复，病理结果：高分化鳞癌。术后 3 个月发现局部肿物复发，于外院行局部放射治疗，但效果欠佳，肿物仍继续生长后表面溃烂。既往病史无特殊。无毒物、放射线接触史，无烟酒嗜好，家族史无特殊。专科检查：右外踝前可见 5cm×6cm 大小隆起肿物，呈菜花样，边界不清，周围散在瘢痕组织，肿物中央不规则溃疡形成，伴有恶臭渗液，肿物基底活动度差，右踝关节活动良好，右腹股沟未触及明显肿大淋巴结（图 14-2-6）。

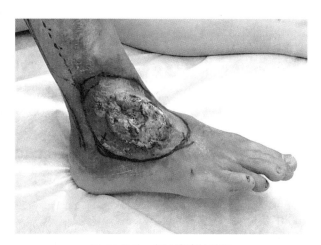

图 14-2-6 右足瘢痕处肿物

【问题 1】 上述病史，该患者怀疑的诊断有哪些？

思路：该患者瘢痕处出现隆起的可能原因有哪些？

瘢痕疙瘩（keloid），一般表现为高出周围正常皮肤的、超出原损伤部位的持续性生长的肿块，扪之较硬，弹性差，局部痒或痛，早期表面呈粉红色或紫红色，晚期多呈苍白色，有时有过度色素沉着，与周围正常皮肤有较明显的界限。其形态呈多样性，可以是较为平坦的、有规则边缘的对称性突起，也可以是不平坦的、具有不规则突起的高低不平的团块。瘢痕疙瘩可以持续性生长，也可以在相当长一段时期内处于稳定状态，一般不能自行退化。

瘢痕癌（cicatricial carcinoma）是由各种原因所致皮肤瘢痕或瘢痕疙瘩发生癌变而形成的皮肤癌。瘢痕癌是在瘢痕或瘢痕疙瘩的基础上，短则几年，长则数十年逐渐病变发展而成，多由于挠抓、摩擦致瘢痕破损溃烂，形成经久不愈的溃疡恶变而成。瘢痕癌多为鳞状细胞癌，少部分为基底细胞癌。

【问题 2】 为明确诊断，必要的辅助检查有哪些？

术前检查血常规、凝血四项、血生化、性病三项、乙肝两对半，心电图及胸部正侧位片均无异常。为明确肿物侵犯范围及深度，行右下肢 CT 平扫＋增强，结果提示：右外踝符合皮肤癌表现，右腹股沟见多个肿大淋巴结，增强呈较均匀强化，考虑淋巴结转移。2 年前外院肿物病理提示"高分化鳞癌"，为明确诊断，再次行局部肿物切取活检，结果提示高分化鳞癌。

【问题 3】 下一步治疗方案是什么？

思路：患者现有哪些局部复发及转移危险因素：部位为高危区（H 区），大小 5cm×6cm，边界不清，复发病灶。因危险因素有 4 个，术后应严密随访。

知识点

## 鳞癌局灶性复发或转移的风险因素(表 14-2-1)

表 14-2-1 鳞癌局灶性复发或转移的风险因素

| 病史问诊和查体(H&P) | 低危 | 高危 |
|---|---|---|
| 部位/大小① | L 区<20mm<br>M 区<10mm④ | L 区≥20mm<br>M 区≥10mm<br>H 区⑤ |
| 边界 | 清晰 | 不清 |
| 原发或复发 | 原发 | 复发 |
| 免疫抑制 | (-) | (+) |
| 既往放疗过或处于慢性炎症过程中的部位 | (-) | (+) |
| 快速生长的肿瘤 | (-) | (+) |
| 神经症状 | (-) | (+) |
| 病理分化程度 | 高分化或中分化 | 低分化 |
| 棘层松解型(腺样型)、腺鳞型(表现为黏液的产生)、促结缔组织增生型,或者化生型(癌肉瘤样)等亚型 | (-) | (+) |
| 深度②,③:厚度或 Clark 分级 | <2mm 或 Ⅰ 级、Ⅱ 级、Ⅲ 级<br>(-) | ≥2mm 或 Ⅳ 级、Ⅴ 级<br>(+) |
| 神经周围、淋巴或血管受侵 | | |

H 区＝面部"面具区"(面中区、眼睑、睫毛、眶周、鼻、唇[皮肤和唇红]、颏、下颚、耳前及耳后部皮肤/沟、颞部、耳)、生殖器、手足。

M 区＝颊部、额部,头皮,颈和胫前。

L 区＝躯干和四肢(除外胫前,手,足,甲和踝关节)。

注:

①必须包括红斑外缘。

②如果对切取活检的临床评估不足以实现镜下分期,则可考虑窄切缘切除活检。

③改良的 Breslow 测量法应排除角化不全和结痂,如果存在溃疡,应从溃疡的基底开始测量。

④部位可以独立于大小而构成高危因素。

⑤H 区基于部位可以不依赖病变大小而独立构成高危因素。即使采用了标准的组织学评估过程,由于解剖位置和功能要求,手术边缘变窄也会导致复发率的增加。在手术中,如 Mohs 显微手术,推荐全面切缘评估从而尽可能清除肿瘤并最大程度保留组织。对小于 6mm 且没有其他高危因素的肿瘤,如果要求至少 4mm 的无瘤切缘且不能影响解剖结构和功能的话,则可考虑其他治疗方式。

**思路 2:首选治疗方案**

患者一般情况良好,术前检查无手术禁忌证,肿瘤位于足踝,无美观要求,故手术扩大切除是首选治疗,因术前检查提示腹股沟淋巴结转移可能,故术中拟行肿大淋巴结切除活检。

知识点

## 皮肤鳞状细胞癌治疗原则

1. 皮肤鳞状细胞癌治疗的首要目标是完全切除肿瘤并最大限度地保存功能和美观。所有的治疗决策均应个体化,需考虑个体病例的特点和患者的意愿。

2. 外科手术通常是最有效的治疗方式,但是对功能、美观和患者意愿的考虑可导致选择放疗作为初始治疗手段以达到最佳的总体效果。

3．对于存在多个原发瘤灶的高危患者，可能需要增加监测次数并考虑预防性治疗。

4．对于患有低危原位鳞状细胞癌（Bowen 病）的患者，可考虑 5- 氟尿嘧啶、咪喹莫特外用，光动力治疗［如氨基酮戊酸（ALA），卟吩姆钠（porfimer sodium）］或强力冷冻治疗等替代治疗方式，即使这些方式的治愈率可能低于手术治疗。

5．当实施 Mohs 显微手术并评估切缘且术前活检结果被认为不足以提供肿瘤合理治疗所需的全部分期信息时，建议将标本中央部分送去制作永久性垂直切片。

6．使用烟酰胺可以有效减缓皮肤鳞状细胞癌的进展。

思路 3：创面修复方案。

切除肿物及周围绝大部分瘢痕组织，深度达肌腱表面，术中右侧腹股沟淋巴结活检提示"未见癌"，各切缘提示无癌残留。术后创面缺损大小约 10cm×12cm（图 14-2-7），遂行右侧腓肠神经营养血管皮瓣转移修复，供区全厚皮片移植修复＋右下腹部取皮，因皮瓣蒂部皮肤伤口张力较大，暂不予缝合（图 14-2-8）。术后 2 周皮瓣血运良好，全部成活，植皮全部成活，遂于蒂部未完全闭合伤口处予以小面积刃厚皮片覆盖修复，术后 1 周皮片成活，伤口愈合良好（图 14-2-9）。4 年来门诊定期复诊，右下肢活动良好，右踝部未见肿物复发（图 14-2-10）。

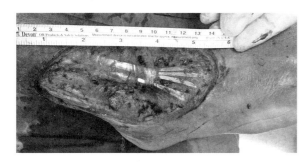

图 14-2-7 肿瘤扩大切除后，趾长伸肌腱外露

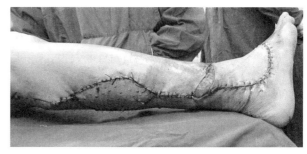

图 14-2-8 转移右侧腓肠神经营养血管皮瓣修复创面，供区全厚皮片移植修复，因皮瓣蒂部皮肤伤口张力较大，暂不予缝合

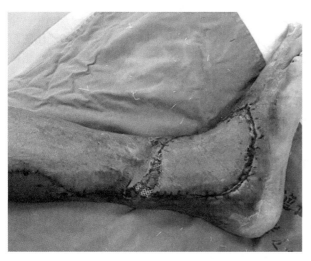

图 14-2-9 术后 3 周皮瓣愈合后情况

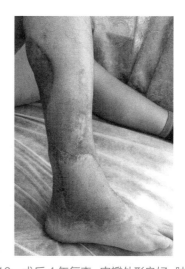

图 14-2-10 术后 4 年复查，皮瓣外形良好，肿瘤无复发

## 四、黑色素瘤

黑色素瘤（melanoma）是起源于神经嵴黑色素细胞的恶性肿瘤，是目前恶性肿瘤中进展最快和恶性程度

最高的肿瘤之一，约 90% 发生于皮肤。黑色素细胞的分布并不仅仅局限于皮肤，因此，黑色素瘤还可发生于黏膜、眼球、消化道、生殖系统等部位，其中以下肢、会阴部为最好发部位，而亚洲人的黑色素瘤多见于足趾、手指或掌心。本节以介绍皮肤黑色素瘤为主。

黑色素瘤的发病机制尚不明确，各种先天性黑色素痣，交界痣及混合痣的交界成分都有恶变为黑色素瘤的可能性，过度接受紫外线照射是皮肤黑色素瘤的明确病因，光敏皮肤、有大量痣或发育异常痣及皮肤癌家族史的人群通常被认为是发病的高危人群，外伤、激光及冷冻等可能诱发色素痣恶变和迅速生长，内分泌、化学、物理等因素对其影响尚未明确。

黑色素瘤的早期临床表现为正常皮肤出现黑色损害或黑痣出现短期内进展，包括黑痣扩大，色素加深，隆起呈结节状，出现瘙痒、红肿、溃烂等。查体常可见病灶外观不对称，边缘不规则，界限不清，色彩斑驳或黑色，直径常大于 0.6cm，多隆起于皮肤，可伴有溃烂，病灶周围皮肤红肿。

【临床关键点】

1. 黑色素瘤的诊断需病检确诊，黑色素瘤是恶性程度较高的肿瘤，掌握正确的病检原则可正确认识黑色素瘤的分期，还可避免医源性肿瘤扩散。

2. 术前需行相关影像学检查，帮助判断是否有局部侵袭、远处转移及淋巴结转移等，指导诊治。

3. 掌握黑色素瘤的分期是治疗黑色素瘤的关键。

4. 手术治疗是黑色素瘤的主要治疗方式，手术切缘一般由肿瘤厚度决定，扩大切除可改善其预后。

5. 掌握淋巴结活检及其清扫指征。

6. 了解辅助治疗的种类及适应证，辅助治疗特别是免疫治疗、基因靶向治疗对治疗晚期黑色素瘤及预防黑色素瘤的复发、侵袭、转移具有重大意义，也是现在国内外研究的热点。

7. 黑色素瘤恶性程度高，易转移，易复发，出院后需长期随访，其中教育患者自检十分重要。

临床病例（一）

患者，男，57 岁，因"发现右足底黑痣 20 年，增大伴疼痛 6 个月"就诊，患者 20 年前发现右足底出现一绿豆大小黑色肿块，无疼痛、瘙痒及破溃，未予处理。6 个月前出现走路时候疼痛，无破溃及瘙痒，病灶逐渐增大，为求治疗来我科就诊。查体：右足底可见一约 32mm×16mm 大小黑色椭圆形肿块，肿块突出于皮肤表面约 2mm，边界清晰，表面粗糙，无溃烂及红肿，质软，可推动，右侧腹股沟及腘窝未扪及肿大淋巴结。

【问题1】　该病例初步诊断是什么？还需完善什么检查？

思路 1：患者中年男性，病程 20 年，临床症状在 6 个月内出现走路疼痛，病灶扩大等病灶显著变化的趋势；查体可见 32mm×16mm 大小的黑色椭圆形病灶，隆起于皮肤，根据病史及查体初步诊断为：右足底黑色素瘤？

思路 2：患者怀疑为黑色素瘤，明确恶性肿瘤需完善的检查有哪些？

①黑色素瘤的主要治疗方法为手术治疗，需完善相关术前检查；②黑色素瘤易发生远处转移及淋巴结转移，需完善胸部 X 线或 CT，腹盆部超声、增强 CT 或 MRI，全身骨扫描，颅脑增强 CT 或增强 MRI，区域淋巴结超声，以明确局部侵袭、远处转移及淋巴结转移情况，以制订进一步诊疗计划。

【问题2】　如患者上述检查均无异常，该如何治疗？

思路：患者疑为黑色素瘤Ⅱ期患者，按照黑色素瘤手术原则手术切除肿块，原发肿瘤厚度>1mm 者需行前哨淋巴结活检，指导下一步诊疗计划。

行原发灶扩大切除术，术中快速病检为黑色素瘤则行前哨淋巴结活检术，前哨淋巴结活检阴性者随访观察，阳性者按Ⅲ期治疗。

【问题3】　该患者手术切缘应为多大？

思路：根据《中国临床肿瘤学会（CSCO）黑色素瘤诊疗指南（2017.V1）》提出的皮肤黑色素瘤手术推荐切缘（无淋巴结且无远处转移者）如（表 14-2-2）：

表 14-2-2　原发性恶性黑色素瘤外科扩大切除原则

| 肿瘤厚度 /mm | 推荐切缘 /cm |
|---|---|
| 原位癌 | 0.5～1.0 |
| ≤1.0 | 1.0 |
| 1.02～2 | 1.0～2.0 |
| 2.01～4 | 2.0 |
| ≥4 | 2.0 |

该患者的手术切缘应距原发肿瘤 2cm。

知识点

### 皮肤黑色素瘤的影像和分期诊断（表 14-2-3）

表 14-2-3　皮肤黑色素瘤的影像和分期诊断

| 目的 | 基本策略 | 可选策略 |
|---|---|---|
| 筛查 | 全面的皮肤检查 | |
| 诊断 | 可疑病灶活检[①] | |
| 影像分期 | 区域淋巴结超声[②]，胸部 X 线或 CT，腹盆部超声、增强 CT 或 MRI，全身<br>骨扫描，颅脑增强 CT 或增强 MR | 全身 PET-CT |
| 获取组织技术 | 切除活检 | 前哨淋巴结活检 |

注：①对于临床初步判断无远处转移的黑色素瘤患者，活检一般建议完整切除，仅病灶面积过大或已有远处转移需要确诊的，可行局部切取活检。②如临床怀疑区域淋巴结转移，建议首选淋巴结超声，淋巴结转移的超声表现特征：淋巴结呈类圆形，髓质消失，边缘型血流。

知识点

### AJCC（第 8 版）皮肤黑色素瘤临床分期

表 14-2-4　AJCC（第 8 版）皮肤黑色素瘤临床分期表

| | $N_0$ | $N_1$ | $N_2$ | $N_3$ |
|---|---|---|---|---|
| Tis（原位癌） | 0 | Ⅲ | Ⅲ | Ⅲ |
| $T_{1a}$（厚度<0.8mm 且无溃疡） | ⅠA | Ⅲ | Ⅲ | Ⅲ |
| $T_{1b}$（厚度<0.8mm 且有溃疡；0.8～1.0mm） | ⅠB | Ⅲ | Ⅲ | Ⅲ |
| $T_{2a}$（厚度 1.0～2.0mm 且无溃疡） | ⅠB | Ⅲ | Ⅲ | Ⅲ |
| $T_{2b}$（厚度 1.0～2.0mm 且有溃疡） | ⅡA | Ⅲ | Ⅲ | Ⅲ |
| $T_{3a}$（厚度 2.0～4.0mm 且无溃疡） | ⅡA | Ⅲ | Ⅲ | Ⅲ |
| $T_{3b}$（厚度 2.0～4.0mm 且有溃疡） | ⅡB | Ⅲ | Ⅲ | Ⅲ |
| $T_{4a}$（厚度>4.0mm 且无溃疡） | ⅡB | Ⅲ | Ⅲ | Ⅲ |
| $T_{4b}$（厚度>4.0mm 且有溃疡） | ⅡC | Ⅲ | Ⅲ | Ⅲ |
| $M_{1a}$ | Ⅳ | Ⅳ | Ⅳ | Ⅳ |
| $M_{1b}$ | Ⅳ | Ⅳ | Ⅳ | Ⅳ |
| $M_{1c}$ | Ⅳ | Ⅳ | Ⅳ | Ⅳ |

注：T 为原发肿瘤大小；N 为淋巴结转移；M 为远处转移。

知识点

## 皮肤黑色素瘤0期、I期、II期治疗方案

表14-2-5 皮肤黑色素瘤0期、I期、II期治疗方案

| | 基本策略 | 辅助治疗策略 |
| --- | --- | --- |
| 0期 | 原发灶手术 | — |
| I A 期 | 原发灶手术±前哨淋巴结活检 | — |
| I B、II A 期 | 原发灶手术+前哨淋巴结活检 | 观察 |
| II B、II C 期 | 原发灶手术+前哨淋巴结活检 | 高剂量干扰素(α-2b)×1年 |

注释：前哨淋巴结是病理分期评估区域淋巴结是否转移的手段，原发肿瘤厚度≤0.75mm者不推荐行前哨淋巴结活检；原发肿瘤厚度在0.76～1mm者结合临床考虑是否行前哨淋巴结活检；原发肿瘤厚度>1mm者推荐行前哨淋巴结活检；伴有溃疡、高有丝分裂率及淋巴血管侵犯等传统危险因素的患者行前哨淋巴结活检的指导意义有限，需结合患者意愿考虑。

临床病例（二）

患者，男，55岁，因"发现背部黑痣4年，增大伴溃烂6个月"就诊，患者述无明显诱因发现背部黑痣4年，如米粒大小，6个月前，黑痣面积逐渐增大至鸡蛋大小，色素分布不均匀，表面有一菜花状凸起，伴疼痛瘙痒，遂于我科门诊部就诊，以"背部恶性黑色素瘤"收入我科。查体：背部可见一形状不规则黑痣，大小约5.0cm×3.0cm，表面色素分布不均匀，边界清，活动度可，质韧，表面有一菜花状凸起，大小约2cm×1cm×1cm，暗红色，表面溃烂，伴触痛。左侧腹股沟淋巴结可扪及，右侧腹股沟淋巴结未扪及。辅助检查：双侧颈部、锁骨上窝、锁骨下、腋窝、腹股沟淋巴结超声示：左侧腹股沟淋巴结呈类圆形，髓质消失，边缘型血流，其余未见淋巴结。胸片、盆腔CT及全身骨扫描未见明显异常。

【问题1】 该病例应初步诊断为什么？根据其分期如何治疗？

思路：患者有左侧腹股沟淋巴结转移，根据皮肤黑色素瘤临床分期，患者为III期患者，根据分期行原发灶扩大切除+区域淋巴结清扫术，对于III期患者，推荐大剂量干扰素辅助治疗，多项临床研究证实大剂量干扰素α-2b能延长患者的无复发生存期，但对总生存的影响尚不明确，对于高龄、有合并症或无法耐受的患者，亦可选用1个月大剂量干扰素代替1年干扰素。

①该患者根据病史、体征及辅助检查应初步考虑诊断为背部皮肤黑色素瘤III期；②应限期行原发灶扩大切除+区域淋巴结清扫术，术后给予辅助治疗即高剂量干扰素α-2b（1 500万 IU/m$^2$），（dl-5）×4周+900万IU，tiw×48w或2 000万IU/m$^2$，（dl-5）×4w+1 000万IU/m$^2$，tiw×48w）治疗1年，定期随访。

【问题2】 区域淋巴结如何清扫？

淋巴结清扫原则：

1. 区域淋巴结需充分清扫。

2. 受累淋巴结基部须完全切除。

3. 通常来说，切除并检出淋巴结的个数如下：腹股沟≥10个，腋窝≥15个，颈部≥15个。

4. 在腹股沟区，如临床发现股浅淋巴结或转移淋巴结数≥3个，选择性行髂窝和闭孔区淋巴结清扫。

5. 如盆腔影像学检查提示有盆腔淋巴结转移，或术中Cloquet（股管）淋巴结活检病理阳性，需行髂窝和闭孔区淋巴结清扫。

6. 头颈部皮肤原发的患者，如超声怀疑有区域淋巴结转移，推荐引流区颈淋巴结清扫。

【问题3】 患者出院后，如何随访？

思路：皮肤黑色素瘤的随访原则如表14-2-6。

表 14-2-6　皮肤黑色素瘤的随访原则

| 临床分期 | 随访 |
|---|---|
| 0 期 | • 常规随访<br>• 不推荐行常规影像学检查排除无症状的复发或转移 |
| ⅠA～ⅡA 期 | • 常规随访<br>• 病史和查体（重点为皮肤和淋巴结）<br>　前 5 年，每 6 个月 1 次<br>　5 年后根据临床症状 1 年 1 次<br>• 有特殊症状或体征时行影像学检查 |
| ⅡB～Ⅳ 期 | • 常规随访<br>• 病史、查体和影像学检查<br>　第 1 年，每 3～4 个月 1 次<br>　第 2～3 年，每 6 个月 1 次<br>　第 3～5 年，每 6～12 个月 1 次<br>　5 年后根据临床症状 1 年 1 次<br>• 有特殊症状或体征时行影像学检查 |

随访方案如下：

1. 常规随访：终身每年至少行 1 次皮肤检查；教育患者行皮肤和淋巴结自检；不推荐常规血液学检查；体检时发现性质不明确的淋巴结，需行区域淋巴结超声检查；对未行前哨淋巴结活检、无法行前哨淋巴结活检、前哨淋巴结活检阳性但未行淋巴结清扫术的患者，根据复发的风险，在确诊后的前 2～3 年每 3～12 个月行区域淋巴结超声检查。

2. 病史、查体和影像学检查（浅表淋巴结超声、胸部 CT、腹盆腔超声或 CT、颅脑增强 CT、骨扫描）。随访频率：第 1 年，每 3～4 个月 1 次；第 2～3 年，每 6 个月 1 次；第 3～5 年，每 6～12 个月 1 次；5 年后根据临床症状 1 年 1 次。有特殊症状或体征时及时就诊。

3. 使用干扰素期间定期复查血常规，观察白细胞计数。

知识点

## ⅢA、ⅢB、ⅢC 期黑色素瘤治疗方案（表 14-2-7）

表 14-2-7　ⅢA、ⅢB、ⅢC 期黑色素瘤治疗方案

| 分期 | 分层 | 基本策略 | 辅助治疗<br>基本策略 |
|---|---|---|---|
| ⅢA 期 | — | 原发灶手术 + 区域淋巴结清扫术 | 高剂量干扰素（α-2b）×1 年 |
| ⅢB、ⅢC 期 | 淋巴结转移 | 原发灶手术 + 区域淋巴结清扫术 | 高剂量干扰素（α-2b）×1 年 |
| ⅢB、ⅢC 期 | 可切除的移行转移或卫星灶 | 原发灶手术 + 移行转移 / 卫星灶切除 | 高剂量干扰素（α-2b）×1 年 |
| ⅢB、ⅢC 期 | 无法切除的移行转移 | — | 全身治疗 |
| ⅢB、ⅢC 期 | 无法切除的淋巴结转移 | — | 全身治疗 |

注：①移行转移（in-transit metastasis），痣原发病灶（周围直径 2cm 以外）与区域淋巴结之间，通过淋巴管转移的皮肤、皮下或软组织结节；②卫星灶（satellite），痣在原发病灶周围直径 2cm 内发生的转移结节。③全身治疗同Ⅳ期。

知识点

### IV期黑色素瘤治疗方案（图14-2-11）

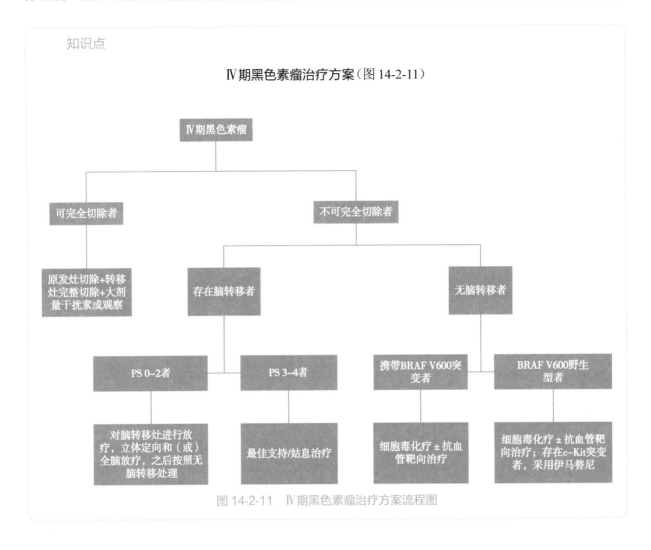

图14-2-11　IV期黑色素瘤治疗方案流程图

## 第三节　体表肿瘤切除术

### 一、目的

1. 手术切除是体表肿瘤最主要的治疗方法，能改善或恢复外观及功能。
2. 切除物行病理检查，有助于进一步明确诊断。

### 二、适应证

1. 全部切除，直接缝合　体积较小、不累及重要器官或结构，皮肤张力适度，创面直接拉拢缝合。

2. 全部切除，需采用其他部位组织修复　①体积较大或位于口鼻、眼睑、耳廓等重要器官，无法直接缝合，或直接缝合将造成明显外观畸形；②采取部分切除后，容易复发或加重；③疑为交界性或恶性肿瘤。

3. 部分切除　①体积过大，无法完全切除，手术风险大，修复困难或修复效果通常不佳；②弥漫浸润性生长，无明显边界。

### 三、禁忌证

1. 较为严重的全身性疾病。
2. 凝血功能障碍有出血倾向者。
3. 对麻醉药物过敏者。
4. 术区皮肤或肿瘤有感染征象。

### 四、术前准备

1．术前沟通　与患者家属谈话，充分告知手术切除可能达到的效果、受区或供区可能出现的继发畸形、可能出现的并发症、依据病理学诊断可能需进一步采取的治疗措施等，并签字。

2．影像学检查　除极为易于凭外观诊断的病灶外，均建议行影像学检查，以明确肿瘤的大小、边界及其与重要结构的关系，初步判断肿瘤的性质等。如 B 超可用于皮肤囊肿、钙化上皮瘤等鉴别，CT 明确肿瘤是否有骨骼侵犯，MR 能明确液性及脂肪成分，DSA 是血管性病变的必要检查。

3．器械准备　电刀、11 号刀片，蚊式钳、眼科剪、整形剪、小镊子、各型号缝线（以 5-0 可吸收线及 6-0 不可吸收线最为常用）、5ml 针筒，局麻药及记号笔或亚甲蓝用于标记。

### 五、手术步骤（直接切除缝合）

1．切口设计

皮脂腺囊肿切除术（视频）

（1）切口形态：①直线切口，适用于皮下肿块，如皮脂腺囊肿，无明显突出，表面皮肤质地良好时；②梭形切口，适用于肿瘤为圆形、卵圆形、长梭形或范围较小的不规则形状时；③不规则切口，当肿瘤形态不规则，如梭形切除时牺牲较多正常皮肤或难以直接缝合时，依肿瘤边缘切开。

（2）切口方向：①尽量与蓝格纹（Langer's lines）或皮肤皱纹一致；②如肿瘤有明显的长轴，则应与长轴方向一致；③如肿瘤越过关节，特别是手的指间关节或掌指关节时，应设计锯齿形切口，以避免瘢痕挛缩，影响关节功能。

2．麻醉

（1）局部浸润麻醉：沿肿瘤边缘逐层，放射状注射浸润。对于囊肿，应避免针头穿透或药物注入至囊内。对于血供丰富的病变，如血管瘤和血管畸形，应避免将大量药物直注入血管。

（2）神经阻滞麻醉：如眶下神经阻滞、额神经阻滞、指神经阻滞等。

3．切开　11 号尖刀片最常使用，易于精细切割。严格按标记线，垂直刺入真皮或皮下层后起刀，以约 45°角运刀，刀刃与创缘垂直，至末端再垂直切入收刀。需一次性连续切割完成，勿反复拉锯式切割，保持一致的切割深度。切开时需注意：

（1）沿切开方向按压紧绷局部皮肤，有助于顺畅和精确地切割。

（2）严格按沿标记线切开，避免切缘病灶的残留。

（3）弧形或尖角处切开时，需注意调整刀刃的方向，保持与切缘的垂直。

（4）不同部位皮肤质地和厚薄不一，切开时需注意力度的调整，勿伤及深部肌肉、血管或神经。

（5）在瘤体表面的皮肤切开时，特别需注意深度的控制，避免直接切开瘤体或其包膜，造成大量出血、囊肿的内容物外溢等，增加手术难度，影响手术效果。

（6）在头皮切开时，应略偏斜刀刃，顺毛发生长的方向，尽量减少毛囊的损伤。

4．剥离或切除　采锐性和钝性剥离的结合，能最大限度地减小组织损伤。不同的体表肿瘤对剥离的技术要求亦有不同。切除时也应根据肿瘤的性质，预估出血状况，选择以手术刀或高频电刀切除。

（1）肿的剥离：需紧贴囊壁，以钝性剥离为主，辅以锐性剥离，尽量避免损伤囊壁而破裂。部分囊肿并不都是常见椭圆体，可能呈分叶状，剥离时尤应细致。切开时，囊壁表面可连带一条梭形皮肤，便于夹持和剥离。

（2）边界清楚的实质性肿瘤：如局限性的脂肪瘤，可沿包膜钝性剥离。但某些肿瘤，如婴幼儿血管瘤等，因血供丰富，钝性剥离极易出血，应在肿瘤边缘以电刀仔细剥离切除。

（3）边界不清的实质性肿瘤：如弥漫性的脂肪瘤或神经纤维瘤，需按术前设计的切除范围，在瘤体组织中以电刀切除。

剥离或切除时应十分注意层次的准确性。如面部痣或皮肤囊肿通常在 SMAS 浅面切除或剥离，避免损伤面神经、腮腺导管及主要血管。需熟悉面部不同部位的主要层次结构，作为层次判断的标志，如腮腺咬肌筋膜、颞浅筋膜、眼轮匝肌和口轮匝肌等。如肿瘤已侵及 SMAS 深面，则需对其周缘的重要结构进行解剖和确认，避免误伤。在四肢，如肿瘤未侵及肌肉或深筋膜，可以在深筋膜浅层将其切除，注意保持深筋膜的完整。

5. 分离　从切缘向两侧皮下锐性分离，减小切口张力。分离范围依手术部位和缺损范围而定，对于较宽的缺损，甚至需要数厘米至半侧面部的广泛分离，才能有效减张。

6. 止血　彻底止血是预防血肿，达到一期愈合的重要步骤。减少出血和止血的措施有：

（1）精确解剖层次的掌握，利用自然层次或间隙，如肿瘤的包膜周缘、颞深筋膜浅层表面、帽状腱膜深层等，能减少出血。

（2）采用高频电刀及双极电凝切割和止血：尤其是血供丰富的肿瘤，如神经纤维瘤、婴幼儿血管瘤等。

（3）局麻药物中加入 1∶10 万或 1∶20 万肾上腺素。

7. 冲洗　在以下情况时，应对创面进行冲洗，以降低感染概率。

（1）囊肿破裂，内容物外溢时。

（2）肿瘤表面皱褶密集难以彻底消毒时，如疣状痣、皮脂腺痣、黑毛痣等病变。

（3）较大范围的潜行分离后的创面。

8. 引流　充分引流减少血肿、积液，从而降低感染风险，利于切口的一期愈合，在以下情况中应考虑引流。常用的方法有橡皮片引流、半管引流和负压引流。

（1）较大的体表肿瘤切除后，可能遗留无效腔，无法通过缝合或包扎消除。

（2）分离范围较大，可能出现较明显渗血渗液时。

（3）肿瘤血供丰富，只做部分切除时，创面可能出现明显渗血时。

9. 缝合　缝合是体表肿瘤切除术中最重要、最具技巧的步骤。张力适度、对合良好的缝合是确保瘢痕最小化、外观效果最优的保证。常用的缝合方法主要包括：

（1）间断皮内缝合：是最常用的方法，适用于面颈部切口的缝合。以 5-0 可吸收线行皮内缝合，出针点位于真皮内，线结埋入皮下组织，将皮缘平整而严密地对合。以 6-0 或 7-0 合成不吸收线缝合皮缘，针距 3～5mm，边距 0.5～1mm。

（2）连续皮内缝合：适用于面颈部无明显张力的切口缝合。是用一根完整的记忆金属缝线或 6-0 合成缝线，贴近皮缘在真皮层内呈蛇形缝合，缝合后皮缘紧密贴合，皮外无须再行缝合。在皮肤薄嫩的部位，只需一层连续皮内缝合。而在真皮层较厚的部位，仍需先行间断皮内缝合。

（3）连续皮外缝合：先行间断皮内缝合，皮外采用 6-0 合成缝线行连续缝合。优点是缝合速度较快，对间断皮内缝合的质量要求更高。

（4）褥式缝合：包括垂直褥式和水平褥式缝合。在体表肿瘤切除后的，如皮肤质地非完全正常，出现卷曲、皱褶或凹陷，采用褥式缝合能更精密地对合皮缘。

（5）其他特殊部位的缝合：

①皮瓣三角间断缝合法：直接皮内间断缝合或经一侧皮肤，穿过尖角的真皮，再穿过对侧皮缘后打结；②两侧不等长切口：如弧形切口，按间断皮内法，等分切口后的缝合，避免一侧形成较大的猫耳；③较大张力的深部组织减张缝合：可以利用的深部组织包括颞深筋膜、骨膜等。如鼻唇沟处较大缺损，可将外侧皮缘以 1 号丝线拉拢缝合固定于鼻旁骨膜，避免鼻部受牵拉变形；④皮肤质地不正常部位的缝合：如神经纤维瘤、疣状痣的部分切除等，皮缘质地脆嫩，真皮间断缝合极易被切割，故以较粗的丝线直接全层缝合即可。

10. 包扎与固定　良好的包扎与固定有助于压迫止血、消灭无效腔、促进引流和减轻肿胀，是手术成功的关键步骤。

（1）体积较小的黑色素痣、囊肿等切除后，以凡士林纱布或眼膏覆盖和涂布切口，再粘贴纱布即可。

（2）头面部较大的切口，放置引流的切口，需敷料绷带加压包扎：如额部包扎、单眼包扎、单耳包扎、半面包扎、颌颈部包扎等。要求压力适度，无切口外露，不造成眼或耳的不适，不压迫气道。

11. 手术标本常规送病理检查　部分体表肿物最终病理诊断可能与临床诊断不符，故所有标本均需进行病理检查以除外明确诊断和除外恶性病变。

六、常见并发症及处理

1. 血肿　少量血肿可自行吸收，大量血肿，如明显的肿胀和淤青，需拆除部分甚至全部缝线，彻底清除血凝块，止住可能存在活动性出血点后，盐水纱布填塞创面，换药后愈合。

2. 切口开裂 张力过大或拆线过早导致。张力过大的开裂，因组织的水肿，难于即刻缝合，需换药后二期处理；拆线过早形成的开裂，一般可即刻再次缝合。

3. 感染 静脉滴注或口服抗生素，如出现脓肿，需及时拆除缝线或重新切开引流，换药，促进感染消退和创面愈合。

# 第十五章　头面部损伤

## 第一节　头皮及颅骨损伤

### 一、头皮撕脱伤

头皮撕脱伤（scalp avulsion injury）多因头发被机器卷入所致，高速运转的钝物切线打击亦可造成，严重者可连同前额、眉、上睑及耳等被一并撕脱。患者的撕脱处常在帽状腱膜与颅骨骨膜之间，有时整个头皮甚至连额肌、颞肌或骨膜一起撕脱，失血多，易感染，治疗不及时可危及生命。愈后遗留的永久性秃发畸形，也易造成患者心理及生理的严重创伤。头皮撕脱伤的通常诊疗环节：

1. 详细询问有关患者受伤经过。
2. 严密监测患者的神志、血压、脉搏、心率等基本生命体征。
3. 查体及影像学检查，以排除颅内、颈椎等其他合并伤。
4. 抗休克治疗及创面初步处理。
5. 结合病史，抓紧时间选择适当术式以回植头皮或关闭创面。
6. 治疗前后收集完善的病例资料（文字、图像或视频），定期随访，评价恢复情况。
7. 视患者需求及恢复情况，制订进一步修复方案。
8. 手术治疗后，应有效指导患者进行术区保护、瘢痕软化按摩等，加强疗效。

【临床关键点】
1. 保障患者生命，稳定全身状况是诊治的首要任务。
2. 撕脱头皮的合理保管是良好愈后的前提。
3. 原位头皮回植是最理想的治疗手段。
4. 连同头皮一同撕脱的眉、上睑及耳等重要解剖结构的一期合理修复对患者愈后形态意义重大。
5. 后期头皮瘢痕及秃发的进一步修复对改善患者生活及心理状况具有重要的意义。

临床病例

女性，18岁，4h前工作中因长发卷入机器致全部头皮、额部皮肤撕脱，流血不止，被工友由120送至急诊，途中仅行头部简单加压包扎，撕脱头皮低温保存。查体：T 37.2℃，P 85次/min，R 16次/min，BP 108/55mmHg，患者神志清晰，问答可，头部皮肤缺损范围前至左眉部，后至颈部发际线，两侧均至鬓角，创面未见明显活动性出血，头部骨膜大部分完整，于颅顶部可见4cm×4cm大小骨膜缺损。撕脱头皮面积约23cm×20cm，部分枕部头皮碾锉严重（图15-1-1）。

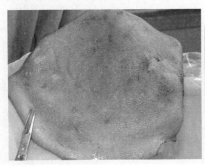
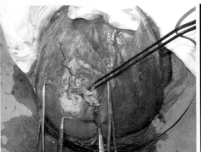
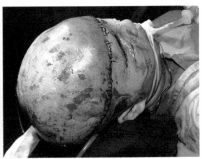

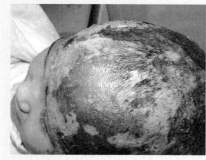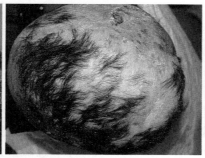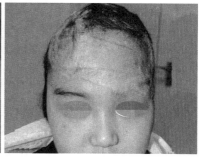

图 15-1-1　撕脱头皮

【问题 1】　患者来院后应进行哪些紧急处置？

确保生命体征平稳，排除危及生命的合并伤后，行清创手术处理撕脱头皮。

思路 1：保障生命安全为首要目标，检测生命体征，稳定全身状况，诊治合并伤。

思路 2：当休克得以纠正、生命体征平稳后，行清创手术。

> 知识点
>
> ### 头皮撕脱伤后头皮处理要点
>
> 1. 彻底清创，将撕脱头皮置于 1∶1 000 苯扎溴铵液中浸泡 5min，以生理盐水冲洗待用。
> 2. 若为不全撕脱，头皮仍有部分相连，不可随意剪断，因为其中可能存在完好的动、静脉及神经。
> 3. 可根据头皮远端血运情况逐步修剪，直至发现活跃渗血，将这部分头皮原位缝合，其余创面根据其面积、骨膜是否存在等情况考虑皮片移植或皮瓣移植以及其他修补方法。

【问题 2】　根据患者情况，应选择何种手术方式？

首选头皮回植。

思路：头皮撕脱伤后手术方式的选择取决于头皮碾锉程度、颅骨骨膜完整程度以及所在医疗机构技术条件等多种因素。

> 知识点
>
> ### 头皮撕脱伤后手术方式的选择
>
> 如头皮完全撕脱，且没有严重碾锉挤压，在具备显微外科技术的医疗单位首选头皮回植，以获得最佳的治疗效果。
>
> 若头皮碾锉严重不能使用，而骨膜完好时，应保持骨膜湿润，切取中厚皮片游离移植覆盖创面。
>
> 若骨膜缺损，如颅骨外板暴露，可采用游离皮瓣移植覆盖创面。
>
> 在没有显微外科技术的条件下，可在暴露的颅骨多处钻孔，使板障产生肉芽组织，二期植皮。

【问题 3】　患者拟于急诊行头部清创、双侧颞浅动静脉吻合、自体撕脱头皮回植术，术中有何关键点？

广泛、彻底地清创，检查血管是否具备吻合条件，切除受损血管，在无张力情况下吻合血管，必要时行血管移植。

> 知识点
>
> ### 颞浅动静脉吻合、自体撕脱头皮回植术中要点
>
> 1. 彻底清创，在显微镜下切除不健康、受损的血管。

2. 术中可分成三组,同时进行供区、受区清创和移植血管的切取,以缩短头皮缺血时间。

3. 可先行吻合动脉,在成功开放后,供区静脉充盈,容易辨识,然后可在相对应的位置寻找受区静脉。

4. 移植血管常选用足背、前臂浅静脉。

5. 力争在头皮回植过程中同时修复感觉神经,如颞浅神经、枕大神经。

【问题 4】 患者术后应如何合理处置?

控制室温在 25～28℃,心电血氧监护,全身行抗炎、补液、止痛治疗,于头部行侧灯照射保温,每小时观察头皮血运情况。保持眼部清洁,及时清理分泌物,注意患者体位,避免血管蒂部及患耳受压。

思路 1:全身处理:积极补充患者体液量,合理应用抗生素及止痛药物,慎用血管扩张剂及抗凝药物。

知识点

**头皮血管吻合回植后的全身处理要点**

1. 实时监测患者血压、脉搏、呼吸、体温等基本生命体征。

2. 根据患者中心静脉压、体表静脉充盈状态等情况积极补充血容量。

3. 广谱抗生素预防感染。

4. 术后慎用血管扩张剂及抗凝药物,使用该类药物可能增加再植头皮出血和血肿形成的概率,从而影响再植头皮的成活。

5. 疼痛刺激交感神经兴奋而引起血管收缩、痉挛等,易增高血管危象的发生概率,应预防性应用止疼药物。

思路 2:头部处理:局部保暖,保证敷料清洁无渗出,注意观察引流及皮瓣血运情况。

知识点

**头皮血管吻合回植后的皮瓣处理要点**

1. 体位安置 防止局部长期受压,注意保护血管蒂部以防止其受压。

2. 局部保温 血管蒂对寒冷刺激非常敏感,除要求室温保持在 25～28℃,患处可用 60W 普通电灯照射烘烤,照射距离为 30～60cm。

3. 头皮血液循环的观察 对头皮的温度、色泽、水肿情况、毛细血管反应等进行监护,1 次 /h。必要时利用血管多普勒对血管蒂的情况进行及时探测。

思路 3:眼、耳等局部的处理:保持局部清洁,避免角膜暴露及耳廓压迫等。

知识点

**头皮撕脱伤术后眼、耳的护理要点**

1. 眼部护理要点 撕脱伤加之头皮再植后加压包扎,使眼睑静脉回流障碍,上睑外翻、肿胀、闭眼困难,应及时清除眼部分泌物,应用金霉素眼膏涂眼并辅以无菌纱布外敷,防止角膜干燥。

2. 耳部护理要点 嘱患者半卧位以促进耳部静脉回流,避免患侧卧位,防止局部受压,密切观测血运情况。

【问题 5】 患者术后若出现后枕部原碾锉较重的头皮部分发生坏死,并且有 3cm×3cm 颅骨外露,应如何处置?

积极清除坏死组织,于颅骨外露部分钻孔至骨松质,培养创面肉芽,待二期植皮。

思路1：积极清除坏死组织，防止感染，培养创面肉芽，待二期植皮。

> 知识点
>
> 坏死或感染的头皮是潜在的感染源，应及时清除，创面进行生理盐水或庆大霉素盐水湿敷，一旦出现新鲜肉芽组织时，即可用皮片覆盖创面。

思路2：于颅骨外露部分钻孔至板障，培养肉芽，待二期植皮。

> 知识点
>
> 颅骨外露时，可凿除颅骨外板直至有密集出血的创面，即刻植以皮片，也可采用钻孔至板障的办法，待肉芽从钻孔处长出且逐渐布满创面后，植以皮片覆盖。

【问题6】　患者创面痊愈后，应如何指导患者进一步的治疗？

指导患者日常的头皮保护，建议患者半年后回院行瘢痕及秃发的治疗。

思路1：详细指导患者日常头皮护理。

> 知识点
>
> ### 头皮撕脱伤患者出院后日常护理要点
>
> 1．应用39～41℃的温水及中性洗发液清洗头皮。
> 2．经常按摩头皮，促进局部血液循环，早期应用瘢痕软化剂软化，预防增生。
> 3．早期佩戴棉质材料帽子，避免刺激和压迫皮肤。

思路2：指导患者后期治疗。

愈后半年，可根据具体情况行瘢痕及头部瘢痕性秃发的治疗。（详见相关章节）

## 二、瘢痕性秃发

瘢痕性秃发（cicatricial alopecia）是指由于头皮的创伤、烧伤、头皮肿瘤切除、放射治疗等原因造成的创面，在愈合后残留瘢痕所导致的秃发。瘢痕性秃发常用的治疗方法有带毛发正常头皮移植、头皮皮瓣、秃发区瘢痕分次切除术以及头皮组织扩张术等。瘢痕性秃发的通常诊疗环节：

1．详细检查秃发区面积、部位。
2．根据缺损面积以及患者主观要求选择合适的外科治疗方法。
3．治疗前后及时完善病例资料（尤其是图像），定期随访，评价恢复情况。

【临床关键点】
1．外科手术是治疗瘢痕性秃发的唯一方法。
2．秃发区面积大小决定术后效果。

> 临床病例
>
> 男性患者，30岁，以"外伤后瘢痕性秃发3年"为主诉入院。患者3年前因外伤致头皮缺损，逐渐瘢痕愈合形成瘢痕性秃发，为求进一步诊治来诊。查体：右顶部可见面积为4.0cm×3.5cm不规则形瘢痕，瘢痕色红质韧，无瘙痒及疼痛。瘢痕表面无毛发生长，其余部分头皮毛发分布正常。

【问题】　可采用什么治疗方法？

带毛发正常头皮移植（植发）、头皮皮瓣、头皮组织扩张术等方法。病例中患者秃发区域面积较小，可转移邻近皮瓣。为减小手术切口，也可植入扩张器，行软组织扩张术。

思路：外科手术是治疗瘢痕性秃发的唯一方法。

### 知识点

#### 瘢痕性秃发常用的治疗方法

1. 带毛发正常头皮移植　常采用的方法有毛发游离移植术（即毛囊单位移植术和毛囊单位提取术）及条状移植术进行头发移植。

（1）毛囊单位移植术（follicular unit transplantation，FUT）：方法是从头部后枕区横向切取细条状的带毛发的头皮，于显微镜下将毛囊从头皮上分离出来，放置到恒温箱中的营养皿中进行培植，再种植到脱发区。

（2）毛囊单位提取术（follicular unit extration，FUE）：方法在临床上得到认可，是一种通过精微器械从脱发患者供体区取得毛囊单位的最新方法，也是对毛囊侵害性最小的植发手术。使用直径为 1mm 或更小的打孔器切入皮肤 2mm 的深度至真皮网状层中部，将其中的毛囊取出后经过适当的清洗处理，再种植到脱发区。

（3）条状移植术：方法是将长条状的带毛发正常头皮移植于秃发区，常用于重建男性秃发的发际线，尤其是前额发际线不规则者。随秃发加重，可多次移植，二次移植须间隔 4 个月或更长时间，移植时可借助显微外科技术，将毛囊的损伤减少程度至最低。

2. 头皮皮瓣　头皮皮瓣技术治疗瘢痕性秃发，适用于缺损面积小的患者（具体治疗方法可参见本章第三节）。

3. 秃发区瘢痕分次切除术　于秃发区瘢痕内梭形切除，切除的宽度以分离后能一期缝合为宜，张力大可潜行分离周围组织，宽度一般不超过 3.0cm。对于面积较大的瘢痕性秃发，可多次分期手术切除，间隔半年以上。

4. 头皮组织扩张术　组织扩张术适用于大面积秃发患者，放置多个大容量扩张器对较大面积的瘢痕性秃发治疗是一种理想的手术方法。转移皮瓣修复瘢痕性秃发，按照先形成皮瓣，再处理秃发区的原则，根据缺损面积大小及形态设计皮瓣，通过推进、旋转、易位等方式将扩张皮瓣转移到缺损区，然后再切除秃发区瘢痕。

### 三、头皮及颅骨缺损

头皮缺损根据损伤的深度，可分为部分头皮缺损（颅骨膜存在）和全层头皮缺损（颅骨膜缺失）两大类，通常是由于创伤、撕脱伤、手术切除头皮肿瘤等原因造成的。

颅骨缺损常见于以下几种情况：神经外科行颅内减压术时去颅骨；切除恶性头皮肿瘤侵袭之颅骨；电击伤、烧伤或外伤造成颅骨缺损。对各种致伤因素所致的颅骨缺损病例，可能伴有脑损伤，早期在清创手术时应注意全身及脑部并发症的治疗。在积极治疗全身及脑部并发症的同时，应修复颅骨缺损。头皮及颅骨缺损的通常诊疗环节：

1. 详细采集有关患者缺损形成的病史。

2. 查体注意缺损的大小、层次及周围组织的完整性。

3. 结合病史、临床表现及相关辅助检查，评价缺损的程度。

4. 根据患者的要求结合实际情况制订合理的修复方案。

5. 治疗前后收集完善的病例资料（文字、图像或视频），定期随访，评价恢复情况。

6. 根据患者恢复情况，指导患者进行日常护理及进一步治疗。

【临床关键点】

1. 头皮及颅骨缺损的成因多种多样，需根据患者情况，制订个性化的治疗方案。

2. 保证硬脑膜的完整，避免颅内的损伤是手术的基本原则。

3. 现代科技的电子成像技术及新研发材料的出现为颅骨缺损的修复提供了更为合理的手术方案及理想的手术效果。

O-Z 皮瓣修复头顶部角化棘皮瘤切除后创面（视频）

临床病例

男性,55 岁,主因"车祸外伤后头痛 8h"来急诊就诊。患者 8h 前酒后骑摩托不慎跌入排水沟中,被人发现后由 120 送至急诊,途中仅进行了简单包扎。查体:神志模糊,嗜睡,轻唤能醒,仅能回答简单问题,无错乱,T 36.8℃,P 100 次/min,BP 106/56mmHg。颅面部肿胀,头皮缺损面积约 6cm×7cm,创面污秽,流血不止,双眼眶周及球结膜淤血,躯干及四肢多处擦伤。颅脑 CT 提示左侧颅内颞叶血肿,中线移位>1cm,左侧额颞骨骨折。

【问题 1】　患者应首先接受何种治疗?

由神经外科医生行开颅减压,清除血肿。

思路:急诊治疗应以抢救生命为先。

> 知识点
>
> ### 颅骨损伤的治疗原则
>
> 颅面部的多处伤、合并全身其他部位的多发伤以及不同致伤因素造成的复合伤使伤情变得复杂,在救治过程中必须作全面系统的检查,分清轻重缓急,首先抢救生命,然后尽早进行专科救治,必要时进行联合救治,以免延误时机,造成不应有的后果。

【问题 2】　急诊神经外科进行了头皮清创、去颅骨瓣减压、颅内血肿清除术,术中清除颅面部污秽、坏死组织,去除颅骨瓣约 4cm×4cm。经积极有效地治疗后,患者颅脑病情逐渐缓解,下一步的治疗方案如何?

修复头皮缺损以关闭创面为主,3~6 个月后再考虑行颅骨缺损修复。

思路 1:患者主要的创伤集中在颅部,经有效治疗后,颅脑病情已缓解,应考虑修复外伤造成的头皮缺损以及减压术造成的颅骨缺损。

> 知识点
>
> ### 头皮合并颅骨缺损的治疗原则
>
> 没有完好的软组织覆盖是不可能进行颅骨重建的,因此,对于伴有头皮损伤的病例,首先应采用头皮皮瓣、游离皮瓣移植头皮组织扩张技术等各种方法治愈头皮缺损,为颅骨缺损的修复提供良好的软组织覆盖,3~6 个月后再行颅骨缺损修复,感染伤口需在伤后 6~12 个月进行。

思路 2:修复头皮缺损时,要根据头皮缺损的深度及范围,选择合适的治疗方法。

> 知识点
>
> ### 根据损伤的深度,头皮缺损的修复方法
>
> 1. 部分头皮缺损　外伤因素导致直达头皮帽状腱膜层的缺损,而颅骨膜尚完好,较小的创面与单纯头皮裂伤相仿,可直接缝合;较大的创面可用撕脱头皮再植、头皮皮瓣转移、游离皮瓣或皮片移植的方法修复。
>
> 2. 全层头皮缺损　包括颅骨膜的缺失时单纯植皮不能成活者。根据缺损范围的面积、外伤的原因以及周围邻近头皮的情况,可选择下列不同的治疗方法:①去颅骨外板,即时或延期植皮;②应用颅骨骨膜瓣及皮片移植;③携带帽状腱膜的头皮皮瓣移植;④游离皮瓣移植;⑤头皮扩张术。

知识点

**根据缺损范围,头皮缺损的修复方法**

1. 轻度头皮缺损 缺损范围直径小于6cm,首选局部皮瓣。在帽状腱膜和颅骨膜间隙掀起皮瓣,以包含主要营养血管的外周头皮为蒂,可应用多普勒超声血流仪或单纯的触诊确定营养血管的位置,且在帽状腱膜层作间距约1cm、与张力方向垂直的多刃切口,使皮瓣更为舒展,以覆盖头皮缺损。

2. 中度头皮缺损 头皮缺损范围直径大于6cm,如果颅骨膜完整,可单纯采用皮片移植,该方法尤其适用于有严重复合伤的患者。如果颅骨膜缺损,如可应用颅骨骨膜瓣为皮肤移植提供良好的血管床。但临床主要应用头皮皮瓣转移修复以及头皮扩张术或游离组织瓣转移。

3. 重度头皮缺损 是指头皮缺损范围超过全头皮的1/3直至全头皮的撕脱,必须迅速将暴露的颅骨覆盖。首选的重建方法是将撕脱头皮回植,当撕脱头皮挫伤严重不能回植,而创面又难以用皮片移植时,可采用吻合血管的游离组织瓣转移覆盖。

【问题3】 伤后2周行游离皮瓣移植术修复创面,术后恢复顺利。6个月后患者回院,要求修复颅骨缺损。如何根据患者的具体情况制订相应的治疗方案?

颅骨缺损主要有两大类方法可供整形外科医生选择,其一是自体骨或异体骨的移植,主要采用颅骨外板、髂骨内板和肋骨;其二是应用非生物材料修复,主要包括羟基磷灰石、钛合金、有机玻璃以及医用硅橡胶等。

思路:应根据患者的年龄、病情、个人诉求等多方面综合考虑,确定具体的手术方案,包括手术入路、修复材料的选择等。

知识点

**颅骨缺损的手术方法**

1. 切口选择 冠状切口可为所有的颅骨重建术提供手术视野的良好暴露。亦可取颅骨缺损部位的局部切口。

2. 自体骨移植 手术前先按缺损大小,切取颅骨外板、髂骨内板或肋骨备用。设计切口,剥离皮下组织,在颅骨缺损处尤应仔细,慎勿剥离过深,伤及硬脑膜。将颅骨缺损的边缘暴露,将外板用咬骨钳咬去少许,使成斜坡状。将所取的颅骨外板或髂骨内板置于缺损处,其边缘正好置于所制成的斜坡上。如为肋骨可按其形状劈开,平行插植其间,骨片按其弧度,一片向上,一片向下。如有空隙,可将咬下的小骨片填充其间。

3. 非生物材料修复 手术前先按缺损大小及形态,预制羟基磷灰石、钛合金、有机玻璃或医用硅橡胶模型,并将其打磨光滑,边缘锉薄,消毒备用;术中剥离颅骨缺损边缘后,将材料模型嵌入,并于四周钻孔,以金属丝或钛钉固定。

# 第二节 颌面损伤

颌面损伤(maxillofacial injuries)在平时多见于交通事故伤、工伤、运动损伤和生活中的意外伤害等,战时则以火器伤为主。颌面损伤可按损伤的部位、类型、原因和程度等进行分类,其中按照损伤的组织分类可分为软组织损伤和骨性损伤等。颌面部及其邻近部位有很多重要的组织和器官,其解剖生理特点特殊而重要,遭受损伤将不同程度地影响其功能及外形,且常合并严重甚至致命的并发症或合并症,因此对颌面损伤患者的伤情进行及时而全面的判断和救治,对于挽救患者生命,促进其身心恢复至关重要。面部损伤的通常诊疗环节:

1. 快速进行全身检查,着重检查患者的生命体征、意识状态,若存在危及生命和需要抢救的征象,立即进行急救处理。

2. 病史采集 询问致伤原因、受伤时间和前期处理经过等。

3. 专科检查 明确面部损伤的部位、类型和程度等。

4. 结合病史、临床症状、体征和相关辅助检查确定诊断。

5. 根据患者的具体病情和个人要求,拟定个性化的诊疗方案。

6. 治疗前后收集完善的病例资料(文字、图像或视频),定期随访,评价恢复情况。

7. 修复重建性质的手术治疗后,应及时、有效地指导患者积极进行功能锻炼,以利功能恢复。

8. 对于治疗效果欠佳的病例,分析可能原因,制订进一步的治疗方案,且外伤恢复后,软硬组织物有不同程度萎缩吸收,二期需进一步治疗改善对称性。

【临床关键点】

1. 颌面损伤可因多种原因发生窒息,救治该类患者时要特别注意其呼吸情况,保持呼吸道通畅,防止窒息。

2. 颌面损伤,尤其是上颌骨或面中 1/3 部损伤,常合并颅脑损伤,专科临床医师应当熟练掌握其临床表现,以便及时发现病情和对症处理。

3. 颌面部血供丰富,组织抗感染能力强,初期清创缝合时间可延长至伤后 24~48h 甚至更晚;但伤后出血较多,易形成血肿,软组织水肿出现早、发展快,位于口底、舌根或颌下时可影响呼吸甚至出现呼吸困难。

4. 颌骨损伤后的牙列移位或咬合关系错乱是诊断颌骨骨折的主要特征性体征,而恢复正常的咬合关系是治疗颌骨骨折的主要标准。

5. 颌面部有口腔、鼻腔、鼻旁窦等多个腔、窦,其内寄存着大量细菌等微生物,若与创口相通易引发感染,处理时应设法早期关闭通道,减少感染机会;颌面损伤时,碎裂的牙可向邻近组织内飞散造成二次损伤,并带入细菌、牙结石等,引起创口感染;颌骨骨折线上的龋坏牙亦可导致骨创感染,影响骨折愈合;颌面损伤患者进食后应注意口腔卫生,清洗口腔,预防创口感染。

6. 面侧部分布有腮腺、腮腺导管和面神经,损伤后可分别出现涎漏和面瘫,专科查体时应注意检查是否合并损伤,一旦发现尽早处理。

7. 颌面部与颈部相连,下颌骨或面下 1/3 损伤时及严重头皮撕脱伤易并发颈部损伤,救治伤员时要特别注意有无颈部血肿、喉或气管损伤、颈椎骨折或高位截瘫等。

8. 救治颌面部损伤的各个阶段都应尽最大努力恢复其外形,以改善受损的面容和美观,缓解伤员思想上和心理上的压力。

一、颌面部软组织损伤

颌面部软组织损伤可单独发生,也可合并颌面骨损伤。根据致伤原因和伤情的不同,颌面部软组织损伤可分为擦伤、挫伤、挫裂伤、切割伤、刺伤、撕脱伤、剁碎伤及挫碎伤、动物咬伤和火器伤等,各类损伤的临床表现和处理方法有着各自的特点。

临床病例

男性,24 岁,以"面部刀砍伤后流血 10h"为主诉入院。患者 10h 前被他人用刀砍伤右面部,当时面部大量流血,意识清楚,被 120 送至急诊,途中给予简单包扎。查体:T 37.2℃,P 85 次 /min,R 16 次 /min,BP 132/80mmHg,神志清楚,查体合作,无头痛、恶心、呕吐,无呼吸困难。右面部肿胀明显,自鼻根经眶下、右颊部至下颌角区长约 9cm 创口,创缘外翻,骨质外露。血常规 WBC $13.4×10^9$/L,Hb 132g/L。颅脑 CT 提示:颅骨及脑实质未见明显异常。

【问题1】 通过病历记录,该患者的诊断应该是什么?

根据患者的主诉、临床查体,初步诊断为"右面部软组织切割伤"。

思路 1:根据患者病史,可以初步诊断为颌面部软组织损伤。

知识点

## 创伤的诊断

1. 受伤史

（1）致伤原因、部位：详细的受伤史对了解损伤机制和评估伤情发展具有重要价值。了解受伤的时间、地点、暴力作用的大小、着力部位、体位等，如坠落时首先着地部位。

（2）伤后表现及演变过程：不同部位损伤，伤后表现不同。如神经系统损伤，应了解是否有意识丧失、持续时间，并观察是否存在脑脊液鼻漏、熊猫眼等；是否伴有胸、腹部损伤。开放性损伤失血者应了解失血量、速度、口渴情况等。还应了解初步处理情况，如现场急救情况、所用药物品种及剂量等。

（3）伤前情况：是否饮酒，是否有高血压、冠心病病史。如有糖尿病、肝硬化等，术后可能出现创口愈合不良。是否有药物过敏史。

2. 查体

（1）全身情况：在实时监测患者基本生命体征的基础上对患者颅脑、胸腹、四肢进行全面系统地查体，严防误诊、漏诊。

（2）局部情况：完善对颅颌面骨性结构及眼、耳、鼻等重要器官损伤的评估。注意伤口形状、大小、边缘、深度、污染情况、出血情况、异物等。

3. 辅助检查 完善血常规、血生化、尿常规等实验室检查。完善 X 线、CT 等影像学检查。对于重伤员给予心电监护及吸氧等。

思路2：根据病因及病情不同，颌面部软组织损伤的类型多种多样。

知识点

## 颌面部软组织损伤分类

1. 挫裂伤（contusion and laceration wound） 力量较大的钝器损伤，可使软组织发生挫裂伤，即在深部组织遭受挫伤的同时，皮肤也出现裂口。特点是创缘不整齐，裂口较深较广，伴有发绀色坏死组织及挫伤，严重者可伴有颅骨骨折。

2. 挫伤（contusion） 皮下组织及其深部组织遭受挤压，而无开放性伤口，伤处组织内的小血管和小淋巴管发生破裂，常伴有组织渗血，形成瘀斑或血肿。

3. 擦伤（abrasion wound） 多发生于颜面部较突起的部位，当局部皮肤与粗糙物体表面或地面呈切线状摩擦后，皮肤的表皮层多有破损，并有少量渗血，创面上常附着沙粒或其他异物。

4. 切割伤（incised wound） 为锋利的刃器或破碎的玻璃切割所致，创缘整齐，污染一般不重。

5. 刺伤（puncture wound） 其特点是创口小，伤道窄，多为非贯通伤，深浅不一。

6. 撕脱伤（lacerated wound） 由于较大的机械力量可将软组织撕裂或撕脱，出血多，伤情重，皮下组织和肌肉有挫伤，骨面裸露，疼痛剧烈，多可发生休克和继发感染，常见于头发卷入机器，造成大块头皮甚至连同颌面部软组织一并撕脱。

7. 火器伤（firearm injuries） 指由火药作动力发射或引爆的投射物所致的损伤。颌面部火器伤污染较重，泥沙、尘土等可直接进入组织；爆炸物穿过腔、窦，又可将其中的细菌带到组织中；破碎的牙齿上的细菌等可被引入，易于感染。

8. 咬伤（bite wound） 常见被犬、鼠、猪等动物咬伤，也可见被人咬伤。伤口特点是创缘常有咬痕，组织可见撕裂，甚至撕脱。

【问题2】 如患者突发烦躁、出汗、口唇发绀、鼻翼扇动和呼吸困难，应如何判断并作出相应处置？

患者出现窒息症状，应争分夺秒，及时抢救。

思路：防治窒息的关键在于早发现、早治疗，窒息发生前应仔细观察前驱症状，如烦躁、出汗、口唇发绀、鼻翼扇动和呼吸困难,严重者出现"三凹征",应迅速作出判断,尽快抢救。

---

知识点

### 窒息的急救

1. 对于阻塞性窒息,应及早清除口、鼻腔及咽喉部异物,将后坠的舌牵出,悬吊下坠的上、下颌骨骨块,必要时行气管插管。

2. 对于吸入性窒息,应立即行环甲膜穿刺术或气管切开术。

---

【问题3】 患者目前病情平稳,是否可以排除颅脑损伤?是否需要其他处置?

该患者的生命体征平稳,未见颅脑损伤的阳性体征,同时颅脑CT未见明显异常,目前暂无特殊处置,但需于伤后24h复查颅脑CT以排除颅内延迟出血等。

思路:口腔颌面部邻近颅脑,故颌面部伤员伴发颅脑损伤的比例较大,作为专科医师,处置的关键在于对伤情的全面判断,而不是急于行专科手术。

---

知识点

### 颅脑损伤的治疗原则

1. 严密观察伤情 定时观察患者的意识、呼吸、脉搏、瞳孔等,特别注意患者头痛加剧、呕吐频繁、躁动不安、嗜睡、再次昏迷及生命体征改变的动向,高度警惕颅内血肿的发生,做好术前准备。

2. 按伤情轻重与类型分别对待 因颅脑伤而死亡的原因为脑挫裂伤、严重脑水肿、颅内血肿、严重合并伤与休克,以及早期并发肺炎、胃肠道出血、水电解质紊乱与衰竭等。应针对脑水肿的防治、颅内血肿的及早诊断和治疗、缺氧与肺部并发症的防治、合并伤的处理,以及周身情况的调整与支持等方面进行救治。

---

【问题4】 如患者伤后出血较多,敷料渗透,应如何止血?

该患者伤后生命体征平稳,创口内未见活动性出血,可采取更换敷料并加压包扎的方法止血。

思路:对于颌面部软组织损伤,应根据损伤的部位、出血的来源和程度以及现场条件采取相应的止血方法。止血的同时注意观察生命体征,判断出血量并及时补充血容量,防治休克。

---

知识点

### 颌面部出血常用的止血方法

1. 压迫止血

(1)指压止血:用手指压迫出血部位知名动脉的近心端,可作为暂时性止血的方法。如在咬肌前缘压迫面动脉、耳屏前压迫颞浅动脉等。

(2)包扎止血:可用于毛细血管、小静脉、小动脉的出血或渗血。清创后覆盖多层敷料,并用绷带加压包扎。注意力度合适,防止皮肤缺血坏死,及加重骨块移位或影响呼吸道。

(3)填塞止血:用于开放性和洞穿性创口,也可用于窦腔。可用纱布、碘仿纱条或油纱条填塞于创口内,再用绷带加压包扎。颈部或口底填塞时,注意保持呼吸道通畅,防止窒息。

2. 结扎止血 是常用而可靠的止血方法。通常以止血钳夹住结扎或缝扎止血,战时或大批伤员等待的紧急情况下,可先以止血钳夹住血管断端,连同止血钳一起包扎后转送伤员。口腔颌面部的严重出血无法控制时,可考虑结扎颈外动脉。

3. 药物止血 使用时可将药物直接置于出血处,外加干纱布加压包扎。也可辅助应用全身止血药物。

【问题5】　患者病情平稳后,下一步处置如何?

酌情使用抗生素,并注射破伤风抗毒素。若全身状态允许,尽早实施清创缝合。

思路:对于开放性损伤及感染创口,应及时给予注射破伤风抗毒素并使用抗生素。患者病情平稳后,应尽早给予清创缝合。

---

知识点

### 口腔颌面部清创术

口腔颌面部损伤,在全身状态允许情况下,应尽早实施清创术,一般在 6～8h 内进行,由于颌面部血运丰富、组织抗感染能力强,只要伤口无明显化脓性感染或组织坏死,即使在伤后 24～48h 内,均可在清创后一期缝合清创,但要彻底冲洗创口,尽可能去除异物,预防感染及异物残留引起的色素沉着。同时,应注意探查有无其他重要结构损伤,如面神经、腮腺导管等,如有上述重要结构损伤,应根据具体情况及时行适当处理,具体方法参见本书相关章节。

缝合时,应先关闭与口、鼻腔、上颌窦等窦腔相通的伤口。对裸露的骨面应争取用软组织覆盖。伤口较深的应分层缝合,消灭无效腔。用小针细线,创缘对位平整,创口略外翻。如有组织缺损、移位或因水肿、感染,清创后不能做严密缝合时,可先作定向拉拢缝合,使组织尽可能恢复或接近正常位置,待感染控制和消肿后再作缝合。

对于创口污染较重且受伤时间较长的患者,可在伤口内放置引流物。已发生明显感染的伤口不应作一期缝合,可采取局部湿敷,待感染控制后再行处理。

---

## 二、颌面骨损伤

颌面骨骨折除具有一般骨折的共性外,还由于其特殊的解剖生理特点而表现出特有的临床特征,其处理方法也更为复杂和特殊。其中最重要的是上、下颌骨之一或同时损伤可能会发生咬合关系改变,若处理不当会影响咀嚼功能。

临床病例

女性,35 岁,以"右面部外伤致张口受限 6d"为主诉就诊。患者 6d 前因车撞伤头面部,当时神志清楚,无恶心呕吐及头晕头迷,右面部创口有少量鲜血流出,被救护车送至当地医院行头 CT 检查,未见颅内出血及积气,并行右面部创口清创缝合术,术后抗炎对症治疗。现患者右侧颜面部略肿胀,右眼视物模糊,咬合欠佳及开口受限。患者病来低热、无清亮液体自耳鼻流出,一般状态可,进流食,睡眠可,二便如常,体重未见明显减轻。门诊查体记录:体温 37.5℃,一般状态可。面部不对称,右侧颜面部肿胀,可见多处裂伤,均已缝合未拆线;右侧眶周淤青,右眼球结膜充血,复视,眼球各方向活动可;右侧眶外侧缘、眶下缘、颧弓、右侧下颌骨体压痛明显,可触及明显台阶感;右侧眶下区感觉减退;咬合关系紊乱,开口约可容纳一指。

【问题1】　通过病历记录,该患者应该的诊断是什么?

思路:详细了解患者受伤时的各种情况,包括伤因、受力部位、方向和伤后表现等,对于判断可能发生骨折类型和移位的程度有所帮助。颌面部骨折主要有三大特征:面部畸形、咬合紊乱、张口受限。初步病史采集后,因为此患者有颜面部肿胀,右眼视力改变,咬合困难及开口受限的症状,考虑患者初步诊断为颌面部多发骨折。

---

知识点

### 颌面骨折的临床表现

1. 面部畸形

(1)骨折畸形:颏后缩畸形、下颌偏斜畸形、面侧方塌陷畸形、面部隆突畸形及"盘状脸"畸形。

（2）骨折伴发软组织畸形。

2．颌关系紊乱　颌关系紊乱，即错颌，是颌骨骨折最典型的体征之一，根据其发生原因可分为骨源性错颌、肌源性错颌及关节源性错颌。

3．张口受限　正常人张口度范围 37～45mm，<37mm，相当于三指，为轻度张口受限；<25mm，相当于二指，为中度张口受限；<10mm，相当于一指，为重度张口受限。临床发生张口受限的原因主要有：肌肉损伤、关节区损伤及机械性障碍。

4．特殊表现　主要是感觉异常和眼科症状，后者包括复视、视力障碍、眼球移位、内眦畸形和溢泪等。

【问题 2】　为了进一步明确诊断，患者还需做哪些检查？

思路 1：除了门诊常规查体外，还应该检查患者开闭口运动范围和方式，分析下颌运动受限的程度和性质；检查颞下颌关节，探知髁状突活动情况；检查有否下唇和眶下区麻木、复视和眼球运动受限；口腔检查有否牙龈撕裂、牙龈出血，记录颌关系，分析骨折块位移。

思路 2：患者目前可考虑的辅助检查为颌面部 3D-CT，以明确骨折具体部位及移位程度。

知识点

**颌面骨折的局部检查要点**

1．口腔颌面部检查时应注意有无面型异常，如肿胀、面中部凹陷或变长、偏斜而不对称；有无眶周肿胀、瘀斑及结膜下出血；面部有无伤口；有无鼻出血、脑脊液鼻漏及耳漏。

2．面部触诊时应注意上、下颌骨有无异常活动度，了解各骨面和骨缘是否出现台阶与压痛，及有无鼻骨移位和异常活动度。

3．口腔内检查应注意有无黏膜撕裂及黏膜下瘀斑，牙齿、牙槽骨及腭有无异常、移位或破损，是否有后牙早接触和前牙开颌。

【问题 3】　颌面部 3D-CT 提示：右侧眶外侧缘、眶下缘、颧弓、上颌窦前壁、颧牙槽嵴、右侧下颌骨体、右侧眶下壁可见明显骨质不连续。患者可明确诊断为？

思路：通过患者病史、查体及颌面部 3D-CT 可以明确诊断为：右侧颧上颌骨复合体骨折；右侧颧弓骨折；右侧下颌骨体骨折；右侧眶壁骨折；右面部软组织裂伤清创缝合术后；面部外伤畸形。

知识点

**颌面骨折的临床分类**

1．上颌骨骨折

（1）水平骨折（图 15-2-1）

Le Fort Ⅰ型骨折：又称上颌骨低位骨折或水平骨折。骨折线从梨状孔水平、牙槽突上方向两侧水平延伸至上颌翼突缝。

Le Fort Ⅱ型骨折：又称上颌骨中位骨折或锥形骨折。骨折线自鼻额缝向两侧横过鼻梁、内侧壁、眶底、颧上颌缝，再沿上颌骨侧壁至翼突。

Le Fort Ⅲ型骨折：又称上颌骨高位骨折或颧弓上骨折。骨折线自鼻额缝向两侧横过鼻梁、眶部，经颧额缝向后达翼突，形成颅面分离，常使面中部凹陷、变长。

（2）矢状骨折

2．下颌骨骨折分类（图 15-2-2）　颏及颏旁骨折、下颌体骨折、下颌角骨折、升支及喙突骨折、髁状突骨折。

3．颧骨、颧弓骨折分类　颧骨骨折、颧弓骨折、颧骨 - 颧弓联合骨折及颧骨 - 上颌骨复合体骨折。

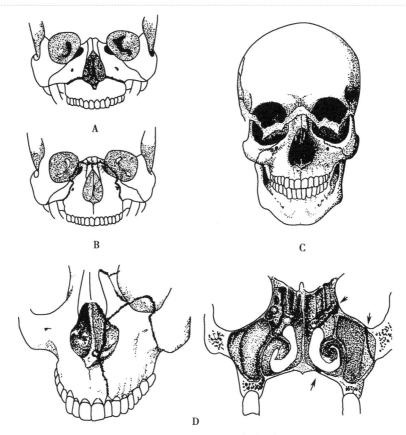

图 15-2-1 Lefort 骨折分型

A. LeFort Ⅰ型骨折；B. LeFort Ⅱ型骨折；C. LeFort Ⅲ型骨折；D. 矢状骨折（箭头）

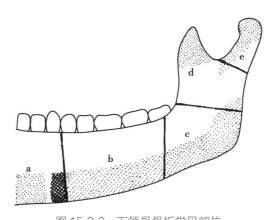

图 15-2-2 下颌骨骨折常见部位

a. 颏及颏旁骨折；b. 下颌体骨折；c. 下颌角骨折；d. 升支及喙突骨折；e. 髁状突骨折。

【问题4】 根据目前临床查体和检查，如何就患者的具体情况制订相应的治疗方案？

思路1：解剖复位是骨折治疗中首先要考虑的问题，只有当条件所限不能解剖复位时，才考虑进行功能复位。此患者已受伤6d，骨折断端已建立纤维连接，导致错位愈合，故选择开放复位方法。

---

知识点

**骨折复位的基本方法**

1. 手法复位 适用于骨折早期，一般为骨折1周以内，骨折断面尚未发生纤维愈合的牙槽突骨折、下颌骨简单骨折、上颌骨区段和低水平骨折等。方法是在局麻下，用手直接将骨折段推至骨折前位置。

---

2. **牵引复位** 适用于骨折早期，一般为骨折1～2周内，断端尚未或已经发生纤维愈合的单发、双发、有明显移位的下颌骨骨折、上颌骨区段、低水平位、单纯下移位的骨折，以及髁状突骨折伴颌关系紊乱者。方法多采用颌间固定，有时也采用头颅牵引。

3. **开放复位** 适用于骨折晚期，一般为骨折2～4周以上，断面已发生纤维性或骨性错位愈合，以及各种开放性的、多发的、需要进行内固定的骨折。方法是手术暴露骨折断端，沿骨折线重新凿开骨折，清除断面间纤维及骨痂组织，使骨折断端游离并对位。开放骨折的复位顺序：颧骨、上颌骨和下颌骨复合性骨折应按照"先下、后上、再中间"的顺序进行。先下，即由下而上，从关节到颌关系，再到LeFort I 型骨段；后上，即由上而下，从颅底到颧骨再到上颌骨，由外向内，从颧弓到颧骨再到上颌骨；再中间，即在上颌骨中间骨折线处合拢，如果垂直力柱能够准确对合，说明复位完善。

4. **截骨复位** 适用于上颌骨高位水平骨折、垂直骨折、颧骨陈旧性骨折、下颌骨陈旧性骨折伴骨畸形和骨缺损者。复位不按原骨折线凿开，而是根据功能标准（牙颌关系）和面形要求进行截骨，然后按设计移动骨块做矫治复位，手术多采用正颌手术术式。

**思路2**：选择合适的手术时机对于患者的治疗尤为重要，此患者伤后6d，软组织仍处于肿胀期，不适宜立即手术，应在肿胀消退后，尚未形成骨性错位愈合之前行手术治疗。

---

知识点

### 开放复位手术时机的选择

颌面骨骨折的最佳治疗时间是伤后24h之内或伤后7～14d。根据临床观察，一般上颌骨伤后3周，下颌骨伤后4周接受治疗，仍可能按照伤前的骨折线完成解剖复位，超过该时间阶段的骨折称为陈旧性骨折。由于颌面部骨折常伴有颅脑损伤及其他复合伤，如脑脊液鼻漏、耳漏，为确保患者安全，一般患者病情平稳后再转入专科行对症处理。

---

**思路3**：此患者原有面部多发裂伤，我们可以借此扩大以显露骨骼；同时可选取口内入路、耳屏前入路及眶周皮肤小切口入路。

---

知识点

### 颌面部骨折常用的手术入路

选择正确的手术入路是保证颌面部骨折手术成功的关键。正确的手术入路可以充分显露手术所涉及的骨骼，使手术变得简单而顺利。切口的选择上要遵循许多原则，首先优先考虑面部的美观；其次，考虑面部表情所涉及的肌肉和神经；再次，切口和入路过程要避免损伤由颅内发出或面部软组织内的重要感觉神经；此外，还要考虑患者年龄、特定的解剖特征以及患者的期望值。

常用的手术入路方式有：

1. 口内入路。

2. 颌下及颌后入路。

3. 耳屏前入路。

4. 眶周皮肤小切口入路 ①眉弓切口；②内眦切口；③下睑下缘切口。

5. 头皮冠状切口。

---

【**问题5**】 若此患者术后仍存在咬合欠佳，应如何解决？

**思路**：颌间固定可以较好地恢复骨折前颌关系，并将这种关系保持直到骨折愈合。方法是借助钢丝和牙弓夹板，依据颌关系，将上下颌骨结扎在一起的口内固定技术。此患者已有术后咬合关系紊乱，需行颌间弹性牵引复位固定术。采用橡皮筋牵引较钢丝结扎固定可提高患者耐受适应，且对颞下颌关节损伤较小。

知识点

## 颌间弹性牵引复位固定术的注意事项

1. 如欲同时行骨间固定术时，颌间牵引应在骨间固定术之前施行。

2. 可根据咬合情况，适当调整橡皮圈牵引方向或增加橡皮圈数。咬合恢复后1～2d，可采用不锈钢丝结扎固定上下颌牙弓夹板。

3. 有上颌骨骨折的病例，颌间牵引期需辅以颅颌弹性绷带固定。

4. 一般于术后4～6周拆除牙弓夹板。对髁状突骨折病例，可在2周后将颌间持续弹性牵引改为夜间弹性牵引。

【问题6】 若此患者术后仍存在张口受限，应如何解决?
思路:此患者存在张口受限，术后应早期进行张口训练。

知识点

## 预防张口受限的措施

1. 在伤后将移位的骨折片及早复位、固定。

2. 口腔内因组织缺损过多不能关闭、缝合的创面，应做游离植皮修复，防治瘢痕挛缩。

3. 颞下颌关节损伤后，应早期进行无痛性功能运动，不仅有利于摄取食物、维持营养、缩短代谢紊乱期，而且有利于关节、肌肉康复，实现动静结合。

# 第十六章 唇 腭 裂

## 第一节 先天性唇裂及腭裂

### 一、先天性唇裂

唇裂（cleft lip）是口腔颌面部最常见的先天性畸形之一，是在胚胎发育过程中，受遗传和环境因素的影响，上颌突与球状突未融合或融合不全，导致唇部出现不同程度的裂隙，多伴发鼻畸形，且常合并腭裂及牙槽突裂。唇裂的通常诊疗环节：

1. 详细询问患者月龄或年龄，了解其口腔功能是否受影响。
2. 查体时检查唇部裂隙、鼻畸形及上颌骨畸形，注意其营养发育、呼吸及心脏系统情况以及是否伴有身体其他部位的畸形。
3. 结合病史、临床表现及相关的辅助检查，明确诊断，评价畸形程度。
4. 根据患者的畸形程度，制订个性化的诊疗方案。
5. 治疗前后收集完整的病例资料（文字、图像或视频），定期随访，评价恢复情况。
6. 应密切随访并指导患者进行序列治疗。

【临床关键点】
1. 病史及临床表现是诊断先天性唇裂的必要条件。
2. 先天性唇裂的治疗应强调以外科手术为主的综合治疗。
3. 围手术期的治疗与护理对患儿术后恢复及效果具有重要意义。
4. 坚持序列治疗是关键，能够减少并及时修正发育及术后畸形。

左侧不完全唇裂
整复术（视频）

临床病例

患儿，女性，3个月，以"发现左侧唇部一裂隙3个月"为主诉于门诊就诊。患儿3个月前出生时家属即发现其左侧唇部一裂隙，直至鼻底，母乳喂养，吸吮困难，无明显吞咽困难，未经任何诊治。患儿母亲否认怀孕期间患病及用药史，家族中无人患同样疾病。门诊查体可见：患儿一般状态可，体重5.5kg，左侧唇部可见一裂隙，自红唇至鼻底全层裂开，左侧鼻翼扁平塌陷，鼻翼外侧脚向外下方移位，鼻小柱短小，鼻尖向右侧偏斜。腭部及牙槽部未见裂隙。

【问题1】 根据门诊病历记录，该患儿的诊断应该是什么？
根据患儿家属的主诉和临床查体，应该能够明确诊断为"先天性左侧完全性唇裂"。
思路1：先天性唇裂的确切病因和发病机制，尚未彻底明确，可能为多种因素共同影响而非单一因素所致。因此问诊时，应该注意询问患儿母亲在怀孕前3个月的病史，并注意家庭直系或旁系亲属的类似疾患的患病情况。

知识点

**先天性唇裂的病因**

1. 营养缺乏　在怀孕前3个月的营养缺乏，特别是维生素的缺乏目前被认为是引起先天性唇裂畸

225

形的一个重要原因。

2.药物影响 多种药物进入母体后可通过胎盘进入胚胎,某些药物如反应停、阿司匹林、某些抗生素及皮质激素类药物等可使胎儿畸形的发生率增加。

3.感染和损伤 母亲怀孕早期患风疹等疾病,常易致胎儿畸形。

4.遗传因素 在临床上,常有家族中多成员患有先天性唇裂的病例,遗传学研究认为唇裂属于多基因遗传性疾病。

5.其他 孕妇情绪、抽烟酗酒及放射线等因素也能够引起胎儿发生先天性唇裂。

思路2:患儿出生即被发现左侧唇部一裂隙,由红唇直至鼻底,这对明确患儿的唇裂分类具有重要作用。

知识点

### 先天性唇裂的分类

1.单侧唇裂 包括单侧完全性唇裂(裂隙累及整个上唇全层直至鼻底)和单侧不完全性唇裂(裂隙未至鼻底)。

2.双侧唇裂 包括双侧完全性唇裂(双侧裂隙均累及整个上唇全层直至鼻底)、双侧不完全性唇裂(双侧裂隙均未至鼻底)和双侧混合性唇裂(一侧为完全性唇裂,另一侧为不完全性唇裂)。

思路3:先天性唇裂的诊断主要依靠病史和症状诊断,临床上需要仔细地观察并记录,这有助于对先天性唇裂进行诊断及分类。

知识点

### 先天性唇裂的主要临床表现

1.单侧唇裂畸形临床表现

(1)唇部裂隙畸形:出现不同程度的患侧上唇裂隙,可累及红唇、白唇及鼻底,常伴有腭裂、牙槽突裂。

(2)鼻部畸形:患侧鼻孔扁平宽大,鼻翼塌陷并向下外侧移位、鼻尖偏向健侧、鼻中隔偏曲。

(3)上颌骨畸形:患侧上颌骨发育不足,骨段错位。

2.双侧唇裂畸形临床表现

(1)两侧上唇不同程度的裂隙,可累及红唇、白唇及鼻底,常伴有腭裂、牙槽突裂。

(2)伴有牙槽突裂者,前唇大多仅与鼻小柱相连,鼻小柱非常短小或消失,双侧鼻翼扁平塌陷并向后下移位。

(3)伴有牙槽突裂和腭裂者,前颌骨前突并偏向一侧,也可以出现旋转或垂直向上移位。

【问题2】 目前患儿的诊断已明确,应采取何种治疗方案?

思路1:该患儿上唇存在裂隙,鼻部存在畸形,影响美观及吸吮功能,需要通过外科手术进行治疗。

知识点

### 唇裂修复术的目的及原则

1.唇裂修复术的目的 恢复上唇及鼻部的正常形态和生理功能。

2.唇裂修复术的原则

(1)使移位的组织恢复并保持在正常的位置。

(2)用与缺损组织相同的组织修复缺损。

（3）注意上唇细微解剖结构，如人中嵴、红唇缘、唇珠的重建。

（4）应强调上唇的功能性重建。

（5）同期考虑纠正并恢复两侧鼻翼位置对称性。

（6）避免对上颌骨的不良损伤。

思路 2：唇裂修复术术式有很多种，目前广泛使用的单侧唇裂外科整复方法有 Tennison 下三角瓣法和 Millard 旋转推进瓣法。两种术式各有其优缺点，就最大限度地保存上唇精细解剖标志，恢复组织移位使唇裂修复合乎生理性原则这一方面而言，以 Millard 旋转推进瓣法更受推崇。

知识点

**唇裂修复术**

1. 单侧唇裂修复术

（1）Tennison 三角瓣法：此法由于缺点明显，故现临床上已很少应用，但该方法的设计原则仍被应用而创造出一些新的术式。

优点：保留了原来的唇弓形态，唇峰形态较好，切除组织量少，特别适用于裂隙宽大的单侧完全性唇裂。

缺点：由于下三角瓣的插入，术后瘢痕破坏了人中部的自然形态，患侧唇部明显长于健侧。

手术设计（图 16-1-1）：1 点为健侧唇峰点，2 点为人中切迹，在健侧裂隙的唇缘定点 3，2～3=1～2。裂隙缘两旁鼻底线上定点 5 和点 6，点 5 至鼻小柱基部距离与点 6 至鼻翼基部距离之和等于健侧鼻底宽度。在健侧鼻底线中点定点 4，自点 3 向健侧定点 7，3～7+3～5=4～1，但不要超过健侧人中嵴。5～3～7 角度通常呈 90°～120°。患侧红唇最厚处红唇缘定点 8，裂隙外侧皮肤定点 9，6～9=5～3，8～9=3～7，在 9 点裂隙侧定点 10，8～10=9～10=3～7，连接 5～3～7 及 6～9～10～8。

（2）Millard 旋转推进法：

优点：切除组织少，鼻底封闭较好，鼻小柱偏斜畸形可获得较好的矫正；患侧唇部中下分的瘢痕类似人中嵴的形态；唇弓形态较好。

缺点：定点灵活性较大，初学者不易掌握，对于完全性唇裂，修复后患侧唇高常短于健侧。

手术设计（图 16-1-2）：1 点为健侧唇峰点，2 点为人中切迹，在健侧裂隙的唇缘定点 3，2～3=1～2。患侧裂隙红唇最厚处相当于唇峰处定点 4，鼻小柱健侧基部定点 5，裂隙缘两旁鼻底线上定点 6 和点 7，点 6 至鼻小柱基部距离与点 7 至鼻翼基部距离之和等于健侧鼻底宽度。在相当于鼻底水平线的稍下外方定点 8，自点 5 横过鼻小柱基底下方向点 3 画一弧线，下段与健侧人中嵴平行。再从点 3 沿皮肤黏膜交界线至点 6 连线，自点 7 向点 4、点 8 连线，切开后分别形成 A 瓣、C 瓣和 B 瓣，旋转推进至既定位置后，使 C 瓣尖端 3′～3=8～4，确定 8 点位置。

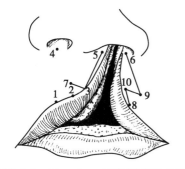 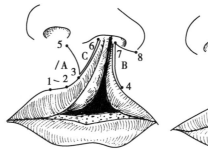 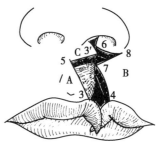

图 16-1-1　Tennison 三角瓣法手术设计　　　图 16-1-2　Millard 旋转推进法手术设计

2. 双侧唇裂修复　双侧唇裂修复术一直是整形外科的较为复杂且争议较大的手术，临床上并没有统一经典的手术术式，但不论采用怎样的治疗方案，都应遵循以下原则：

（1）利用整个前唇来形成唇中或上唇的部分。

（2）将前唇组织的唇红翻转后用作衬里。

（3）前唇部的唇红将用两侧带肌肉的唇红瓣再造。

（4）正中部的唇红嵴将来自两侧的唇组织。

（5）尽量不要将两侧唇部皮肤放置到前唇的下部。

（6）用正畸、颌板等非手术手段使前颌骨后退，可以较好地一期修复张力过高的双侧完全性唇裂；对前突的前颌骨以及两侧退缩在后的上颌骨，应通过口腔正畸纠正并扩弓。

手术方法：

（1）直线缝合法：适用于双侧部分或完全性唇裂，婴幼儿和前唇较长的成年人。

缺点：术后人中形态不自然，过于宽大，鼻小柱过短，鼻尖塌陷。

手术设计（图16-1-3）：位于鼻小柱根部外侧为3点，2点位于前唇缘相当于两侧唇峰的位置。前唇缘中点为1点，2~3连线参考正常人中嵴位置调整。侧唇定点4，不仅定于侧唇的红唇最厚处，可用下唇1/2宽度或接近此宽度，由口角测量而定出点4。沿红唇皮肤嵴向上连线至点5。

（2）叉形瓣修复法：适用于双侧部分或完全性唇裂，伴有鼻小柱短缩和鼻尖塌陷的婴幼儿和前唇较长的成年人。

手术设计（图16-1-4）：在前唇中线与唇红缘交点定点1，在其外侧两唇红缘定点2，1~2=2~3mm，2即术后唇峰位置，鼻小柱基部外侧定点3，侧唇唇红最厚处定点4，使点4至同侧口角距离与对侧相等，点4上方2~3mm处定点5，4~5=1~2。鼻底裂隙两侧分别定点6和点7，6~3距离与点7至鼻翼基部距离之和即为修复后鼻底宽度，并在鼻翼基部下方定点8。

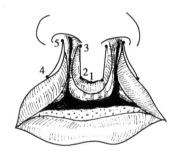

图16-1-3 直线缝合法手术设计

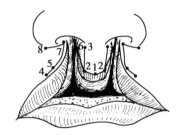

图16-1-4 叉形瓣修复法手术设计

【问题3】 现经过临床判断，已决定为患儿施行改良式 Millard 旋转推进瓣法唇裂修复术，围手术期应进行哪些术前准备和术后处理，以及可能出现的并发症和预防及治疗措施？

思路1：尽管唇裂修复术属于治疗性手术，但其也符合择期手术范围。因此，术前必须进行详细的术前检查，排除手术及麻醉禁忌证，从而保证手术的安全性，降低术后并发症的出现概率。

知识点

**唇裂修复术术前准备**

1. 最佳手术时机 单侧唇裂3~6个月；双侧唇裂6~12个月。

2. 术前检查

（1）患儿体重超过5kg。

（2）血、尿、便常规，血红蛋白大于10g/dl；白细胞低于 $10 \times 10^9/L$。

（3）凝血功能检查，凝血时间应正常。

（4）心电图和胸部X线检查无异常。

（5）肝肾功能和血离子检查正常。

3. 术前准备

(1)术前 1 周开始练习使用汤匙喂养,从而使患儿术后适应这种进食方式。

(2)术前 6h 起禁食禁水,手术尽量在上午进行。

(3)术前做局部皮肤准备。

(4)手术前 30min 钟肌内注射阿托品类抑制腺体分泌药物。

4. 麻醉选择 应以安全和保证呼吸道通畅为原则,施行气管插管全身麻醉。

思路 2:唇裂修复术的术后处理极其重要,有时甚至直接影响着患儿术后效果以及是否出现并发症。

知识点

**唇裂修复术术后处理**

1. 患儿全身麻醉清醒后 4h,可用汤匙给予少量水或奶。

2. 唇部创口术后当天覆盖敷料,第 2 天予以暴露,每日以 0.5% 氯己定清洁创口。

3. 使用自制唇弓至少 10d,以减少切口张力,并防止与外物碰触。

4. 术后应给予适量抗生素,预防感染。

5. 术后适量补液。手术当日视液体缺失情况适当补液,术后第 1 天起,患儿逐渐恢复饮食量,对补液量应逐渐进行调整。若患儿恢复正常饮食,即可以不再补液。

6. 愈合良好的创口,可在术后 5~7d 拆除缝线,唇部及口腔内缝线可稍晚拆除或任其自行脱落。若个别缝线周围出现感染征象,应该提早拆除。

思路 3:由于患儿年幼抵抗力较差,术后有可能出现全身或局部的并发症,应予以及时冷静地处理,以免引起更加严重的后果,但更重要的措施在于预防。

知识点

**唇裂修复术后并发症及处理**

1. 误吸、窒息 患儿麻醉未醒时,可能因麻醉反应出现呕吐,从而引起误吸、窒息,严重者危及生命。预防措施:应在术后将患儿头偏向一侧,严密观察,保持呼吸道通畅。

2. 肺炎 患儿年幼抵抗力较差,加之手术创伤,术后容易合并肺炎,重者危及生命。一旦出现高热等症状,必须高度重视,予以对症抗炎及支持治疗,必要时请儿科医生会诊。预防措施:术前必须详细了解患儿全身状态,选择患儿最佳手术时机。

3. 切口感染 术后切口一旦出现感染,应给予局部消毒处理,全身应用抗生素。可能原因为:合并全身感染、鼻腔分泌物污染,切口张力过大,切口外物污染等。预防措施:加强术前准备,术中严格无菌操作,术后给予抗生素预防感染,术后保持切口清洁。

4. 切口裂开 可能原因为:切口感染、切口张力过大,术后患儿哭闹,拆线过早,患儿早期吸吮等。切口一旦裂开,不宜立即修复,应待 6~12 个月后修复。预防措施:加强切口护理,预防感染。术中复位,口轮匝肌,术后可考虑佩戴唇弓防止切口张力过大;尽量防止患儿术后哭闹,以汤匙喂养;术后 5~7d 拆线。

【问题 4】 目前患儿已安全顺利完成手术,切口已拆线,愈合良好,准备出院,应如何向家属进行出院指导?

思路:先天性唇裂患儿接受唇裂修复术后并非一劳永逸,对其治疗应贯彻始终,术后可配合非手术治疗方法(如涂瘢痕软化膏合并局部按摩)以期获得更好的术后效果。

唇裂伴有腭裂或牙槽突裂患儿必须定期门诊复查,接受随访,并根据医生建议适时进行序列治疗(详见

"先天性腭裂"），才能获得更满意的远期效果。单纯唇裂（不伴有腭裂或牙槽突裂）患儿术后亦可能出现鼻唇部畸形，需要二期手术治疗。

### 二、先天性腭裂

腭裂（cleft palate）是一种较为常见的口腔颌面部畸形，可单独发生，也可并发唇裂。腭裂不仅有软组织畸形，大部分腭裂患者还可伴有不同程度的骨组织缺损和畸形，在吮吸，进食及语言等生理功能障碍方面远比唇裂严重。由于颌骨生长发育障碍还常导致面中部塌陷，严重者呈碟形脸，咬𬌗错乱（常呈反𬌗或开𬌗）。腭裂的通常诊疗环节：

1. 详细询问患儿病史，临床表现，治疗情况，进食情况，近期是否有感染等。
2. 查体时检查患儿体重、营养状态、扁桃体大小、吸吮功能、是否存在腭裂音质、听力、牙齿咬𬌗关系、颌骨发育。
3. 结合病史、临床表现及相关的辅助检查，明确诊断，评价病损程度。
4. 根据患者的病损程度和组织量特点，制订恰当的诊疗方案，指导术前患儿的喂养。
5. 治疗前后收集完善的病例资料（文字、图像或视频），定期随访，评价恢复情况。
6. 对于治疗效果欠佳的病例，分析可能原因，制订进一步的治疗方案，给予序列治疗及语音训练等。
7. 腭裂修复术后存在腭咽闭合不全者，可辅助实施腭咽闭合不全矫正术。

【临床关键点】
1. 病史及临床表现是诊断先天性腭裂的必要条件。
2. 腭裂修复术是治疗先天性腭裂唯一的治疗手段。
3. 围手术期的治疗与护理对患儿术后恢复及效果具有重要意义。
4. 腭裂整复术后语音训练及对腭咽闭合不全的纠正对于患者发音音质的改善具有极为重要的作用。
5. 坚持序列治疗是关键，能够减少并及时修正发育及术后畸形，改善患者发音音质。

临床病例

患儿男性，9个月余，以"腭部裂隙9个月余，唇裂畸形整复术后3个月余"为主诉于门诊就诊。患儿9个月前出生时家属即发现其唇腭部存在裂隙，伴鼻部形态不良，吸吮力欠佳，无明显吞咽困难。3个月前行"双侧唇裂，鼻唇畸形整复术"，术后恢复良好，现患儿家属为求行腭部裂隙整复手术入院。患儿余生长发育基本正常，进食时家属观察到有液体自鼻孔流出，无明显呛咳。患儿母亲否认怀孕期间患病及用药史，患儿父亲为先天性单侧不完全性唇裂。门诊查体可见：患儿一般状态可，体重7.1kg，双侧唇裂术后外观，前唇瓣长约7.5mm，白唇可见两条纵向瘢痕，色红质韧，鼻尖部扁平，双侧鼻孔基本对称。腭部可见裂隙，自软腭至双侧牙槽突，可见犁骨结构。

【问题1】 根据门诊病历记录，该患儿的诊断应该是什么？
根据患儿家属的主诉和临床查体，应该能够明确诊断为"先天性双侧完全性腭裂"。

思路1：腭裂与唇裂一样是口腔颌面部常见的先天性畸形，它可单独发生也可与唇裂同时伴发。与先天性唇裂相同，腭裂的确切病因和发病机制，尚不彻底明确，但认为与妊娠期食物中营养缺乏、内分泌异常、病毒感染及遗传因素有关。根据患儿病史及查体所见，可明确诊断。

---

知识点

#### 先天性腭裂的分类

至今在国内外尚未见统一的腭裂分类方法，但根据硬腭和软腭部的骨质、黏膜、肌层的裂开程度及部位，多采用以下临床方法进行分类：
1. 软腭裂  仅软腭裂开，有时只限于悬雍垂。
2. 不完全性腭裂  软腭完全裂开伴有部分硬腭裂。

3. 单侧完全性腭裂　裂隙自悬雍垂至切牙孔完全裂开，并斜向外侧直抵牙槽突，与牙槽裂相连。

4. 双侧完全性腭裂　常与双侧唇裂同时发生，裂隙在前颌骨部分，各向两侧斜裂，直达牙槽突；鼻中隔、前颌突及前唇部分孤立于中央。

思路2：先天性腭裂的诊断主要依靠病史和查体，了解腭裂临床表现特点，可助于明确诊断。

知识点

### 先天性腭裂的主要临床表现

1. 吸吮功能障碍　由于患儿口鼻相通，口腔内不能产生负压，因此患儿无力吸吮母乳或者乳汁从鼻孔溢出。

2. 腭裂语音　这种语音特点是：发元音时气流进入鼻腔，产生鼻腔共鸣，发出的元音很不响亮而带有浓重的鼻音（过度鼻音）；发辅音时，气流从鼻腔漏出，发出的辅音很不清晰而且软弱（鼻漏气）。

3. 口鼻腔卫生不良　由于口鼻腔直接相通，鼻内分泌物可流入口腔，口腔内食物也可反流到鼻腔和鼻咽腔。

4. 牙列错乱　完全性腭裂往往伴发完全性唇裂，牙槽裂隙较宽，唇裂修复后，患侧牙槽骨向内塌陷，牙弓异常，同时，裂隙两侧牙萌出时缺乏应有的骨架支持而错位萌出，由此而导致患者的牙列紊乱。

5. 听力降低　腭裂造成的肌性损害，使咽鼓管开放能力较差，引流不畅，易患分泌性中耳炎。因此腭裂患儿非化脓性中耳炎的发生率较高，部分患儿常有听力降低。

6. 上颌骨发育不良　有相当数量的腭裂患者常有上颌骨发育不足，随年龄增长而越来越明显，导致反𬌗或开𬌗及面中部凹陷畸形，其原因：①唇腭裂本身伴有先天性上颌骨发育不足；②腭裂手术对上颌骨发育的影响，手术年龄越小，手术损伤对上颌骨发育影响越大。

【问题2】　目前患儿的诊断已明确，其治疗方案有哪些？

思路：腭裂的治疗是一个复杂的过程，需要整形外科、口腔颌面外科、口腔正畸科、语音训练科、精神及心理科等多方面的专家共同协作才能取得满意的效果。

知识点

### 腭裂的治疗原则

腭裂的治疗原则是应采取综合序列治疗（systematic treatment）来恢复腭部的解剖形态和生理功能，重建良好腭咽闭合和获得正常语音；对面中部有塌陷畸形、牙列不齐和咬𬌗紊乱者也应予以纠正，改善他们的面容和恢复正常的咀嚼功能；对有鼻耳疾患的患者应及时治疗，以防听力障碍。有心理障碍的患者更不应忽视对他们进行精神心理治疗，从而使腭裂患者达到身心健康。为此，治疗方法除外科手术以外，还需采用一些非手术治疗，如正畸治疗、缺牙修复、语音训练以及心理治疗等。

知识点

### 腭裂的手术治疗

1. 手术的目及要求　腭裂手术修复是序列治疗措施中的关键，其目的主要是：整复腭部的解剖形态；恢复腭部的生理功能，重建良好的"腭咽闭合"。为了达到上述目的，对于所选用的手术要求应是：封闭裂隙；将移位的组织结构复位；将分裂的肌纤维复位后准确对位缝合；减少手术创伤；要妥善保留与腭部的营养和运动有关的血管、神经和肌的附着点；术后的软腭要有适当长度、相当高度以及灵活的动度；手术方法简便，以及确保患儿的安全。

2. 手术年龄 关于施行腭裂修复术最合适的手术年龄问题，目前国内外尚有争议，其焦点是：手术后的语音效果和手术对上颌骨发育的影响。目前，多数学者主张早期进行手术，在8~18个月左右手术为宜。

3. 手术方式 腭成形术。

基本手术操作不管何种腭裂整复手术方法，除切口不同外，其基本操作和步骤大致相同。目前普遍应用的仍是简单的改良兰氏腭裂修复术。其手术原理是制作裂隙两侧的双蒂瓣，使其向中间移位，将两瓣在中线缝合后封闭腭部的裂隙。

简单手术步骤如图16-1-5：

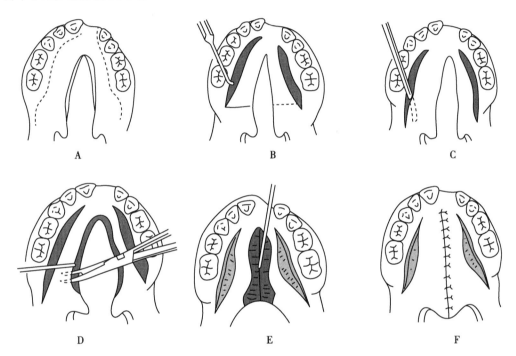

图 16-1-5 腭成形术手术步骤示意图

A. 切开黏膜；B. 形成硬腭黏膜骨膜瓣；C. 松懈腭大血管神经束；D. 切断或剪断腭腱膜；E. 分离鼻腔侧黏膜；F. 缝合。

（1）体位：患儿平卧，头后仰垫肩。

（2）面部常规消毒，铺巾。口腔内冲洗，消毒。上开口器。

（3）局部注射肿胀液 适量肾上腺素0.25%~0.5%利多卡因或生理盐水局部浸润注射。

（4）切口：沿硬腭的齿龈缘旁开2~3mm切开黏膜，深达骨膜深层。向后直到上颌结节，再弯向外侧，绕过后磨牙向外向后延伸切口。切开两侧裂隙缘，显露软腭的肌肉，前端横过硬腭转向裂隙，与裂缘切口重叠。

（5）形成硬腭黏膜骨膜瓣：切开硬腭后在骨膜下分离黏膜骨膜瓣，边分离边用加适量肾上腺素盐水小纱布压迫止血。分离至硬腭骨后缘时需注意不要损伤腭大血管神经束。两侧分别进行边分离边止血，形成两块硬腭的黏膜骨膜瓣。

（6）松解腭大血管神经束：对裂隙小于1/3腭宽者可省略此步骤。裂隙宽度等于或大于腭宽1/3者需要松解腭大血管神经束。在腭大孔穿出的腭大血管神经周围钝性分离其外周组织，切勿损伤血管神经束。在磨牙后内显露翼钩和腭帆张肌，稍加钝性分离，凿断翼钩，即可使两侧黏膜骨膜瓣向内松解，缝合时可无张力，保证切口愈合。

（7）切断或剪断腭腱膜：在软硬腭交界处，将黏骨膜瓣拉向外后侧，显露腭腱膜，延腭骨后缘剪断腭腱膜，同时也有利于异位的腭肌向后，向正中向复位。

（8）分离鼻腔侧黏膜：延硬腭裂隙边缘切口鼻侧面充分分离，使两侧鼻腔黏膜松弛，能在中央缝合，以消灭鼻腔创面。

（9）缝合：两侧黏膜骨膜瓣和犁骨黏膜瓣成形缝合后，缝合悬雍垂及软腭鼻侧黏膜，在鼻侧打结。然后缝合肌层，使裂开的肌肉在中央缝合牢靠，恢复其正常的解剖结构。最后缝合口腔侧的软硬腭的黏膜层，结打在口腔侧。多采用 3-0 尼龙单丝线缝合。

（10）创口填塞：用内包裹碘仿的油纱布条填塞于两侧松弛切口处。

除上述改良兰氏手术方法外，还有许多方法延长软腭，如：单瓣后推术、双瓣后推术、犁骨黏膜瓣修复术、提肌重建术、逆向双"Z"形瓣移位术、软腭裂的岛状瓣手术、Brian Sommerlad 法等。

【问题3】 现决定为患儿施行腭裂修复术，围手术期应进行哪些术前准备和术后处理，以及可能出现的并发症？

思路：腭裂整复术较唇裂整复术复杂，操作较难，手术时间较长。创伤较大、失血较多：术后并发症也较严重，所以术前周密准备，术后妥善护理和处理并发症是非常重要的。

---

知识点

### 腭裂修复术术后护理

腭裂手术后，宜使病儿屈膝、侧卧，头侧位或头低位，以便口内血液或涎液流出。患儿清醒后，才能拔除气管内插管。

患儿完全清醒 4h 后，可喂以少量糖水，观察半小时，如无呕吐可进流食。流质饮食维持至术后 2 周，半流质 2 周，4 周后可进普食。

注意术后出血。

保持术后口腔清洁，鼓励患儿食后多饮水，有利于保持口腔卫生和创口清洁。避免过度哭闹及抓挠，碰撞伤口部位。术后 5～6d 可撤除创口内碘仿油纱条，腭部创口缝线于术后 2 周拆除或任其自行脱落。

腭裂术后常规应用抗生素 2～3d，如发热不退或已发现创口感染，抗生素的应用时间可适当地延长。

为了术后有利保持口腔清洁，可用呋麻滴鼻液滴鼻，2～3 次/d。

---

知识点

### 腭裂修复术后并发症

1. 咽喉部水肿　由于气管内插管的创伤或压迫，以及手术对咽部的损伤，都可能导致咽喉部水肿，造成呼吸和吞咽困难，甚至发生窒息。

2. 出血　术后 24～48h 内注意早期出血，及其术后一周左右的继发出血。

3. 感染　严重感染机会较少，多为局部感染。因此术后除全身应用抗生素外，术前要清洁口腔和鼻腔，术后早期漱口，不断清洁口腔、鼻腔等。

4. 伤口裂开　缝合后张力过大、感染、咳嗽、较早吃硬的食物等都可引起伤口裂开，因此术中要无张力缝合，术后预防感染发生，注意围手术期护理。

有些较小的术后穿孔，常可随创口愈合而自行缩小闭合。因局部组织脆弱和血供不良，缝合后常会再次裂开，因此不应急于立即再次手术缝合，建议术后 6～12 个月，嘱患者复诊再行二期手术为好。

【问题4】 患儿术后切口愈合良好，吸吮进食功能明显改善，但腭裂音质仍很明显，如何制订进一步的治疗方案？

思路 1：术后 3～4 周即可开始练习腭咽闭合功能，如用捏鼻鼓气、吹肥皂泡等方法；继而可按顺序练习母音、子音的发音,拼读单字及读书谈话等。完全的腭咽闭合是正常语音的基本条件,但具有正常的腭咽闭合并不等于能具有正常的语音,特别是在 4 岁后手术的腭裂患者,即使手术能达到完全的腭咽闭合,几乎所有的患儿仍遗留有由于已形成的不良语音习惯而致的特有的腭裂语音。手术时间越晚,患者的代偿性不良语音习惯就越严重,矫治就越困难。

---

知识点

### 语音治疗

造成语音障碍的原因包括腭咽闭合不全、不良语音习惯、听力障碍、语言学习能力障碍、错聆等,治疗简易流程见图 16-1-6。

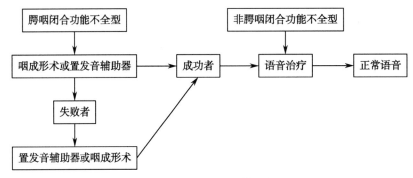

图 16-1-6　语音治疗简易流程

治疗前的准备工作:①增强腭咽闭合功能的训练:按摩软腭(用中指腹沿着瘢痕边缘按摩硬腭及软腭前部,利于瘢痕软化)、练习发"啊"音、增加口腔内压力(强化的吹气和鼓气训练,开始可捏鼻子,后期放开鼻子)、吹水泡训练(用吸管在杯子里吹水泡,不能堵住鼻子,若一口气能吹 20s 以上即可进行语音训练)。②增强呼气功能锻炼。可练习吹口琴、笛子等,训练持续而有节制的呼气。③语音障碍检测:通过辩听、语图仪、计算机语音工作站等检测分析语音障碍的特点,制订个性化语音治疗计划。

治疗方法:

1. 唇、舌等发音器官功能练习　①唇运动功能训练:如圆唇、咧唇交替练习,或双唇紧闭,突然开放等;②舌运动功能训练:常用有勾舌、卷舌、顶舌、刮舌、弹舌、伸舌和缩舌等练习。

2. 语音训练　从音素(元、辅音),音节及词组训练逐步进行。一般从前到后(构音点),从易到难,循序渐进展开,如按:p、b 到 t、d 到 x、q 到 c、s 到 j、z 到 k、g,以后可以加入 a,一般不宜加 i,因为 i 容易鼻音化,增加了治疗难度。

适应证:①手术后获得良好的腭咽闭合功能;②咽成形术成功,但不良发音习惯已经养成,需语音治疗给予纠正;③患儿能配合,年龄一般 4 岁以上;④排除中等听力障碍、舌系带过短等因素;⑤患儿智商基本正常;⑥术后 1 个月开始语音治疗;⑦手术后仍存在腭咽闭合不全,再次手术有困难时,可采用发音辅助器配合语音训练。

---

**思路 2:**患儿本阶段治疗结束后,还需要进行哪些治疗?分别在什么时候进行?

---

知识点

### 腭裂的序列治疗

腭裂的序列治疗是根据唇腭裂患者治疗和健康恢复的要求,组织由多学科专家共同组成专门的治疗组,共同检查、讨论研究计划对各种治疗方法避害就利,循序渐进地从患儿出生到生长发育成熟,实施动态地、连续性地观察与治疗,最终达到使患者无论在形态与功能还是心理上,均能达到与正常人一样或接近一致的治疗目的。一个有效的唇腭裂序列治疗组至少应由整形外科医师(或口腔颌面外科医师)、正畸科医师和语音病理学医师组成,更全面的治疗组还应包括妇产科医师、儿科医师、耳鼻喉科医师、麻醉科医师、修复科医师、儿童口腔科医师、遗传学、心理学和其他社会工作者等多个专家共同参与。

序列治疗的主要内容:

1. 新生儿期 佩戴塑料腭护板,便于饮食,提高喂养的质量和速度,为患儿父母作咨询服务。收集有关裂隙类型、腭弓及牙弓关系、家庭史资料、制取牙弓模型、拍摄头颅正侧位 X 线片。

2. 婴儿期(28d～1 岁) 1～3 个月行单侧唇裂修复术,6 个月左右行双侧唇裂修复术,腭裂患儿应早佩戴腭托矫治器以阻塞裂隙,便于饮食和促进语音发育,防止组织移位,保持腭弓的宽度和位置,制订语音训练计划。

3. 幼儿期(1～2 岁) 确定腭裂修复术,间接语音训练,由语音病理学医师指导家长进行。

4. 学龄前期(2～6 岁) 注意监视患儿的听力及中耳功能,确定语音能力是否正常,并进行详尽的语音评估和治疗,行腭咽闭合不全的矫治。

5. 学龄期(6～12 岁) 此阶段治疗的重点放在语音、齿科及心理方面问题的治疗。行微小唇裂术后继发畸形的整复,牙槽突裂的修复。

6. 青少年期(12～18 岁) 腭裂错𬌗畸形的治疗、唇鼻畸形的二期整复、牙颌面骨性继发畸形的整复。

7. 成人期(18 岁以上) 腭裂的正颌外科治疗、唇鼻畸形的再整复。

【问题 5】 患儿 9 岁门诊复诊,查体发现存在完全性牙槽突裂,需给予何种治疗?

思路:牙槽突裂可与唇裂伴发,而更多的是与完全性唇腭裂相伴发。牙槽突裂的治疗是唇腭裂序列治疗的重要部分。

---

知识点

### 牙槽突裂手术目的及最佳手术年龄

牙槽突裂手术的目的是通过植骨使牙槽突恢复骨的连续性和关闭软组织裂隙,应达到以下几方面要求:①为裂隙邻近和未萌出的牙提供骨的支持;②封闭口鼻瘘和牙槽突裂;③提供稳固的上颌牙弓;④为支撑唇和鼻底提供一个稳固的支架。

牙槽突裂植骨和软组织修复是一种选择性手术,对手术年龄目前仍有争议。但多数唇腭裂治疗中心赞同牙槽突裂植骨手术应延迟到混合牙列期,在尖牙萌出以前较为恰当(9～11 岁)。

---

知识点

### 牙槽突裂手术方法

为关闭牙槽突裂隙和前庭的口鼻瘘口,根据裂隙或瘘口的大小和软组织缺损多少,可设计不同组织瓣关闭裂隙或瘘口。髂骨、颅骨、胫骨、肋骨松质骨都是活性骨基质。移植的松质骨对移动的牙能作出反应,同时抗感染能力强,优于密质骨移植。多数采用髂骨作为供骨源行骨移植,因为髂骨有丰富的纯粹松质骨的骨源,其取骨方法也较简便,伤口也隐蔽。

---

知识点

### 牙槽突裂术后处理

(1) 预防继发感染:术后应用漱口水漱口,以保持口腔卫生,给予抗生素 3～5d。

(2) 术后 72h 可进流食,3d 后可进半流食,一般 2 周左右可恢复至正常饮食。

（3）髂骨区术后1周拆线，口内创口术后2周拆线。

（4）术后如发生创口裂开，有小部分移植骨暴露时，应继续保守治疗，可适当加大剂量抗生素，去除小块已露出的移植骨，加强局部处理，待创口肉芽生长愈合。

（5）术后3周、3个月、6个月及1年应拍摄上颌前部咬殆片了解植入骨结构形成情况及牙槽嵴高度变化。

# 第二节 唇裂继发畸形的治疗

唇裂的初次修复通常在幼儿时期进行，由于患儿唇部的各解剖结构细小，一期难以获得精准的修复。同时由于唇裂一期修复的术式、术者经验、个体生长情况等的差异，唇裂术后继发的唇鼻畸形复杂多变，通常需要二期畸形矫治手术。

如何做好唇部肌肉的功能性复位是手术成败的关键。而对于正常与异常口轮匝肌的深入理解是获得良好的手术效果的基础。根据口轮匝肌的双重功能，口轮匝肌被分为深浅两个层次（图16-2-1）。浅层像一个牵引器，而深层肌肉起到一个括约肌的作用。浅层肌肉位于唇部的皮肤深面，与其他面部肌肉相关。浅层肌肉分为上部的鼻束和下部的鼻唇束。鼻束起于颧大肌、颧小肌、提上唇肌和提上唇鼻翼肌，在深部通过鼻翼基底并插入到前鼻棘。浅层口轮匝肌的鼻唇束则起源自两侧的降口角肌，插入皮肤中，形成了人中嵴。其中短的纤维止于同侧人中嵴，而长纤维穿过中线止于对侧人中嵴。深层的肌肉位于唇红深面，起自两侧的涡轴，下端插入在邻近唇红边缘的部位，中央部分翻卷形成唇珠。

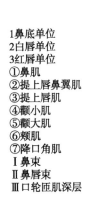
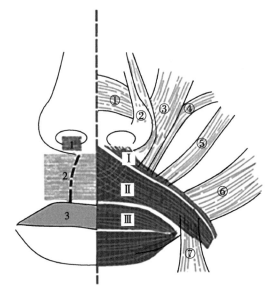
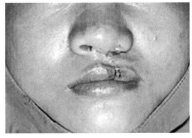
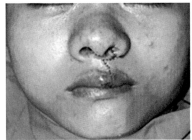

1鼻底单位
2白唇单位
3红唇单位
①鼻肌
②提上唇鼻翼肌
③提上唇肌
④颧小肌
⑤颧大肌
⑥颊肌
⑦降口角肌
Ⅰ鼻束
Ⅱ鼻唇束
Ⅲ口轮匝肌深层

图 16-2-1　口轮匝肌解剖分区

唇裂发生时，鼻束肌肉不平衡的力量会造成鼻底扭曲和鼻孔的形状不对称。由于整个唇部肌肉完整性断裂，患侧鼻底肌肉中断而改道插入到患侧鼻翼的外侧，健侧鼻底肌肉对鼻底的拉力仍然存在，鼻中隔和鼻小柱向健侧偏斜。鼻翼软骨的位置和鼻孔的走向也随之发生变化。患侧的鼻翼沟不明显。鼻束的重建有利于鼻槛、鼻孔和鼻尖的形成和对称。Nicolau处理鼻底时，游离并提升了鼻束，然后向中间推移，缝合在前鼻棘上。Delair在他的功能性闭合方法中，强调裂侧广泛的上颌骨的骨膜下分离，鼻旁肌则通过固定于前鼻棘的后方、鼻中隔的底部来重建。M. Brent Seagle在此基础上，根据鼻翼的高度，通过把鼻底的肌肉缝合于前鼻棘或其下方的骨膜来完成鼻底部肌肉重建。Suzuki认为鼻底和移位的鼻翼基底的修复比人中嵴的重建更重要。通过把提上唇肌、提上唇鼻翼肌和浅层口轮匝肌上部的肌束与前鼻棘建立联系来改善鼻底凹陷。鼻束的复位可以调整患侧白唇的高低和适度延长唇长，也是重建人中结构的关键。深层口轮匝肌的复位可以调整唇弓和唇珠。

首次门诊记录

患者,女,21岁,因唇裂术后继发畸形20年要求手术改善。

现病史:患者出生后诊断为左侧二度唇裂,6月龄行唇裂修复术(Millard Ⅰ式)。

既往史:否认外伤及传染病史。

家族史:否认家族遗传病史及类似疾病史。

专科检查:左上唇瘢痕明显,左上唇向外下方移位,左唇峰较右侧唇峰低4毫米,左人中嵴缺失,左白唇外侧异常隆起;左红唇轻度口哨畸形,唇珠不显,唇珠左侧湿唇外翻;左鼻底稍凹陷,鼻坎较低,左鼻翼外脚向外下方移位,鼻小柱基底右偏,左鼻尖、鼻翼塌陷,鼻中隔尾侧端向右偏曲。

【问题1】 上述病史,患者检查时的注意事项有哪些?

> 知识点
>
> ### 临床检查时的注意点
>
> 临床检查时,观察自然静止状态、微笑状态及噘嘴时唇部的形态和各亚单位的变化。正面观:理想的唇形应该是水平对称的弓形;人中清晰,呈八字形;唇珠突出;上红唇厚度为下红唇厚度的二分之一至三分之二;侧面观:上唇较下唇稍突出;唇弓线微翘,有明显的沟状线。同时需要检查牙颌关系,是否有反颌,偏颌,牙列、齿槽是否有缺失。明确唇部畸形和牙列、颌骨的关系。

【问题2】 该患者的诊断是什么?

思路1:唇裂术后继发畸形的分类及临床表现:

1. 以组织移位为主的继发畸形:患侧鼻翼塌陷、鼻孔宽大、扁平、鼻小柱歪斜,唇红缘不齐、双侧红唇不对称、红唇肥厚或凹陷,甚至红唇部基本裂开。

2. 以组织缺损为主的继发畸形:上唇过紧、过短、唇红凹陷明显甚至部分缺如。

3. 以瘢痕形成为主的继发畸形:瘢痕多宽大高起,瘢痕不规则,局部凹凸不平,颜色深浅不一。

思路2:唇裂术后继发畸形的常见原因:

1. 唇裂修补术时年龄一般在3~6个月,解剖结构不甚清晰,难以达到解剖复位。

2. 年龄过小,一些畸形的构成因素还不明显,难以修正。

3. 手术不够精细,解剖标志点对合不佳,随着年龄的增长,缺陷开始暴露出来,当时微小的差别到患儿长大后就变成了比较明显的畸形。

4. 伤口张力大,愈合不良,感染甚至裂开,导致小时就有明显的瘢痕和组织移位。

5. 作为先天性发育畸形,伴随着患儿的生长,畸形也在进一步发展中,不可能用一次手术完成所有畸形的矫正,而需要通过序列治疗,才能使其接近正常。

思路3:确认本例患者的诊断为:左侧唇裂术后以组织移位为主的继发唇鼻畸形。

【问题3】 该患者如何治疗?

思路1:修复时机。一般而言,我们建议在成年后,进行唇裂二期的修复,女孩可以在16岁左右;男孩稍晚一些,18岁左右。当然,如果患儿的畸形明显,可以考虑学龄前做一次修复,但是修复手术一般限于嘴唇和鼻底,原因是,这时鼻翼软骨的发育不太完善,软骨弱小,较难分离后固定于正常位置,甚至会影响到日后软骨的发育。这个时期手术的目的主要是通过手术纠正一些明显的畸形,尤其是唇部的,以达到相对改善外貌,减少患儿在社交中的障碍,帮助患儿心理上的正常发育。

思路2:手术原则。由于每个人的继发畸形在唇部,鼻部和上颌骨上的表现千差万别,但核心都是和口轮匝肌不同程度的错位有关,所以需要找出所有存在的畸形与肌肉错位的关系,加以纠正,才能达到相对理想的效果。因此,单纯瘢痕的修正和对称性的纠正,这样的二期修正是绝对不够的。必须做畸形组织的彻底游离,松解,复位,口轮匝肌需要功能性复位,重建鼻底、人中嵴、唇缘形态,连接沟状线,重建唇珠。对鼻部而言,松解鼻部各种粘连,复位或者纠正塌陷的鼻翼软骨,纠正弯曲或畸形的鼻中隔,关注鼻小柱的对称性，鼻底形态的完整以及鼻孔的对称性等，必要时可以进行软骨移植和截骨矫正。

思路3：手术设计（图16-2-2）。按口轮匝肌的解剖特点分为鼻底部、白唇部和红唇部，对不同单位口轮匝肌分别复位。手术切口根据原有瘢痕设计。患侧沟状线内设计带口轮匝肌鬼冢三角肌皮瓣，干唇内设计一个三角形黏膜肌瓣；相应的裂缘侧在沟状线内设计一斜行切口，以及在干湿唇交界处设计患侧唇峰下方至唇珠切口，以便三角瓣的插入。皮肤切口的设计随患者体征差异进行适当调整。

---

知识点

### 唇部需解决的问题

改善上唇、鼻底形态和平衡：

1. 鼻小柱偏移，鼻底凹陷，鼻翼沟不显。
2. 上唇侧方突起，人中不明显，侧唇上提或下垂。
3. 唇弓错位，唇红边缘缺损与唇珠不明显。

---

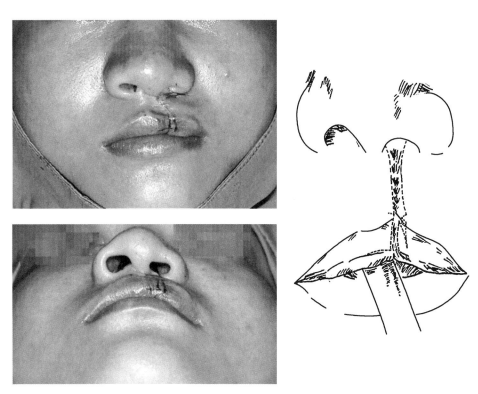

图 16-2-2　手术设计

思路4：手术要点。

1. 分离（图16-2-3）　游离两侧的口轮匝肌肌瓣，使其获得充分的活动度。

（1）鼻底部的分离：皮肤切开后，浅层分离在鼻束和鼻翼组织之间进行，到鼻翼沟处停止。肌肉深面的分离，将异常附着到梨状孔骨膜上的肌束剥离。前鼻棘被暴露。

（2）白唇部的分离：口轮匝肌的分离在瘢痕的两侧进行。裂缘侧的皮下分离到人中凹中线处停止。患侧的皮下分离范围包括外侧的突起直到异常旋转的口轮匝肌能与皮肤分离，使得患侧的肌肉瓣可以旋转到一个正常的水平位置。肌肉在黏膜下层，与黏膜层分离约2mm。

（3）红唇部的分离：患侧沟状线处切割出带有三角形肌肉的小三角瓣。裂缘侧相应的裂口带着肌肉分开。唇红处的三角形皮瓣也被分离。

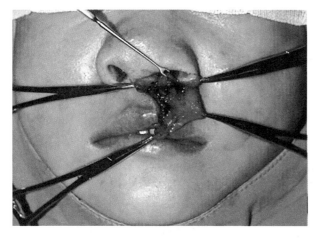
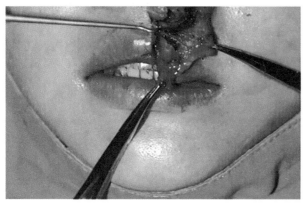
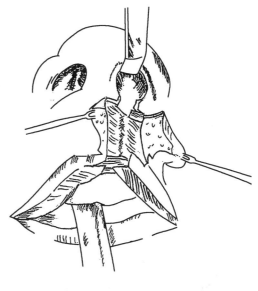

图 16-2-3　手术分离

2. 重建（图 16-2-4）

（1）鼻底部的肌束与鼻小柱下方的腱性组织缝合。

（2）白唇部的口轮匝肌，患侧口轮匝肌的头端被固定在前鼻棘的骨膜上；其余部分肌瓣与裂缘侧口轮匝肌肌瓣瓦合式水平褥式缝合，患侧肌瓣覆盖于裂缘侧肌瓣之上，重建人中嵴。

（3）红唇部的肌肉瓣进行端端缝合。沟状线肌瓣和红唇肌瓣分别插入裂缘侧对应切口，重建沟状线和补充唇珠组织量。

（4）根据患者术前畸形的程度，可以三单位完全重建，也可个别单位独立重建。

思路5：术后处理。

1. 每日用消毒药水清洗伤口3次，保持伤口清洁，外用抗生素软膏。

2. 口服抗生素预防感染。

3. 漱口水保持口腔卫生。

4. 清淡、营养的半流饮食。

5. 减少唇部活动。

6. 一周拆线。

7. 两周后可外用瘢痕护理产品。

思路6：随访。

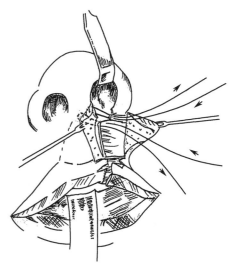

图 16-2-4　肌肉重建

1. 术后2～3个月基本消肿可以随访一次，评估手术效果，判断是否需要进一步治疗。

2. 术后1年，唇部瘢痕基本稳定，随访评估瘢痕情况，是否需要光电治疗或者种植胡须。

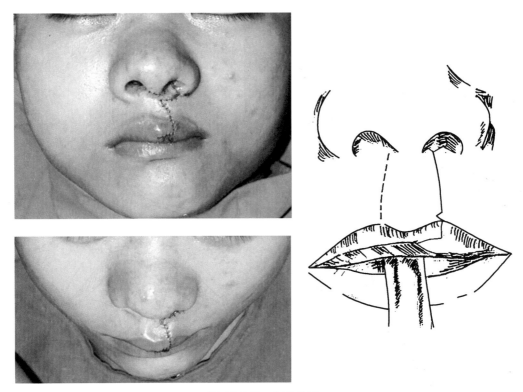

图 16-2-5　术后即刻

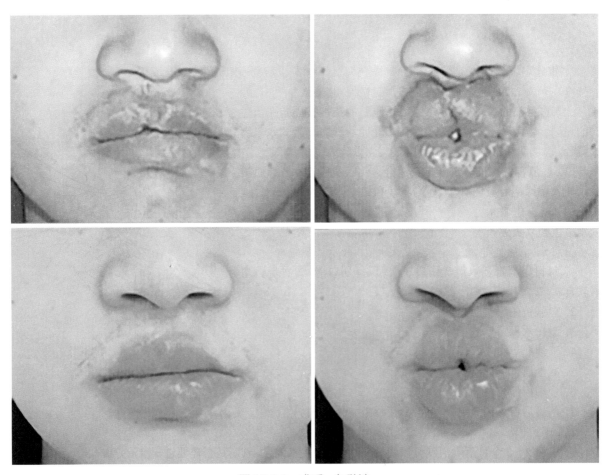

图 16-2-6　术后一年随访

思路7：手术中的基本对策。

> 知识点
>
> **手术中的基本对策**
>
> 1. 上唇瘢痕 如果局部的皮肤较多且上唇不是很紧，可以完全切除瘢痕。如果很紧，则需要综合考虑切除瘢痕和上唇的紧张度，在这两者之间达到一种平衡。
>
> 2. 唇红厚度不对称 正常上唇的左右厚度相等，当两侧唇红厚度不对称时，如果患侧厚于健侧，可以切除部分上唇黏膜、肌肉。如果患侧薄于健侧，需要考虑原因是患侧红唇发育过薄，还是患侧口轮匝肌下垂所致。如果是口轮匝肌下垂所致，需要悬吊口轮匝肌，以提升患侧唇峰的同时翻出患侧黏膜。如果原因是黏膜过薄，可以考虑在健侧切除部分黏膜，或者在患侧注射一定量的自体脂肪。当人中处的口腔黏膜不足时，可以行"V-Y"推进而对称。
>
> 3. 人中重建 裂缘侧肌肉的分离不应超过人中凹，以免破坏健侧人中嵴的正常结构。患侧肌肉应当充分松解，这对于外侧肌肉隆起的修正起到了重要作用，也有利于调整患侧唇位置与唇长度。白唇单位口轮匝肌头端在定位于前鼻棘前必须仔细评估其位置。在定位之后，将患侧口轮匝肌重叠固定在裂缘侧肌肉上，以形成患侧人中嵴。在人中凹处作皮下与肌肉端固定缝合2～3针保持人中嵴和人中凹的形态。
>
> 4. 上唇过长的纠正 可以通过鼻唇束肌肉的上提纠正。
>
> 5. 上唇过紧的治疗 上唇过紧表现为上唇横径不足，窄小，退缩于下唇后方，需要和上颌骨发育不良或失去门齿，失去骨性组织支撑的塌陷区别。后者的唇组织量是足够的，佩带适当的牙托或作Lefort Ⅰ型截骨前移才能纠正。前者需要用Abbe下唇交叉瓣，将下唇正中组织交叉转移到上唇组织正中来扩充上唇。
>
> 6. 唇红缘切迹或口哨样畸形的纠正 主要有唇红线状瘢痕或者过多保留唇红组织而引起。可以通过在唇红黏膜上或唇黏膜上切除切迹，"Z"改形术来纠正。
>
> 7. 唇弓参差不齐的纠正 沿错位的皮肤，唇红缘作两个对偶三角瓣，交叉纠正。
>
> 8. 鼻翼塌陷的治疗 一般在患者发育后再作彻底的鼻翼软骨的分离和悬吊，必要时做软骨移植重建患侧大翼软骨。
>
> 9. 鼻孔过小的纠正 可以作鼻孔缘做"M"成形以扩大鼻孔。
>
> 10. 鼻小柱过短的矫正 可利用前唇组织、鼻槛组织，根据"V-Y"推进的原理设计叉形瓣等多种推进皮瓣来延长鼻小柱。

唇裂术后继发畸形在临床上较为常见，其畸形与原唇裂程度、首次选用的手术方法、术者操作技术水平、术中所用材料、术后是否伴感染以及远期发育情况等因素密切相关。畸形表现形式复杂多样，二期修复手术虽然较首期手术困难而复杂，无固定模式可循，但只要紧扣肌肉复位的基本原则，灵活运用手术基本对策，就可以达到显著提高治疗效果的目的。

需要明确的是：唇裂二期整复术是在原有继发畸形的基础上进一步改善治疗效果，无法达到双侧完全对称或和正常人群上唇几乎一样的效果，在这方面一定要和患者反复沟通，取得共识。

# 第十七章 颅面外科

颅面外科（cranio-facial surgery）是以研究和诊治颅面畸形为主要内容的学科，涉及所有颅面骨及其外周软组织，是囊括众多学科治疗范畴的综合性边缘学科，涉及学科主要包括整形外科、神经外科、颌面外科、眼科、耳鼻喉科、儿科、口腔正畸科、心理科等。

国际上公认的现代颅面外科的创始人，是法国的 Paul Tessier。Tessier 于 1964 年首次经颅内径路治疗一例先天性眶距增宽症并获得成功，他提出和证实了颅面外科两个重要的基本观点：第一是颅骨和面部骨骼可以被大块地截断游离，进行重新排列，而不至于发生骨坏死；第二是两个眼球及其周围眶骨可以较大范围进行上、下、左、右移动，固定于新位置后不致影响视力。这两个观点为现代颅面外科的开展和发展奠定了理论基础。1977 年，张涤生率领其团队完成国内首例经颅内外联合径路治疗眶距增宽症，公认为国内颅颌面外科的开端之作。

## 第一节 颅面畸形分类

颅面畸形（craniofacial deformity）是指发生于头颅和面部骨骼及软组织的畸形。先天性颅面畸形常见的有 Marchac 分类法和 Tessier 分类法。

1. Marchac 分类

（1）颅缝早闭症（craniosynostosis）：临床上常见的典型畸形有以下几种。①三角头畸形（trigonocephaly），额缝早闭的表现，前额呈三角形；②舟状头畸形（scaphocephaly），矢状缝早闭的表现；③斜头畸形（plagiocephaly），单侧冠状缝早闭的表现；④短头畸形（brachycephalism），双侧冠状缝早闭的结果；⑤尖头畸形（hypsicephaly），进行性冠状缝及矢状缝早闭所致；⑥小头畸形（microcephaly），为全部颅缝早闭的结果；⑦颅骨肥厚，人字缝早闭的结果。

（2）颅面骨成骨不全症（cranio-facial dysostosis）：颅面骨成骨不全是一个通称，主要包括中面部，特别是它和颅底部相连接的部位，最常见的是 Crouzon 和 Apert 综合征，其他如 Pfeiffer、Carpenter 等综合征亦可包括在内。

2. Tessier 分类法　1967 年 Tessier 提出以颅面裂（craniofacial cleft）为基础的分类原则，把颅面裂分为 0～14 型。从上唇正中线开始，以眼眶为中心，顺时针或逆时针（指左右两侧）向前额部旋转而在面部各个部位形成各种类型的先天性裂隙畸形。

## 第二节 颅缝早闭

颅缝早闭（craniosynostosis）是指颅骨骨缝的骨性融合时间早于正常年龄。男性常多于女性，最常累及的颅缝是矢状缝和额缝。其发病率为 1：2 500～1：2 000。早闭越早发生，畸形就越严重。

一、额缝早闭

额缝早闭（frontal synostosis），即颅骨额缝过早骨化闭合。可表现为三角头畸形（trigonocephaly）。

【临床关键点】

1. 额缝早闭的临床表现及诊断。
2. 额缝早闭的手术治疗。

【问题1】　额缝早闭的临床基本表现?

思路:额缝早闭的头颅前额部呈中线部向前突起的三角形畸形。前额狭小,中央部向前突起如船的龙嵴,双侧颞部也相应狭小。额部狭小,筛部发育不良,患儿双眼眶内距窄小,多伴有眶距过小症。外眦角上移如丹凤眼,部分患儿有内斜视畸形。头围指数较低,但对大脑发育影响不大。

【问题2】　除头眶部外形检查外,还应对额缝早闭患者进行哪些临床检查?

思路:颅缝早闭会致颅骨发育不良,颅腔狭窄,进而造成颅内压升高、视神经盘水肿、视神经萎缩、视力损害,甚至智力发育障碍。所以,应对这类患者进行常规颅内压、眼底、视力和智力进行检查,评估受损害程度。

【问题3】　额缝早闭手术治疗时机?

思路:手术治疗时机存在争议,一般认为在6～12月左右进行手术为宜。如果手术较晚施行,患儿可能出现代偿性颅枕部膨大,增加了畸形部位。

【问题4】　额缝早闭矫治手术方法。

思路:手术主要以矫治外形为目的,矫治内容包括额部外形重塑和眶上(带)骨桥矫直。

【问题5】　额缝早闭术后并发症都有什么?

思路:文献报道有死亡、脑脊液漏、骨髓炎、植骨吸收、头皮瓣坏死以及视神经损伤等并发症,但发生率并不高。

## 二、冠状缝早闭

冠状缝过早融合称冠状缝早闭(coronal synostosis)。临床上分为单侧早闭和双侧早闭。单侧冠状缝早闭又称为前斜头畸形,双侧冠状缝早闭表现为短头畸形。

【临床关键点】

1. X线头颅侧位片和三维CT是诊断冠状缝早闭的主要依据。

2. 临床表现是诊断冠状缝早闭不可或缺的条件。

3. 对斜头、短头畸形的治疗应重视手术时机的选择。

4. 术后存在再次冠状缝闭合风险,可能需再次手术治疗。

临床病例

患儿,男,9个月,足月剖宫产,主因"左额骨后缩倾斜5个月"来我院门诊就诊。患儿父母5个月前发现患儿左额骨后缩倾斜,左眼眶后缩,两侧眼眶不在同一水平线上。查体:左额部眼眶后缩,右侧额部前突、颞部偏斜凸。鼻根偏斜,左眼斜视。头围正常,脊柱、四肢无畸形。影像学头颅X线检查显示颅骨左侧冠状缝区密度增加,骨质增厚。

【问题1】　通过病历记录,该患者的诊断应该是什么?

思路1:根据患者病史、临床查体和影像学检查,能够确诊为"左侧冠状缝早闭(前斜头畸形)"。

思路2:冠状缝早闭临床表现多样,查体时需关注双侧颅面的对称性,鉴别单侧还是双侧冠状缝早闭,该患者表现为明显的双侧不对称性。

知识点

**真性与继发性前斜头畸形的临床鉴别**

1. 真性前斜头畸形

(1)头颅、颌面部不对称,受累侧额骨扁平后缩。

(2)受累侧睑裂的上下径较大,眶上缘和眉毛上抬并后移,眼眶后缩,有时较对侧高,患者可能出现代偿性斜视。

(3)受累侧耳朵位置较高。

2．继发性前斜头畸形
(1) 受累侧额骨扁平，顶上观头颅似被压后的平行四边形，额部向一侧前突。
(2) 额部扁平侧的睑裂较小，眉毛的位置偏下。
(3) 受累侧耳朵位置下移。

【问题2】 为了进一步明确诊断，患者还需要进行哪些检查？

**思路1：**影像学检查是诊断冠状缝早闭的关键，头颅三维重建可清晰显示早闭的颅缝及颅内窝特征性改变。

**思路2：**伴发颅内高压的患者可能影响智力及眼底，由于患儿一般年龄过小不会表述，所以需检查患儿智力及眼底的变化。

知识点

### 颅压增高的具体表现

1．颅内高压的三联征：①头痛；②呕吐；③视盘水肿、视力障碍、复视。
2．眼底检查：眼底静脉充盈，视盘充血，边缘模糊，生理凹陷消失，静脉瘀血，严重者视盘周围出现火焰样出血及出血点。
3．小儿智力检测：丹佛智能筛选检查法。

【问题3】 手术时机？患者是否具有手术指征？
**思路：**该患儿已出生9个月，为单侧冠状缝早闭，一般状况良好时可行手术治疗。

【问题4】 患者的治疗方案是什么？
**思路：**手术治疗将高低不平的前额展平，尽量减少由于斜头畸形而继发的鼻根、眼眶和中面部的歪斜。

【问题5】 额眶截骨术常见手术并发症？
**思路：**常见并发症主要有硬脑膜损伤、出血、颅压升高、术后感染、骨瓣吸收、硬膜外出血、脑脊液漏等。

### 三、矢状缝早闭

矢状缝在婴幼儿出生前后不久发生过早融合关闭称矢状缝早闭（premature closure of sagittal sutures）。矢状缝过早闭合，导致颅顶部横向生长受限和不足，而冠状缝与人字缝处成骨正常并代偿生长，使颅骨前后变长、头形似船，故名舟状头畸形。

【临床关键点】
1．临床表现和影像学表现是诊断舟状头畸形的主要依据。
2．三维CT可见早闭的矢状缝，局部骨嵴形成。
3．单纯矢状缝早闭少见颅内压升高，大多对大脑和视力影响不大。
4．手术是唯一的治疗手段，早期治疗极为重要。
5．术后存在再次矢状缝闭合风险，有可能需再次手术治疗。

临床病例

患儿，女，足月顺产11个月，主因"头颅狭长10个月"来我院门诊就诊。患儿十月前出现头颅狭长，随月龄的增加愈加明显。检查：头呈舟状，额向前突，枕部后突明显。头颅前后径长、横径短，矢状缝位置可触及骨嵴隆起，颅骨指数74。眼底无异常，四肢肌力正常。智力发育正常。头颅X线片显示弥散指压切迹，CT三维重建片示单纯矢状缝闭合。

【问题1】 通过病历记录，该患者的诊断应该是什么？
**思路：**根据病史和临床查体及头颅影像学检查结果，应该能够确诊为"矢状缝早闭"。

知识点

## 临床表现

1. 颅部前后径增长、横径缩短,头形似舟状。
2. 额部向前突出,枕部向后突出,头顶部矢状缝位置可触及骨嵴隆起。
3. 智力发育基本正常,少数人可有语言和运动的发育迟缓。
4. 面部外形不受影响。

【问题2】 手术时机?患者是否具有手术指征?

思路:手术时机有两种选择:早期或晚期。早期指在婴儿3个月左右进行手术,适用于存在颅内压增高,预计将影响大脑发育和视力病例。晚期指4个月以上任何年龄,针对只存在形态畸形,没有功能障碍影响者。本例患儿已11个月大,诊断明确,畸形明显,应尽快施行手术治疗。

【问题3】 患者的治疗方案是什么?

思路:可采用浮动颅骨瓣颅骨成形术,改变额畸形,扩大颅腔,降低颅内高压。

【问题4】 矢状缝早闭矫治术可能出现的并发症是什么?

思路:主要有①颅内压增高;②脑脊液鼻漏;③颅内感染;④癫痫;⑤颅内血肿。

## 四、人字缝早闭

人字缝在婴幼儿出生前后过早骨化闭合称为人字缝早闭(lambdoid synostosis)。单侧人字缝早闭可引起枕部一侧扁平,临床表现为枕部扁平一侧的耳朵位置偏前,同侧额部前突。双侧人字缝早闭则表现为枕部整体低平,头颅前后径短小。临床多见单侧人字缝早闭,又称后斜头畸形,可以出现或没有明显的颅内压增高症。

【临床关键点】

1. 临床表现是人字缝早闭的主要依据。
2. 三维CT可见早闭的人字缝。
3. 并非所有人字缝早闭患者都需手术治疗。
4. 术后存在再次人字缝闭合风险,需再次手术治疗。

临床病例

患儿,女,6个月,主因"左枕部突出、右枕部凹陷4个月"来我院门诊就诊。4个月前被发现患儿左枕部突出、右枕部凹陷,变换睡觉姿势无明显改善。检查:头形不规则,左枕部突出、右枕部凹陷,眼底检查正常,四肢肌力正常。智力发育正常。X线片显示右枕骨存在指压切迹影。CT三维重建片示右侧人字缝消失。

【问题1】 通过病历记录,该患者的诊断应该是什么?

思路:根据患者的主诉、既往史和临床查体及头颅三维CT,能够确诊为"右侧人字缝早闭"。

【问题2】 手术时机?患者是否具有手术指征?

思路:轻度后斜头畸形可不予手术,定期随访观察。较为明显的后斜头畸形,尤其存在颅内压增高者,早期发现应早期手术治疗,最好在出生后的6~12个月之间手术,该患者具备手术指征。

【问题3】 患者的治疗方案是什么?

思路:根据病史、临床表现及影像学检查,可选用枕骨截骨塑形方案。

知识点

## 手术方法

根据斜头畸形严重程度和是否存在颅内压升高及其影响程度选择手术方案。主要包括:

1. 早闭骨缝切开松解术：切开过早骨化融合的骨缝，重新形成骨缝。
2. 早闭骨缝带状去骨术：去除闭合骨缝及邻近骨质，形成一定宽度的带状骨缺损。
3. 枕骨截骨重新塑形：取下的顶枕骨骨板，塑形后回植达到松解骨缝扩大颅腔的目的。

【问题4】　后斜头畸形矫治术后常见并发症是什么？

1. 硬脑膜损伤。
2. 术后感染。
3. 骨瓣吸收。
4. 硬膜外出血。

# 第三节　颅面常见综合征

## 一、阿佩尔综合征

阿佩尔综合征（Apert 综合征）又称尖头并指/趾综合征（acrocephalosyndactyly）Ⅰ型，是一种多条颅缝早闭所致的综合征。该综合征是一种散发的常染色体显性遗传性疾病，突变基因为 FGFR-2 的第 2、3 位点。Apert 综合征的临床表现为颅缝早闭所致的头颅畸形、突眼和面中部严重发育不良，并指/趾畸形。常规诊疗环节：

1. 详细询问患者的出生史和家族遗传史。
2. 查体时除了检查颅面典型畸形表现外，还应注意患者双手双足畸形程度、视觉和智力发育情况。
3. 术前头颅 X 线头影测量和 CT 三维重建检查有助于了解病情和术前手术设计。此外，双手（足）X 线检查了解骨骼发育情况。
4. 根据术前计算机辅助设计和模型外科操作，制定手术方案，确保手术顺利实施。

【临床关键点】

1. Apert 综合征的诊断要结合症状和影像学检查。
2. 患者的年龄和畸形程度对选择手术方式具有指导意义。
3. 术前准备充分，涉及上颌骨手术术前应制备牙颌模型和术中牙垫；术中常需要输血；术后加强抗感染和营养支持治疗。
4. 术后效果评价以确定有无复发和是否需要行二期手术。
5. 分指/趾术后加强双手（足）功能锻炼恢复。

临床病例

女性，17 岁，主因"头颅畸形伴双手并指 17 年"就诊。患者 17 年前出生后双手手指并指，随着生长逐渐出现头颅高耸，双眼轻度前突，眼距增宽，智力发育同同龄儿童。查体可见：尖头畸形，面中部凹陷，双眼外眦低垂，眼球突出，眶距增宽；上颌骨后缩，下颌骨发育正常，呈反𬌗。左手 2~4 指和右手 2~5 指并指畸形，双足正常。

【问题1】　通过病历记录，该患者的诊断应该是什么？

思路：根据患者的主诉、病史和临床查体，应该能够确诊为 Apert 综合征。

知识点

### Apert 综合征的临床表现

1. 颅部畸形　以尖头和短头畸形多见。
2. 面部畸形　额骨高，面中部凹陷，眼球轻度突出。中度眶距增宽，可伴有腭裂、牙齿拥挤、开𬌗、反殆畸形。

3. 手或足并指/趾畸形 常发生在第2～4指/趾，指/趾骨融合。

4. 智力发育 多数有智力发育迟缓。

【问题2】 为进一步了解病情和制定手术方案，患者还需要进行哪些检查？

思路：应进一步行头颅X线正侧位片和CT扫描及三维重建检查，双手X线正位片，以及眼部检查和智力检测。

【问题3】 目前该患者下一步应如何治疗？

思路：可行Le Fort Ⅲ截骨前移术，分期行双侧并指分指术。手术以矫正面中部畸形，改善闭眼和咬合关系，恢复手指功能为主要目的。

二、克鲁宗综合征

克鲁宗综合征（Crouzon综合征）是一种由于颅面骨发育不良伴多条颅缝早闭所造成的以头颅和面中部发育畸形为主要临床表现的常染色体显性遗传性疾病。

常规诊疗环节：

1. 详细询问患者的出生史和家族遗传史。

2. 查体时除了检查颅面典型畸形表现外，还应注意患者的视觉、呼吸道、脊柱以及智力发育情况。

3. 术前头颅X线头影测量和CT三维重建检查有助于了解病情和术前手术设计。

4. 根据术前计算机辅助设计和模型外科操作，制定手术方案，确保手术顺利实施。

【临床关键点】

1. Crouzon综合征的诊断要结合症状和影像学检查。

2. 患者的年龄和畸形分型对选择手术方式具有指导意义。

3. 术前准备充分，涉及上颌骨手术术前应制备牙颌模型和术中牙殆垫；术中常需要输血；术后加强抗感染和营养支持治疗。

4. 术后效果评价以确定有无复发和是否需要行二期手术。

临床病例

男性，6岁，主因"头颅畸形伴双眼前突5年"就诊。患者5年前无明显诱因逐渐出现双眼前突，眼距增宽，额部发育平坦，智力发育同同龄儿童。查体可见：额部平坦，双侧颞部膨出，头颅前后径短；面中部凹陷，呈凹面型，双眼眼球突出，双眼不能完全闭合，眶距增宽；上颌骨明显后缩，下颌骨发育正常，呈反殆。

【问题1】 通过病历记录，该患者的诊断应该是什么？

思路：根据患者的主诉、病史和临床查体，应该能够确诊为"Crouzon综合征"。

知识点

### Crouzon综合征的主要临床表现

1. 颅部畸形 由于存在多颅缝早闭，可出现尖头畸形、短头畸形或尖短头畸形。

2. 面部畸形 面中部凹陷，颧骨及眶顶部发育不足，眶穴过小而不能容纳眼球，以至于眼球突出。鼻根塌陷，鼻梁和鼻孔宽阔。

3. 智力发育 一般很少发生智力发育迟缓，但如果多条颅缝早闭，颅内压增高严重，则可能影响智力发育，极少数可发生癫痫。

【问题2】 目前该患者下一步应如何治疗？

思路：可行额眶前移术或Monobloc术，待成年后再行Le Fort Ⅲ截骨前移术。由于患者年龄较小，冠状缝早闭致颅骨畸形，眶容积变小，眼球突出，手术以增大颅眶容积，为脑组织发育提供空间，改善闭眼，防止因眼睑闭合不全所造成的相关并发症为主要目的。

### 三、特雷彻-柯林斯综合征

特雷彻-柯林斯综合征（Treacher-Collins 综合征）又称下颌-面发育不良征（mandibulo-facial dysostosis），是一种累及面中下部的先天性颅面复合畸形，主要表现为眶外下缘骨的裂隙或缺损，外眦角下移、中外 1/3 睑缘和睫毛缺失等。

常规诊疗环节：

1. 详细询问患者的出生史和家族遗传史。

2. 查体时详细检查颅面典型畸形，包括眶部、上颌骨、颧骨和下颌骨的发育情况。

3. 术前头颅 X 线头影测量和 CT 三维重建检查有助于了解病情和术前手术设计。

4. 根据术前计算机辅助设计和模型外科操作，制订手术方案，确保手术顺利实施。

【临床关键点】

1. Treacher-Collins 综合征的诊断需要结合症状和影像学检查。

2. 根据患者的年龄和畸形程度选择手术方式。

3. 术前准备充分，包括困难气道插管、供骨部位和数量及术中固定方法的选择。

4. 术后效果评价以确定有无复发和是否需要行二期手术。

临床病例

女性，21 岁，主因"双眼外眦下移，颧部低平，嘴部前突 21 年"就诊。患者 21 年前出生后其双眼外眦下移，眶水平轴向外下倾斜，下眼睑外侧睫毛缺失。随着生长发育患者出现颧部低平，嘴部前突。现要求治疗来我院门诊。查体：双侧外眦明显下垂，呈反眼畸形，双侧下眼睑的外中 1/3 睑板缺失，无睫毛。双侧眶外侧缘、颧骨区凹陷。下颌骨发育不良，上颌前突，呈鸟嘴状。

【问题 1】　通过病史和查体，该患者的诊断应该是什么？

思路：根据病史和查体，能够确诊为 Treacher-Collins 综合征。

知识点

#### Treacher-Collins 综合征的临床表现

1. 眼部　外眦下移，下眼睑外中 1/3 睑板缺失，无睫毛。

2. 眶颧部发育不良　眶外壁和眶下壁发育不良甚至可延伸至后方的蝶骨大翼，呈楔形骨裂；颧骨很小，甚至缺失。整个眼眶骨架呈向外下倾斜的卵圆形。

3. 上颌骨畸形　狭小和前突，腭盖高拱而狭窄。

4. 下颌骨畸形　下颌骨升支发育不良，颏部长而后缩。

5. 其他畸形　小耳畸形、听力丧失、咽腔狭窄、鹰钩鼻畸形等。

【问题 2】　为进一步了解病情和制定手术方案，患者还需要进行哪些检查？

思路：应进一步行头颅 X 线正侧位片、华特位片和下颌骨曲面断层片、CT 扫描及三维重建检查，必要时行呼吸睡眠检测和咽后腔功能评价。

【问题 3】　目前该患者下一步应如何治疗？

思路：该患者可行颧骨颧弓和眶外侧壁自体骨移植重建、上颌骨 Le Fort I 截骨后退、下颌骨截骨牵张成骨延长、上睑带蒂皮瓣转移下眼睑缺损修复术。

### 四、皮埃尔-罗宾综合征

皮埃尔-罗宾综合征（Pierre-Robin 综合征），又称 Pierre-Robin 序列征、小下颌-舌后坠综合征、小颌大舌畸形综合征、小颌畸形综合征、吸气性气道阻塞综合征、Robin综合征等。本病以新生儿、婴儿时期的先天性小颌畸形、舌下垂、腭裂及吸气性呼吸道阻塞为特征，本病征引起的呼吸道阻塞造成死亡的发生率较高。

【临床关键点】

1. Pierre-Robin综合征的临床表现及诊断。

2. Pierre-Robin综合征可能的病因。

3. Pierre-Robin综合征的治疗。

临床病例

男，5日龄。因喂养困难伴气促5d入院。家长诉患儿吃奶情况差，溢奶频繁。查体：体温36.9℃，体重指数2.4kg/m²，神志清，气促，小下颌，舌短小后坠，上腭可见腭裂。行消化道造影，提示胃食管反流。入院后予俯卧位，留置空肠胃管鼻饲喂养，患儿气促症状明显改善，逐渐增长。

【问题1】 该患者的诊断及诊断依据？

思路：该患者诊断为Pierre-Robin综合征。诊断主要依据：患者具有典型的临床表现，包括小下颌、舌后坠及腭裂等口面部畸形三联征，同时可伴有呼吸困难、喂养困难等情况发生。

【问题2】 Pierre-Robin综合征可能的病因有哪些？

思路：Pierre-Robin综合征的病因尚未清楚，多认为与以下因素有关：

1. 由于胚胎期异常功能体位导致下颌骨被机械性压迫。

2. 任何造成下颌发育不良的染色体异常及基因病变。

3. 致畸高危因素影响，如孕前3个月应用药物、感染、吸烟、饮酒等。

4. 宫内损伤致下颌骨生长出现停滞。

【问题3】 Pierre-Robin综合征的治疗策略有哪些？

思路：Pierre-Robin综合征的治疗主要包括呼吸困难与喂养困难的治疗以及腭裂的手术修复。

1. 呼吸困难的治疗

（1）非手术治疗：身体前倾或采取侧卧体位是改善患儿呼吸困难的首选方法，建立人工气道是治疗Pierre-Robin综合征的常用方法。

（2）手术治疗：气管造口术是解决呼吸困难的金标准。下颌牵引成骨术是改善Pierre-Robin综合征呼吸困难的有效方法。

2. 喂养困难的治疗　患儿呼吸困难解决后，尝试经口腔喂养。最终拔除鼻饲管。

3. 腭裂的修复　腭裂的修复是Pierre-Robin综合征治疗中的重要步骤和内容。

# 第四节　面裂畸形

颅面裂畸形简称面裂（facial cleft），是常见的先天性颅面畸形中的一种。主要表现为颅面部组织的部分或全部缺失。发病率为(1.4～4.9)/100 000。

【临床关键点】

1. 患者的临床表现及X线特点是诊断面裂畸形的关键。

2. 手术治疗的首要目的是恢复功能，其次为改善外观。

3. 手术治疗包括骨组织及面部软组织的综合治疗。

4. 对高危家庭应在孕期加强监测胎儿的发育情况。

临床病例

患者女性，24岁，主因"右侧眶下、鼻部四陷24年"来院就诊。患者出生后即发现右眶下区凹陷，右侧内眦与鼻翼粘连，4岁时于外院行"右面部粘连松解术"，术后效果不佳，为改善外观来我院就诊。查体：右侧内眦内下方移位，下睑内1/3缺损，右眶下及颊部凹陷，右鼻翼缺损。CT见右侧切牙及尖牙间存在裂隙，向上延伸至眶下孔内侧缘。

【问题1】　通过病史及查体,该患者的诊断应该是什么?

思路:根据患者病史、查体及X线检查,初步诊断为"面裂4号裂先天性"。

【问题2】　针对该患者的病情,治疗计划该如何制订?

思路:根据该患者的病情,需要进行分期的、包含骨组织与软组织的联合手术治疗。

---

知识点

### 面裂畸形的手术治疗

1. 手术时机的选择　对于畸形程度不严重的病例,手术治疗的时机可以适当推迟。而对于严重畸形的患儿,则需早期进行手术治疗恢复或改善功能。

2. 软组织修复过程中,常出现局部组织量不足的问题,应首选"Z"字改形,来获得软组织的良好复位。

3. 对于修复过程中组织量绝对不足的情况,可以通过软组织扩张技术来完成。对于眶颧部位、上颌及下颌部位的骨性缺损,可以通过自体骨、人工骨移植、正颌外科或者牵张成骨技术来治疗。

---

## 第五节　眶距增宽症

眶距增宽症(orbital hypertelorism)是指两眼眶间骨性距离过度增宽的一种疾病,是一种严重的颅面部畸形。由Devid Greig于1924年提出并命名。此病只是一种临床症状,并非一种独立的颅面部疾病,它出现在许多类型的颅面部畸形中。常规诊疗环节:

1. 详细询问患者是否存在家族遗传病史。

2. 查体时检查双侧视力,嗅觉是否正常,是否合并其他疾病。

3. 针对本疾病的相关检查指标,如眶间距离(IOD)、内眦间距、视力。

4. 经夹角,筛板宽度等进行测量,评估疾病等级。

5. 结合病史、临床表现及相关的辅助检查,确定治疗方案和最佳手术时机。

6. 收集完善的病例资料(文字、X线片及CT),定期随访,评价恢复情况。

【临床关键点】

1. 眶距增宽症常为某些疾病或综合征的部分临床症状。

2. 病史及临床表现是诊断眶距增宽症的必要条件。

3. 根据检查指标确定疾病等级,进而选择最佳的手术方案。

4. 采取有效手段,降低术后复发概率。

5. 对开颅患者,术前要做好充分的相关评估,手术需要多学科配合完成。

临床病例

患者,男,20岁。患者出生后即发现双眼距离宽,鼻背宽,中央可见凹陷性切迹,于当地医院诊断为"眶距增宽",未予治疗,为求手术改善容貌,入院。专科情况:双目距离宽,双侧内眦间距5.5cm,IOD 4.0cm。鼻背正中凹陷,鼻背宽,双侧鼻翼不对称,双眼裸眼视力均为0.4,无复视,患者智力发育正常,其他组织器官未见明显畸形表现。

【问题1】　眶距增宽症的病因都有哪些?

思路:眶距增宽症只是一种临床症状,可以存在于许多类型的颅颌面畸形中。Tessier提出了眶距增宽症有5种可能的原因:①中面部或颅面部原发性发育不良;②单侧颅面裂;③颅面部正中裂或鼻裂;④额鼻部的鼻筛型脑膜-脑膨出或额窦肥大;⑤颅缝早闭,见于Crouzon及Apert综合征患者。此外,颅面部外伤也可以引起眶距增宽。

【问题2】　只要两眼间距离过宽,就可以诊断为眶距增宽症吗?

思路:眶距增宽症有真性与假性之分,假性眶距增宽主要由于较重的内眦赘皮导致的眼距过宽假象,此种情况可以通过内眦开大及重睑术等眼部整形手术获得改善。真性眶距增宽需要通过 IOD 的测量确切诊断,即测量两侧泪嵴点间的距离。

---

知识点

### 眶距增宽症的诊断标准

按 Tessier 分类法,以 X 线正位片中 IOD 为基准:轻度眶距增宽症为 30～35mm,中度为 35～40mm,重度为大于 40mm(或中度而伴有眼眶平轴倾斜)。

---

【问题3】　为了进一步明确诊断,患者还需要进行哪些查体和相关检查?

思路:最主要的是对眶间距、内眦距和瞳孔间距的测量。对眼功能的检查主要包括:视力、对光反射、眼球运动和眼底,注意有无斜视。还应注意有无脑(膜)膨出,嗅觉是否正常等。术前常规摄头颅正侧位 X 线片,并做 CT 和三维重建,了解眶周骨骼畸形程度,测量视神经夹角,两侧视神经孔间的距离,并注意额窦、筛窦情况,了解筛板宽度和筛板有无脱垂。

【问题4】　眶距增宽症的手术治疗最佳时机?

思路:手术治疗时机的选择存在争议。有观点认为最好选择在 4 岁左右。4 岁时眼眶发育接近成熟,骨质强度能够避免术中意外骨折。目前,部分学者更倾向于对成年患者进行手术矫正,国内观点多主张 8 岁左右以后施行手术。

【问题5】　眶距增宽症常见的几种手术方式及其适应证?

思路:眶距增宽症常见的几种手术方式包括:①鼻整形术或内眦整形术:适合轻度眶距增宽患者;②颅外入径"C"形截骨术:适用于轻、中度眶距增宽症;③颅外径路的"U"形截骨术:在眶内侧壁,外侧壁,眶下缘和眶底进行截骨。截下骨块呈"U"形,适合于中度眶距增宽症的矫治;④颅外径路"O"形截骨术:在"U"型手术的基础上扩大,连同眶上缘及额窦的底部一同截断,适用于中度眶距增宽而额窦尚未发育完全者;⑤颅内外联合径路截骨矫正术:重度眶距增宽患者需施行颅内外联合径路截骨矫正。

【问题6】　眶距增宽症矫治手术常见的并发症有哪些?

思路:早期并发症主要是脑水肿、颅内出血以及眼球和视神经损伤或血肿。后期并发症包括脑脊液漏、硬膜外或硬膜下感染、骨髓炎等。

# 第六节　骨纤维异常增殖症

骨纤维异常增殖症(fibrous dysplasia,FD),又称骨纤维结构不良,是一种良性骨组织病变,其特点是正常骨和骨髓被异常增生的纤维组织及编织骨所取代,组织学表现为病灶不同程度的骨组织变性。骨纤维异常增殖症的诊疗环节:

1. 详细询问患者是否存在明显的诱因,发病年龄以及病程中的变化。

2. 查体时需注意患者有无器官移位、咬合关系异常、牙齿松动移位、鼻腔狭窄、张闭口受限、神经受压所致的感觉麻木、视力变化等。

3. 根据患者 X 线、CT 影像学检查明确诊断,评估病变程度及累及范围。

4. 治疗前后归纳收集完整病例资料,定期随访,评价治疗效果。

【临床关键点】

1. 患者的临床表现及 X 线影像特点是诊断骨纤维异常增殖症的关键。

2. 手术切除是目前治疗该病的最佳手段。

3. 该病的治疗不宜采用放疗,有诱发恶变可能。

4. 对于改善外观的姑息性局部切除治疗,术后复发可能性较大。

临床病例

患者男性,17岁,主因"右面部突出13年"来院就诊。患者于4岁时右面中部无明显诱因出现隆起,随年龄增长逐渐加重。查体:右面部较对侧明显突出隆起,右侧眼球向外上方移位,眼球突出,右眉上移,眶腔狭窄,视力正常,眼球活动正常无受限,无复视。右侧颧弓高突,右侧上颌牙槽骨隆起,牙列不齐,右侧腭部略隆起右鼻腔通气及右耳听力无明显异常。X线片见骨质毛玻璃样改变。

【问题1】 通过病史及查体,该患者的诊断应该是什么?

思路1:根据患者的病史、临床表现和X线检查结果,初步诊断为"骨纤维异常增殖症 右面部 原发性"。

思路2:根据患者临床表现及病变累及范围大小,可判断该患者为多骨型骨纤维异常增殖症。

知识点

**骨纤维异常增殖症的分类**

根据病变累及范围大小,骨纤维异常增殖症可以分为两种类型:单骨型与多骨型。多骨型骨纤维异常增殖症可分为三类:①颅面部骨纤维异常增殖症,病变仅累及颅面部,包括上、下颌骨;②Lichtenstein-Jaffe型,病变累及多骨,可伴有牛奶咖啡样皮肤色素沉着,不伴内分泌紊乱;③McCune Albright综合征,以累及多处骨骼、皮肤牛奶咖啡样色素沉着及内分泌紊乱三联征为特点。

【问题2】 骨纤维异常增殖症的X线和CT影像特点?

思路:①X线,典型的X线片呈毛玻璃样表现。而根据病变中各种成分比例的不同,X线表现可分为三种类型:变形性骨炎型、硬化型和囊型。也可见多种类型同时表现于同一病例之中。②CT,骨纤维异常增殖症病灶在CT中同样表现为毛玻璃样改变。

【问题3】 针对该患者的病情,治疗计划该如何制订?

思路:该患者尚未出现神经等功能障碍,治疗的目的以改善面部轮廓外观为主,手术去除突出多余的骨质。

知识点

**骨纤维异常增殖症的治疗**

1. 内科治疗 双膦酸盐类药物能够减轻患者骨痛,增强骨强度,其中帕米磷酸二钠最为常用。放射治疗无确切疗效,反而会增加恶变风险。

2. 外科治疗 颅颌面骨纤维异常增殖症主要治疗方法为手术治疗。①保守手术:主要包括病灶刮除术、打磨术、骨轮廓修整和神经孔减压术;②扩大手术或根治性切除术:目的是彻底清除病变骨组织,防止复发。

# 第十八章　正颌外科

正颌外科（orthognathic surgery）是指通过颌面外科手术手段，配合口腔牙齿正畸方法，联合矫治牙、颌、面畸形，同时恢复面部形态和咬合功能的一门综合性边缘学科。它集口腔颌面外科学、口腔正畸学、麻醉学、美学和心理学等学科的新理论和新技术于一体。

正颌外科的主要特点是：①外科手术必须与口腔正畸密切配合，缺一不可；②面部形态与口腔功能并举，不能偏废。牙颌面畸形患者颌骨畸形和牙齿牙列咬合畸形常常并存，外科矫治和口腔正畸治疗无法互相替代，两者必须密切配合、共同施行才能完成牙颌面畸形的矫正。

## 第一节　面部的体表检查、美学标准及 X 线头影测量

### 一、面部的体表检查和美学标准

头面部各部分、各个器官结构间的比例协调，对称性以及和谐统一是容貌美的基本条件。

1. 正面观　面部比例应协调匀称，符合"三庭五眼"的比例关系；"三庭"即发际点至眉间点、眉间点至鼻下点、鼻下点至颏下点，三部分长度基本相等；而面宽约等于眼裂宽度的 5 倍，即两只眼睛、两侧内眦之间距离、两侧外眦至耳前的水平距离各为一个眼的宽度，称为"五眼"。牙颌面畸形多涉及面部中下 1/3 的变化，面下 1/3 最主要的容貌美学特征就是鼻、唇、颏三者间相互关系的协调。面下 1/3 以口裂为分界，可以分为上唇高和颏唇高，二者正常比例约为 1:2，上唇在自然松弛状态下，上中切牙切缘应在上唇唇缘下 2mm 左右，微笑时暴露切牙牙冠的 3/4，大笑时只应暴露少许牙龈，休息位时上下唇应有 2～3mm 间隙。

2. 侧面观　审美平面：鼻尖点和颏前点的连线称为审美平面，又被称为 Ricketts 美学平面，该平面反映了鼻唇和唇颏间的协调关系正常情况下，上唇在审美平面后 1～2mm，下唇接触审美平面。理想侧面观软组织额点、鼻下点和颏前点应在同一垂线上。

### 二、X 线头影测量

X 线头影测量是通过测量 X 线头颅定位照相所得的头颅 X 线影像，采用角度、线距和比例等测量方法分析牙颌、颅面软硬组织的结构特征和形态变化的一种检测技术。

（一）常用的头影测量标志点

X 线头影测量标志点　是用来构成一些平面及测量内容的点（图 18-1-1，图 18-1-2）。

（1）颅部标志点

蝶鞍点（S）：蝶鞍影像的中心。

耳点（P）：外耳道之最上点。

颅底点（Ba）：枕骨大孔前缘之中点。

鼻根点（N）：鼻额缝的最前点。

Bolton 点：枕骨髁突后切迹的最凹点。

（2）上颌标志点

眶点（Or）：眶下缘之最低点。

前鼻棘（ANS）：前鼻棘之尖。

后鼻棘（posterior nasal spine，PNS）：硬腭后部骨棘之尖。

翼上颌裂点（Ptm）：翼上颌裂轮廓之最下点。

上齿槽座点（A）：前鼻棘与上齿槽缘点间之骨部最凹点。

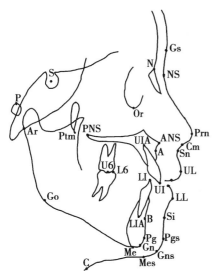

图 18-1-1　常用测量标志点

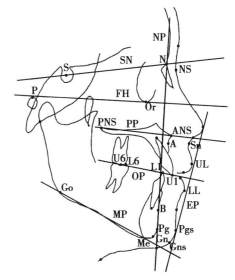

图 18-1-2　常用测量平面

1. 前颅底平面（SN）；2. 眶耳平面（FH）；3. 腭平面（PP）；

4. 颌平面（OP）；5 下颌平面（MP）；6. 面平面（NP）；

7. 审美平面（EP）。

（二）常用测量角度正常范围（表 18-1-1）

表 18-1-1　常用测量项目角度正常值范围　　　　　　　　　　　　　　　单位：°

| 测量项目 | 男 | 女 | 测量项目 | 男 | 女 |
|---|---|---|---|---|---|
| SNA | 83.0±3.1 | 82.0±3.3 | MP-HP | 24.6±5.1 | 27.1±4.4 |
| SNB | 80.1±3.1 | 78.7±3.2 | OP-HP | 7.9±5.0 | 9.9±4.1 |
| ANB | 2.8±1.8 | 3.3±1.9 | Y 轴角 | 66.3±7.1 | 64.0±7.1 |
| Ar-Go-Me | 122.8±5.9 | 124.0±4.6 | MP-FH | 29.0±5.6 | 28.0±5.6 |
| Ll-MP | 92.1±5.1 | 92.3±5.6 | NP-FH | 85.（）±3.7 | 83.0±3.7 |
| Ul-HP | 110.9±6.5 | 109.5±5.8 | | | |

# 第二节　牙颌面畸形分类

牙颌面畸形是由于颌骨发育异常所引起的颌骨体积、形态的异常，上、下颌骨之间以及颌骨与颅面其他骨骼之间的关系异常，主要表现为咬合关系失调和颜面形态异常，因畸形形式复杂多样，其分类方法同样有多种，但尚无公认的能够同时反映颌骨畸形形式及程度、颅颌各骨间关系以及咬合关系的分类方法，常用分类有如下 3 种。

## 一、以安氏分类为基础的分类方法

关于错𬌗的分类方法有很多，但应用最为广泛的错𬌗分类法是安氏分类法。该分类法于 1899 年由 Angle 提出，根据上下第一恒磨牙的𬌗关系将错𬌗分为：

Ⅰ类错𬌗（Class Ⅰ）：上颌第一磨牙近中颊尖咬于下颌第一磨牙近中颊沟。

Ⅱ类错𬌗（Class Ⅱ）：上颌第一磨牙近中颊尖咬于下第一磨牙近中颊沟之前。

Ⅲ类错𬌗（Class Ⅲ）：上颌第一磨牙近中颊尖咬于下颌第一磨牙近中颊沟之后。

Lischer 又把安氏Ⅰ类错𬌗称为中性𬌗（neutroclusion），把Ⅱ类错𬌗称为远中𬌗（distoclusion），称Ⅲ类错𬌗为近中𬌗（mesioclusion）。

## 二、常用的临床分类方法

主要根据颌骨畸形出现的三维空间方向进行分类,更有利于了解临床治疗方案的选择。常用分类如下:

1. 颌骨前后方向畸形　包括上颌前突、上颌后缩、下颌前突、下颌后缩、上颌前突伴下颌后缩、上颌后缩伴下颌前突、双突颌畸形和单纯颏后缩。

2. 颌骨垂直方向畸形　包括长面综合征、短面综合征和下颌角肥大伴咬肌肥大。

3. 颌骨左右侧方向畸形　包括单侧下颌偏斜畸形、半侧颜面过小畸形、半侧颜面肥大畸形和单侧下颌髁状突肥大。

4. 牙𬌗畸形　包括前牙开𬌗、前牙反𬌗、后牙开𬌗以及后牙锁𬌗。

## 三、病因分类

1. 先天性畸形　此类畸形属先天性,且多为全身综合征的一部分,如唇腭裂、半侧颜面短小畸形等。

2. 发育性畸形　是指颌骨在发育过程中受到周围器官或环境影响而造成的畸形,包括不良习惯、生产时产钳拉伤、颞颌关节强直、婴幼儿期颌面部手术等引起的畸形。

3. 获得性畸形　主要是指成年患者在治疗肿瘤时,切除部分或全部上、下颌骨引起的骨缺损。

# 第三节　上颌前突

上颌前突(maxillary protrusion)是指下颌在头部的位置正常,上颌骨前后方向的过度发育,相对于下颌骨处于前突位。

上颌前突的主要症状表现为面中分向前突出,上前牙及上唇前突,呈凸面型;上唇短,开唇露齿,自然状态下上下唇不能完全闭合,微笑时牙龈外露过多;前牙深覆𬌗,深覆盖。该病影响患者面部美观,进而对其日常工作、社交产生不良影响。上颌前突的通常诊疗环节:

1. 对患者头颅 X 线进行头影测量,评估严重程度。

2. 与患者进行良好沟通,明确患者主观要求。

3. 利用模型外科技术和计算机数字化技术对病情进行分析,对手术进行模拟。

4. 根据疾病的严重程度,按功能和形态标准并结合患者个人要求,制订以安全为前提的、科学合理的个性化手术方案。

【临床关键点】

1. 上颌前突是个相对性概念,治疗时需要通过 X 线头影测判断患者是单纯上颌前突,还是由于下颌后缩而表现出的假性上颌前突,或者是既有下颌后缩同时又有上颌前突。不同的种类手术方案各不相同。

2. 作为改善外观为主要目的的整形外科手术,必须将患者的安全放在首要位置,不可一味追求外形的完美而导致不可逆的后果。

临床病例

患者男,26 岁,主因"自觉面中部前突影响美观 5 年"入院,患者自 13 岁起无明显诱因面中部开始缓慢突出,于 18 岁趋于稳定,5 年前始觉影响美观与自信。查体可见:双侧面部对称,侧面观呈凸面型,上唇短,静止状态下开唇露齿,微笑露龈,前牙深覆𬌗,深覆盖,磨牙安氏Ⅱ类𬌗,颞下颌关节活动度正常,无关节弹响,开口度4.0cm,三庭长度由上至下为 5.7cm、6.5cm、6.0cm。

【问题1】　根据整形外科基本情况,该患者的诊断应该是什么?

思路:根据患者自我描述及查体,基本可诊断为"上颌前突、发育性"。病史对于上颌前突的诊断有一定意义,但初步诊断主要还是依靠望诊和测量,该患者的临床表现(面型、唇部特征,咬合关系等)符合上颌前突特征。

【问题2】　为了进一步明确诊断,患者还需要进行哪些检查?

思路:主要进行头部 X 线及 CT 检查,通过头影测量明确患者为牙性还是骨性畸形,以及是否同时伴有下颌发育不足；将CT数据导入相关软件可进行模拟截骨手术。

> 知识点
>
> **上颌前突的头影测量特点**
>
> SNA角大于$83°±4°$、ANB角大于$3°±2°$，SNB角正常，若伴颏部发育不足，面观呈"鸟嘴"样。

【问题3】　根据目前临床查体和检测,如何根据患者的具体情况制订相应的治疗方案?

思路:单纯上颌前突且没有明显的咬合功能障碍,求治的主要目的是改善容貌。矫治步骤为:术前正畸治疗—模型及数字化外科—正颌手术—术后正畸治疗。

> 知识点
>
> **上颌前突术式选择**
>
> 对于上颌前部牙-牙槽骨向前发育过度的患者,采用上颌前部截骨后退即可,术中拔除第一前磨牙,后退距离可达5mm。
>
> 对于同时伴有下颌前突的患者,可进行下颌根尖下截骨后退术;若患者同时伴有颏后缩,则需进行颏部截骨前移术。
>
> 若患者整个上颌骨发育过度,则适宜选择Le Fort Ⅰ型截骨术,需要后退幅度较大的患者可同时拔除上颌第一前磨牙,进行上颌前部截骨后退。
>
> 对于上颌前突伴垂直向发育过度的患者,同样行Le Fort Ⅰ型截骨(后退上移)伴上颌前部截骨后退。
>
> 上颌前突伴有上唇过短的患者,缝合软组织时,可行V-Y成形术延长上唇。

# 第四节　上颌后缩

上颌后缩(maxillary retrusion)又称上颌前后向发育不足,主要是指下颌位置正常,前牙反𬌗,后牙近中𬌗。临床上单纯上颌后缩较少见,多与下颌发育过度并存。

上颌后缩的主要表现为侧面观呈凹面型,眶下部及鼻部凹陷;鼻唇角小,上唇后缩,下唇紧闭,无唇间隙;上前牙唇倾过度,下前牙舌倾,呈反𬌗;常伴有发音功能异常。上颌后缩的诊疗流程一般包括:

1. 详细询问病史,确定患者是否存在遗传疾病、手术、创伤等致病因素。

2. 行头颅X线及CT检查,通过头影测量对疾病严重程度进行评估。

3. 充分了解患者意向;整形医师与正畸医师相互配合,以取得最优手术效果。

4. 制订手术方案,借助模型及数字化外科模拟手术。

【临床关键点】

1. 手术矫正上颌后缩畸形应兼顾功能与外貌。

2. 对于生长发育期的患者,可考虑使用牵张成骨技术以促进上颌骨前后向发育;对于骨骼发育成熟患者,主要采取外科截骨来改善功能与外貌。

> 临床病例
>
> 女,14岁,主因"面中部凹陷影响美观12年"入院,患先天性唇腭裂畸形,1岁时曾于当地医院行唇腭裂修复术,2岁起面中部较其他部位发展缓慢,但不明显;随着时间推移,面中部凹陷愈发严重,影响患者心理及生活。查体可见:双侧面部对称,上唇可见手术瘢痕,侧面观呈凹面型,面中部垂直距离短,鼻部后移,全口牙呈反𬌗,上前牙唇倾过度,下前牙舌倾,发音异常;颞下颌关节活动度正常,无弹响,开口度3指,三庭长度由上至下分别为4.7cm、4.0cm、4.9cm。

【问题1】 根据整形外科基本情况,该患者的诊断应该是什么?

思路:根据病史及体检,可诊断为上颌后缩。患者系先天性唇腭裂畸形,可影响面中部发育,临床表现符合上颌后缩特征。

【问题2】 为了进一步明确诊断,患者还需要进行哪些检查?

思路:主要进行头颅X线及CT检查,根据头影测量结果判断严重程度,确定手术方案。

---

知识点

### 上颌后缩的头影测量特点

A点位置后移,SNA角小于83°±4°,ANB角小于3°±2°,SNB角正常或大于正常。

---

【问题3】 根据目前临床查体和检测,如何根据患者的具体情况制订相应的治疗方案?

思路:唇腭裂患者常伴有上颌后缩畸形,畸形程度往往比无唇腭裂的患者复杂,并且由于上唇、上腭瘢痕组织牵拉、齿槽嵴裂等诸多因素影响,使手术困难程度相对增加。该患者处于青春期,可行上颌骨LeFort I型截骨前移、或行上颌骨牵张成骨术,促进上颌骨发育,同时进行正畸治疗。

# 第五节 下 颌 前 突

下颌前突(mandibular prognathism)是指下颌骨向前生长过度引起的咬合关系错乱和面下部向前突出畸形。

下颌前突的主要症状是面下1/3向前突出,尤其是下唇位置明显靠前,面中部显得后缩。侧面观,伴有或不伴有颏部过长,下颌角较钝,下唇外翻,闭口不全属于安氏Ⅲ类𬌗,前牙反𬌗或对刃𬌗。下颌前突的诊疗流程一般包括:

1. 详细询问病史,确定患者是否存在遗传、疾病、手术、创伤等致病因素,下颌前突可以有家族史。

2. 对患者行头颅X线及CT检查,通过头影测量对疾病严重程度进行评估。

3. 查体时侧重检查有无关节弹响及偏侧咀嚼,检查咬合关系,牙齿排列情况。

4. 根据患者年龄,下颌前突程度、牙齿排列和咬合关系情况及个人要求,设计制订个性化的诊疗方案。

5. 制订手术方案,借助模型及数字化技术模拟手术。

6. 需要进行牙齿正畸治疗,调整咬合关系。

【临床关键点】

1. 下颌前突畸形特点鲜明,通过临床检查即可明确诊断。

2. 通过面部和X线片头影测量判断下颌前突畸形程度,明确是否伴发上颌后退畸形。

3. 下颌前突的治疗,主要以外科截骨后退为主,配合正畸治疗矫治牙列不齐。

4. 整咬合关系,对只有牙槽部或前牙轻度畸形的儿童或年轻患者,单独正畸亦可收到良好的效果。

5. 正畸是手术治疗下颌前突的重要辅助治疗手段。

---

临床病例

男性,23岁,主因"面下1/3部前突伴颏部过长10年"来门诊就诊。患者10年前起出现面下1/3部前突,颏部过长,伴双侧颞下颌关节弹响,随年龄增大畸形加重。近2年面形稳定,至今未接受任何诊治。专科检查可见:面下1/3部前突明显,颏向右偏斜,上、下切牙中线相差约3mm,前牙反𬌗,安氏Ⅲ类面型。发际中点至眉间点约7.5cm,眉间点至鼻下点约6.5cm,鼻下点至颏下点约7.5cm。牙齿排列不齐,右侧下颌第一前磨牙缺如。双侧颞下颌关节活动正常,均存在弹响,无明显压痛,张口度三横指。∠SNA=82°,∠SNB=90°,∠ANB=-8°。其父亲罹患下颌前突。

---

【问题1】 通过病历记录,该患者的诊断应该是什么?

根据患者的主诉、既往史和临床查体,能够确诊为"下颌前突"。

思路1:下颌前突的致病因素较多,问诊时,应该注重搜集患者可能导致下颌前突的病因或诱因的相关信息,该患者存在明确的遗传病史,其父亲为下颌前突,应该引起重视。

思路2:特征性的临床表现是下颌前突患者所特有的,根据特有的临床表现,基本可以确诊。

> **知识点**
>
> ## 下颌前突的主要临床表现
>
> 1. 面下1/3向前突出,尤其是下唇位置明显靠前。
> 2. 颏部突出过长,部分患者颏部平,颏唇沟消失。
> 3. 安氏Ⅲ类𬌗,前牙反𬌗或对刃𬌗。
> 4. 咀嚼障碍,严重者唇闭合不全影响发音。

【问题2】 X线头影测量提示:∠SNA = 82°,∠SNB = 90°,∠ANB = -8°,根据目前临床查体和检测,如何制订治疗方案?

思路:双侧下颌升支矢状劈开术为矫治下颌前突最常用术式。下颌升支矢状骨劈开术是由欧洲颌面外科医生Obwegeser在1957年报道,既可以前徙也可后退下颌,还可通过旋转矫正下颌偏斜。该术式的发明是下颌骨外科矫治技术发展的一大突破,目前已经成为矫治各种下颌骨畸形应用最为广泛的手术方式。

> **知识点**
>
> ## 下颌升支矢状骨劈开术(SSRO)适应证及并发症
>
> 适应证:
> 1. 前徙下颌,矫正下颌发育不足所致下颌后缩或Ⅱ类骨性错𬌗。
> 2. 后退下颌,矫正下颌发育过度所致下颌前突或Ⅲ类骨性错𬌗。
> 3. 开𬌗畸形,非上颌骨因素导致的轻度开𬌗可以采用SSRO向前上方旋转下颌进行矫正。
> 4. 配合其他正颌外科术式矫治涉及下颌骨发育异常的双颌或复杂不对称牙颌面畸形。
> 并发症:①出血;②神经损伤;③意外骨折;④髁状突移位与颞下颌关节紊乱综合征;⑤复发;⑥咬合关系不良。

# 第六节 下 颌 后 缩

下颌后缩(mandibular retrognathism),又称下颌发育不足(mandibular deficiency),是指由于下颌骨前后向发育不足或者先天性缺少下前牙以及翼外肌功能不全等而造成的一种下颌后退的错𬌗畸形。当整个下颌骨,包括下颌体、下颌支、颏部及髁突出现发育障碍时,下颌骨表现为三维方向上均短小,称为小(下)颌畸形(micrognathia)。下颌后缩的诊疗流程一般包括:

1. 详细询问病史,确定患者是否存在髁突外伤、颞下颌关节强直、口腔不良习惯等病因,是否存在打鼾、睡眠呼吸暂停等症状,遗传因素及疾病、手术、创伤等致病因素,下颌后缩畸形可以有家族史。

2. 对患者行头颅X线及CT检查,结合病史、临床表现及相关的辅助检查,明确诊断,评价畸形程度。

3. 查体时侧重检查有无关节弹响及偏侧咀嚼,检查咬合关系,牙齿排列情况。

4. 根据患者年龄,下颌后缩程度、牙齿排列和咬合关系情况及个人要求,设计制订个性化的诊疗方案。

5. 制订手术方案,借助模型及数字化技术模拟手术。

6. 需要进行牙齿正畸治疗,调整咬合关系至理想状态。

【临床关键点】

1. 明确下颌后缩畸形的诊断。

2. 术前辅助检查,如头颅正侧位、下颌骨曲面断层X线片检查,以及X线头影测量分析,必要时行头颅三维 CT 检查、睡眠多导图仪检查,全面了解病情。

3. 结合患者的个人要求、下颌后缩程度等多方面因素进行手术方式的选择。

4. 手术以改善外观及功能为目的,术中保护颏神经、下牙槽神经等,必要时多学科综合治疗。

临床病例

男性,35 岁,主因"自觉下颌过小 15 余年"来我院门诊就诊。患者 15 余年前即发现颏部短小且后缩,近 2 年来睡眠时打鼾、憋气,无外伤,无口腔不良习惯,未行其他特殊治疗。查体可见:面部基本对称,面下部过短且后缩,发际中点至眉间中点距离为 6.3cm,眉间中点至鼻底点距离为 6.4cm,鼻底点到颏下点距离为 5.5cm,颏前点位于鼻尖点与下唇前点连线后方 1.0cm,前牙深覆盖,深覆𬌗,后牙安氏Ⅱ类𬌗,X 线头影测量分析显示:∠SNA = 82°,∠SNB = 77°,∠ANB = 5°。

【问题 1】 通过病历记录,该患者的诊断应该是什么?

根据患者的主诉、症状及辅助检查结果,可以确诊为"下颌后缩畸形"。

思路 1:下颌后缩畸形的病因主要包括先天性因素和后天获得性因素,问诊时,应该注意收集相关信息。

知识点

**下颌后缩的病因及临床表现**

1. 下颌后缩的病因主要包括先天性因素和后天获得性因素。

2. 严重下颌后缩称为小颌畸形,具有典型的"鸟形脸"(bird face)特征性面容,即下颌后退、内缩,使正常位置的上颌骨显得前突,而颏部缺乏突度,颏颈距离过短,颏肌紧张,颏下软组织隆起。严重的下颌后缩常常伴有颞下颌关节紊乱综合征,甚至伴有阻塞性睡眠呼吸暂停综合征(OSAS),后者表现为睡眠时打鼾、呼吸暂停、日间嗜睡。

思路 2:患者近年来出现睡眠时打鼾、憋气,考虑可能存在阻塞性睡眠呼吸暂停综合征,临床上应进行全面检查,了解病情。

知识点

**下颌后缩畸形的诊断**

1. 根据临床检查及 X 线头影测量分析结果进行诊断 头影测量示下颌骨长度小于正常侧,下颌骨相对颅底位置偏后方,其相关测量值低于正常值,如 SNB 角小于 78°,ANB 角增大,B 点后缩等;根据头影测量获得的最小矢状咽径值,还可推测患者睡眠呼吸暂停低通气指数,判断是否存在 OSAS。

2. 鉴别诊断 从容貌外观上,下颌后缩与上颌前突的表现很相似,有时难以分辨,但通过 X 线头影测量分析可以进行鉴别。上颌骨发育过度者,其相对于颅底位置偏前方,SNA 角常大于 84°,SNB 角可为正常值。

【问题 2】 下颌后缩畸形的手术方式?

思路:常用的手术方式有两种:①下颌后缩矫治首选术式是下颌升支矢状劈开术;②下颌骨牵张成骨技术:20 世纪 90 年代以来,牵张成骨术被引入正颌外科,该技术为重度下颌后缩畸形的矫正提供了一种新的外科手段。

【问题 3】 下颌升支矢状劈开手术可能出现哪些并发症?

思路:主要有:

出血:熟悉解剖,在切骨和劈开过程中,避免切断或撕裂下齿槽血管。

神经损伤:下齿槽神经损伤是最常见的并发症,主要是由于远心骨段的移动牵拉以及内固定对神经的挤压所致。面神经损伤极少发生。

意外骨折：意外骨折是指在近或远心骨段发生的非手术设计的骨折或断裂，多发生于近心骨段，常见原因是皮质骨截开不彻底有皮质骨桥相连就强行劈开所致。

髁突移位：在术中确定和恢复髁突术前的生理位置十分重要，在固定骨段时应确保髁突在关节窝内位置适当。

# 第七节　双颌前突

双颌前突（bimaxillary protrusion），是由于上下颌前部牙槽骨向前发育过度所引起的一种牙颌面畸形，黄种及黑种人群中较为常见。双颌前突的诊疗流程一般包括：

1. 详细询问病史，确定是否存在先天性发育障碍、遗传、感染、创伤、口腔不良习惯等致病因素。
2. 行头颅 X 线及 CT 检查，结合病史、临床表现及相关的辅助检查，明确诊断，评价畸形程度。
3. 查体时侧重检查有无关节弹响及偏侧咀嚼，检查咬合关系，牙齿排列情况。
4. 根据患者年龄，下颌后缩程度、牙齿排列和咬合关系情况及个人要求，设计制订个性化的诊疗方案。
5. 制订手术方案，借助模型及数字化外科模拟手术。
6. 需要配合牙齿正畸治疗，调整咬合关系至理想状态。

【临床关键点】

1. 双颌前突的初步诊断多为临床诊断。
2. 临床表现及头影测量是诊断双颌前突的必要依据，应明确患者为骨性或是非骨性双颌前突，非骨性双颌前突患者只需正畸治疗。
3. 骨性双颌前突的治疗，主要以外科截骨为主。
4. 正畸治疗是手术治疗双颌前突的重要辅助治疗手段。

临床病例

女性，22 岁，主因"自觉上下唇前突影响美观 5 年"来我院门诊就诊。患者 5 年前起自觉上下唇前突明显，双唇不能闭合，微笑时上下牙前突外露，颏部短小。至今未接受任何诊治。专科检查可见：上、下颌前部向前突出，开唇露齿，上前牙显露约 8.0mm 宽，闭合口唇需用力，牙齿排列基本整齐，上下前牙过度唇倾，左侧下颌第二磨牙缺如，下切牙中线偏于上切牙中线左侧约 1mm。正中发际中点至眉间点约 7.0cm，眉间点至鼻下点约 7.0cm，鼻下点至颏下点约 6.0cm。颏部后缩，颏前点位于鼻尖及上唇连线后方约 8.0mm。双侧颞下颌关节活动正常。安氏Ⅱ类面型，开口型Ⅰ，开口度 3 指，口腔黏膜无红肿。X 线头影测量∠SNA ＝ 86°，∠SNB ＝ 85°，∠ANB ＝ 1°。

【问题 1】　通过病历记录，该患者的诊断应该是什么？

根据患者的主诉、临床症状和辅助查体，应该能够确诊为双颌前突。

思路：了解双颌前突特征性的临床表现有助于诊断并且评价畸形严重程度。检查可见上下颌向前突出，开唇露齿，前牙过度唇倾，安氏Ⅱ类面型，X 线头影测量可见∠ SNA ＝ 86°，∠ SNB ＝ 85°，∠ ANB ＝ 1°，可以明确诊断。

知识点

## 双颌前突的主要临床表现

1. 双唇及上下前牙向前突出，开唇露齿、微笑露龈，上下唇不能自然闭合，强行闭唇时可见颏肌紧张隆起。
2. 前牙排列整齐或轻度拥挤，上下前牙唇倾，前牙关系可为深覆𬌗或开𬌗，后牙多为安氏Ⅰ类𬌗。
3. 多伴有颏后缩畸形，严重者侧面观呈"鸟嘴"状面容。

【问题2】 根据患者临床表现和查体,如何制订相应的治疗方案?

思路:根据临床表现和体检,SNA 角与 SNB 角均明显大于正常值,伴颏部后缩,可以确诊为真性双颌前突,需要同期行双颌后退和颏部前移手术。可采用上、下颌前部根尖下截骨后退手术和颏部截骨前移术。

> 知识点
>
> ### 双颌前突的治疗方法
>
> 上、下颌前部根尖下截骨术,可采用分段截骨方式。
> 上颌 Le Fort 1 截骨术。
> 下颌体部截骨术。
> 下颌升支截骨术。
> 颏部截骨术。
> 唇成形术。
> 以上术式联合应用。

# 第十九章　面部骨轮廓整形美容

## 第一节　面部轮廓整形

### 一、小颏畸形

小颏畸形（microgenia）俗称"小下巴"，系因遗传或内分泌障碍、炎症、外伤等因素造成颏联合处发育不足，致面下 1/3 外观短小，颏部较正常向后退缩，不同程度地影响美观。

颏部具有鲜明的面形特征和个性特征，是面部轮廓重要的组成部分。小颏畸形的患者主要表现为颏部后缩，颏唇沟变浅，颏颈角不明显，面下三分之一短，可伴有上下颌骨畸形，及咬合关系紊乱，严重时可出现"鸟嘴样"畸形。小颏畸形的诊疗环节：

1. 详细询问患者是否存在家族史，是否存在颏部外伤、感染、手术病史，有无口腔不良习惯等。

2. 术前进行头颅正侧位、下颌骨曲面断层 X 线片检查，并进行 X 线头影测量分析。

3. 结合病史、临床表现及相关的辅助检查，明确诊断，评估畸形程度。

4. 根据患者颏部畸形程度和个人要求，制订个性化的诊疗方案。

5. 治疗前后收集完善的病例资料（文字、图像或视频），定期随访，评价恢复情况。

【临床关键点】

1. 颏部畸形程度及患者的主观要求。

2. 术前辅助检查，如头颅正侧位、下颌骨曲面断层 X 线片检查，以及 X 线头影测量分析是制订手术方案不可或缺的依据。

3. 结合患者的要求、颏部畸形程度等多方面进行手术方式的选择。

4. 手术以改善外观为主要目的，术中保护颏神经、下牙槽神经等。

临床病例

女性，25 岁，主因"颏部短小后缩 10 余年"来我院就诊。10 余年前始，患者自觉颏部短小且后缩，影响面部外观，无外伤，无口腔不良习惯，未曾治疗。查体可见：面部基本对称，颏部基本居中，发际中点至眉间中点距离为 6.0cm，眉间中点至鼻底点距离为 6.0cm，鼻底点到颏下点距离为 5.5cm，面下 1/3 发育不足，颏部圆钝，颏唇沟不明显，颏前点位于鼻尖点与上唇前点连线后方 8mm，咬合关系良好。

【问题 1】　通过病历记录，该患者的诊断应该是什么？

根据患者的主诉、症状及辅助检查结果，能够确诊为"小颏畸形"。

思路 1：小颏畸形的出现与生长发育相关，问诊时，应该注重搜集患者在生长发育过程中是否存在外伤、口腔不良习惯等病因，注意是否存在家族史，以及是否合并上下颌骨畸形、颞下颌关节强直等疾病。

思路 2：患者颏部畸形程度。

知识点

**小颏畸形的分度**

1. 以 Rickett 平面（鼻尖点与上唇前点的连线）为依据，根据颏前点在 Rickett 平面上的后缩程度进行分度，颏后缩 7mm 以内者为轻度，颏后缩 15mm 以上者为重度，两者之间为中度。

2. McCarthy 等将不伴有咬合关系异常的小颏畸形分为 4 类：①颏前后径短但垂直径正常；②颏垂直径短小而前后径正常；③颏前后径及垂直径均短小；④颏前后径短缩而垂直径增长。

【问题 2】 为了进一步选择治疗方案，患者还需要进行哪些检查？

思路：除了对面部比例的体表测量外，术前还应该拍摄头颅正侧位片、下颌骨曲面断层 X 线片检查，以及 X 线头影测量分析，必要时行三维 CT 检查。

【问题 3】 如何选择适合的手术方案？

思路 1：小颏畸形的外科手术方式包括哪些？

> 知识点
>
> ### 小颏畸形的外科矫治
>
> MaCarthy 根据畸形的特点将治疗方法归为 4 类：
> ①非生物材料置入隆颏术；②下颌骨体水平截骨前移颏成形术；③骨或软骨游离移植颏成形术；④口腔前庭入路内嵌植皮加赝复体支撑手术。

思路 2：该如何选择合适的手术方式，该患者属于中度颏后缩，咬合关系基本正常，可以选择假体充填隆颏术，或者颏部水平截骨前移术。

> 知识点
>
> ### 手术方式的选择
>
> 1. 假体充填隆颏术　适用于轻中度小颏畸形而咬合关系正常的患者。可供选择的假体有致密多孔聚乙烯（Medpor），硅胶，聚四氟乙烯等。
> 2. 颏部截骨手术　①适应证：适用于中重度小颏畸形而咬合关系基本正常的患者；②术前准备：根据患者要求及面部特征，结合术前照片、术前 X 线片来确定截骨的位置，移动的方向和距离；③术前检查：检查患者的全身健康情况，明确没有手术禁忌。女性患者避开经期；④手术方法：口内切口，剥离骨膜，显露颏部骨质，根据不同的手术方式进行截骨，将截骨块移动至适当位置，小钛板钛钉固定。

思路 3：截骨手术方式多种多样，如何选择合适的截骨方式？

> 知识点
>
> ### 常用颏部截骨术式
>
> 1. 颏部水平截骨颏成形术（horizontal sliding osteotomy）　此术式适用于轻、中度小颏畸形。
> 2. 颏部双台阶截骨术（two-step horizontal osteotomy/two-tier genioplasty）　该术式适用于中重度小颏畸形。
> 3. 水平截骨前上移颏成形术（horizontal osteotomyand jumping genioplasty）　该术式能够明显增加颏部前后向的长度，使颏部前翘，富有美感，适用于轻中度小颏畸形。
> 4. 颏部台阶状截骨术（stepped osteotomy）　该术式的优点在于颏部术后即刻在前后和垂直方向上都有显著的加长。

【问题4】　手术可能出现哪些并发症?

思路:一般颌骨手术术后常见的并发症包括感染、出血、神经损伤等。

---

知识点

### 术后并发症

1. 出血　出血原因可能是软组织切开或剥离时出血,骨切开过程中骨髓腔渗血,口底肌肉软组织损伤出血,损伤颏神经血管束等。

2. 颏神经损伤　损伤原因可能是黏膜切开时损伤,骨切开线过高,术中对颏神经的过度牵拉,钻、锯直接磨、锯伤颏神经等。

3. 感染。

4. 颏部软组织下垂　颏部下垂原因主要是术中剥离的颏部软组织未能正确地复回原位。

---

## 二、下颌角肥大

对于面下部三分之一的面型,东方人和西方人有着不同的审美观,西方人以下颌角宽大,棱角分明为美;东方人却以"瓜子脸"为美。而下颌角的形态及大小,对面下部的宽度起着至关重要的作用,因此,国内有越来越多的求美者要求进行下颌角肥大(prominent mandibular angle)矫治手术。1949 年 Adams 首先采用口外入路切除部分肥大的咬肌及下颌角区骨质。而口内切口由 Converse 于 1951 年首先采用。近十年国内外学者对截骨方式做了很多有益的改进,目的主要是使手术后的下颌角轮廓顺畅自然。

下颌角肥大的通常诊疗环节:

1. 通过望诊、触诊及影像学检查结果,确定面下部宽大的主要形成因素。

2. 详细询问患者是否存在明确的诱因如夜间磨牙,特殊咀嚼习惯(常吃硬性食物),遗传因素等,排除下颌骨肿瘤的可能(如骨纤维异样增殖症等)。

3. 结合病史、临床表现及相关的辅助检查,明确诊断,评价下颌角肥大等。

4. 根据患者的畸形程度和个人要求,制订个性化的诊疗方案。

5. 手术后要保持口腔清洁,加强营养,预防感染。

6. 治疗前后收集完善的病例资料(文字、X 线片、CT),定期随访,评价恢复情况。

【临床关键点】

1. 明确面下部宽大的真正原因。

2. 术前评估下颌骨双侧的对称性。

3. 根据下颌角的分型及患者的要求,选择个性化的下颌角肥大治疗方案。

4. 充分评估下牙槽神经血管束的走行,防止损伤。

5. 术中及术后出血的处理对策。

---

临床病例

患者,女性,25 岁,因自觉"双侧面下部宽大不对称 7 年余"来我院门诊就诊。患者 7 年前始自觉脸型方大,下颌角区侧向膨隆,影响美观。近两年无明显变化,此前未经其他任何治疗。门诊查体:双侧下颌骨不对称,左侧下缘较右侧低垂,右侧下颌角区外展明显,双侧下颌角间宽度约等于颧弓间宽度,下颌角角度左侧 100°,右侧 97°。双侧咬肌区咀嚼时可触及局部隆起,但不明显。面部脂肪分布正常,触之不肥厚。

【问题1】　通过病历记录,该患者的诊断应该是什么?

思路:根据下颌角区侧向膨隆,下颌角角度及角间宽度,并排除软组织肥厚因素的影响,患者同时伴有双侧的不对称,因此诊断应该为:下颌角肥大,面部不对称,双侧,发育性。

知识点

## 下颌角肥大的诊断与分类

下颌角肥大的诊断,目前尚无统一的诊断标准。

Barlett 等提出的 3 组美学评判数据对下颌角肥大的诊断具有重要的指导意义:①在侧位像上,下鼻点(sn)到颏部(gn)的距离应为整个面部长度的 1/3;②在正位像上,面部最宽的横径为两侧颧弓间的距离,而两侧颞部的距离与下颌角的距离相等,同时比双颧弓间的距离小 10%;③下颌角的角度一般在 105°～115°。

Back 等根据外观及参考下颌骨 X 线片将下颌骨肥大分为 3 型。①外翻型:正面观下颌角明显外翘,下颌角间距超过颧骨间距;②后下突出型:侧面观下颌角向下向后突出,角度常小于 110°;③复合型:综合具有前两项特性者。

【问题 2】 为了进一步确定手术方案,患者还需要进行哪些检查?

思路:相关检查中最重要的是影像学检查,包括 X 线和 CT 检查。通过头颅正侧位及下颌曲面断层片,可以了解下牙槽神经血管束的走行,评估其距下颌骨下缘的距离。通过 X 线片还可以观察下颌骨及牙齿是否合并其他病变,如下颌骨囊肿,智齿冠周炎等。可以利用三维 CT 在电脑上进行手术模拟,有助于手术方案的制定和手术效果的预测。

【问题 3】 术中如何设计截骨线的位置?

思路:根据术前 X 线片、CT 片或电脑上设计模拟所提供的数据,术中以小磨球在下颌骨外板打磨出弧形截骨槽。弧线顶点一般位于下颌骨升支后缘与咬合平面的交点处,截骨线距下颌角点的距离为术前阅片设计的距离,下方点的设计可以根据患者的需要延长或缩短,其原则首先避免损伤下牙槽神经血管束,其次避免二次成角的发生。

【问题 4】 如何避免术中或术后大出血?

思路:女性患者要避开月经期。术前进行血常规检查,排除凝血机制异常。术中采用低压麻醉,血压的有效控制可以有效地减少术中出血。避免手术操作粗暴,截除骨块时要避免下颌角周围软组织的损伤。精准掌握下齿槽神经管位置,避免伤及其内神经血管。

知识点

## 下颌角截骨术出血的常见原因

1. 下牙槽神经血管束出血　如果术中截骨线设计的位置过高,则可能损伤下牙槽神经血管束,术前精确的测量和设计可以有效地避免该神经血管束的损伤。

2. 面动脉(facial artery)出血　面动脉由颈外动脉发出,于下颌骨下缘咬肌前缘处进入面部,在此离下颌骨最近,也是面动脉易受损伤之处。

3. 咬肌(masseter muscle)出血　咬肌的血供是多源的,主要血管来源于上颌动脉发出的咬肌动脉和邻近动脉发出的咬肌支,出血时采用压迫止血,或电凝、缝扎止血。

4. 面后静脉(retromandibular vein)出血　面后静脉由颞浅静脉和上颌静脉在耳屏切迹下方汇合而成,面后静脉及其属支形成弧形结构围绕在下颌角升支后缘的中下部和下颌体下缘的后部,并与下颌角紧密相贴,静脉壁与骨皮质仅隔以菲薄的骨膜。

【问题 5】 除了以上所述的口内入路下颌角截骨术外,还有哪些手术入路?

思路:除口内入路外,下颌角手术还有口外和口内外联合入路方式。

三、颧骨颧弓宽大

颧骨位于面部中段,向前向侧方突起,与颞骨颧突共同构建起面部中段侧面和侧前面轮廓,其形态和突起程度对面容面型的影响很大。东方人较西方人更崇尚面部轮廓柔和,不喜过高的颧突,认为颧骨过高破坏了面部各突起的和谐关系,因此东方人颧部整形的审美诉求以颧骨颧弓减低术(malar reduction)为主。以缩小颧骨和减小颧骨前突、侧突为目的的手术称为颧骨缩小术。1983 年 Onizuka 通过口内切口磨骨以降低颧骨,自此,颧骨缩小术被广泛开展,出现了多种截骨方式,如直线型截骨和"L"形截骨等。

颧骨颧弓宽大(prominent malar complex and zygomatic arch)的通常诊疗环节:

1. 通过望诊、触诊及影像学检查结果,初步确定颧骨颧弓突起宽大的特点和程度。

2. 详细询问患者是否存在明确的诱因如特殊咀嚼习惯,遗传因素等,排除骨肿瘤的可能(如骨纤维异样增殖症等)。

3. 结合病史、临床表现及相关的辅助检查,明确诊断。

4. 根据患者的畸形程度和个人要求,制订个性化的诊疗方案。

5. 手术后要保持口腔清洁,加强营养,预防感染。

6. 治疗前后收集完善的病例资料(文字、X 线片、CT),定期随访,评价恢复情况。

【临床关键点】

1. 明确颧骨颧弓宽大的具体表现和特点。

2. 术前评估双侧颧骨颧弓的对称性。

3. 根据颧骨颧弓宽大的特点和程度及患者的要求,选择个性化的缩小方案。

4. 充分评估面神经额支的走行,防止损伤。

5. 术中及术后出血的处理对策。

临床病例

患者,女性,23 岁,因自觉"面中部双侧宽大 8 年余"来我院门诊就诊。患者 8 年前始自觉面中部宽大,近两年无明显变化,此前未经其他任何治疗。门诊查体可见:圆形脸,双侧颧骨颧弓对称,明显向前向侧方突起,颧弓上方颞部和颧弓下方腮腺咬肌区明显凹陷,双侧颧额缝外侧点间距与双侧颧弓外侧点间距之比小于 0.75。双侧下颌角外突不明显。面部脂肪分布正常,触之不肥厚。

【问题 1】　通过病历记录,该患者的诊断应该是什么?

思路:根据颧骨颧弓向前及外侧明显突出,其上、下方区域较之凹陷,可诊断为:双侧颧骨颧弓宽大。

知识点

**颧骨颧弓宽大的诊断标准**

颧骨颧弓宽大,目前尚无统一的诊断标准。主要依据:

1. 颧骨颧弓与同侧颞区、腮腺咬肌区和颊部位置关系比较,其前突和侧突程度。有学者经统计显示正常人面上部与面中部宽度之比约等于 0.75,可供诊断参考。

2. 患者的审美观点和诉求。

【问题 2】　颧骨颧弓宽大的临床表现?

思路:颧骨颧弓宽大者面型多呈圆形,伴有双侧下颌角肥大面型则成方形。面部轮廓表现因颧骨颧突向侧方明显突起,颧骨体向前突出过高,表现为面中 1/3 过宽,而颞窝和腮腺咬肌区不丰满,甚至凹陷。面部测量面上部与面中部面型高宽比值常小于 0.75。

【问题 3】　为了进一步确定手术方案,患者还需要进行哪些检查?

思路:相关检查中最重要的是影像学检查,包括头颅正侧位及颧弓 X 线片和 CT 检查。

知识点

**影像检查需要关注的主要内容**

1. 测量面型高宽比及骨性面高宽比值,了解颧骨颧弓的突度。

2．颧骨体与颧弓交界处的骨壁厚度，与上颌窦之间的位置关系，判断手术截骨是否会导致上颌窦暴露和骨块移位后骨断端接触面积大小。

3．颧弓根部的骨结构特点，尤其关注关节结节的位置大小，大张口时髁突与关节结节的位置关系，以指导确定颧弓根处的截骨线位置和方向。

4．在三维 CT 重建影像上或在电脑软件上，进行术前设计和手术模拟。

【问题4】　颧骨颧弓宽大矫正方案的选择。

思路：颧骨颧弓为面部侧前方最突出的骨骼结构，其表层软组织相对较薄，颧骨颧弓宽大主要源于骨骼突出，受软组织的影响较小。因此，宽大的矫正以缩小和内移颧骨颧弓为主要手段。主要有两种方式：磨骨术和截骨术。

知识点

**颧骨颧弓宽大矫治常用手术方式**

1．颧骨磨骨术：采用钻（磨）头进行磨骨以降低骨突度，适用于单纯颧骨体部突出者。

2．"L"形截骨降低术：通过口内上颌前庭沟入路行骨膜下显露截骨区，设计"L"形截骨线，由眶外下缘外侧的斜行截骨和颧骨体前分的垂直截骨两部分组成。采用骨凿从颧弓内侧截开部分骨质，用手掌向内压颧弓使颧弓根部青枝骨折。以颧弓根青枝骨折处为旋转轴点，将颧骨颧弓向内推移以降低和内收至设计位置。

3．颧骨颧弓前后离断截骨降低术：于耳前发际内或发际后缘做约 1.5cm 切口，骨膜下显露颧弓根部，用来复锯于关节结节前方截断颧弓。再通过口内上颌前庭沟做切口，截骨方式同"L"形截骨降低术。

【问题5】　颧骨颧弓术术后常见并发症。

思路：①面神经额支损伤，常见于颧弓根截骨术后，表现为患侧眉毛低垂，患侧额纹消失，不能皱缩额头。②骨愈合不良或骨不连，颧弓厚度仅数毫米，而颧骨体内为上颌窦，骨壁薄，骨块移位后骨断端接触面较小不易愈合，另外颧弓颧骨截骨区骨质常为皮质骨而缺乏髓质骨，导致骨断端血供不充分而影响骨愈合。③开口受限，主要存在两个原因：一是颧骨颧弓截骨段内移距离过大，妨碍了下颌骨喙突活动；二是颧弓根截骨时伤及关节结节或截骨段后端下移直接阻碍了关节突前移。

## 四、半侧颜面短小畸形

半侧颜面短小畸形（hemifacial microsomia）又称为耳下颌发育不全（otomandibular dysostosis），主要是由第一、二鳃弓和鼻基板程度不同的发育不良而引起的先天性颅面部畸形，所以也被命名为第一、二鳃弓综合征。半侧颜面短小畸形的通常诊疗环节：

1．详细询问患者是否存在家族遗传史，以及生长环境情况。

2．查体时检查患侧上下颌骨、颧骨、颞骨发育情况及咬合关系，注意患侧髁突、下颌支甚至颧弓是否缺失。

3．结合病史、临床表现及相关的辅助检查，明确诊断，评价病损程度。

4．根据患者的病损程度和个人要求，制订个性化的诊疗方案。

5．治疗前后收集完善的病例资料（文字、图像或视频），定期随访，评价恢复情况。

6．对于治疗效果欠佳的病例，分析可能原因，制订进一步的治疗方案。

【临床关键点】

1．病史及临床表现是诊断半侧颜面短小畸形不可或缺的条件。

2．半侧颜面短小畸形的病因是由于遗传与环境因素导致第一、二鳃弓发育异常所引起半侧颜面骨骼结构与形态发育不全，经常伴有同侧面裂（大口畸形）、外耳畸形与副耳等。

3．半侧颜面短小畸形的分型及患者年龄对治疗方式的选择具有重要指导意义。

4．正颌外科矫治是半侧颜面短小畸形理想的治疗手段。

临床病历摘要 1

患者，女，20 岁，主因"面部偏斜"来我院门诊就诊。患者出生即存在右面部畸形。右侧面部发育缓慢，累及面部骨骼及软组织，尤其右侧下颌骨最重。未行治疗。门诊查体可见：面部明显不对称、右侧颌面短小、外耳轮廓部分缺如、耳道闭锁。上颌𬌗平面严重倾斜。影像学检查发现右下颌升支及体部短小，髁突发育不良。

【问题1】 通过病历记录，该患者的诊断应该是什么？

根据患者的主诉、既往史和临床查体，应该能够确诊为"半侧颜面短小畸形"。

思路 1：患者出生即存在面部畸形，影像学检查发现右下颌支及体部短小，髁突发育不良，这对明确诊断具有提示作用。

> **知识点**
>
> **半侧颜面短小畸形的临床表现**
>
> 半侧颜面短小畸形的临床表现包括半侧颜面骨骼结构与形态发育不全和半侧颜面软组织异常。主要表现为明显的颜面不对称，患侧颜面短小，经常伴有同侧面横裂（大口畸形）、外耳畸形与副耳等。患侧上下颌骨、颧骨及颞骨发育不足，部分病例患侧髁突、下颌支甚至颧弓缺失。于患侧上颌骨与下颌支高度不足，致使咬合关系错乱、𬌗平面倾斜。因颧颞部短小常致患侧外侧眶后缩低垂，表现患侧眼向外下倾斜等。

思路 2：除临床表现外，半侧颜面短小畸形的致病原因应予以考虑。问诊时，应该注重搜集患者出现半侧颜面短小畸形可能的病因/诱因的相关信息。侧重关注胎儿期的各种可能的致畸因素和家族遗传因素。

【问题2】 为了进一步明确诊断，患者还需要进行哪些影像学检查？

思路：除了对面部软硬组织的常规查体外，完整的术前检查评估是非常重要的，尤其是影像学检查，主要包括：①X 线检查，头颅正侧，口腔全景片（曲面断层），颞颌关节开闭口位；②CT 三维重建；③特殊齿科扫描，对于一些无法进行 X 线和曲面断层摄片的患儿，可以显示患儿牙囊的位置。

【问题3】 如何客观地评价半侧颜面短小畸形患者的病情程度？

思路：半侧颜面短小畸形患者之所以出现不同的外观及表现，其主要原因是病变所累积的部位及范围不同，熟悉半侧颜面短小畸形的分类及临床表现等，对于医生在治疗中采用何种矫治方法有重要的意义。

> **知识点**
>
> **半侧颜面短小畸形的分类**
>
> **Pruzansky 分类法**：依据颞颌关节和下颌骨缺陷程度进行分类，临床较常用。
>
> Ⅰ型：仅有轻度的关节窝、髁状突和下颌升支的发育不全。所有骨结构都存在。各咀嚼肌发育、具有正常功能。颌后缩，下面部不对称，颏偏斜。
>
> ⅡA 型：中度关节窝和升支发育不良或发育不全，但颞颌关节功能尚令人满意。颞颌关节复合体位置稍微靠前靠内接近正常。咀嚼肌存在但明显发育不良。下颌后缩，可偏向患侧，常伴前牙开𬌗。
>
> ⅡB 型：关节窝、髁状突、升支中重度发育不良。关节升支复合体位置靠内靠前，关节窝和髁状突均存在发育不良。髁状突可以在关节窝内旋转，关节几乎不能平移，开口虽小但可接受。下颌畸形、后缩和前牙开𬌗明显。存在咀嚼肌有限的程度不同的发育不足。
>
> Ⅲ型：髁状突和升支全部或部分缺如。关节盘、关节囊和关节窝没有发育。下颌畸形严重，包括水平后缩和垂直短小。咀嚼肌严重发育不足，蝶骨翼突残端与下颌结构不连接。偶尔需要出生后即刻气管切开造口解决因下颌发育不良导致的气道狭窄。

【问题4】 影像学检查发现患者右下颌支及体部短小，髁突发育不良。根据目前临床查体及相关检查，如何根据患者的具体情况制订相应的治疗方案？

思路：半侧颜面短小畸形的程度各不相同，临床表现多种多样，对每例患者的治疗应根据其畸形特点进行个性化设计，选择合适的治疗方案。根据病历记录，患者20岁，右侧颌面短小、外耳轮廓部缺如、耳道闭锁。上颌𬌗平面严重倾斜。影像学检查发现右下颌支及体部短小，髁突发育不良。可以采用正颌外科手术进行治疗，如通过上颌Le Fort Ⅰ型截骨术和下颌升支矢状劈开截骨术矫正右侧颌面短小和𬌗平面倾斜，分期行耳廓再造等。

---

知识点

### 根据Munro和Lauritzen临床分类选择矫治方法

Ⅰ型A类：一般采用贴附式或嵌入式植骨的方式进行矫正。在受累骨面的表面或其下面植入一定体积的髂骨或肋骨块，补充骨量不足从而恢复面部轮廓的对称度。

Ⅰ型B类：①其手术方案包括用上颌Le Fort Ⅰ型骨切开术下降前徙患侧上颌骨，健侧上颌骨多需适量上移，从而摆正倾斜的上颌𬌗平面；②用双下颌升支矢状骨劈开术前徙旋转下颌骨至正常位置。如果患侧下颌前移量过大，可将SSRO术改为倒L型骨切开术并在前徙后遗留间隙内植骨的方式进行矫正。也有学者在健侧下颌支用垂直或斜行骨切开而不是SSRO进行矫治；③用颏成形术进一步矫正下颌偏斜；④必要时在患侧下颌支侧方与下颌下缘植骨，以获取更加的美容效果。

Ⅱ型：除患侧采用带肋软骨的肋骨移植重建颞下颌关节外，其他手术方法类同于Ⅰ型B类畸形。

---

知识点

### 根据患者年龄选择矫治方法

2岁以下：切除耳前赘皮和软骨残迹往往能够令患儿家长满意，下颌骨牵引成骨适用于有睡眠呼吸暂停症状的新生儿或婴儿。

2～6岁：畸形轻微的患儿在该年龄不主张手术治疗。下颌支纵向高度有明显缩短的儿童，伴有明显的外观缺陷，在患儿2岁以后可以考虑牵引成骨。无下颌支髁状突和关节窝或颧弓的患者，应在4岁左右先行肋软骨移植重建术。

6～15岁：该阶段是正畸治疗期，包括可能的功能矫正治疗，促进患侧牙槽的萌芽和生长。

15岁以上：在骨骼成熟期需要进行骨骼轮廓修复治疗，𬌗在该阶段，当颅面生长发育基本完成之时，可考虑以下手术：①一定限度的自体骨移植，以修复颅面骨骼的缺陷部分；②中度下颌过小患者行双侧下颌前徙术；③结合Le Fort Ⅰ型截骨术、双侧下颌骨截骨和颏成形术；④患侧行显微血管游离皮瓣移植，以隆起患侧面部软组织。

# 第二节　面部脂肪移植

脂肪移植在整形外科的应用始于对软组织凹陷畸形的填充。20世纪80年代随着肿胀麻醉技术的诞生，以及越来越多脂肪移植填充术的开展，临床上逐渐发现面部脂肪移植后的患者，除了具有软组织填充作用，还具有减淡皮肤色素沉着、减少皮肤皱纹、提高皮肤光滑度等改善肤质的作用，因此脂肪移植在面部既可以用于软组织缺损、轮廓调整等体积充填方面的修复，也可以应用于面部年轻化及肤质改善的治疗。面部脂肪移植的诊疗环节：

1. 明确面部脂肪移植的目的。
2. 明确适应证与禁忌证。
3. 详细了解病史与药物使用情况，了解有无高血压、糖尿病、肿瘤、传染疾病、精神病史及药物过敏史等,以及近期服药史,如激素类或抗凝血类药物等。

4. 术前检查与评估　检查需要脂肪移植的部位与范围,评估移植的类型与体积量,了解移植部位皮肤状态,有无疖肿、皮疹、糜烂、溃疡以及放化疗后纤维化等情况。

【临床关键点】

1. 术前准备与沟通。

2. 自体脂肪获取后处理方式的选择。

3. 遵照脂肪移植的手术操作要点施术。

4. 面部脂肪移植的预后。

5. 并发症。

临床病历摘要2

女性,37岁,两年前行双侧颊部线雕提升术,术后左侧颊部逐渐凹陷。否认其他系统疾病。查体:一般情况良好,T 36.8℃,R 18次/min,P 70次/min,BP 120/72mmHg。左颊部凹陷区域长约4cm宽2cm,皮肤颜色与周围无色差,无破溃,表面无瘢痕,张口活动不受限。触诊凹陷处皮肤弹性可,皮下组织薄,凹陷处与周围组织无明显粘连。

【问题1】　面部脂肪移植的适应证有哪些?

面部脂肪移植术的适应证包括:

1. 面部软组织缺损或凹陷畸形,包括疾病(半面萎缩、脂膜炎、硬皮病、早衰症等)或外伤。

2. 面部年轻化治疗,包括面部容积不足(鼻唇沟、颞部、颊部、唇部等)或皮肤质地改善。

3. 放疗后损伤,如放疗后局部组织纤维化、僵硬等。

4. 面部瘢痕,如凹凸不平、轻度挛缩的浅表瘢痕。

5. 不涉及严重骨骼畸形的面部不对称,如半面短小等。

6. 轮廓整形,如颞部凹陷、颧弓下凹陷等。

7. 慢性溃疡等创面治疗。

思路:该患者诊断为面部手术后,软组织萎缩凹陷,符合面部脂肪移植的适应证。

知识点。

【问题2】　如何进行术前准备?

按照外科手术术前准备的一般要求和面部脂肪移植的特点进行术前准备。

思路1:完善术前检查,包括以下内容。

1. 面部三维激光扫描,可用于术前面部对称性的评估,等高线标出差异区域;用于评估术前术后体积变化,评估疗效。

2. 面部皮肤分析,对要求做肤质改善治疗的患者术前需要采用相应的仪器进行检测,对纤维硬化患者可做皮肤弹性检测。

3. 多角度摄影摄像,对某些伴有功能性损伤的患者,需要动态记录两侧表情肌运动,评估两侧神经、肌力等情况

4. 检查供区皮下脂肪厚度,选择合适的供区。

思路2:术前沟通。

1. 明确患者期望达到要求。

2. 术前告知可能需要数次填充才可以达到理想效果。

3. 术后脂肪的存活率与患者的体重保持一定关系。

【问题3】　如何选择自体脂肪供区?

脂肪细胞有两类儿茶酚胺受体,调节脂肪的储存。

1. β-1受体　主要位于代谢活动区域如上半身,脸,乳房,分解甘油三酯为甘油和脂肪酸提供能量;

2. α-2受体　主要位于不受饮食、运动变化影响的区域,如大腿外侧,臀部,腹部,拮抗β-1受体,阻止脂解。

因此优选大腿外侧,臀部,腹部这些区域的脂肪。

【问题4】 如何处理脂肪?

根据面部脂肪移植的不同治疗目的处理获得的脂肪组织。

1. 对于体积充填为主的脂肪移植,脂肪处理的原则要求尽可能保留多的活性脂肪,可以采用coleman技术或是3L3M技术。

2. 对于肤质改善为要求的脂肪移植,脂肪处理要求原则是尽可能多保留ASC及其分泌的各种生长因子的细胞悬液,减少待移植物里的油滴,如Nano fat或SVF等。

【问题5】 如何正确进行面部脂肪移植术?

1. 面部脂肪容积纠正　神经阻滞麻醉或局麻后,用16g针头刺破皮肤,然后用18G钝头脂肪移植针进行移植,一般每点0.05ml。

2. 面部肤质改善　利多卡因软膏涂抹40min后或局麻后,局部皮下注射Nano fat或SVF等。

【问题6】 脂肪移植术后预后包括什么?

1. 大部分患者因为术中的多隧道注射操作面部会有一些轻度水肿。

2. 大部分脂肪移植的成活率在30%~70%,如果有感染或是外伤成活率额会大大降低。

3. 过矫是一个有争议的话题,不建议过矫或建议30%~50%的过矫都有报道,需要根据术者本身的操作,如局部麻药注射的量以及移植物含水量的多少综合进行评估。

4. 最终能存活的体积取决于细胞的类型之间的相互作用,包括ASCs、获得脂肪细胞和坏死脂肪细胞。这些细胞刺激维持一定的体积,是由转移到伤口床上的供区的复合组织成分决定的。

5. 大部分放疗或是热损伤的患者脂肪移植要两次以上。

6. 通常第二次脂肪移植需要在第一次治疗的3个月之后,治疗前后见图19-2-1和图19-2-2。

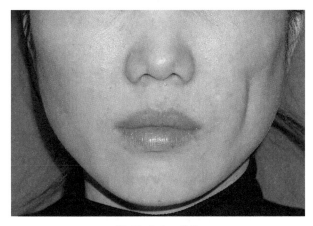
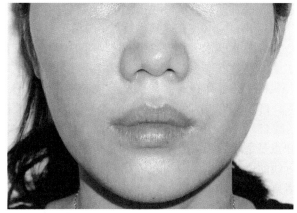

图 19-2-1　术前　　　　　　　　　　　　　　　图 19-2-2　术后3个月

【问题7】 并发症有哪些?

1. 面部脂肪的高危区域包括颞部、眉间,眉间注射可能导致失明,颞部注射更可能导致死亡。

2. 皮肤坏死,如局部血管栓塞可导致相应血管支配区域局部皮肤坏死。

3. 脂肪吸收和坏死,甚至可能多年后触及硬度不等的小结节。

4. 局部不平整,注射时每点注射量过大位置过浅可能出现表面不平整。

5. 非结核分枝杆菌感染,感染伤口迁延不愈,需要送特殊染色方可检出,需要抗结核治疗。

## 第三节　面部提升术

### 一、上面部提升术

上面部提升术用于前额、眉间、鼻根部周围及眉下垂伴上睑皮肤松弛者常用的手术方法有以下几种。

（一）眉直接上提术

1. 手术操作技术

（1）切口：根据眉下垂的不同程度选择不同形状的切口，并按照切口设计切除不同形状的皮肤和皮下组织。

（2）剥离：沿切口在皮下组织内稍作分离，因为张力不大，不必作皮下大范围分离。

（3）缝合固定：逐层缝合皮下组织和皮肤。

2. 适应证　眉上提术除可达到额部美容的效果外，尚可作为：①上睑皮肤松弛整形的辅助手术；②可单独行双侧眉毛下垂的矫正；③当两侧眉毛不对称时，可行单独一侧眉上提术进行矫正；④文眉失败而要求全眉切除或部分眉切除者。

3. 并发症

（1）矫正不足：此手术效果一般可维持数年，但如果手术后不注意良好的皮肤保养，部分患者也会很快复发。

（2）眉眼间距改变：切口设计不当，可能造成眉眼间距过宽或过窄，并因此影响面部美观。应在设计时予以充分考量并尽量避免。

（3）感染：为少见并发症，大多由缝线引起，如发生应及时应用抗生素类药物。

（4）瘢痕：一般不明显，如出现较明显瘢痕，又找不到确切的原因，可行肉毒毒素注射、激光、激素注射治疗或文眉掩盖之。

（二）眉间皱纹的矫正　皱眉肌去除术

可在眉毛内侧或额部作切口，分离达皱眉肌范围，去除部分或全部皱眉肌。该手术亦可在内镜下进行，尤其在额部切口情况下。本术式适用于眉间复合体较发达，患者又不愿意额部留有明显瘢痕者。

并发症包括：

1. 矫正不彻底。

2. 局部凹凸不平整，两侧不对称。

3. 出血、血肿：因术区靠近眶上与滑车上血管束。

4. 感觉麻木：滑车上神经损伤可造成额部相应支配区感觉麻木。

（三）额部皱纹去除美容术

1. 手术操作技术

（1）麻醉：局部麻醉或全身麻醉下进行均可，根据患者的具体情况决定。

（2）切口：可选择发际内切口，也可选择发际线切口。发际内切口的优点是瘢痕位于发际内，不外露；缺点是手术后额头变大，不宜用于前额过高的患者。发际线切口的优点是手术操作方便，可以改变原有发际线的位置；缺点是重建的发际线不流畅，瘢痕外露。设计切口时，应向患者说明两种切口的优、缺点，让患者自己选择（图 19-3-1）。

（3）剥离：麻醉效果满意后，用小圆刀沿切口切开头皮。平行于毛发生长方向斜行切开头皮至帽状腱膜下层，额区沿骨膜浅层锐、钝性剥离，颞区在颞深筋膜浅层表面锐性剥离（图 19-3-2）。

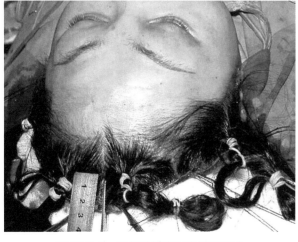

图 19-3-1　额部除皱发际内切口设计

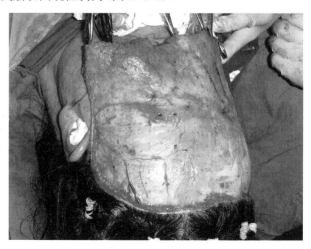

图 19-3-2　额部除皱术中剥离

（4）处理表情肌：剥离至眉间区，且将鼻根部组织游离，将头皮瓣向下翻转，切断或部分切除皱眉肌和降眉肌。

（5）切除与缝合：向上向后拉紧头皮瓣，先缝合四点固定：第一点在中央，此点张力较小；第二点在眉峰垂直对应处，此点张力最大；第三点在眉梢水平对应处（耳轮脚附近）；第四点在眉终点垂直对应处。第三、四点处张力适中。调整眉的高度并注意双侧的对称性。固定的方法：拉紧头皮瓣，在预固定点切开前缘至后缘吻合处，3-0 可吸收线缝合帽状腱膜和皮下组织，再缝合皮肤。固定并双侧对称后，切除多余头皮，分两层间断闭合切口。

（6）放置引流条：将创面完全缝合完毕后，再放置橡皮引流条或橡皮引流管以及负压引流装置。

（7）包扎：在创面上放置油纱条以及纱布和棉垫，用绷带加压包扎。

（8）手术后处理：可在术前或麻醉开始时给予预防性抗生素 1 次，术后 24～48h 拔除引流条或引流管等。手术后 7d 给予创面间断拆线，再间隔 1～2d 后将剩余缝线拆除。

2. 手术后并发症

（1）神经损伤：主要是眶上或滑车上神经损伤，往往是由于手术中操作过于粗暴或者是对解剖结构不了解所致。

（2）脱发或秃发：暂时性脱发（特别是颞部）是由于毛囊被部分离断，张力过大引起，常于 2～3 个月逐渐缓解，永久性秃发的发生率 1%～3%。可行毛发移植修复。

（3）瘢痕或瘢痕增生：由于缝合时伤口张力过大所致。如果发生，可在术后半年进行手术矫正。避免瘢痕最好方法是将切口位置设计在比较隐蔽的部位，精细操作，避免伤口张力过大。

（4）感染：头皮血供丰富，一般不会感染，一旦发生按感染创面处理。

（5）血肿：小的血肿可以不作处理，自行吸收，但是对于较大的血肿则应及时清除，避免影响创面愈合。

（6）瘙痒：术后最初几周可能会有瘙痒感，通常会逐渐消失，不必做特殊的处理。不可忍受的瘙痒，可以考虑应用阿利马嗪，每次 2.5～5mg，每 4～6h 一次。

（7）麻木：术后初期可能会有麻木感，通常不需做任何特殊处理，6～8 个月内即可基本恢复正常。永久性麻木极为少见。

（8）矫枉过正：额部皮瓣向前上移行及切除皮肤的组织量过多时，会出现矫枉过正的现象。患者有一副"令人吃惊"的面孔，随时间的推移可逐渐改善，并最终恢复正常。

二、中面部提升术

中面部提升术是指眼裂和口裂之间的手术。

（一）手术适应证

面中部提升术适用于额部（面上部）和颏颈部（面下部）的面部老化症状不明显，而眶周、颊部皮肤松弛、皱纹明显的患者。

（二）手术操作技术

1. 麻醉　该手术可选择全身麻醉，也可以选择局部麻醉。

2. 切口设计　于耳屏前向上进入发际内，为 4～5cm，向下延伸至耳垂。发际区域可选颞区发际内或发际缘切口。颞区发际内切口适用于各种患者，但有鬓角变窄、上提或消失的可能；发际缘切口只适于眉梢与鬓角距离较大者，术后切口瘢痕略显明显。

3. 切开和剥离　沿切口设计线注射 0.5% 利多卡因，拟剥离区域注射 0.25% 利多卡因，待麻醉效果满意后，用小圆刀沿切口设计线切开皮肤，于皮下组织深层进行皮下剥离。剥离范围：向前达到或超过鼻唇沟，向上达外眦水平，向下达口角水平，对严重者可达颌下线。在头皮内操作时，注意平行于毛发生长方向斜向切开头皮，在颞浅筋膜浅面锐、钝性分离。正确地掌握分离层次：过浅损害毛囊毛根可致术后秃发；过深如进入颞浅筋膜内可致出血较多。

4. 眼轮匝肌处理　分离至额肌、眼轮匝肌外缘，在眼轮匝肌浅面细心分离，断开肌纤维与真皮下的连接。止血后处理眼轮匝肌，方法有二：①在眼轮匝肌外缘做 3～5 针放射状外牵拉缝合，借以舒展眼轮匝肌，提高上睑和外眦；②在眼轮匝肌外缘外 1.0cm 处平行于肌外缘半环形切开颞浅筋膜 -SMAS，至颞中筋膜表面。然后在颞浅筋膜 -SMAS 下锐、钝性分离筋膜 - 眼轮匝肌瓣。此平面分离较容易，但近眼轮匝肌外缘和肌深面时,能见到细小的面神经分支进入肌肉,故采用钝性分离,保护这些入肌的神经分支。视鱼尾纹程度决定眼轮匝肌下分离范围为 0.5～1.5cm。分离完毕,将颞浅筋膜 - 眼轮匝肌瓣外牵拉紧与外切缘对合缝合,切除多余部分或重叠缝合固定。

5. SMAS 的处理　从耳屏前腮腺表面开始,在 SMAS 下进行剥离,用手术刀切开 SMAS,用组织剪在 SMAS 下分离形成 SMAS 瓣。其范围是上至颧突,下至下颌线,内至鼻唇沟区转入颧大肌的表面 SMAS 上。将形成的单独 SMAS 瓣向后上方推进,并用 3-0 可吸收线做褥式或 8 字缝合,将 SMAS 瓣分别固定在颞深筋膜、颊前筋膜表面以及乳突表面的胸锁乳突肌止点上,皮瓣也以同样的方式向后上方推移固定。

6. 切除与缝合　首先在外眦水平对应处缝合一针,这一针决定了外眦的高低。拉紧头皮皮肤瓣,边切边缝,分皮下、皮肤闭合切口。5-0 可吸收线缝合皮下组织,6-0 单丝尼龙线缝合皮肤。根据情况放置负压引流或引流片。

（三）手术后处理

1. 可在术前或麻醉开始时给予预防性抗生素 1 次,如果手术时间超过 3h,可手术中给予第 2 剂,总预防用药时间不超过 24h。

2. 手术后须注意观察患者伤口的引流情况,24～48h 进行换药处理,并拔除引流条或引流管。

3. 手术后 7d 给予创面间断拆线,再间隔 1～2d 后将剩余缝线拆除。

（四）并发症及防治

见本章第三节。

三、全面部提升术

全颜面除皱术是指对整个面部进行手术,也就是从额部至颌颈部进行美容手术。由于手术范围大,手术的创面比较大,故要求手术者应更加认真仔细地对待。

（一）手术适应证

1. 全面部皱纹多而明显、面部皮肤松弛者。

2. 中年以上女性,一般指 45 岁以上者。

3. 无全身性、系统性疾病者。

（二）禁忌证

1. 面部某一区域皱纹不明显。

2. 比较年轻,一般是指 40 岁以下。

3. 有全身性、系统性疾病者。

（三）麻醉处理

宜选择在全身麻醉下实施手术,因该手术范围大,创面广泛,手术中出血相对较多。

（四）手术操作技术

1. 确定安全线　耳屏前 2.5～3.0cm 定点"1";耳垂沟前 4.5～5.0cm 定点"2";耳垂沟下 4.0～4.5cm 定点"3"。三点连线为颞、颊、颈区安全线,该线与额颞区安全线相连为整个额、颞、面、颈部的安全线。

2. 切口设计　颞部的切口设计在发际内,即从颞部发际内与前额发际同高处开始,于耳屏前向上进入发际内 4～5cm,向下可延伸至耳垂,然后绕过耳垂至耳垂后沟,向后上沿耳廓后沟成弧形进入发际内 2～3cm。注意耳屏前的切口设计线应当设计呈弧形,避免手术后痕迹被看见;耳郭后沟切口呈弧形（大约 90°）进入发际内 2～3cm,这样可避免颈部皮瓣尖端形成锐角及皮瓣尖端坏死,也可减少这一区域皮肤松弛的复发率（图 19-3-3）。

3. 切开和剥离　先沿冠状切口切开头皮至颅骨骨膜,在帽状腱膜层下进行钝性和锐性剥离,一直达眉水平,对于皱眉肌和额肌的处理同额部除皱术。沿设计线切开皮肤,剥离皮下。剥离范围向前达或超过鼻唇沟,上达外眦水平,向下达颈中部或根据颈部松垂程度而定。分离颊部时,在耳屏前 3.5～4.0cm 处注意紧贴皮肤剪断颧弓韧带及其伴行血管和皮神经,同时注意止血（图 19-3-4）。

4. SMAS 处理　沿耳屏切口前 1.0cm 垂直向下 4.0～5.0cm 及沿颧弓横行向前分别切开 SMAS。在腮腺区腮腺表面锐性分离形成 SMAS 瓣,前缘直达腮腺前缘。如必须分离超过腮腺前缘时,应以钝性分离为主,防止损伤面神经颞、颊及下颌缘支（图 19-3-5）。

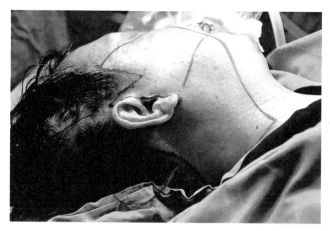

图 19-3-3　全颜面除皱切口设计

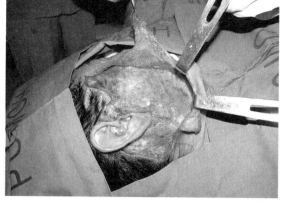

图 19-3-4　全颜面除皱皮下层剥离

5. 固定缝合　于耳垂点向前下方将 SMAS- 颈阔肌瓣剪成前后两叶。前叶向耳前上方提紧,缝合固定于颞浅筋膜上;后叶向耳后上方提紧,固定于乳突区筋膜骨膜上。分叉点处缝合固定于深层组织,形成耳垂沟。颈区的 SMAS 瓣重叠缝合,同时加强腮腺前壁,可防止腮腺膨出。皮肤瓣展平、提紧、固定,切除多余皮肤,切口细致缝合。先缝合固定外眦点、耳垂沟点及耳后点,再切除多余皮肤,缝合真皮层,间断缝合皮肤(图 19-3-6)。

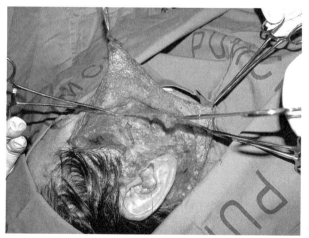
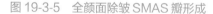

图 19-3-5　全颜面除皱 SMAS 瓣形成

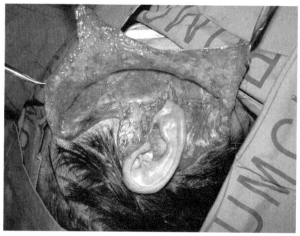

图 19-3-6　全颜面除皱 SMAS 瓣缝合固定

6. 包扎　待创面完全缝合后,放置油纱、平纱和棉垫,用绷带行加压包扎。

（五）手术后处理

1. 可在术前或麻醉开始时给予预防性抗生素 1 次,如果手术时间超过 3h,可手术中给予第 2 剂,总预防用药时间不超过 24h。

2. 手术后须注意观察患者伤口的引流情况,24～48h 进行换药处理,并拔除引流条或引流管。

3. 固定缝合:手术后 7d 给予创面间断拆线,再间隔 1～2d 后将剩余缝线拆除。

（六）手术后并发症

1. 血肿

（1）发生原因

1）手术中止血不彻底:面部血供丰富,手术本身出血较多,受切口限制,操作时不能在直视下进行止血。毛细血管出血,手术后加压包扎可起止血作用。较粗的血管出血,手术中可能由于患者血压较低,出血并不明显,但手术后随着血压回升,开始出血。

2）手术后未进行有效的加压包扎:对于底部有骨骼支撑的创面,加压包扎比较有效,而对于底部缺乏支撑的部位,如面颊部,特别是在鼻唇沟附近,手术后往往因难以实施有效的加压包扎而出血。另外,进食、饮水导致创面之间滑动或分离,也可引起创面继发出血。

3)长期服用抗凝药物的冠心病患者,手术前未停用抗凝药,也可因凝血机制障碍造成出血。

(2)防治措施

1)冠心病患者必须在手术前4周停用阿司匹林。

2)女性患者在选择手术时应避开月经期。

3)手术中严格掌握剥离层次,在自然间隙内分离可避免损伤较粗的血管,减少发生血肿的可能性。

4)手术后加压要均匀有效,对于全面颈部除皱的患者,最好采用弹力头套加压包扎,使整个面部受力均匀。

5)较大的血肿,应行穿刺治疗;较小的血肿,可待其自然吸收。

2.面瘫

(1)发生原因

1)与手术者对面部解剖、面神经走行不熟悉,手术中剥离层次过深有关。如剥离SMAS瓣时,由于腱膜区和混合区的解剖层次不清楚,而面神经就在SMAS的下面,如手术中剥离过深,很容易损伤面神经。在骨膜下除皱,游离颧弓时,如手术操作粗暴,也可引起面神经颞支损伤。

2)与手术中误扎面神经有关。在创面结扎止血时,如果钳夹的组织过多,可能误扎面神经,引起面神经瘫痪。

(2)防治措施

1)手术者在手术前应温习面部的解剖以及面部剥离的层次,以防手术中层次剥离错误。如在SMAS下除皱术,颞部的解剖层次与额部不一样。

2)剥离SMAS瓣时,应特别小心,不能剥离过深。如果手术者操作不熟练,除皱时就不要在SMAS下剥离,只将SMAS在耳前折叠缝合几针即可。

3)若手术中发现面神经损伤,应将面神经断端用无创伤线吻合。

4)若手术后出现面神经瘫痪,应给患者营养神经的药物,如维生素B。药物治疗无效的面瘫患者,应行面部静态筋膜悬吊手术。

3.皮肤坏死

(1)发生原因

1)皮瓣分离过薄 在皮下分离时,应紧贴SMAS的表面进行分离。分离过浅,可损伤真皮下血管网,引起皮瓣远端血供障碍。

2)皮瓣切除过多,导致切口张力过大 除皱手术操作要点是提紧内部组织,使皮肤无张力缝合。如手术者为了展平皱纹而将皮瓣过度提紧,可引起皮瓣血供障碍。

3)手术后皮下血肿处理不及时 引起局部皮瓣张力过大,也可引起皮瓣远端血供障碍。

(2)防治措施

1)剥离皮瓣时,应紧贴SMAS的表面剥离,尽量不要在脂肪内分离,以防皮瓣过薄,引起皮瓣远端血供障碍。

2)有些皱纹的产生与皮肤关系不大,过度提紧皮肤无助于去除皱纹。因此,操作时,不要过度提紧皮瓣,只将皮瓣展平即可。

3)手术后及时处理血肿等并发症。

4)皮肤坏死后,在耳前及耳后应及时去除坏死组织,行皮片移植。发际内可行局部皮瓣转移修复。

4.秃发

(1)发生原因

1)颞部分离过浅:在颞部除皱只能在皮下剥离,毛囊就暴露在手术刀下,很容易受损伤,毛囊受损伤就会引起脱发。

2)切开头皮时,没有按毛发的生长方向切开:毛发并非垂直于皮肤,而是有一定的倾斜度,如果切开时刀刃垂直于皮肤就会切断毛发,毛发失去毛囊后就会脱落。

(2)防治措施

1)切开头皮时,应顺毛发生长方向切开。

2）分离颞部皮瓣时，应将头皮提起。刀刃偏向 SMAS 分离，这样就不会损伤毛囊。

3）如果手术后发生秃发，在颞部，应行局部皮瓣转移；在切口处，于手术后 3～6 个月将其切除，直接缝合。

5. 瘢痕增生

（1）发生原因：与切口缝合张力过大有关。

（2）防治措施

1）缝合切口时，应先将耳后及耳上基点处皮肤提紧，使耳前及耳垂处切口无张力缝合。

2）如果手术后切口有瘢痕增生的迹象，可局部涂抹治疗瘢痕的药物。

3）对明显凸起的瘢痕可先手术切除。

6. 感觉异常

（1）发生原因

1）头皮麻木、瘙痒主要与手术中损伤眶上神经有关。由于眶上神经在起始处走行于额肌的深面，逐渐进入额肌分布于额部及头皮的皮肤。切除部分额肌时，如果不分清眶上神经的走行，很容易将其损伤。

2）耳廓麻木主要由耳大神经受损所致。耳大神经走行于耳后乳突的表面，SMAS 的深面，在分离耳后皮瓣时，如果皮瓣剥离过深，容易损伤耳大神经。

（2）防治措施

1）剥离耳后皮瓣时，应紧贴皮肤行锐性分离，避免分离过深。耳大神经较粗，很容易找到，切断后，应将其吻合。

2）切除额肌时，先看清眶上神经的走行。然后在眶上神经之间与两侧分别切除部分额肌。

3）如果手术后出现头皮麻木，给予营养神经的药物，以促进神经恢复。

7. 感染

（1）发生原因：主要与手术中无菌操作不严格有关。由于大多数女性在手术前都不愿意理除头发，而手术中头发又暴露在手术野内，如果不注意无菌操作，就会污染手术野，引起感染。

（2）防治措施

1）手术前让患者用新洁尔灭清洗头发，消毒时再用消毒液冲洗头发，手术中严格无菌操作。

2）手术后预防性应用抗生素。

3）如手术后患者体温超过 38.5℃，在排除其他原因后，应考虑切口感染，及时采用抗感染措施。

4）如切口处出现炎性积液，应及时拆除部分缝线，进行引流。

# 第二十章　面神经瘫痪

面神经瘫痪（facial palsy）简称"面瘫"，是由多种原因造成的面神经核以上或以下的面神经损害导致的以面部表情功能障碍为主要表现的综合征。

多样病因所产生的面瘫，其病情变化特点各不相同，并且在病变的不同阶段，需要由不同的专科医师进行诊治。其中创伤或者医源性治疗造成的面神经损伤后的早期神经修复、各类病因明确的晚期面瘫和先天性面瘫的整形修复等属于整形外科的治疗范畴。

面瘫后的整形修复技术分为面瘫后的动力性功能重建；静态修复；面肌联动的治疗和康复训练等。需要应用多种治疗方式对患者进行整形修复，才有可能获得最佳的疗效。

【临床关键点】

1. 面瘫疾病的诊断需要包括以下几部分

（1）病因学诊断：多样的病因导致了不同临床表现的面瘫，与之相关的治疗方式也各不相同，并对应由不同的临床专科进行治疗。临床上常见的病因有：①炎症；②感染因素；③外伤；④医源性因素；⑤肿瘤源性因素；⑥先天性畸形；⑦内科性疾病导致的因素。其中炎症和感染性面瘫具有自愈性，多由耳鼻喉科和神经内科等专科进行诊治；而肿瘤因素导致的面瘫具有发病缓慢、病程长的隐蔽性特点，一般根据肿瘤的部位分别由耳鼻喉科、头颈外科和神经外科进行针对原发肿瘤的诊治，待病情稳定后由整复外科进行整形治疗。内科疾病导致的面瘫，例如白血病等，需要由相应的内科进行诊治。外伤和医源性面瘫、先天性畸形，以及各类病因明确，病情稳定的晚期面瘫患者可以由整复外科进行诊治。

（2）病程诊断：早期还是晚期面瘫。通过病史询问、查体和肌电图检查明确患者的病程：早期面瘫还是晚期面瘫。如果患者面瘫时间在两年以内，肌电图检查发现患者瘫痪面肌中存在纤颤电位，可以诊断为早期面瘫。如果患者瘫痪时间在两年以上，肌电图检查，瘫痪面肌中纤颤电位消失，则诊断为晚期面瘫。

（3）病变部位的诊断：病变部位位于颅内还是颅外；中枢性面瘫，还是外周性面瘫；病变累及一侧还是两侧面瘫；一侧面神经的各个分支均累及还是部分分支的功能累及等。

（4）病变的程度：完全瘫痪，还是不全瘫痪。

2. 选择正确的整形修复手术　通过病程诊断来选择不同的治疗方法：针对早期面瘫患者，可以考虑应用面神经修复手术，使瘫痪的面肌重新获得神经支配，恢复原有的功能。临床上发现，越早进行神经修复，术后面瘫患者的面肌功能就能得到更好的恢复。针对晚期面瘫患者，由于瘫痪肌肉无法再通过神经再生的修复方式来恢复原有面肌功能，只能通过局部肌肉转位手术或者其他部位肌肉游离移植的方法来取代原有瘫痪面肌的功能。根据支配肌肉的神经来源不同可以分为面神经支配的生理性修复和其他脑神经或者躯体神经支配的非生理性修复两种。此外，根据面部静态不对称情况，选择相应的静态悬吊方法，如口角和下唇的筋膜悬吊等。

3. 面瘫的整复治疗需要应用多种技术包括动力性的功能重建、静态悬吊和面肌康复训练等综合性治疗手段使面瘫患者得到外形和功能的最大限度地改善和恢复。

临床病例

患者，男，25岁，右侧渐进性面瘫5年，要求手术改善。

现病史：患者2013年不明原因右面部出现闭眼和口角上提力量减弱，伴耳鸣及听力减退，无发热及耳道内疱疹。2016年于耳鼻喉科诊断为胆脂瘤，并予以手术治疗。术后面瘫无改善。2017年3月于整复外科就医，术前经耳鼻喉科会诊发现胆脂瘤复发，2017年5月再次行右侧胆脂瘤切除术。半年后，经复查排除胆脂瘤复发,再次来整复外科就诊,要求行面瘫整复术。

专科检查(整形治疗前见图20-0-1):右侧抬眉不能,闭目力量较健侧减弱,皱眉皱鼻不能,上唇上提不能,龇牙下唇无法下降,偏向健侧,噘嘴力弱。左侧抬眉,闭眼,皱眉,皱鼻,噘嘴,龇牙动作良好。静态右侧额纹消失,眉下垂,轻闭目眼睑闭合不全1mm,鼻唇沟消失,鼻翼及口角下垂,人中偏向健侧。右侧耳周腮腺咬肌区和颈部未触及肿块和肿大的淋巴结。右侧半舌味觉减退。左侧静态无异常。双眼各方向运动可,双侧咬肌及颞肌收缩可,基本对称,双侧三叉神经V1、V2、V3区感觉基本对称,伸舌居中,悬雍垂居中,双侧耸肩基本对称,双侧胸大肌背阔肌发育对称,收缩有力。双侧大腿内收有力,双侧小腿后区及足背感觉无异常。双侧面动脉和颞浅动脉搏动明显。

特殊检查:肌电图检查,右侧瘫痪面肌内纤颤电位消失,右侧面神经各个分支支配的面肌内无CMAP检出。面神经MRI增强和颞骨薄层CT扫描,排除胆脂瘤残留和复发。

诊断:右侧胆脂瘤源性完全性晚期面瘫;右侧胆脂瘤切除术后(整形治疗后见图20-0-2)。

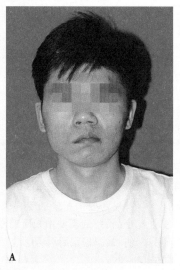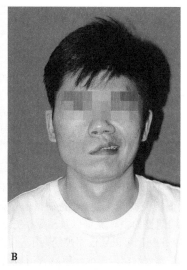

图20-0-1　右侧胆脂瘤源性晚期完全性面瘫患者的术前表现

右侧渐进性面瘫5年,诊断为胆脂瘤引起的晚期面瘫,已行两次胆脂瘤切除治疗,目前无残留。术前患者鼻翼、口角的静态下垂畸形及右侧面肌完全性瘫痪。

A. 术前静态;B. 术前微笑。

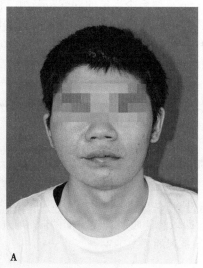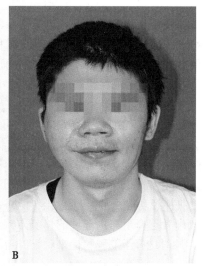

图20-0-2　右侧胆脂瘤源性晚期完全性面瘫患者的术后表现

该患者经影像学检查和耳科会诊,确认右胆脂瘤病灶已经彻底清楚。并根据病史、查体和肌电图检查,确诊为右侧完全性的晚期面瘫。治疗方案选择了咬肌神经支配的股薄肌瓣游离移植术重建口角微笑,辅以筋膜悬吊术改善口角和鼻翼的静态下垂畸形。术后半年,患者面部静态对称,可以"咬牙"微笑。

A. 术后静态;B. 术后微笑。

【问题1】 根据上述资料,该患者的诊断和鉴别诊断有哪些?

思路1:渐进性的面瘫病史,首先提示患者面瘫的病因可能为肿瘤源性因素。其次,需要判断肿瘤病变的位置位于颅外还是颅内。患者颅外腮腺咬肌区和头颈部未触及肿块和肿大的淋巴结,但是他同时还伴有中耳炎和听力进行性下降,直至听力丧失。这就高度提示病变可能发生于颞骨内。进一步的面神经增强MRI检查明确了肿瘤的性质和部位:右岩尖胆脂瘤。颞骨的薄层CT扫描,进一步明确了病变在颞骨内的侵袭范围。通过上述病史和查体,和耳鼻喉科会诊明确了病因:右胆脂瘤源性面瘫。

此外,该患者完全性面瘫病程四年余,右侧面肌无法收缩,肌电图提示瘫痪面肌内纤颤电位消失。病程大于两年,查体证实完全性瘫痪,肌电图检查瘫痪面肌内纤颤消失,可以确诊为右侧晚期完全性面瘫。

思路2:该患者的面瘫诊断需要和炎症性或感染性面瘫相鉴别(表20-0-1)。

表20-0-1 炎症/感染性面瘫和肿瘤源性面瘫的鉴别诊断

| | 炎症/感染性面瘫 | 肿瘤源性面瘫 |
|---|---|---|
| 发病情况 | 急性发病,三周内发展到顶峰。 | 缓慢发展,几个月甚至几年发展到完全瘫痪;少数患者也会出现急性发病。 |
| 预后和转归 | 大多数患者发病三周后开始好转,发病半年后多有不同程度的功能恢复,一般不会进一步恶化。 | 虽有反复,但是功能呈现出渐进性的恶化;或者功能始终没有改善。 |
| 查体 | 面部静态对称,或轻微不对称;患侧鼻唇沟存在甚至加深;患侧面部受累区域的表情肌存在部分功能,多伴有面肌联动。 | 患侧面部静态不对称明显,患侧鼻唇沟多消失;患侧面部受累区域的表情肌功能明显减弱或者完全丧失,很少伴有面肌联动。 |
| 肿块 | 一般无。 | 腮腺区或者耳周和颈部可能触及肿块。 |
| 伴随症状 | 一般无,中耳炎引发的面瘫有耳道长期流脓病史。 | 可能伴有耳鸣、眩晕和听力下降等症状。 |
| 治疗 | 病毒性的面神经炎通过激素和抗病毒治疗会有一定疗效;细菌性的中耳炎可以抗生素治疗改善功能;对于严重病例可以通过面神经减压,和中耳手术来改善。建议治疗后等待一年,经专科医师评估后再考虑整形修复。 | 首先需要由相应的专科医生对原发肿瘤进行治疗;治疗后需要由相应的专科医生进行原发灶评估,情况稳定后再考虑进行整形修复治疗。 |

【问题2】 肿瘤源性面瘫患者接受整复治疗的临床注意要点有哪些?

思路:肿瘤源性的面瘫首先需要由相应的专科医师针对原发肿瘤进行治疗。胆脂瘤是发生于颞骨的良性占位性病变,需要由耳鼻喉科医师进行诊治。术后一般需要至少半年的观察和随访,经影像学检查和耳鼻喉科医师的复查,原发疾病稳定后方可考虑进一步的整形修复。2017年该患者前来整复外科就诊时,术前的肿瘤复查提示有残留灶的复发,而需由耳鼻喉科医师进行复发病灶的切除。残余病灶切除术后6个月,经再次颞骨薄层CT扫描和耳鼻喉科医师复查明确病灶清除彻底后,在整复外科接受了整形修复手术。

【问题3】 该患者建议选择哪种整复治疗方案?

思路1:该患者完全性面瘫4年余,查体呈现为右侧完全性面瘫,肌电图检查发现瘫痪面肌内的纤颤电位消失,病程上符合晚期面瘫诊断。因此,他的治疗可以考虑肌肉移植或者转位的手术。

思路2:根据受区支配移植或转位肌肉的神经来源不同,晚期面瘫的整复方法可以分为生理性的修复,即以面神经为供体神经的修复方法;以及非生理的修复,即以其他的脑神经或躯体神经为供体神经的修复方法。整复外科医师将会给予患者两类不同方案治疗方式的建议,由患者自行选择。其查体明确了患侧咬肌收缩良好,提示咬肌神经功能正常;患侧受区面动脉和颞浅动脉血管搏动正常,可以作为受区血管供肌瓣移植使用。最终,该患者选择了非生理性的修复方式,即以患侧咬肌神经支配的股薄肌瓣游离移植术来重建患侧的口角活动。同时选择了筋膜移植来矫正口角和鼻翼的静态下垂。

知识点

**肿瘤源性面瘫的诊断**

1. 突发性的完全性面瘫,(ENoG)面神经电图振幅值在5d内迅速降至0;而贝尔面瘫大部分可以引出。

2．同侧反复发作的不全性面神经瘫痪，呈渐进性加重。

3．病程缓慢进展的面瘫，时间超过 3 周。

4．出现进行性加重的面部的麻木感，伴有不全性面瘫。

5．面肌抽搐伴有不完全性面瘫。

6．面瘫 6 个月没有好转。

7．伴有或同时有其他脑神经受累及迹象，如听神经瘤引起的听力下降，耳鸣，眩晕等表现。

8．仅累及到一支或多支的面神经瘫痪，其他的分支功能正常。

9．腮腺区肿瘤可以在耳周和颈部检查发现肿块。

10．恶性肿瘤病史，或发现恶性肿瘤。

当面瘫患者出现上述一项或者几项，就需怀疑肿瘤源性面瘫可能，并需要进一步的影像学检查和相关科室会诊来帮助明确诊断。

当肿瘤定位不明确时，首先需要通过面神经增强 MRI（包括内听道部位）来判断是否存在占位性病变，以及明确占位发生的部位。并根据病变的不同位置，请耳鼻喉科、头颈外科或者神经外科医师参与会诊明确病变。如果通过查体在腮腺区和头颈部发现有占位，则可以进行腮腺区 B 超检查，如有必要可以进一步通过颅底到颈根部的增强 CT 检查，并邀请头颈外科医师会诊来明确。位于颞骨的占位性病变，可以进一步通过颞骨薄层 CT 扫描来明确占位对颞骨的破坏情况，为进一步的手术治疗做准备。

知识点

### 面瘫后的整形修复方法

面瘫后的整形修复技术分为面瘫后的动力性功能重建；静态修复；面肌联动的治疗和康复训练等。需要应用多种治疗方式对患者进行整形修复，才有可能获得最佳的疗效。

其中面瘫后的动力性功能重建，以重建面瘫患者的微笑功能为主。其分为针对早期面瘫患者的面神经功能修复。包括以下几种情况：当面神经的远近端可以找到，可以采用面神经的直接吻合，移植神经桥接的方式修复；当面神经远端难以找到，可以采用神经种植的方法修复；当面神经近端，即中枢端难以找到，可以采用跨面神经移植、或局部神经转位的方式修复。

针对晚期面瘫患者的整形修复分为生理性修复和非生理性修复。如果是以面神经作为供体神经，来控制移植肌肉活动的方式，称为生理性修复，代表性的有一期超长蒂背阔肌瓣游离移植术和分两期的跨面神经移植支配的股薄肌瓣游离移植术；如果是以其他脑神经或者躯体运动神经来控制移植或者转位肌肉活动的修复方式，称为非生理性修复，例如颞深神经支配的颞肌瓣转位术，和咬肌神经支配的股薄肌瓣移植术。

此外，还需要通过静态修复，即通过口角筋膜悬吊、下眼睑肌腱悬吊和下唇筋膜悬吊等方法，作为动力性修复的辅助手术，使面瘫患者的面部静态对称性得以改善。不仅如此，还需要应用肉毒素注射治疗和面肌的康复训练等方法来使得患者获得更为协调自然的笑容。

# 第二十一章　眼　整　形

## 第一节　重睑术与内眦赘皮成形术

单睑（single eyelid）是指上睑于睁眼时无明显重睑皱襞形成。东方人种较常见，单睑在视觉上显"眼小、无神"，而重睑在视觉上显得"灵活、明媚"。内眦赘皮（epicanthal fold）又称"蒙古皱襞"，主要表现为内眦部纵向皮肤皱褶将正常内眦角及泪阜部分或全部遮盖，造成睑裂短小、内眦间距增宽的面部外观。应用重睑联合内眦赘皮矫正术可以达到增大眼裂，打开眼角，进而改善眼部外观的效果。因此，美容性重睑联合内眦赘皮矫正术是在亚洲整形美容外科开展最广泛的手术。但该术式实则精细复杂，其患者的筛选、术式和适应证选择、术后并发症预防和处理等都是决定手术成功与否的关键。

重睑联合内眦赘皮矫正术常用诊疗流程：

1. 了解受术者的年龄、职业、心理状态及手术要求，包括预期重睑线的宽度和重睑类型（开扇型、平行型或新月型）。

2. 检查受术者睑裂大小及形状、两侧对称情况、提上睑肌肌力、睑板宽度、内眦间距与睑裂宽度的比值、眼睑是否臃肿、眼睑皮肤松弛程度及内眦赘皮类型，并明确是否存在泪腺脱垂、上睑下垂、甲状腺相关眼病以及其他相关眼部疾病。

3. 了解患者健康状况，是否有出血性疾病及家族史，女性应避开月经期。

4. 根据受术者眼部解剖特点及患者预期制订手术方案。

5. 治疗前后收集完善的病例资料（文字、图像或视频），定期随访，评价恢复情况。

6. 对术后效果欠佳的病例，分析可能原因，制订进一步的治疗方案。

【临床关键点】

1. 单睑联合内眦赘皮患者、重睑术后外形不佳者及本身为重睑但需要改善者均可行重睑联合内眦赘皮矫正术。

2. 术前需明确受术者身心健康、精神正常、对手术预期合理。

3. 术前重睑线切口设计应高度合理，双侧对称。

4. 术中对内眦韧带前方异常分布的轮匝肌进行彻底松解和切除是治疗内眦赘皮的关键。

5. 术后存在一段时间的肿胀期，需经逐渐消肿恢复至正常。

临床病例

女，32岁，单睑，内眦皮肤遮挡内眦角及泪阜，上睑臃肿、皮肤略松弛，自觉眼睑外观欠佳，欲行"双眼皮加开眼角"改善眼部外观。

【问题1】 如何判断受术者已做好接受重睑联合内眦赘皮矫正术的心理准备？

思路1：美容手术不同于一般外科手术，其患者群的心理状态和求医动机也不同于一般外科手术患者。因此了解、分析、研究患者的心理是眼部整形美容医师必须重视的问题，是直接关系到治疗效果、减少失误和术后纠纷的重要环节。

亚洲人种单睑、内眦赘皮高发，而且随着人们生活水平的提高，重睑联合内眦赘皮矫正术的手术意愿逐年增加。术前应与患者充分沟通，根据受术者的性格、职业、生活状态、教育背景及个人审美方面对其进行剖析，个性化地设计手术切口，才能达到较高的术后满意度。对心理不成熟、心理不健康或对术后眼部外观抱有不切实际的期望者，应耐心做好解释工作，慎重考虑手术时机。

思路2：重睑联合内眦赘皮矫正手术能否解决该患者上睑臃肿与眼睑松弛？术前是否需与其他疾病相鉴别？

东方人典型的"蒙古眼"多因上睑眶隔内脂肪较多并伴膨出而表现为上睑臃肿（肿眼泡）。随年龄增长臃肿加重，上睑皮肤出现松弛。在重睑术中去除膨出的眶隔脂肪，并切出多余的皮肤可以明显改善眼部外观。但需要与其他能导致上睑臃肿及眼睑松弛下垂的疾病相鉴别。上睑臃肿常与泪腺脱垂、眼睑特发性水肿、眼睑肿瘤等疾病相鉴别。而单纯的上睑皮肤松弛，需与老年腱膜性上睑下垂、先天性上睑下垂、其各自原因引起的后天性上睑下垂相鉴别。

【问题2】　为什么西方人都是"大眼睛、双眼皮"并且内眦形态自然，而东方人则多是"单眼皮"合并内眦赘皮？重睑联合内眦赘皮矫正术是如何使"单眼皮变成双眼皮"，并显露内眦角的呢？

思路1：西方人和东方人的眼睑解剖结构不同，直接决定了眼睑形态的区别。

---

知识点

### 重睑和单睑合并内眦赘皮的解剖结构区别

1. 提上睑肌腱膜与眼睑皮肤的真皮间是否存在纤维连接　西方人有大股垂直、放射性纤维穿过眼轮匝肌附着于上睑皮下，睁眼时提上睑肌收缩，附着线以下的皮肤被牵引向上，而附着线以上的皮肤则悬垂向下形成皮肤皱襞，外观形成重睑。而大部分东方人缺乏这种纤维附着，依靠提上睑肌向上牵拉睑板睁眼，而上睑皮肤不被牵拉，外观呈单睑。

2. 眶隔与提上睑肌腱膜融合部位不同　西方人的眶隔与提上睑肌腱膜的融合部在睑板上缘上方，眶隔脂肪不会向下扩展，不影响提上睑肌腱膜纤维穿过眼轮匝肌并附于上睑皮下，从而形成重睑。而东方人的眶隔与提上睑肌的融合部在睑板前面或接近睑缘，眶脂肪下垂至睑板前从而影响了提上睑肌腱膜与上睑皮下的联系，从而形成单睑。

3. 内眦部皮肤与内眦韧带间是否存在异常分布的眼轮匝肌　东方人形成内眦赘皮的主要成因是内眦韧带前存在异常分布的眼轮匝肌。通过手术显微镜观察发现，患者内眦皮肤的下方分布着一层覆盖在内眦韧带前方的眼轮匝肌，正是由于这层异常分布的肌肉组织牵拉内眦部皮肤而产生了过多的张力，导致内眦赘皮的发生。对比发现，西方人内眦部皮肤与内眦韧带紧密连接，而无异常分布的内眦韧带前眼轮匝肌。这或许就是西方人不出现而东方人易形成内眦赘皮的主要原因。

---

思路2：根据思路1中单睑合并内眦赘皮与重睑无内眦赘皮的解剖学区别，理解美容性重睑术能够形成重睑和矫正内眦赘皮的手术原理。

---

知识点

### 美容性重睑联合内眦赘皮矫正术的原理

通过手术使上睑提肌腱膜纤维或睑板与上睑重睑处皮肤粘连固定。睁眼时，提上睑肌收缩将睑板与粘连线以下的皮肤提起，而粘连线以上的皮肤则松弛下垂并折叠形成皱襞，出现重睑。在切开法重睑术中切除眼轮匝肌及处理眶隔脂肪都是基于重睑形成理论（图21-1-1）。内眦赘皮矫正术的技术要点是去除内眦韧带浅层异常分布的眼轮匝肌，去除肌肉与内眦部皮肤的异常粘连，释放内眦皮肤的张力，充分暴露内眦韧带，在无张力的情况下将内眦部皮肤直接固定于内眦韧带，形成紧密粘连，使其解剖结构更接近于西方人群，进而使内眦术后的外观更加轻薄、自然。

---

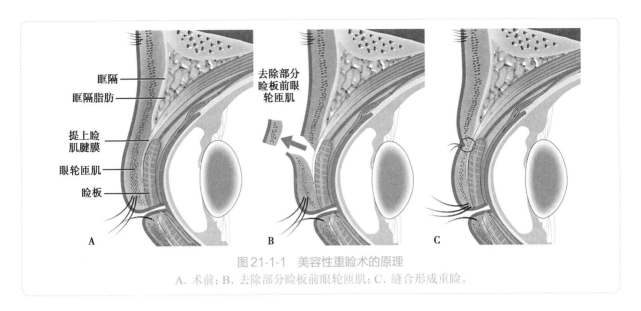

图 21-1-1　美容性重睑术的原理
A. 术前；B. 去除部分睑板前眼轮匝肌；C. 缝合形成重睑。

【问题3】　如何根据患者的实际情况，选择最合适的重睑合并内眦赘皮矫正手术方法？

思路：重睑手术方法非常多，主要分为两类：非切开法（埋线或缝线法）和切开法。内眦赘皮矫正手术主要分为"Z"成形法、推进瓣法（V-Y, V-W 等）、皮肤重置法等。掌握经典方法的手术适应证及优缺点有助于年轻整形医生快速判断适合患者的手术方式。

（1）埋线法重睑成形术：是利用缝线将提上睑肌腱膜或睑板与皮下组织结扎粘连固定而形成重睑。

适应证：上睑薄，眶脂肪少，而且上睑皮肤无松弛者。

优点：操作简单，术后无明显瘢痕，而且如果术后效果不理想可改用其他术式修正，线头埋于皮下术后不需拆线。

缺点：适用范围窄，重睑皱襞术后易变浅或消失，个别患者可发生线结外露或线结反应性肉芽肿等。

（2）经典切开法重睑成形术：是通过距上睑缘 6～8mm 处设计重睑切口，去除一条睑板前轮匝肌，对于眶脂肪丰富者可去除膨出的眶隔内脂肪，对于皮肤松弛者可适度去除多余的皮肤，然后进行皮肤（或真皮）层与提上睑肌腱膜或睑板间的缝合，以形成稳固的双重睑。

适应证：可适合各种类型的单睑者，特别适合于①眼睑臃肿、眶脂肪丰富者；②眼睑皮肤松弛者；③合并内眦赘皮者（图 21-1-2）。

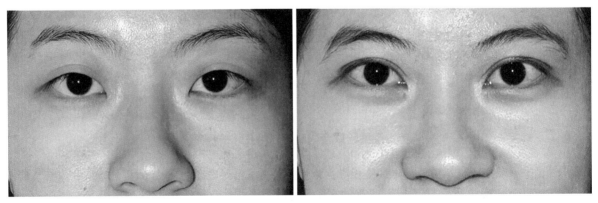

图 21-1-2　重睑联合内眦赘皮矫正术前术后对比

优点：适应证较广，形成的重睑稳定，不易消失或变浅，可通过去除眶脂肪及松弛的皮肤明显改变上睑形态；可同时行内眦赘皮矫正术；对于伴发泪腺脱垂等复杂情况的患者可同期矫正；适用于其他方法重睑术失败患者。

缺点：切口瘢痕恢复时间较长，并发症的发生率比非切开重睑术略高（图 21-1-3）。

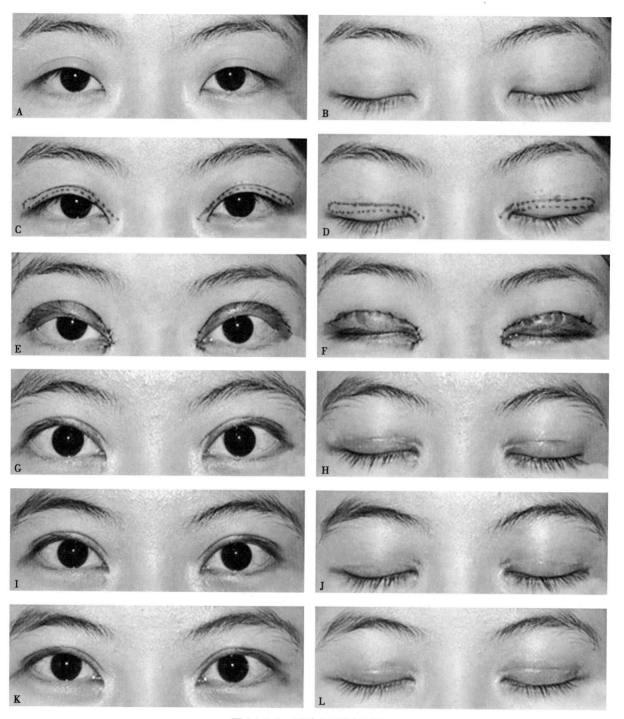

图 21-1-3 重睑术后恢复过程

A、B. 术前睁眼、闭眼观；C、D. 术前设计睁眼、闭眼观；E、F. 术后即刻睁眼、闭眼观；G、H. 术后 3 个月睁眼、闭眼观；I、J. 术后 6 个月睁眼、闭眼观；K、L. 术后 15 个月睁眼、闭眼观。

（3）内眦赘皮矫正术式选择的原则是减小内眦部皮肤张力和隐蔽瘢痕。但无论设计何种皮瓣切口，其根本应是去除内眦韧带前异常分布的眼轮匝肌，进而减小内眦皮肤张力，减轻瘢痕增生。切口的设计应该隐蔽，符合皮肤张力线，减少多余切口。

【问题 4】 若该患者术后拆线时，出现双侧重睑明显不对称，左侧上睑略凹陷、左侧重睑皱襞过高且伴轻度上睑下垂。应考虑是什么原因造成的，该如何处理？

思路 1：重睑术后可能发生哪些并发症？

知识点

## 重睑术后并发症有哪些?

1. 双侧重睑外形不对称。
2. 上睑凹陷或上眶区凹陷畸形。
3. 上睑皱襞过高。
4. 重睑术后三重睑畸形。
5. 眼睑闭合不全。
6. 球后出血。
7. 医源性上睑下垂。

思路2：一些典型的重睑术后并发症的出现原因及预防、处理方法。

知识点

## 重睑术后上睑凹陷畸形的原因及处理方法

原因：主要因眶脂肪去除过多。

处理方法：以预防为主，畸形明显者，可将眶隔与皮肤粘连部分分离，打开眶隔，将脂肪释放出来垫于凹陷区域。或采取自体脂肪、真皮游离移植。

知识点

## 重睑术后上睑皱襞过高的原因及处理方法

原因：切开法手术重睑线设计高度过高，或缝线重睑术时睑板上缘、提上睑肌腱膜与皮肤间形成由内上向外下的斜向粘连过多所致，从而限制提上睑肌和 Müller 肌的活动。临床表现为重睑皱襞过高伴轻度上睑下垂。

解决办法：手术矫正，重新设计重睑线，松解异常的皮肤与提上睑肌瘢痕粘连，释放眶隔脂肪，置于原重睑线下方瘢痕区域，以防术后形成异常的片状粘连。

知识点

## 重睑术后球后出血的原因及处理方法

原因：切除眶隔脂肪时未能彻底止血，术后退缩至眶内，而致眶内出血，严重者可导致失明。

处理：预防为主，切除眶隔脂肪时严密止血。若症状进行性加重，尽早拆除缝线，引出积血，彻底止血。

# 第二节　先天性上睑下垂

先天性上睑下垂(congenital blepharoptosis)是上睑下垂的一种。上睑下垂指在排除额肌作用后，睁眼平视时，上睑缘遮盖角膜缘大于 2mm。上睑下垂分为先天性和后天性，其中又以先天性上睑下垂居多，指出生时即出现上睑下垂症状。后天性上睑下垂可由于外伤性，医源性，老年性或合并其他疾病等原因导致上睑下垂。

先天性上睑下垂与遗传有关,在同一家系中可见多名成员有上睑下垂症状。上睑下垂是临床常见多发病,该疾病不仅影响患者外观,而且会对视功能造成不良影响,出现弱视等视功能不良。患者为摆脱下垂上睑的干扰,常利用额肌的收缩或采用仰头视物,从而造成过多额纹形成,重者可造成脊柱的畸形。先天性上睑下垂发病后症状通常较稳定,下垂症状不会加重或减轻。若在后期合并后天性上睑下垂,可造成原有下垂症状加重。

临床典型病例

男性,5岁,主诉"出生后发现右眼睁眼无力"就诊入院。患者出生后即出现右眼睁眼较左眼小。发病以来未进行任何诊治。患儿父母无睁眼无力症状。患儿其余身体健康指标正常,无毒物、放射线接触史,按时接种疫苗。

【问题1】 上述病史,该患者怀疑的诊断有哪些,鉴别诊断有哪些?

思路1:睁眼无力可能的原因有哪些?

睁眼无力的原因是负责睁眼的上睑提肌无法有效上提睑板造成。因此其原因可能是上睑提肌本身力量较弱,即先天性上睑下垂;也可能是上睑提肌走行过程中有占位病变导致肌肉无法良好收缩,即眼部肿瘤;也可能是负责支配上睑提肌的动眼神经出现病变,无法发出正常的神经冲动,即颅脑肿瘤;也可能是全身肌肉无力的局部表现之一,即重症肌无力。

思路2:根据可能的病因,重点询问哪些病史?

问诊时应针对睁眼无力的可能病因着重询问睁眼无力出现的时间,随生长发育是否有加重或减轻。眼部是否合并其他畸形,是否有受过眼部外伤。除了睁眼无力的症状,患儿是否存在其他异常。

【问题2】 为明确诊断,明确诊断的严重程度,需要进行哪些检查?

思路1:查体:术前评估内容主要包括:睑缘角膜映光距离(MRD)、睑裂大小、上睑提肌肌力、上睑上提量、额肌肌力,Bell征。另外还需要进行眼科相关的视功能检查、屈光状态测定、眼位及眼球运动检查等(图21-2-1)。

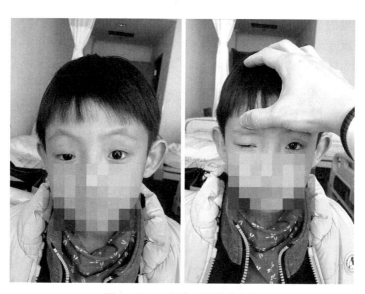

图21-2-1 上睑下垂术前查体

思路2:试验。

对于后天出现的上睑下垂需进行新斯的明实验排除重症肌无力。

知识点

**上睑下垂常用专科检查及意义**

1. MRD MRD值是目前国际通用的上睑下垂程度的评测指标,包括上睑缘角膜映光距离

（MRD1）和下睑缘角膜映光距离（MRD2）。该指标将下垂度量化，对后期的随访分析提供了更为客观的依据。检测方法：检查者用拇指沿眉毛长轴方向按压住额肌，同时用一光源置于患者眼前，此时角膜中央反光处到上睑缘的距离即为 MRD1。当患者肌力较差，睁眼时无法暴露角膜中央反光处时，则检查者用手上提睑缘，上提的量同时计作负数则为该眼的 MRD1。MRD2 检查方法同 MRD1，测量数值为下睑缘到角膜中央反光处。

2. 睑裂大小 可作为评价下垂程度的补充指标。检测方法：检查者用拇指沿眉毛长轴方向按压住额肌，嘱患者睁眼平视，此时在瞳孔中央处测量上下睑的距离，即为睑裂大小。另外还应检查患者上视，下视时的眼裂大小作为补充。

3. 上睑提肌肌力 该项检查主要用以评价患者上睑提肌肌力的情况，主要用于根据肌力情况选择合适的手术治疗方案。检测方法：检查者用拇指沿眉毛长轴方向按压住额肌后先嘱患者向下看，再嘱患者向上看，此时上睑移动的距离即为上睑提肌肌力。通常上睑提肌肌力评估量<4mm 为肌力差，4～7mm 为肌力中度，7～10mm 为肌力良好，≥10mm 为正常。

4. Bell 征 Bell 征指闭眼时眼球上转的功能。由于上睑下垂术后早期会存在闭合不全的情况，Bell 征反应了患者是否有眼球上转的保护动作，若 Bell 征阴性或可疑阳性，则术中矫正值应偏小用以保护眼球。检测方法：检查者嘱患者轻松闭眼，在此状态下轻轻掀起上睑观察眼球位置，若眼球上转良好则为 Bell 征阳性，若眼球无上转则为阴性，上转不佳计作可疑阳性。

【问题3】 该患者的诊断是什么，到达什么程度？

思路1：上睑下垂的诊断条件。

根据患者出生后即出现上睑下垂的特点，发病后睁眼无力的症状并未加重或减轻，也没有手术外伤史，眼部并未出现其他畸形。因此患者可诊断为先天性上睑下垂。

思路2：在诊断先天性上睑下垂后，以何种标准进行上睑下垂严重程度的分级？

根据上眼睑下垂程度的不同，可将上睑下垂分为轻、中、重度。疾病的分度将指导疾病的治疗时间及手术方式的选择。具体分度方法见下方知识点。

患者最终诊断为先天性右眼重度上睑下垂。

---

知识点

### 上睑下垂的诊断与分度

在正常情况下，睁眼平视时上睑缘遮盖角膜上缘≤2mm；在排除额肌作用下，遮盖>2mm 即可诊断为上睑下垂。

单侧上睑下垂者可与正常侧进行对比估计下垂量：两眼平视时，两侧睑裂高度差，即为下垂量。双侧上睑下垂者则需观察上睑缘遮盖角膜的程度，根据遮盖程度分为：①轻度，遮盖≤4mm，此时下垂量为≤2mm；②中度，4mm<遮盖≤6mm，2mm<下垂量≤4mm；③重度，遮盖>6mm，遮盖达到瞳孔中央，此时下垂量>4mm。

---

【问题4】 诊断为先天性上睑下垂后，如何进行治疗，选择何种术式？

思路1：先天性上睑下垂的治疗方法有哪些？先天性上睑下垂一旦诊断后，其治疗方法只能通过手术矫正。

思路2：根据严重程度的不同，上睑下垂手术方法有哪些？

对于上睑下垂术式的选择，主要根据上睑提肌肌力的情况来选择：①当肌力评估量≥7mm，患者仅表现为轻度下垂时，多采用上睑提肌前徙，上睑提肌缩短的方法来进行矫正，也有报道利用单纯睑板切除或结膜 -Müller 肌切除来进行矫正；②当肌力评估量为 4～7mm，患者表现为中度下垂时，多采用上睑提肌缩短手术即可达到较好的矫正效果；③当肌力评估量<4mm，患者表现为重度下垂时，可先尝试进行上睑提肌缩短手术进行矫正，若矫正不足，可联合睑板切除进行矫正，若仍不足，则可继续加上联合筋膜鞘手术来进行手

术矫正。若此时仍无法得到较好的矫正效果,或者术前对上睑提肌肌力检查时肌力极差,评估量<1mm,则可采用额肌相关手术进行矫正。

该患者是重度上睑下垂,检测上睑提肌肌力为2mm,可进行上睑提肌缩短,或上睑提肌缩短联合睑板切除,额肌悬吊等术式进行矫正。

思路3:手术当中如何确定矫正量?

局部麻醉下手术患者在坐位时,术毕应矫正到睁眼时高于健侧1mm,双侧下垂的患者,术毕时上睑位于角膜缘下1mm。

全身麻醉手术患者,应在术前预估术中矫正的睑裂闭合不全(兔眼)值。对于单侧患者,术中"兔眼"值应为压住额肌后,睁眼时健侧上睑上提量减去患侧上睑上提量。对于双侧患者,术中"兔眼"值应为9mm减去患侧上睑上提量。需要注意的是,对于Bell征阴性者,兔眼值应减少,通常为5~7mm。

进行额肌相关手术时,矫正量应达到上睑缘位于角膜缘下1mm。

---

知识点

### 上睑下垂常用手术方法

1. 利用上睑提肌相关手术 利用上睑提肌行上睑下垂矫正术是最符人体生理结构的一种术式,常包括上睑提肌前徙、上睑提肌腱膜折叠、上睑提肌腱膜缩短3种手术方式。但对于重度上睑下垂,上睑提肌功能极差或消失,选择上睑提肌手术会出现矫正不足的情况。

2. 利用额肌相关手术 是对上睑提肌功能较差患者的有效治疗补充。通常适用于上睑提肌肌力较差,或由于外伤、手术等原因,上睑提肌结构破坏时可利用该手术方法。常见的手术方式有额肌瓣、额肌筋膜瓣、利用自体或异体材料悬吊的额肌动力来源矫正方法。

3. 利用Müller肌的手术 理论上通过结膜-Müller肌切除来缩短Müller肌,以增加Müller肌肌力而抬高上睑。但Müller肌为表情肌,受交感神经支配,通常适用于轻度上睑下垂。

4. 睑板切除术 通过适量切除部分睑板,以达到抬高上睑的作用,需注意睑板宽度至少保留5mm。可单纯适用用于轻度上睑下垂患者,也可联合上睑提肌缩短手术,用于中、重度下垂患者。但睑板除了具有眼睑支撑作用外,睑板腺分泌脂质是保证泪膜正常功能的重要成分,睑板切除术后泪液稳定性及代偿功能有待于进一步探讨。

5. 利用上睑提肌与上直肌联合筋膜鞘(CFS)的手术 CFS是上直肌和上睑提肌之间的筋膜组织,对于重度下垂患者,可将此结构与睑板缝合增强悬吊效果。但因该筋膜与上直肌和上直肌相联系,所以缝合固定时容易出现上直肌功能障碍,术中需要严密观察避免这种情况。在术后需严密观察复视、下斜视的并发症。

上睑下垂矫正术（视频）

---

【问题5】 手术结束后,应该如何进行围手术期的护理?

思路:先天性上睑下垂手术后主要的问题及护理要点是什么。上睑下垂术后,特别是重度上睑下垂术后,会在术后数月甚至终生出现严重程度不同的闭合不全,术后1~2个月最为明显。因此要在术后做好眼球的护理工作。

手术结束即时,睑裂闭合不全>2mm,Bell征阴性或可疑阳性时建议下睑做Frost缝线将上下睑闭合(图21-2-2)。

对患眼涂眼膏保护并将下睑缘缝线拉起将上下睑闭合,并用护眼冰袋进行冰敷,冰敷过程维持到术后第2天。

术后第3天拆除包扎纱布后,白天嘱患者4次/d湿润用滴眼液滴眼,夜间涂眼膏护眼,下睑缘缝线辅助闭合眼睑。此护理流程一直持续到患者夜间睡

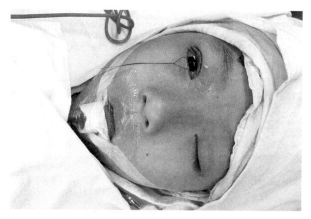

图21-2-2 上睑下垂矫正后下睑留置Frost缝线

眠时角膜不暴露为止。

如因护理不当有暴露性角膜炎症状时，需加用促进角膜细胞生长的修复性滴眼液。

【问题6】 上睑下垂手术后有哪些并发症，如果出现应如何进行处理？

思路1：从术后开始即要严密观察矫正眼睑的情况。一般矫正眼睑状态完全稳定需要半年到一年的时间。因此需要坚持术后随访的工作。

思路2：上睑下垂后主要的并发症及处理原则主要有以下几点，见表21-2-1。

表 21-2-1　上睑下垂后主要的并发症及处理原则

| 并发症 | 临床表现 | 发生原因 | 处理原则 |
| --- | --- | --- | --- |
| 矫正不足 | 术后患眼睑缘遮盖角膜上缘>2mm，仍表现为下垂外观 | 上睑提肌肌力差而选择上睑提肌手术等 | 明显的矫正不足可在1~2周进行修复。但需注意上睑提肌在术后有早期休克现象，表现为肌力下降。晚期修复则建议在术后3~6个月后待皮肤及组织瘢痕软化后再考虑。如上睑提肌肌力不足则需重新选择适合术式 |
| 矫正过度 | 术后患眼睑缘超过角膜上缘，或明显高于对侧，表现出不对称外观 | 术中上睑提肌缩短量过大，或额肌瓣处理位置过高 | 术后发现严重过矫者，为防止角膜损害，需尽早进行手术处理。过矫不严重者，需密切观察，半年后根据上睑位置酌情处理 |
| 睑裂闭合不全 | 术后眼睑无法闭合，眼球角膜或巩膜暴露 | 额肌瓣悬吊式和上睑提肌缩短量过多 | 术中兔眼有角膜暴露可在术后早期Frost线缝合固定，睡前涂药膏保护角膜直至睑裂闭合不全消失、角膜不暴露。若角膜暴露则进行手术矫正 |
| 暴露性角膜炎 | 术后患眼有异物感、畏光、流泪，充血、角膜点状浸润、角膜上皮水肿剥脱或继发角膜溃疡 | 睑裂闭合不全、泪液分泌减少、术后倒睫等 | 下睑做Frost缝线，涂抗生素眼膏，佩戴绷带镜。如已发生角膜溃疡，则需重新手术将上睑放回合适高度，必要时则加行睑缘缝合 |
| 眼睑内翻倒睫 | 术后眼睑缘内翻，睫毛接触眼球 | 多因上睑提肌或额肌与睑板缝合位置过低，牵拉致眼睑内翻；或重睑下唇皮肤过多，松弛下垂并推挤睫毛形成倒睫 | 需重新打开切口，调整上睑提肌或额肌与睑板缝合固定位置；缝合皮肤切口时，缝线穿过上睑提肌或额肌深层，增加重睑下唇外翻力量；或切除重睑下唇部分皮肤以缩窄重睑下唇宽度，减少皮肤堆积 |
| 上睑迟滞 | 术后上睑在下视时移动度降低，造成两眼不对称外观 | 无论利用额肌手术还是上睑提肌手术，都会出现或轻或重上睑迟滞现象 | 随着术后时间推移，该现象会有所缓解，但不会消失。嘱患者避免向下注视可掩盖这一现象 |
| 结膜脱垂 | 睑结膜臃肿脱垂，下垂暴露至上睑缘下 | 上睑提肌分离过高或术后结膜组织水肿 | 术中发现结膜脱垂可用5-0丝线在结膜穹窿做2~3对褥式缝合，结扎于皮肤切口部位；术后早期发现可还纳后加压包扎或同时行2~3对褥式缝合，结扎于皮肤切口部位；如术后脱垂时间较长，则可剪除部分脱垂结膜组织，但应注意避免破坏颞上方泪腺开口导管 |

续表

| 并发症 | 临床表现 | 发生原因 | 处理原则 |
| --- | --- | --- | --- |
| 眼睑外翻 | 眼睑脱离眼球,表现为睑球分离,睫毛极度上翘 | 最常发生于眼睑水平张力过低情况,如各种外眦成形术后外眦韧带离断。其他见于穹窿结膜水肿、缝合过程深部组织缝挂过高等 | 轻度外翻可观察恢复情况,如比较严重则需重新打开切口调整 |
| 双眼形态不对称 | 两侧切口设计不对称,两侧眼部组织处理不同 | 术前设计、术中操作、术后恢复过程中多种因素均可造成 | 根据发生原因择期修复 |
| 睑缘弧度不流畅或成角畸形 | 睑缘成角畸形 | 术前设计及术中操作不当等 | 轻微者可观察,如非常明显则需二次手术调整 |

该患者术后半年随访,可见有轻度闭合不全,但并未影响眼部功能,叮嘱家属密切观察眼球功能即可(图21-2-3)。

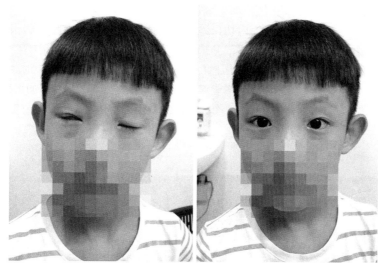

图21-2-3　上睑下垂矫正后半年

## 第三节　下睑成形术

### 一、经结膜入路下睑成形术

睑袋是指下睑部组织臃肿、膨隆,呈袋状垂挂。眶内脂肪容量与下睑支持结构在正常情况下维持平衡,当这种平衡由于眶内脂肪堆积过多或下睑支持结构变薄弱而发生改变时,眶内脂肪突破下睑的限制突出于眶外,即形成下睑袋畸形。下睑袋的整形即下睑袋成形术。分为结膜入路的内切口下睑成形术和皮肤入路的外切口下睑成形术。

下睑袋成形术的通常诊疗环节:

1. 了解患者现病史及既往史情况。

2. 了解患者眼部疾病、眼压等眼部基础情况。

3. 评估睑袋情况及分度,根据皮肤、肌肉、脂肪的松弛、下垂情况制订个性化的诊疗方案。

4. 术后注意观察术区情况、视力情况,及时对症处理。

5. 治疗前后收集完整的病例资料(文字、图像或者视频),定期随访,评估恢复情况。

【临床关键点】

1. 评估睑袋情况及分度，是选择内切口或者外切口睑袋成形术术式的评判指标。

2. 术中仔细操作、彻底止血、合理去除脂肪是手术成功与否的关键。

3. 围手术期的眼部疾病排除、术中彻底止血、术后密切眼部情况观察对睑袋成形术后效果具有重要意义。

下睑成形术
（视频）

临床病例

患者女性，30岁，5年前无明显诱因发现双侧下睑膨出、皮肤松弛，未行特殊诊治。下睑膨出、皮肤松弛随时间增长逐渐加重。否认沙眼、结膜炎、青光眼等眼部基础疾病病史。查体：双侧下睑皮肤及软组织中度松弛，下睑软组织膨出，膨出物形态与眶隔雷同，泪沟凹陷明显。双侧下睑开闭功能正常。无睑外翻，无眼部红肿、渗液、流泪等情况。临床诊断：下睑袋。

【问题1】　该患者目前建议选择哪种治疗方案？

思路：根据病史及查体情，该患者睑袋主要是因眶隔及软组织松弛，眶隔脂肪膨出引起，皮肤无明显松弛下垂。考虑患者年龄及皮肤状态，考虑内切口睑袋成形术。

【问题2】　已决定为患者实行内切口睑袋成形术，术中如何操作？

思路：根据患者病情及自身要求，选择内切口睑袋成形术。术前标记出睑袋膨出区域，局部浸润麻醉后，结膜面切口切开，进入眼轮匝肌下层，解剖分离出眶隔组织，根据术前标记的膨出严重程度，依次合理、适当去除内、中、外侧脂肪团，注意避免损伤内侧团和中间团中间的下斜肌。彻底止血，观察伤口无出血后，对合结膜切口。另一侧眼部同样步骤操作。双眼涂抹典必舒眼膏后，眼部加压包扎伤口。嘱术后冰敷3d、伤口避水1周。术后随访观察患者3～6个月，观察睑袋恢复情况，并与术前做对比，评估手术效果（图21-3-1）。

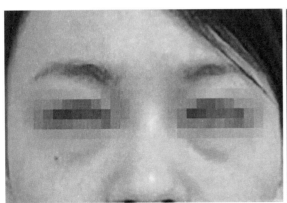
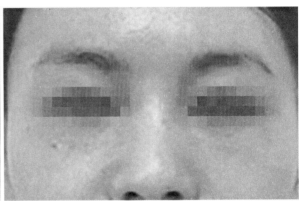

图21-3-1　内切口睑袋成形术前后对比

知识点

**眶隔脂肪去除注意事项**

术中注意彻底止血。因眼部存在视神经乳头、黄斑区等重要组织结构，术后出血进入球后区域，严重者可压迫视神经，引起眼球失明，因此术中彻底止血，术后严密观察眼部情况对本手术至关重要。眶隔脂肪去除以打开眶隔后主动疝出的脂肪组织量为准，不可过多去除，避免引起术后下睑凹陷。在去除中内侧脂肪团时，还应注意避免损伤下斜肌。

## 二、经皮肤入路下睑成形术

外切口下睑袋成形术的通常诊疗环节：

1. 了解患者现病史及既往史情况。

2. 了解患者眼部疾病、眼压等眼部基础情况及下睑皮肤疾病情况。

3. 评估睑袋情况及分度，根据皮肤、肌肉、脂肪的松弛、下垂情况制订个性化的诊疗方案。

4. 术后注意观察术区情况、视力情况及睑外翻等情况，及时对症处理。

5. 治疗前后收集完整的病例资料（文字、图像或者视频），定期随访，评估恢复情况。

【临床关键点】

1. 评估睑袋情况及分度，是选择内切口或者外切口睑袋成形术术式的评判指标。

2. 术中仔细操作、彻底止血、适当范围去除皮肤、合理、去除适量脂肪是手术成功与否的关键。

3. 围手术期的眼部疾病排除、眼部皮肤病排除，术中彻底止血、术后密切眼部情况观察对睑袋成形术后效果具有重要意义。

### 临床病例

患者女性，50岁，15年前无明显诱因发现双侧下睑膨出、皮肤松弛、下垂，未行特殊诊治。下睑膨出、皮肤松弛、下垂随时间增长逐渐加重。否认沙眼、结膜炎、青光眼等眼部基础疾病病史，否认眼部皮肤汗管瘤等基础疾病。查体：双侧下睑皮肤及软组织重度松弛、下垂，下睑软组织膨出，膨出物形态与眶隔雷同，泪沟凹陷明显。双侧下睑开闭功能正常。无睑外翻，无眼部红肿、渗液、流泪等情况。眼部皮肤未见肿物、红肿、破溃等。临床诊断：下睑袋，下睑皮肤松弛下垂。

【问题1】 该患者目前建议选择哪种治疗方案？

思路：根据病史及查体情，该患者睑袋主要是因皮肤松弛、下垂，眶隔及软组织松弛，眶隔脂肪膨出引起。考虑患者年龄及皮肤状态，考虑外切口睑袋成形术。

【问题2】 已决定为患者实行外切口睑袋成形术，术中如何操作？

思路：根据患者病情及自身要求，选择外切口睑袋成形。术前沿下睑缘，距离睫毛根部2mm左右区域标记出皮肤切口线，注意避免与睑裂重叠，避免术后瘢痕挛缩畸形。嘱患者向下看，标记出皮肤去除量和去除线，标记出睑袋膨出区域。局部浸润麻醉后，皮肤切口切开、去除下睑松弛皮肤，切口下3mm左右切开眼轮匝肌，解剖分离出眶隔组织，根据术前标记的膨出严重程度，依次合理、适当去除内、中、外侧脂肪团，注意避免损伤内侧团和中间团中间的下斜肌。提紧下唇眼轮匝肌，在皮下做皮肤与眼轮匝肌的分离，在外眦处断开眼轮匝肌，折叠眼轮匝肌固定于眶外侧的骨膜表面，实现下睑紧致与提升。判断下睑皮肤情况，如有多余，可进一步去除多余皮肤。彻底止血，观察伤口无出血后，对合缝合皮肤切口。另一侧眼部同样步骤操作。双眼涂抹典必舒眼膏后，眼部加压包扎伤口。嘱术后冰敷3d、伤口避水1周，术区7d拆线。术后随访观察患者3~6个月，观察睑袋恢复情况，并与术前做对比，评估手术效果（图21-3-2）。

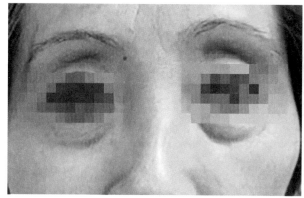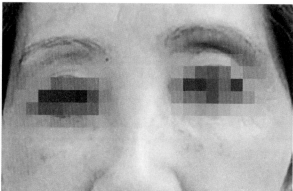

图21-3-2 外切口睑袋成形术前后对比

知识点

**下睑皮肤、眶隔脂肪去除注意事项**

下睑皮肤过量去除可导致睑外翻等不良结果。设计好下睑皮肤去除范围后,应夹紧皮肤,嘱患者张口观察睑外翻及睑球分离情况,以不引起睑外翻和睑球分离为准。术中注意仔细操作、彻底止血。因眼部存在视神经乳头、黄斑区等重要组织结构,术后出血进入球后区域,严重者可压迫视神经,引起眼球失明,因此术中彻底止血,术后严密观察眼部情况对本手术至关重要。眶隔脂肪去除以打开眶隔后主动疝出的脂肪组织量为准,不可过多去除,避免引起术后下睑凹陷。在去除中内侧脂肪团时,还应注意避免损伤下斜肌。

# 第二十二章 鼻整形再造

## 第一节 鼻整形概述

外鼻居于面部的中央位置,是面部最重要的特征识别器官,具有很强的社会属性;同时鼻又是人体重要的呼吸和嗅觉器官。外鼻的先天性和后天性畸形、外伤、炎症、肿瘤等疾病不仅对面部的器官功能有影响同时对面部整体外形也有严重的影响,会严重影响患者的社交能力。因此鼻整形术(rhinoplasty)是非常重要的面部整形治疗手段,有着广泛的社会需求。通过鼻整形手术去除异常的结构、重建和恢复鼻的外形和功能,同时可以美化鼻的外形达到和面部形态的和谐统一。

### 一、外鼻的解剖

外鼻(external nose)形态类似左右对称中空的三棱锥体,上部鼻根位于内眦之间,中部为鼻梁,下部为鼻头、鼻翼、鼻孔、鼻小柱、软三角等组成鼻下部,解剖结构简单来说由三层组成,分别是外层软组织覆盖、中层骨和软骨支架、内层鼻腔黏膜组织。鼻的皮肤有上部比较厚、中部薄、下部非常厚的特点,尤其在亚洲人表现明显;皮肤下有表情肌肉系统和神经、血管、淋巴管分布。鼻的支架结构由左右对称的骨支架和软骨支架组成,骨支架则由鼻骨,额骨鼻突和上颌骨额突组成;软骨支架由鼻外侧软骨和大翼软骨组成。东方人鼻支架结构相对西方人明显薄弱,从而造成东方人鼻高度低平,从美学角度上看需要增加高度。鼻骨和软骨支架下紧贴着的是鼻腔黏膜层,黏膜层下有丰富的动静脉血管网分布。

外鼻包裹的结构是鼻腔,鼻腔(nasal cavity)由鼻中隔分为左右各一个腔隙,冠状切面为三角形,前端起于前鼻孔,后端止于后鼻孔,主要有四个壁组成:内侧壁由鼻中隔组成,鼻中隔包括前端的四方形软骨部分和后下部由筛骨垂直板和犁骨组成的骨性结构,表面覆盖黏膜;外侧壁包括上鼻甲和上鼻道、中鼻甲和中鼻道、下鼻甲骨和下鼻道;顶壁借筛板和颅脑相隔,其中有嗅丝通过,损伤容易导致嗅觉丧失和脑脊液漏;底壁即硬腭的鼻腔面与口腔相隔。

鼻的血管供应:供应皮肤的来自鼻背动脉、筛前动脉、额动脉、面动脉、上唇动脉;供应黏膜的来自颈内动脉的分支。眼动脉和颈外动脉的分支上颌动脉。静脉通过内眦静脉、面前静脉汇入颈内静脉,部分汇入海绵窦。鼻中隔前下部黏膜下存在动脉丛和静脉丛是鼻出血的最常见部位。

鼻的神经分为感觉神经、运动神经和植物神经。感觉神经包括皮肤的感觉神经来自三叉神经的分支眼神经的末梢神经鼻睫神经,以及上颌神经的分支眶下神经;黏膜的感觉来自脑神经第一支的嗅神经以及眼神经和上颌神经,其中嗅区的黏膜位于鼻腔顶中部,向下至鼻中隔上部和鼻腔外侧壁上部等区域。运动神经主要来自面神经的颊支,支配鼻部肌肉运动。鼻自主神经包括交感神经,主管鼻黏膜血管收缩,副交感神经主管鼻黏膜血管的扩张和腺体分泌。

外鼻的淋巴进入腮腺淋巴结、耳前淋巴结和下颌下淋巴结。

### 二、外鼻的生理

鼻的生理功能主要是呼吸和嗅觉。鼻孔向内是鼻的进气道,在鼻气道有两个狭窄位置,称为鼻阀(nasal valve),一个是鼻孔,另一个是由鼻中隔前下端、鼻外侧软骨前端和鼻腔最下端梨状孔底部组成的内鼻阀,这两个结构是鼻进气最主要的阻力。另外在鼻腔外侧壁有上鼻甲、中鼻甲、下鼻甲组成许多凸起把鼻气道分隔为上、中、下三个气道,也增加了空气进入的阻力,同时通过鼻腔黏膜下丰富的血管网对进入鼻道的空气进行加温和加湿。

鼻周期是指两侧下鼻甲黏膜下血管周期性的收缩和扩张,表现为两侧鼻甲大小和鼻腔阻力呈交替性改变,而两侧鼻腔总阻力不变,一般 2～7h 为一个周期,称为生理性鼻周期(physiologic turbinal cycle)。

鼻腔黏膜的免疫和吸收功能:鼻腔黏膜约有 150cm²,黏膜层细胞可以产生特异和非特异的免疫反应;同时黏膜层下有大量的血管网可以快速吸收药物,吸毒人员利用这个途径,产生大量的黏膜萎缩和软组织萎缩的病例。

### 三、外鼻症状和检查

1. 鼻症状　鼻塞、通气不畅比较常见,在排除感冒、鼻窦炎等情况下要检查鼻甲和鼻中隔的情况。单纯吸气性通气不畅要考虑鼻进气道的两个狭窄,判断是物理性堵塞还是鼻支架在吸气时因支持强度不够而塌陷。流涕也是常见的症状,在排除感冒的情况下要判断是炎症渗液还是脑脊液漏;鼻腔流血除外自发性出血,其他情况一般发生在外伤后或者鼻整形手术后,需要判断鼻出血的量和检查发生部位。

2. 一般检查　观察外鼻有无偏斜,鼻翼、鼻孔有无不对称,鼻及邻近部位有无肿胀或异常隆起、歪斜畸形等,鼻尖皮肤有无潮红、血管增生;触诊判断皮肤厚度、皮下有无移植物、鼻支架结构的强度和完整性等;用拇指抬起鼻尖左右活动可以检查鼻前庭的情况。

3. 鼻腔前鼻镜检查　前鼻镜撑开鼻孔后通过上中下三个方向的检查了解鼻甲有无肥大、中隔前端有无偏曲以及黏膜有无破溃等。

4. 特殊检查:目前主要是 CT 检查,通过骨窗判断骨结构的对称性、完整性,通过软组织窗判断鼻覆盖组织、黏膜以及鼻窦、鼻泪管的情况,通过三维重建可以了解鼻整体的情况以及植入物的情况。MRI 对软组织辨识能力较强,在判断鼻肿瘤范围和血管之间关系方面起到作用。X 线侧位片可以辅助了解鼻骨的情况。

### 四、鼻功能检查

1. 鼻通气功能检查主要是鼻测压计,目的是判定鼻通气程度、气道阻力大小、气道的有效截面积和气道的狭窄部位等;

2. 嗅觉检测　包括嗅瓶实验和嗅阈检查等方法。

---

**知识点**

1. 鼻的支架结构　由左右对称的骨支架和软骨支架组成,骨支架则由鼻骨,额骨鼻突和上颌骨额突组成;软骨支架由两侧鼻外侧软骨、大翼软骨和一些韧带组成。

2. 鼻周期是指两侧下鼻甲黏膜下血管周期性的收缩和扩张,表现为两侧鼻甲大小和鼻腔阻力呈交替性改变,而两侧鼻腔总阻力不变,一般 2～7h 1 个周期,称为生理性鼻周期。

3. 鼻的血液供应　供应皮肤的动脉来自鼻背动脉、筛前动脉、额动脉、面动脉、上唇动脉,和供应黏膜动脉的来自颈内动脉的分支,眼动脉和颈外动脉的分支上颌动脉。

---

## 第二节　鼻外伤的诊治

鼻部位于面中部,并且是面部唯一凸出的器官,其损伤占颌面部损伤的首位。

主要分为:鼻骨性损伤和鼻软组织损伤。因鼻骨较菲薄,极易遭受各种暴力,而发生鼻骨骨折。可单独发生,也可同时合并其他颌面部创伤。

鼻外伤的接诊流程:

1. 详细了解鼻部的外伤史。结合病史、临床表现及相关的辅助检查,明确诊断,评价病损程度。

2. 明确鼻外伤史,早期诊断和正确治疗的重要性,以免错过治疗时机。仔细观察局部及全身表现,进一步除外可能伴发的其他部位损伤。

3. 根据患者的病损程度、时间和个人要求,制订个性化的诊疗方案。

4. 治疗前后收集完善的病历资料(文字、图像或视频),定期随访,评价恢复情况。

5. 对于治疗效果欠佳的病历,分析可能原因,制订进一步的治疗方案。

6. 相关的影像学检查（如颅脑 CT）是临床诊断鼻骨骨折的重要手段。

【临床关键点】

1. 病史、临床表现和辅助检查是正确诊断不可或缺的基本条件。通过这些明确鼻部损伤类型，指导治疗方案制订。

2. 关注患者是否合并全身严重损伤及局部邻近器官损伤，对治疗方式的选择具有重要指导意义。

3. 鼻根部损伤尤其要关注有无颅底损伤、内眦韧带断裂、泪囊泪道损伤及嗅觉功能丧失。

临床病例

男性，26 岁，主诉因"外伤后鼻部疼痛、左侧鼻梁塌陷 8h"来我院急诊就诊。现病史：患者左侧鼻背部不慎撞击硬物后出现疼痛，局部肿胀、淤青。未行其他治疗。查体：左侧鼻背眼睑肿胀，瘀斑，局部肿胀。鼻黏膜水肿出血，鼻中隔淤血。按压鼻背疼痛并伴有骨擦音。

【问题 1】 通过病史、临床表现及查体，该患者的诊断应该是什么？

根据患者的主诉、临床表现和查体，应该能够确诊为"鼻骨骨折"。

思路 1：鼻骨骨折（fracture of nasal bone）的诊断。鼻骨骨折在面部外伤中非常常见。根据患者外伤史、临床表现、查体及进一步影像学辅助检查，可以明确诊断。

知识点

**鼻骨骨折的诊断方法**

1. 详细了解病史，包括损伤原因、时间、受伤时外力方向、着力位置、鼻出血及鼻腔阻塞的程度。

2. 通过对鼻部望诊、触诊及前鼻检查，可以观察到鼻梁有无歪斜、塌陷或肿胀，了解局部有无压痛及骨摩擦感或捻发音，鼻黏膜有无破损，鼻中隔偏曲、脱位及血肿情况，以及是否有脑脊液鼻漏、溢泪、内眦间距异常增宽等。

思路 2：鼻骨骨折的典型临床表现。

1. 鼻部畸形：歪斜或塌陷畸形。

2. 鼻通气障碍。

3. 眼睑、鼻部瘀斑。

4. 鼻黏膜肿胀或出血。

5. 脑脊液鼻漏。

6. 内眦间距异常增宽、溢泪。

7. 嗅觉障碍。

8. 皮下气肿。

【问题 2】 为了进一步明确诊断，患者还需要进行哪些检查？

颅脑 X 线、CT 摄片可显示骨折部位、性质及鼻骨骨折片移位的方向。特别在鼻部软组织肿胀，掩盖外鼻畸形，影响检查及诊断时，有助于诊断的确立。

知识点

**鼻骨骨折分类**

取决于外力的方向、性质、程度和受力的位置。

1. 单侧塌陷性骨折。

2. 单侧塌陷、对侧移位性骨折。

3. 双侧鼻骨下部骨折。

4. 双侧鼻骨塌陷、粉碎性骨折。

5. 鼻根部断裂性骨折。

6. 鼻根部压缩粉碎性骨折。

【问题3】　根据目前临床查体和检测,如何根据患者的具体情况制订相应的治疗方案?

该患者鼻腔内侧塌陷移位鼻骨骨折,在局麻下用骨膜剥离子伸入鼻腔内向前外侧推动。同时,另一只手于臂外侧辅助复位。术后给予碘仿纱条填塞鼻内固定,止血。5d 后取出填塞物。

知识点

### 鼻骨骨折的治疗方法

治疗目的:恢复外鼻的外形和鼻腔的通气功能。

手术方案包括:鼻外复位法;鼻内复位法;鼻腔内填塞;鼻外夹板固定。

临床病例

男性,36 岁,主诉因"鼻部切割伤,右侧鼻背皮肤缺损3h"来我院急诊就诊。现病史:患者右侧鼻背部不慎锐器切割伤,未行其他治疗。查体:右侧鼻背 0.3cm×1.5cm 皮肤切割伤口。未见鼻骨软骨外露。无活动性出血。

【问题1】　通过病历纪录,该患者的诊断应该是什么?

根据患者的主诉、临床表现和查体,明确诊断为"鼻背软组织切割伤"。

知识点

### 鼻软组织损伤分类

根据不同的致病原因和损伤程度,可分为以下几种类型:

1. 擦伤。

2. 挫伤。

3. 烫伤。

4. 切割伤。

5. 刺伤。

6. 撕脱伤。

7. 剁碎伤及挫碎伤。

8. 动物或人咬伤。

9. 火器伤。

【问题2】　根据目前临床表现和查体,如何根据患者的具体情况制订相应的治疗方案?

该患者外伤后 3h,给予生理盐水、肥皂水、过氧化氢溶液反复冲洗伤口。局部清创、去除异物。伤口消毒、一期缝合伤口。

知识点

### 鼻部软组织损伤的初期处理原则

基本原则:清创彻底,尽量保留软组织,争取一期缝合,关闭伤口,减少感染发生。最大限度恢复鼻部外伤和功能,减少鼻部畸形。

1. 冲洗伤口　生理盐水、肥皂水、过氧化氢溶液反复冲洗。

2. 清理伤口　消毒,无菌操作下清除异物和坏死组织。

3. 关闭创面　因颜面部血运良好,一般损伤后24h时或者48h内,均可在清创后缝合伤口。如超过48h,但无明显感染或组织坏死,也可一期闭合伤口。

4. 闭合伤口时,尽量直接软组织缝合。如有骨外露,争取软组织覆盖。术后给予抗生素预防感染。

5. 如果鼻骨骨折需要复位,最好于术后1个月内进行。复位时间越早越好。

## 第三节　先天性鼻整形的诊治

先天性鼻畸形的发病率不高,约为1/20 000,但是由于大多数唇裂畸形都伴发鼻畸形,同时有一些面中部的畸形主要以鼻畸形为主,因此综合发病率应该是比较高的。

### 一、先天性鼻畸形分类

鼻部的发育在妊娠第4周到第8周完成。在面部发育的5个突起中,额鼻突负责鼻部结构的发育。在这个过程中的任何内外因素影响会出现鼻的畸形。目前先天性鼻畸形分为发育不全、发育过度、鼻裂和先天性鼻肿物四类。

1. 发育不全的畸形　鼻部结构的缺失和发育不全,包括最严重的无鼻到鼻部任何一个亚结构的缺如。以面部中线为主的缺如最严重的是无鼻,表现为鼻背、鼻腔和嗅觉系统均发育缺如,临床上很少见,有报道与染色体异常有关,常同时合并一些中线结构异常,如前脑无裂畸形,后鼻孔闭锁,眶距缩小综合征,脑膜膨出,脑膨出等。旁正中的鼻发育不全畸形最多见的是唇腭裂继发鼻畸形,其形成与唇腭裂畸形的形成具有显著的相关性。胚胎时期中胚层组织和外胚层组织的发育缺陷共同导致面部隆突融合不完全,胚胎后期肌肉组织的分布失引起鼻畸形,包括单侧唇裂鼻畸形和双侧唇裂鼻畸形,前者常常伴发严重鼻中隔偏曲和歪鼻畸形,后者伴发鼻小柱发育差、鼻尖低平和鼻翼水平外扩。另外很多综合征都和鼻部发育不全有关,单侧的鼻翼发育不全多见于半面短小综合征。

2. 发育过度畸形　这类畸形可以是多余的鼻孔、鼻小柱甚至整个外鼻。源于胚胎发育时出现额外的嗅裂或嗅板,或是鼻基板未融合吸收或部分融合吸收。一种异常鼻孔仅为皮肤软组织,与鼻窦相接,但不与鼻腔相通,称为先天性鼻窦道;另一种异常鼻孔内软骨与鼻翼软骨相延续,与鼻腔相通,有正常呼吸气流,称为副鼻;还有一类畸形称为管状鼻,管状结构位于鼻侧或鼻中部,可以是盲管,也可以和鼻泪管相通,内衬有纤毛柱状上皮,管内可流出鼻涕样黏液或泪液,通常这类畸形还伴随有骨发育的异常。

3. 鼻裂　鼻裂是颅面裂的一种,是由于额突发育失败造成的。可简单分为正中裂和旁正中裂。正中裂常合并正中唇裂和腭裂,最常见的鼻唇裂表现为中线部位唇部的软组织缺失、鼻前棘、鼻小柱均未发育;旁正中裂表现为鼻翼的软组织分裂,经常累及上外侧软骨和上颌骨额突,此类畸形可能发生于胚胎早期鼻外侧突、鼻内侧突与上颌骨额突融合过程。

4. 先天性鼻肿物　先天性鼻肿物可以累及外鼻、鼻腔、鼻窦、鼻咽部、口腔和眼眶。这些肿物不但影响美观,同时也会造成鼻功能的部分丧失。常见的类型有:脑膨出、脑膜脑膨出、胶质瘤、皮样囊肿,血管畸形等,恶性肿瘤较少。

(1)鼻神经胶质瘤:鼻神经胶质瘤是脑组织通过早期颅底(软骨颅)突出,颅骨融合过程中失去与颅内脑组织的联系引起神经胶质异位。鼻神经胶质瘤质地偏硬,不可压缩,透光实验阴性,肿块在从眉间到鼻尖的范围内都可能发生。在磁共振上表现为带蒂的脑膜层,但是与颅内脑脊液不相通。术前单独的MRI就可以明确肿块的性质,因为没有颅底骨质的缺损,一般不需要再行颅脑CT的检查。鼻神经胶质瘤不像脑膜脑膨出,因为失去了与颅内的连续,故颅内并发症非常少。

(2)鼻部脑膜脑膨出:鼻部脑膜脑膨出是指脑膜及脑组织等通过先天性的颅骨缺损部位疝出到颅外所

形成的与脑脊液循环相通的囊性结构。根据疝的位置不同，分为额筛型和颅底型。

（3）鼻血管畸形：鼻部最常见的血管畸形是血管瘤。小儿血管瘤是良性的、内皮细胞来源的血管肿瘤，生后几周内出现，第一年内肿块生长迅速，然后进入静止期，差不多半年后肿块进入消退期，这个时期可以持续数年。

## 二、治疗先天性鼻畸形的治疗并没有统一的方法

1. 第一类发育不全，包括无鼻症，这类畸形如果出现呼吸困难，必须立即手术；其他情况下一般等发育成熟后做鼻重建手术。对于唇裂鼻畸形一般在患儿 3 个月大唇裂整复时进行初期鼻整形，主要以口周肌肉重建和鼻软骨的悬吊为目的，后期鼻整形根据畸形程度伴随患儿发育逐步进行直到发育成熟做最终的定型手术。

2. 第二类畸形为多余畸形，如副鼻畸形，常合并梨状孔狭窄、后鼻孔闭锁，一般适宜在 4 岁以内做部分切除和重建手术，术前必须行影像学检查，了解骨性结构发育情况，之后待患儿发育成熟再做定型修整手术。

3. 第三类畸形为鼻裂，单纯的鼻裂较少见，常合并面部的其他颅面裂。正中裂中较严重的类型表现为宽大的鼻背、鼻尖、鼻小柱和宽而窄的鼻孔，常伴有脑膨出和前神经孔未闭合。值得注意的是中线裂同时出现鼻中部增生物时，需要鉴别是皮样囊肿还是脑膨出。而旁正中裂可能会影响到额骨和眼眶，累及鼻泪管会出现溢泪和反复眼炎，严重的还可以影响到眼睑和内眦、眉弓和额部，甚至眶底壁的缺失，导致眼球下移，出现复视。轻度的畸形一般在发育成熟后手术，而严重的畸形就需要长期的、序列的综合治疗。

4. 第四类畸形的治疗要根据不同的病因进行。脑膜脑膨出为柔软的可回缩的透光肿物，在鼻腔常被误认为息肉。透光实验阳性，哭闹会增加颅内压而使肿物增大是其特点。在 MRI 上肿物与蛛网膜下腔相通，如果不加治疗，会有脑脊液漏、脑膜炎和颅内脓肿的风险。脑膜脑膨出同时需完成颅底骨质缺损修补，修补成功的关键是根据骨缺损面积，予肌肉、筋膜、软骨瓣或骨片填塞漏口。先天性皮样囊肿和瘘管、脑膨出、鼻胶质瘤在胚胎学上具有同源性，这类肿物需要尽早切除避免引起局部感染和面部变形。血管瘤一般根据其自然的病程治疗。一般采取保守治疗，主要针对肿瘤导致的功能性问题进行处理，如鼻塞、视觉障碍、病损处的溃烂和出血。β 受体阻断剂 - 普萘洛尔可以加速肿物的缩小，副作用少，已近成为临床常规的治疗方式。近年来，发现倍他洛克同样具有良好的治疗效果，而且不良反应更低。其他治疗方案包括肿物内注射激素，激光治疗和外科手术切除。手术可以在药物治疗后肿物进入静止期进行，也可以先行局部注射激素或激光治疗，再行手术切除。

先天性鼻畸形治疗成功的关键是对鼻部解剖有全面的了解，基于不同的病因，正确评估鼻缺损或畸形的范围制定详细的手术计划，手术干预的时机要平衡考虑器官发育、功能恢复、美观和儿童心理变化期。

临床病例

男性，12 岁，主因"左侧上唇手术后瘢痕 12 年，鼻形不佳"就诊，出生后 4 个月曾在外院行"唇裂修补术"。体检：上唇左侧纵向瘢痕，宽为 2～3mm，唇红缘不齐、红唇缺口，鼻梁反"C"形歪斜，两侧鼻孔明显不对称，两个鼻孔吸气也有不同。CT 提示鼻中隔偏曲，鼻骨向左侧偏斜。既往体健，无毒物、放射线接触史，无烟酒嗜好，家族史无特殊。

【问题 1】 这个病例的诊断有哪些？
思路 1：根据病史和体检应该是先天性左侧完全性唇裂第一期治疗后；
思路 2：根据体检和 CT 检查结果，应该附加歪鼻畸形和鼻中隔偏曲的诊断。
【问题 2】 这样的肿块的治疗思路怎么样？
思路 1：上唇瘢痕比较明显，唇红的口哨畸形明显影响外观，有必要进行二次手术修整；
思路 2：鼻部虽然明显外形歪斜，但是由于患者年龄因素，面部、鼻子在男性一般 16 岁才发育成熟，因此目前可以先观察，等面部发育成熟后才做手术。

# 第四节　外鼻肿瘤

外鼻上皮组织来源的肿瘤较多,间叶组织来源的肿瘤较少。根据肿瘤性质,外鼻肿物分为良性和恶性:良性肿物主要以色素痣为主,恶性肿物以基底细胞癌为主。

1. **先天性色素痣**　是一种较为常见的疾病,是颜面部最常见的良性肿瘤,发病率高,出生时即有。临床上,依据皮损的最大直径将其分为小型(直径<1.5cm)、中型(直径1.5～2.0cm)、大型(直径2.0～4.0cm)和巨大型(>4.0cm)。目前认为,大型、巨大型先天性色素痣恶变率较高。先天性色素痣恶变的病因尚不清。有研究显示,NRAS基因突变存在于95%的大型、巨大型先天性色素痣患者,而其在小、中型先天性色素痣患者中占比较少。结合大型、巨大型先天性色素痣恶变率较高,以往散在先天性色素痣恶变病例中存在NRAs基因突变,提示存在异常突变信号的P13K/AKT通路可能在先天性色素痣恶变过程中起到重要作用。

2. **基底细胞癌**　外鼻肿物中恶性肿瘤最常见的是基底细胞癌,其病程缓慢,转移率低,好发于老年人。开始是一个皮肤色到暗褐色浸润的小结节,较典型者为蜡样、半透明状结节,有高起卷曲的边缘。中央开始破溃,结黑色坏死性痂,中心坏死向深部组织扩展蔓延,呈大片状侵袭性坏死,可以深达软组织和骨组织。

3. **鳞癌**　鳞状细胞癌简称鳞癌,又名表皮癌,是发生于表皮或附属器细胞的一种恶性肿瘤,癌细胞有不同程度的角化,多见于有鳞状上皮覆盖的部位,如皮肤等。

4. **外鼻部的血管纤维瘤和恶性纤维组织细胞瘤**　比较罕见。恶性纤维组织细胞瘤是纤维组织细胞瘤的恶性型,与良性者不同之处在于核分裂多,有间变,呈浸润性生长。鼻背下部膨隆是外鼻间叶组织肿瘤特征性表现。

5. **鼻及鼻腔平滑肌瘤**　免疫组化显示其瘤细胞呈肌动蛋白、肌蛋白。血管平滑肌瘤,临床上似内翻性乳头状瘤,但外鼻平滑肌瘤少见。

6. **嗜酸性淋巴肉芽肿**　嗜酸性淋巴肉芽肿即Kimuras病(KD)多累及头颈部浅表淋巴结及软组织的慢性肉芽肿病变,直径多为1～10cm,临床上表现为慢性炎症性改变,可见(及)皮下肿瘤样结节。病因目前尚不明确。现已证实与结核菌、梅毒、化脓菌、真菌、病毒无关。因病变组织内有大量嗜酸性粒细胞浸润,外周血嗜酸性粒细胞明显升高,血清IgE升高,且可合并肾病综合征及支气管哮喘,因此多数学者认为该病是一种免疫介导的炎性反应性疾病。多见于东方人,好发于头颈部,头颈部无痛性肿块伴皮肤瘙痒,常伴大唾液腺(又称涎腺)、泪腺肿大和区域淋巴结病变。组织病理学特征为皮下组织内大量淋巴细胞浸润,血管增生和纤维化。

7. **血管瘤**　可于出生后不久即发病,因其源于胚胎血管细胞,故出生后头几个月生长很快,随后变慢甚或长期处于静止状态,血管瘤位于外鼻者可引起鼻部变形,皮肤颜色改变,可为红色,蓝色或紫红色,局部隆起。

8. **鼻神经胶质瘤**　鼻神经胶质瘤:亦称星形细胞瘤,出生后鼻外或鼻内即出现肿块,可分鼻外型、鼻内型、混合型肿瘤,起源于嗅球周围的胶质细胞,亦可能为胚胎期额突衍生而成,鼻外型者两眼间距加宽,局部皮肤正常,常有茎蒂经颅骨缺损处进入颅内,这种包块无搏动,不透光,也不能压缩变小,哭闹时包块亦不增大。X线片多无骨质破坏,示肿块与颅内不相通,骨质有吸收,其诊断应靠术中或术后病理。

9. **先天性鼻部脑膜脑膨出**　脑膜脑组织经鼻部附近颅骨先天性发育畸形之颅骨缝或骨缺损处膨出至鼻部,分鼻内型与鼻外型。鼻外型者又分鼻筛型和鼻眶型。

10. **鼻部先天性皮样囊肿**　鼻部先天性皮样囊肿:来源于外胚层,胚胎期鼻前囟未骨化前,脑膜与皮肤接触,在发育时期,一部分外脑层未与脑膜分开而被带至鼻前间隙内,即称皮样囊肿。皮样囊肿多发生在鼻中线上,外观圆形,在皮下可移动,表面有小凹陷,间有瘘管或有黑色毛发。

11. **鼻尖部汗孔瘤**　汗孔瘤是小汗腺末端汗管下2/3段和真皮内导管最上段分化的一类上皮瘤。常发生于头部、面部、躯干、足部及手部,发生于鼻尖部者罕见。多发生于中老年人。肿瘤一般为单个。直径1.0cm左右,也可达5cm,皮肤颜色可正常或呈青黑色。肿瘤坚实,高出皮面,表面光滑或呈分叶状,并可有鳞屑或角化。创伤后反复糜烂、破溃或结痂为其主要特征。本病应与化脓性肉芽肿、组织细胞瘤、基底细癌区别。小汗腺汗孔瘤长期存在可恶变，故一经确诊，应立即治疗。可采用激光、冷冻、电灼和手术等治疗方法。因冷冻治疗面部无明显瘢痕，故采用冷冻治疗较多。

12. 鼻根多形性腺瘤　多形性腺瘤多发生在大唾液腺，也可发生于口腔、鼻腔、咽喉和气管的小唾液腺。来源于鼻黏膜黏液腺或异位唾液腺的多形性腺瘤，好发于鼻中隔骨/软骨部。外鼻多形性腺瘤罕见，既往曾有鼻背和鼻尖多形性腺瘤的报道。可发生于各种年龄，最常见于 20～40 岁，很少发生于 20 岁以内者，男女比例 2∶1，无家族发病倾向，80% 位于头颈部。通常为单发、坚实结节，直径 0.5～3cm，表面光滑，皮肤颜色正常，偶呈紫红色，很少破溃。大多生长缓慢，最长可达 40 年。外鼻的皮肤多形性腺瘤常为生长缓慢的孤立性结节，患者往往无意中发现鼻部包块，并无其他不适。

13. 鼻背中线瘘管及先天性皮样囊肿　鼻背中线瘘管及先天性皮样囊肿属于临床上少见的先天性畸形，在新生儿中发病率为 1/40 000～1/20 000。鼻部皮样囊肿发病率占全身皮样囊肿的 1%～3%，在头颈部皮样囊肿中占 11%～12%，NDSC 在儿童的身体正中线病变中约占 61%。临床主要表现为位于鼻部正中线上的针尖样小孔和/或类圆形包块，可有局部反复感染史甚至颅内侵犯。主要治疗方式为手术。

14. 鼻背部硬化性成纤维细胞瘤　DF 是一种罕见的，缓慢生长的纤维母细胞或肌成纤维细胞性良性肿瘤，属软组织肿瘤。2002 年在世界卫生组织（WHO）的肿瘤分类中被称为良性纤维母细胞肿瘤、肌成纤维细胞性肿瘤。该病由 Evans 于 1995 年首次命名，目前国内外相关文献报道较少。DF 主要见于成年男性，文献已报道的 DF 病例以 40～70 岁多见，绝大多数 DF 的发生无明显诱因。典型病变特点为皮下无症状性肿物，常累及筋膜。肿物缓慢生长，病程从 3 个月至数十年不等。DF 的常见发生部位有：头颈部（颅内、前额、口腔、腮腺、颈前甲状腺区、颈后部及耳道）、四肢和躯干部，以四肢及头颈部多见。肿瘤位于浅筋膜及深部软组织内如肌肉、关节滑膜、肌腱、腱鞘等。肿瘤绝大多数为孤立性病变，质地硬，实性，境界清楚，可活动。该病的确诊有赖于组织病理学检查。临床上几乎所有 DF 均呈良性缓慢生长，单纯肿物完整切除后不易复发。

15. 外鼻腺样囊性癌　腺样囊性癌（adenoid cystic carcinoma，ACC）又称圆柱癌或圆柱瘤型或腺癌腺肌上皮瘤等。由 Billroth 首次报道。男女发病率几乎无差异，或女性稍多。年龄多见于 40～60 岁。腺样囊性癌是以恶性上皮细胞呈实体状或条索状分布为特征。肿瘤呈梭形，灰白色实体肿块，内部可有坏死，肿瘤表面有结节无明显包膜镜下由群集的细胞巢或条索状肿瘤细胞构成并可见大小不等的囊腔形成典型的筛状结构。在病理组织学上，腺样囊性癌属低度恶性肿瘤，按病理分为 3 型：实体型、筛孔型和管状型，一般认为实体型预后最差，管状型预后比较好，筛孔型一般介于两者之间。

**外鼻肿物切除后的修复方法：**

1. 保守治疗方法　皮肤磨削术、化学剥脱术、液氮冷冻、$CO_2$ 激光、Q 开关脉冲激光等。

2. 直接拉拢缝合或者改形　若缺损较小，直接拉拢缝合，不能拉拢缝合者，可行 V—Y 成形术。根据皮损的具体情况采用"椭圆形""星形""W 形"等，从色素痣内部开始切除。切口选择要与皮损部位表面的皮肤 Langers 线尽量平行一致，尽可能将切口隐藏在面部正常皱褶内。

3. 游离全层皮片移植　是消除创面最常用的方法。它弹性好，收缩小，有汗腺不干燥，具有鼻部皮肤的质地和功能。只要病变缺损限于皮肤和皮下软组织，不论面积大小都可行全层皮片修补。耳后和上臂内侧部位隐蔽．且其厚度与鼻部基本一致，是理想的鼻部植皮选择位置。它主要适用于外鼻缺损中衬里缺损很少而施行其他修复又嫌大，且要求创面平坦、止血彻底、加压粘贴的患者，只要病例选择适当，皮片可全部存活。

4. 游离耳廓复合组织移植　是修复鼻翼缺损行之有效的方法之一，其外形、色泽、质地、厚度、弯曲度及包含软骨的两面结构等均与受区组织近似，移植后较易存活，符合美容要求。临床实践证明游离耳廓复合组织转移后距受区最远点小于 1cm 可以存活。

5. 局部皮瓣

（1）颊部皮瓣位于鼻唇沟处，其组织的色泽、质地及厚度均与外鼻组织相近，取材方便，它以梨状窝边缘附近组织为蒂。但存在血管蒂短、旋转范围有限等缺陷，修复面中部，如鼻尖、鼻背及鼻小柱等部位较困难。

（2）鼻唇沟岛状皮瓣血供丰富，有眶下动脉、颌内动脉、面动脉及内眦动脉供应，可根据缺损情况将皮瓣设计为皮下蒂、真皮蒂皮瓣和血管蒂皮瓣，蒂的方向可任意选择。鼻唇沟岛状皮瓣与局部皮瓣相比，不易受局部组织量和皮瓣转移距离的限制。

（3）额部皮瓣通常用于修复鼻背、鼻尖部和较大面积的缺损，该皮瓣的质地、厚度和色泽均与鼻部接近，术后外形不臃肿、不收缩和变形。但额部有瘢痕，需二次手术。

6. 皮管法修复　它适宜鼻尖、鼻小柱等部位较大面积缺损的修复，此法疗程长，多次手术，患者痛苦大，目前已不是首选方法。

7. 皮肤软组织扩张术　皮肤软组织扩张术是利用组织扩张器扩张作用，获得额外皮肤软组织进行皮肤缺损修复和器官再造的一种外科方法。皮肤软组织扩张术是在肿物周围的皮肤内部，埋入一个硅胶做成的水囊，然后通过后来的慢慢注水，正常的皮肤扩张生长，通过这样的方式扩增额外多出来的皮肤，进而二期把肿物切除掉，应用多余出来的皮肤覆盖切除肿物的创面上，达到闭合创面的目的。

临床病例

男性，15岁，主因"鼻梁黑色肿块14年，没有突然增大"就诊。体检：鼻梁右侧半中央部位有直径0.8cm黑色肿物，表面粗糙，突出皮肤表面，有少量毛发生长，肿块活动，与周围组织无粘连，无破溃。患者无任何不适症状。既往体健。无毒物、放射线接触史，无烟酒嗜好，家族史无特殊。

【问题1】　上述病史，该患者怀疑的诊断有哪些？

思路1：根据肿块特点和生长时间和速度应该是良性肿瘤，体检也辅助证明这一点；

思路2：根据颜色和肿物表面特点，考虑先天性色素痣可能性较大，肿物大小和直径表明这是中型色素痣。

【问题2】　这样的肿块的治疗思路怎么样？

思路1：鼻部中型色素痣已经影响面部外形，应该尽快切除。由于色素痣是涉及皮肤全层，因此不考虑非手术治疗；

思路2：鼻部是面部中心部位，全层缺损不应该首先考虑植皮而是应该用皮瓣修复，因为靠近侧面鼻面交界区域可以考虑应用面部旋转皮瓣做一次性切除修复，也可以考虑分两次切除以减少瘢痕。

## 第五节　鼻整形美容

### 一、患者的病史和体检

1. 确定患者寻求鼻整形美容手术的原因非常重要，即鼻的那些方面从患者的角度看不满意需要改善或者美化。如果整形外科医生评估后认为通过合适的手术方案是能够实现的，且患者对手术效果的期望值合理，这才具备进一步安排治疗的基础。对于存在实际畸形程度与个人认知反差比较大、要求苛刻的鼻整形美容患者应慎重接纳其手术要求。

询问鼻是否受过创伤的病史和性质；既往的急诊记录和放射检查是重要的临床依据。原来治疗的方式也常能通过病史和鼻部切口的位置得以了解。是否存在鼻塞症状，属于间歇性还是持续阻塞。此外，还有询问是否有鼻出血病史以及嗅觉功能障碍情况。

体检包括外鼻各亚单位形态的检查和测量，血管收缩前后的鼻内镜检查，CT扫描或者MRI。

2. 鼻整形美容的专科检查

（1）鼻外部检查：鼻的长度和突出度；鼻背部轮廓；外鼻的对称性，是否存在偏斜；可见的或可触及的鼻骨和/或软骨不规则畸形；鼻翼和鼻骨基底的宽度；鼻部皮肤状况及其厚度；是否存在鼻部瘢痕和皮肤损伤、毛孔粗大、皮脂腺分泌旺盛。

鼻孔的大小，形状；是否存在鼻小柱外露和鼻翼缘退缩。

（2）鼻腔内部检查：Cottle试验（用棉棒由鼻内向外支撑）检查是否存在内鼻阀和外部鼻阀功能障碍，前鼻镜检查了解鼻黏膜色泽、是否有溃破；是否存在鼻涕分泌物、鼻息肉。

鼻中隔尾部的形状和位置；是否存在鼻甲特别是下鼻甲肥大；是否存在鼻中隔穿孔；是否存在鼻腔瘢痕或瘢痕粘连、挛缩，尤其是先前有手术病史的患者更应注意鼻腔内的检查。

## 二、手术设计

结合文献中已建立的鼻形态理想标准与患者的实际测量数据，可以对患者的鼻部进行量化分析，确定可以改善的具体位点和对应的手术方案。计算机模拟图像分析处理能直观地反映和显示手术前后鼻外观形态的变化，但仅供辅助手术和与患者沟通时参考，需要与患者强调不能保证达到显示的效果。改善鼻的形态还要注意鼻基底的高低，与上下唇和颏部的关系，尤其是与颏部的美学关系，同时行颏成形术对鼻形和面部的和谐、美化有时会起到事半功倍的效果。

## 三、手术方法

鼻部整形美容手术多是美学和功能恢复的有机结合。

1. 闭合式鼻整形美容术　适用于单纯的隆鼻手术，鼻中隔尾部偏曲矫正，单纯的鼻中隔移植物切取手术等。

优点：没有外部瘢痕；有限的鼻部分离；术后水肿较少；术后恢复快；手术时间相对比较短。

缺点：是难以直视下观察和纠正鼻解剖结构的病理改变，不容易学习和技术传授。

2. 开放式鼻整形美容术（图22-5-1）

适合于各类鼻整形手术，目前已是临床最常用的鼻整形美容术式。

优点：暴露充分，直视下可以观察、评估鼻结构、形态的病理改变，并能同时予以充分的矫正。

缺点：需要更广泛地解剖、分离；术后肿胀明显，特别是鼻尖区域；术后恢复时间长，鼻小柱入路切口和鼻腔内切口可能遗留永久性瘢痕，严重者甚至牵拉变形。

3. 切口选择　鼻小柱阶梯状或者倒"V"形切口结合鼻腔内大翼软骨下缘切口是开放式鼻整形手术的标准切口。

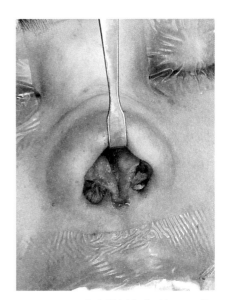

图22-5-1　鼻小柱倒"V"形切口开放式鼻整形入路

鼻腔内大翼软骨下缘切口或者经大翼软骨入路的切口常用于闭合式鼻整形术。软骨间切口即大翼软骨和侧鼻软骨之间的切口，仅用于闭合式入路鼻整形时与大翼软骨下缘切口结合运用，单独临床上不常用。

4. 操作步骤　鼻部可以依具体情况局麻或者全麻下施行。通常使用的局麻药为1%利多卡因添加一定量的肾上腺素，或1%利多卡因加肾上腺素与等量的0.25%布比卡因混合。全麻患者鼻部手术区域仅注射含有肾上腺素的生理盐水浸润。

（1）开放式鼻整形的基本操作：在鼻小柱的最窄部分作划线标记后作倒"V"形切口（或阶梯状切口）。沿标志线切口鼻小柱的皮肤，注意仅切开皮肤层次，保护大翼软骨的内侧角完整无损，使用弯剪刀掀开鼻小柱的皮瓣后再作大翼软骨下缘的切口，向外下至大翼软骨尾部边缘，内侧到穹窿部弧形与鼻小柱切口衔接，注意勿破坏软三角形区。紧贴大翼软骨表面的层次分离，充分暴露其内侧角、穹窿和外侧角。然后向上在鼻背的软骨表面继续解剖到大约鼻骨的水平，至此侧鼻软骨得以清晰暴露，可见软骨和鼻骨的交界处。根据手术需要，决定是否作骨膜下的分离，假体植入的患者需要行适当范围的鼻骨骨膜下分离，形成可放入假体的腔隙。对于需要截骨整形的患者，鼻骨的剥离不能过度，以免使其在截骨术后出现不稳定。保持在软骨和骨骼上方的相对无血管平面分离会提供良好的术野暴露，并且出血最少。

（2）闭合式鼻整形的基本操作：一般常用鼻前庭大翼软骨下缘切口，根据手术需要切口可略向内侧穹窿和鼻小柱侧方延伸。分离层次和范围与开放式鼻整形步骤相同，值得注意的是闭合式切口往往是单侧鼻孔切口入路，手术中分离的范围要注意对称，以免手术假体植入后的偏斜。

（3）鼻中隔软骨的解剖分离（图22-5-2）：首先暴露鼻中隔尾部前角，剪刀锐性分离约5mm范围的双侧鼻中隔黏膜，然后刀片轻轻划开软骨膜，并使用鼻中隔剥离器于软骨膜下向上、向下分离。在侧鼻软骨与背侧鼻中隔连接处之下形成一纵行的腔隙，然后予以切口或者剪开，即可将侧鼻软骨与鼻中隔分离，从而使鼻中隔的暴露也更充分，通过此入路也能清楚显露筛骨垂直板、犁骨等结构。注意鼻中隔软骨的特征略显灰蓝发亮，一旦进入层次非常容易剥离，否则表明层次有误。鼻中隔作为移植物的切取需要保留1cm宽的L-型鼻梁和尾部支架，以保证鼻中隔的稳定性。鼻中隔挣开移植物和延伸移植物等皆是鼻中隔解剖分离基础上的拓展。

（4）鼻骨的截骨技术：通常鼻骨截骨术用以闭合开放的鼻骨顶，也就是在降低鼻骨时形成的背部鼻骨间隙。截骨术式取决于开放鼻骨顶的程度和长度，以及鼻骨基底宽度是否需要改变。内侧斜形截骨始于鼻中隔和鼻骨交界处两侧附近，截骨线向上外侧方向距离键石区长度5～10mm为度，这有助于控制截骨的位置，防止对键石区造成损害或产生鼻骨不稳定畸形。外侧截骨经靠近下鼻甲的鼻内切口，剥离侧鼻与面颊部交界的骨膜，显露梨状孔上外侧的上颌骨额突部分。截骨起点要稍微高，保留一块三角形骨骼即韦伯斯特三角形，其中侧鼻软骨的侧面大部分固定于此并且为鼻瓣提供稳定性。如果需要缩小鼻骨基底，则截骨始终在于鼻骨侧面保持低位（从低到低）直到先前做的内侧斜截骨水平。如果不需要鼻骨基底变窄，那么截骨从低到高斜向背侧方向弯曲，直接连接关闭开放的鼻骨顶。也可以使用2mm骨凿经皮肤进行外侧截骨术。在侧鼻和面颊部交界处选

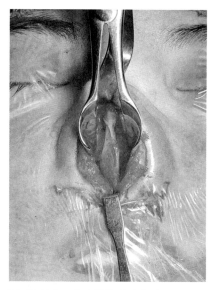

图22-5-2　鼻中隔的分离与暴露，显示中隔向右突出

择小的穿刺点，然后沿着与鼻内入路截骨相同的路线进行截骨术，其优点是骨膜没有剥离，保持完整，增加了鼻骨的稳定性；不足之处是可能遗留局部的痕迹，而且单纯经皮外侧截骨不能同时行内侧截骨。

### 四、鼻整形修复手术

再次鼻整形手术常见的畸形包括鼻假体过高、过低、过宽、偏斜、过顶，外露；肋软骨移植后的变形、移位；鼻孔、鼻翼的不对称等。残存的驼峰鼻畸形，鼻尖过度突出的"网红"鼻，以及鼻尖的"夹捏"畸形、各类鼻部注射物造成的鼻畸形等也不罕见。此外，鼻通气不畅或者通气障碍的功能性问题也是寻求鼻修复手术的原因。

鼻整形修复手术的原则与初次鼻整形术相同。因为修复手术前患者已经历过一次甚至多次手术，其解剖结构往往发生了改变。手术过程中会遇到瘢痕粘连，组织扭曲，变形或者缺失；还可能存在额外的移植组织或异体植入物、假体等。整形外科医生必须使用尽量简单、有效的方法和手段，包括自体耳软骨、肋软骨移植最大限度使鼻解剖结构恢复正常，以达到基本满意的外观和功能，避免再次手术无谓的复杂化，降低手术风险。鼻整形修复手术患者还需要更多地心理沟通和关怀，因为这些患者更难以承受又一次手术的失败。

### 五、严重的并发症

手术后出血；鼻中隔血肿、穿孔；嗅觉减退或丧失；手术后以及远期感染以鼻塞为主要症状的鼻通气功能障碍；鼻尖、鼻小柱皮肤坏死切口瘢痕增生，尤其是部分耳部供区、胸部供区以及气胸等。

## 第六节　鼻再造术

外鼻位于面部中央，位置显著而独立，它是整个面部美学形态和面部立体结构的轴心，有着很强的面部识别作用，也牵涉到人类的自我认同和自尊，在古代奴隶主或者战胜者常常割除犯错奴隶或者战败者的鼻子以示侮辱和惩戒。因此鼻的再造手术可以追溯到公元前600年，古印度时期就有所记载，当时大量切除鼻子的人需要修复以重新获得身份和社会认同，因而鼻再造手术兴起同时也就此开辟了整形外科的历史，也开启了组织移植的纪元。全鼻再造要求对整个外鼻形态结构进行重塑，包括外鼻再造、鼻支架再造、鼻衬里的再造以及鼻功能的重建，是一种难度较高的手术。

1. 病因及分类　鼻畸形或缺损除少数为先天性原因外，各种外伤如绞轧伤、压砸伤、电烧伤、挫裂伤及烧伤、冻伤、感染或肿瘤切除可以引起鼻缺损。

损伤累及范围分表浅缺损、结构部分缺损及完全缺损,具体可包括鼻翼缺损、鼻背瘢痕挛缩畸形、鼻尖缺损、鼻小柱缺损、鼻上部缺损、半鼻缺损和全鼻缺损。

2．外鼻体表标志点和亚单位设定　再造外鼻必须对鼻的精细的体表结构有准确的把握,因此设定了一下体表标志点和区域名称:主要有眉间点、鼻根点、鼻尖上转折点、鼻尖点、鼻尖表现点、鼻尖下小叶、鼻小柱基底中点等(图22-6-1)。

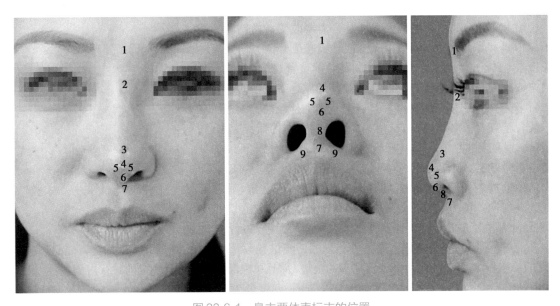

图 22-6-1　鼻主要体表标志的位置
1．眉间点;2．鼻根点;3．鼻尖上转折点;4．鼻尖点;5．鼻尖表现点;6．鼻尖下小叶;7．鼻小柱基底点;
8．鼻小柱;9．鼻槛。

在鼻再造的评估中需要确定鼻缺损的范围,目前外鼻亚单位是公认的一种外鼻分界方法,其将外鼻分为9个亚单位:即鼻背、双侧鼻背外侧、鼻尖、鼻小柱、双侧鼻翼、双侧软三角区(图22-6-2)。亚单位的完整是鼻外形得以维持的基本因素,在手术时只要同一亚单位内瘢痕或缺损多于50%,切除时应以亚单位为单元切除,否则手术难以达到理想的外形修复。

根据面部的美容分区和鼻美容亚单位的概念,各亚单位美学和功能的整体效应大小差异较小。由于鼻外形主要考虑容貌美学,考虑到亚单位部分损伤需要针对整个亚单位修复才能达到"完美"的效果,综合修复范围和美学要求,一般认为如果有3个亚单位的缺损超过50%,即要行全鼻再造。全鼻再造就是要求对鼻形态结构进行重塑,应包括外鼻再造、鼻支架再造、鼻衬里的再造以及鼻功能的重建。目前外鼻皮瓣再造仍然首选额部皮瓣,支架重建主要还是选择肋软骨,衬里皮瓣重建一般根据情况决定。

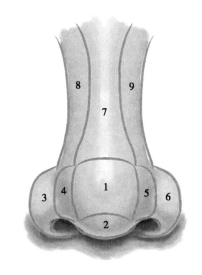

图 22-6-2　鼻亚单位的划分
1．鼻尖;2．鼻小柱;3、6．左右鼻翼;4、5．左右软三角;7．鼻背;8、9．左右侧鼻。

临床病例

女性,30岁,鼻部缺如20年余。25年前鼠咬伤后鼻部缺失畸形,曾于外院行额部皮瓣全鼻再造术,鼻尖部分皮肤坏死。查体:一般情况好,心肺腹部四肢检查良好。右侧乳房下皱襞内中交界处有4cm长手术瘢痕,无明显压痛。额部正中手术瘢痕长12cm,宽2~3mm,上端有3cm横行瘢痕,一侧滑车上动脉没有发现损伤,再造鼻长度不足面部长度1/4,左右鼻翼不明显,鼻孔不等大,但是通气功能良好。

【问题】 应采用何种手术方式重建鼻部外形？有哪些注意事项？

思路 1：病史清楚，一般检查未发现其他阳性体征。专科检查：额部正中瘢痕畸形，再造的鼻触碰较硬，仍然有鼻尖的大块缺损，而且大于 3 个亚单位，符合全鼻缺损再造术后畸形的诊断，需要进行全鼻再造。

思路 2：由于体检额部仍然有一侧滑车上动脉正常，拟行再次额部皮瓣转移。但是额部供区皮瓣面积较少，因此仍考虑皮瓣扩张的方法，由于是再次扩张，额部皮瓣扩张要延长时间，减少每次扩张的注水容量。

知识点

1. 外鼻体表标志点　为对鼻的精细的体表结构有准确的把握，设定了一些体表标志点和区域名称：主要有眉间点、鼻根点、鼻尖上转折点、鼻尖点、鼻尖表现点、鼻尖下小叶、鼻小柱基底中点。

2. 外鼻亚单位　鼻共分为 9 个亚单位，即鼻背、双侧鼻背外侧、鼻尖、鼻小柱、双侧鼻翼、双侧软三角区。

# 第二十三章 耳廓整形与美容

耳廓畸形（auricular deformity）是一类临床表现复杂多变，修复方法众多，对术者临床技能要求较高的体表器官畸形。

耳廓突出于体表，位于头颅的两侧，其在头面部的上下、前后和角度的大体三维位置具有对称性和一致性的特点。从正面观察，耳廓上端基本与眉弓下缘齐平，下端至鼻底平面，成人耳廓平均大小约33mm×66mm（宽度×长度）；侧面观察，耳廓的纵径（耳廓最高点与最低点之间的连线）与冠状面之间形成20°左右向后倾斜的夹角；从后面观察，耳廓与颅侧壁之间形成大小在30°～45°之间的夹角（图23-0-1）。

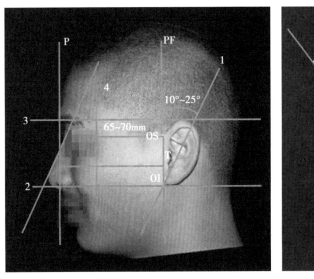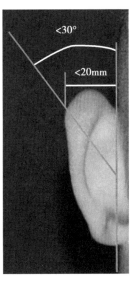

图 23-0-1　耳廓与面部标志点的解剖关系（侧面观和背面观）
OS. 耳壳上点（耳轮与头部接合处）；OI. 耳壳下点（耳垂与头部接合处）；T. 耳屏。

人类的耳廓由前后两层皮肤中间一层弹性软骨构成。除了相对位置的三维特点外，弹性软骨的自然卷曲更是形成了耳廓本身复杂的三维立体结构（图23-0-2）。耳廓边缘卷曲形成外耳轮，其上方稍突起的小结称为达尔文结节，外耳轮的前内侧，有与之平行的隆起称对耳轮，对耳轮的上端分叉，分叉间的凹陷部叫作三角窝，在外耳轮与对耳轮之间狭窄而弯曲的凹沟叫耳舟。对耳轮的前方有一深凹叫耳甲，被耳轮的起始部耳轮脚分为上部的耳甲艇和下部的耳甲腔。耳舟与耳甲之间形成约90°夹角。耳甲腔的前方有一突起，叫耳屏，从前方遮盖着外耳门。对耳轮的下端突起，与耳屏相对应，叫作对耳屏，二者之间隔以屏间切迹。对耳屏的下方为耳垂，是耳廓的最下端，无软骨组织，仅由皮肤及皮下脂肪组织构成。上述解剖结构高低错落，形成一个螺旋向上的三维立体构建，由后向前大致可分为三层复合体，依次为耳甲腔复合体，对耳轮-耳屏-对耳屏复合体，外耳轮-耳垂复合体。

了解耳廓的亚单位结构、各亚单位的解剖特点、耳廓与头颅的相对位置关系是诊断耳廓畸形、合理选择具体术式以及评价手术效果的基础。

耳廓畸形对患者的容貌产生影响，给患者及其家庭带来极大的心理负担。

（一）耳廓畸形的分类

临床上根据发病原因可将耳廓畸形分为先天性和后天性两大类。

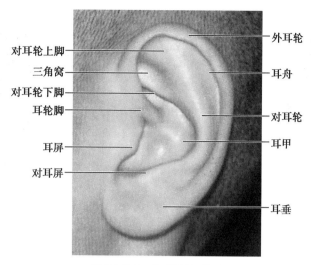

图 23-0-2 正常耳廓外形

1. 先天性耳廓畸形主要包括 招风耳畸形、收缩耳畸形、隐耳畸形、猿耳畸形，以及各种类型的先天性小耳畸形。

2. 后天性耳廓畸形主要包括 医源性（各种体表肿瘤切除术后）、外伤性（人或动物咬伤、刀砍伤、车祸外伤、外伤后继发感染等）。

（二）耳畸形通常诊疗环节

1. 详细检查耳廓的畸形特征，包括软骨的发育、皮肤的弹性、与正常耳廓的差异等。

2. 一般情况下患者 6 周岁以后考虑手术治疗。

3. 评估患者和家属的心理状态，根据畸形程度以及患者、家属的主观意愿选择合适的手术方案。

4. 治疗前后需完整记录病例资料（尤其是各个角度的图像资料），定期随访，评价手术疗效。

【临床关键点】

1. 耳廓畸形的临床表现复杂多变，术前需仔细评估各种畸形的病理特点，明确诊断。

2. 耳廓畸形的修复方法众多，其基本要素包括两个方面：①如何恢复正常的骨架结构；②覆盖骨架的皮肤软组织的来源。

3. 耳廓畸形的矫正是重建与美学的结合，除了考虑大小、位置、亚单位结构的修复以外还需要再现一种自然柔和的外观。

临床病例一

女性，20 岁，主诉因"自觉双侧耳廓角度过大影响容貌 10 年余"来门诊就诊。患者自觉双侧耳廓过于突出影响外形，余无明显不适。门诊查体：双侧耳廓与头颅的夹角较正常偏大，耳甲软骨发育过度，对耳轮上脚平坦。

【问题1】 根据病史记录，该患者的诊断是什么？如何治疗？术后可能的并发症有哪些？

根据患者的主诉、现病史和临床查体，应该能明确诊断为"右侧招风耳畸形"。

思路1：招风耳畸形（prominent ear）是国人较为常见的耳廓先天性畸形之一，以颅耳角异常增大为特征。查体时应仔细检查，全面评估畸形的特点（图 23-0-3）。

知识点

**招风耳畸形的病理特点**

（1）对耳轮发育不全、低平或者平坦，导致耳甲与耳舟的夹角大于 90°。

（2）耳甲软骨发育过大，导致耳甲腔过深、颅耳角增大，常达 90°。

（3）耳垂位置异常前倾。

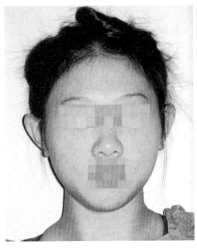
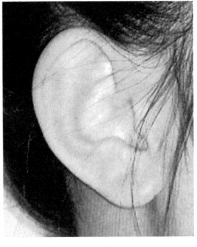
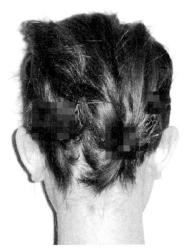

图 23-0-3　招风耳畸形术前

思路 2：招风耳畸形矫正的具体术式较多，但是在具体操作时需根据患者的病理特点逐一修复（图 23-0-4）。

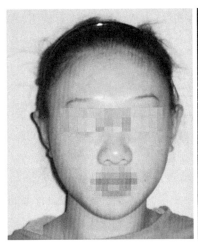
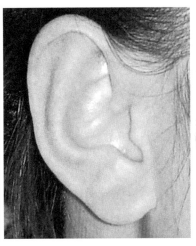
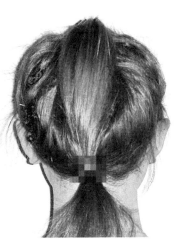

图 23-0-4　招风耳畸形术后

知识点

**招风耳整复术的技术要点**

1. 皮肤切口设计　手术采用耳后皮肤切口入路，通常在耳廓背面拟形成对耳轮嵴的相应位置做一直线切口，该切口距颅耳沟约 1cm，长度为整个对耳轮长度，以便尽可能暴露整个耳廓软骨。

2. 对耳轮形态重塑　根据手术的具体操作和原理大致可以把这些方法分为两类：一类是通过软骨切开或者切除来重建对耳轮的"软骨管"法，另一类是软骨未被切开的"埋线缝合法"。

前者的常用术式为改良 Converse 法，是当前使用较普遍的术式，具体操作如下：①用示指及拇指将耳廓向头皮轻压折叠，使之出现对耳轮及其上脚，在耳前皮肤处用亚甲蓝画出对耳轮及耳轮脚的轮廓，对耳轮至少应距耳轮边缘 4mm，且有一定弧度；②用注射针头沿对耳轮的标志线从耳前皮肤刺入，穿透耳软骨，针头上蘸亚甲蓝后退出，使耳廓后面软骨着色，共 4～5 点；③按亚甲蓝标记在软骨上做两条纵向切口，切透软骨全层至耳廓前面皮下；两切口向下逐渐靠近，上方逐渐分开；④将两道切口间的软骨向后卷曲对合形成软骨管，用 1 号丝线水平褥式缝合 4～5 针，逐个打结并通过打结的松紧度获得外形自然的对耳轮。注意缝合软骨时应有一定边距，以防撕裂切割软骨；缝线勿穿透皮肤。该方法术后效果理想，几乎无复发，但是手术操作稍显复杂，如果处理得不好会导致术后外形欠佳，需再次手术矫正。

"埋线缝合法"目前临床上较多的是采用 Stenstrom 的耳软骨划痕法和 Mustarde 的褥式缝合法联合应用的术式。术中在软骨背面着色后在耳轮软骨的尾部与对耳屏软骨之间的切迹处做一小切口，通过此切口插入锉刀样器械，沿对耳轮走向于软骨膜表面行盲视下潜行分离至对耳轮上脚，然后沿对耳轮嵴于耳前软骨膜表面进行盲视下擦刮或划痕，反复操作直至向后折叠耳软骨时无任何张力为止。然后在软骨背面沿各染色点行水平褥式缝合，然后逐一打结，调整打结的松紧度以获得外形自然的对耳轮（图 23-0-5）。该方法的优点是软骨未被切开，如果手术效果不理想容易再次手术；缺点是易复发。

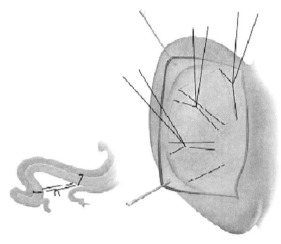

图 23-0-5　Mustarde 的褥式缝合法

3．缩小耳甲腔　对耳甲软骨的过度发育和由此产生的颅耳角增大的手术治疗方案目前也有两种术式。一种可称为"耳甲壁 - 乳突缝合"，即在对耳轮重建时切断耳后肌，暴露耳甲腔区的软骨背侧，用 1 号丝线将耳甲软骨缝合于乳突区颅骨骨膜上，缝合 3 针，使耳轮至乳突的距离小于 2cm。另一种术式则是在耳甲软骨的游离缘切除一新月形软骨，以缩小耳甲宽度，使耳轮与颅侧壁的距离小于 2cm。

4．耳垂前倾矫正　耳垂是耳下 1/3 无软骨的部分，在招风耳畸形的治疗中耳垂位置前倾常常容易被术者忽视。其发生的原因可能是由于局部皮肤过多和 / 或外耳轮尾部的位置过于靠前，因此只需适当切除部分皮肤组织即可达到矫正的目的。皮肤切口可采用倒三角形或者鱼尾形（图 23-0-6）。

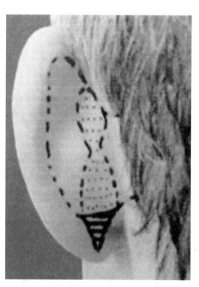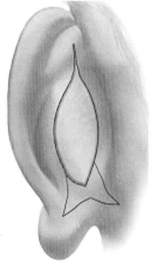

图 23-0-6　耳垂皮肤切口：倒三角形（左），鱼尾形

思路 3：招风耳软骨塑形后需在耳舟、三角窝、耳甲腔处用凡士林纱布卷打包固定以维持对耳轮外形，并在耳廓前后垫上纱布等敷料，用棉垫及绷带轻压包扎，维持已形成的耳廓形态及颅耳角。术后 2d 更换敷料检查有无血肿和皮肤血运情况；可预防性口服抗生素三天；术后 10d 拆线。招风耳整形术后并发症包括早期并发症及晚期并发症。前者常发生在术后几小时到术后数天内；后者则通常在术后 3～6 个月发生。

## 招风耳整复术后并发症及其处理

1. 早期并发症主要包括：

（1）术后血肿：多数与创面止血不够彻底有关，患者常主诉手术区域异常疼痛。血肿一旦发生必须及时处理，打开外敷料，经耳后切口充分引流，必要时可拆除缝线；经一段时间观察后如无活动性出血，可适当加压包扎，并加强抗生素的应用。

（2）术后出血：常见原因为肾上腺素失效后反跳性出血。处理原则为再次手术打开伤口，找到出血点后彻底止血。

（3）切口感染：首先要加强术中无菌操作，其次切口皮肤张力过大或血肿未及时得到处理也是发生感染的原因之一。切口发红、肿胀和渗液是感染的常见症状，一旦发现则需尽快通过静脉给予抗生素，否则容易导致软骨炎和严重的继发畸形。

（4）皮肤坏死：多因术后敷料包扎过紧所致，只要注意包扎力度并且术后24h及时更换敷料即可避免。

2. 晚期并发症主要包括

（1）瘢痕增生：除部分患者是由于体质原因导致瘢痕增生，还有部分患者是由于术后护理不当，未能保持伤口清洁所致。如瘢痕增生明显可以采用激素局部注射等综合治疗。

（2）缝线外露：在一些耳廓皮肤较薄的患者中易发生线结外露的情况，术中将结打在软骨面可有效避免这一情况。

（3）手术效果欠佳：患者（包括术者）对术后效果不满意主要包括两个方面，一是畸形复发或者部分畸形未完全修复，常见的是对耳轮上脚结构重建不佳；研究显示，在单纯应用 Mustarde 法的病例中畸形复发率较高，因此目前提倡联合应用 Stenstrom 的耳软骨划痕法。

另外，成人患者的耳廓软骨弹性下降，塑形较儿童困难，手术时更应注意对软骨处理的可靠性。二是矫枉过正，颅耳角缩小过度，双侧耳廓外观不对称，为避免这一情况，要求术者术前要对耳廓的各结构单位进行仔细评估，与患者及其家属耐心沟通；手术中精细操作。

（4）继发畸形：这类畸形的发生主要和不恰当的手术操作有关，主要包括对耳轮过于凸显外形僵硬（常见于对软骨进行切开或切除的术式）和"听筒样畸形"（耳廓背面中段 1/3 皮肤切除过多，或对耳轮上脚和耳垂畸形未矫正）。继发畸形往往给患者带来更大的痛苦，必须通过再次手术予以矫正。

临床病例二

男性，12岁，因"出生即发现左耳外形异常12年"来门诊就诊。12年来，患者及家长自觉左耳上半部分结构不满意，且较右耳偏小，未行任何治疗。查体：左耳上极软骨卷曲，塌陷，遮盖外耳道开口；对耳轮部分消失；与健侧相比左耳耳廓长度和宽度缩小以及颅耳角角度偏大。

【问题】 根据病史记录，该患者的诊断是什么？如何治疗？

根据患者的主诉、现病史和临床查体，应该能明确诊断为"左侧收缩耳畸形Ⅱa型"

思路 1：收缩耳畸形（constricted ear）又名杯状耳（cup ear），垂耳（lop ear），是一种介于招风耳和小耳畸形之间的先天畸形。根据耳廓软骨的发育特点，建议六周岁以后再进行相应的手术治疗。术前查体是诊断该畸形的主要依据，需引起重视。

## 收缩耳畸形的分类

Tanzer 根据畸形所采用的相应手术方法将收缩耳畸形分为三型：

Ⅰ型　耳廓畸形仅涉及外耳轮。这一型中外耳轮增宽是最轻微的表现；大多数表现为外耳轮平坦，给人以耳廓长度减小的感觉。手术剥离耳软骨时会发现外耳轮的卷边与耳舟贴合紧密。

Ⅱ型　畸形同时涉及外耳轮和耳舟，又可分为两个亚型。

Ⅱa：畸形表现与招风耳比较接近，常见对耳轮上脚结构不清、耳甲腔增宽、耳轮及耳舟呈盖状下垂遮住外耳道口。这一亚型在手术时一般不存在皮肤缺损（图23-0-7）。

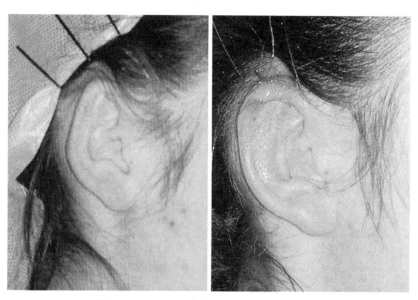

图23-0-7　Ⅱa型收缩耳畸形术前术后（Ⅱb）

Ⅱb：耳廓畸形较前者更为严重，除外耳轮卷曲以外还伴有对耳轮的平坦和消失，耳廓上极下垂明显，耳廓长度严重减小。软骨结构重建后需通过局部皮瓣的转移来覆盖（图23-0-8）。

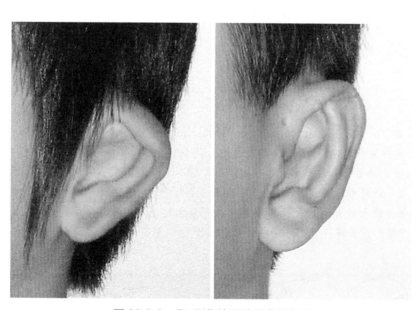

图23-0-8　Ⅱb型收缩耳畸形术前术后

Ⅲ型　是最严重的一型，耳廓卷曲呈管状，外耳轮严重下垂甚至接近耳垂。这一类型往往伴有耳廓位置偏低和发际线下降。此型的畸形程度更接近先天性小耳畸形，需通过全耳再造来矫正。

**思路2：查体时术者须仔细评估畸形的严重程度以便制订合理的手术方案。**

知识点

## Ⅰ型和Ⅱ型的收缩耳畸形的手术要点

Ⅰ型和Ⅱ型亦被称为轻度和中度畸形,由于收缩耳畸形关键的病理特征在于外耳轮的收缩,因此手术矫正的重点在于延长外耳轮的长度、恢复外耳轮的正常外形。

1. Ⅰ型(轻度)收缩耳畸形的治疗 此型的耳软骨外形基本接近正常。手术切口采用耳后皮肤切口入路,在耳廓背侧面距耳轮缘至少1~2cm处作平行于耳轮缘的切口,分离暴露卷曲的耳廓软骨。对于外耳轮卷曲和耳廓长度减少不太明显的,可以采用划痕法释放耳轮软骨前表面的张力使之充分舒展增加耳廓长度;对于外耳轮上极卷曲显著而耳廓长度减少不明显者可以通过单纯去除过度卷曲的耳廓或部分反折耳轮缘软骨的方法矫正。缝合创口后需在耳舟处填塞大小合适的凡士林纱布卷打包固定使软骨在新的位置与皮肤重新贴合。

2. Ⅱ型(中度)收缩耳畸形的治疗 目前文献报道的对于这一类型收缩耳畸形的治疗方法有很多种,根据这一类型的病理特点,所有的手术方法都必须达到两个目的:增加外耳轮的高度和重建耳舟外形。

Tanzer的"双旗帜瓣"是目前较常用的手术方法(图23-0-9),具体步骤是:在耳廓后内侧面距耳轮缘至少1cm处作一与耳轮上缘平行的弧形切口,经此切口剥离皮肤与软骨至耳廓前表面,充分暴露卷曲变形的软骨。在下垂塌陷的外耳轮软骨处设计两个相互交错的趾状软骨瓣,切开后将其各自旋转180°后在适当的位置交叉缝合固定,形成一拱形的外耳轮边缘。若发现软骨重塑后产生的缺损范围较大,可切取一片耳甲软骨作为填充,同时可达到缩小耳甲腔的目的。

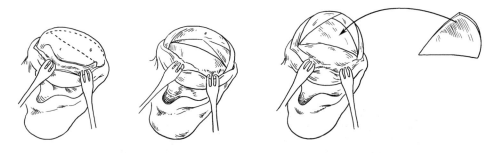

图23-0-9 Tanzer的"双旗帜瓣"法

另一效果可靠的手术方法是由Stephenson和Musgrav等报道的外耳轮"放射状切开法",这一术式可有效增加外耳轮的面积,使上1/3的结构得到充分体现(图23-0-10)。具体步骤包括:在耳廓背面设计一纵向切口以便充分暴露耳廓软骨;剥离皮肤与软骨至耳廓前表面,在卷曲下垂的外耳轮软骨上做放射状切开;切取一新月形耳甲软骨,缩小耳甲腔矫正耳廓前倾;将此耳甲软骨置于已切开的耳廓软骨背面,用丝线把每片扇形软骨向后反折与耳甲软骨可靠固定呈篱笆状;最后重新调整皮肤在无张力情况下关闭切口,在新形成的耳舟处用凡士林纱布卷填塞打包固定。

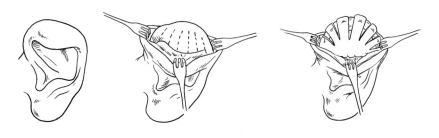

图23-0-10 放射状切开法

临床病例三(隐耳)

男性,10岁,因"出生即发现右耳外形异常10年"来门诊就诊。患者出生时即被发现右耳上半部分发育不良,耳廓与头颅之间的夹角消失,现患者因无法佩戴眼镜来门诊咨询,未行任何治疗。查体:右耳上极隐藏于乳突区皮下,用手牵拉后耳廓外形出现,颅耳角缺失。

【问题】 该患者的诊断是什么? 如何治疗?
思路1:根据患者的主诉、现病史和临床查体,应该能明确诊断为"右耳隐耳畸形"

---

知识点

### 隐耳畸形的查体要点

隐耳(cryptotia)是一种耳廓上半部的先天性畸形,其主要表现为耳廓上半部埋入颞部头皮下,耳颅角缺失,用手指轻拉耳廓上部可显露埋入皮下的耳廓全貌,松开则回缩为原样(图23-0-11)。患者常因耳廓外形不对称,或因无法正常佩戴眼镜而就诊。需特别注意的是,大多数的隐耳畸形都存在不同程度的耳廓软骨的发育异常,多表现为外耳轮软骨的折叠收缩。另外,查体时还需注意患耳向上外方向牵拉后耳廓上极是否与健侧对称,常见患侧耳廓低于健侧,矫正时需特别注意。

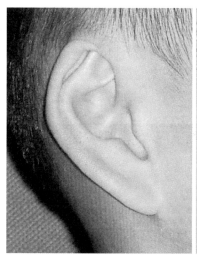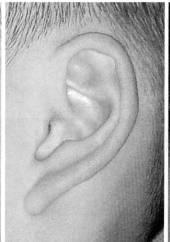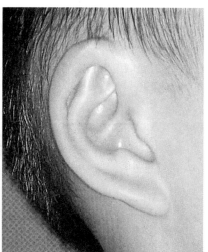

图23-0-11　隐耳畸形(术前、健侧、术后)

---

思路2:患者目前需通过手术来矫正耳廓畸形。

---

知识点

### 隐耳畸形的治疗要点

1. 治疗原则　新生儿以及6个月以内的婴儿可采用非手术方法矫正隐耳畸形,方法为佩戴特别订制的外夹板。如能坚持使用,90%以上的畸形可得到有效治疗。其他则需手术治疗,手术治疗时间为6周岁以后。

2. 手术要点　轻度隐耳畸形者仅耳廓上部皮肤短缺,耳软骨的发育基本不受影响,手术治疗的原则是将此处皮肤切开,显露埋入皮下的耳廓软骨,并充分松解造成耳廓软骨与颅侧面粘连的纤维结缔组织,同时将造成耳廓软骨背曲的纤维结缔组织也进行充分松解,由此产生的创面通过局部皮瓣旋转和游离植皮进行覆盖。重度畸形者除皮肤严重短缺外,耳廓上半部的软骨也明显发育不良及其他畸形,主要表现为:外耳轮向前折叠与耳舟软骨相互粘连;对耳轮亦常屈曲变形;耳廓位置较健侧偏低等。手术时需要对相关畸形进行矫正。

临床病例四（Stahl 耳畸形）

男性，55 岁，因"出生即发现右耳外形异常 55 年"来门诊就诊。患者出生时即被发现右耳外形结构与左侧有差异，但未行任何治疗。查体：右耳可见一多余的第三对耳轮横过耳舟，局部外耳轮平坦，对耳轮上脚消失，右耳颅耳角较左耳偏大。

【问题】　该患者的诊断是什么？如何治疗？

思路 1：根据患者的主诉、现病史和临床查体，应该能明确诊断为"右耳 Stahl 耳畸形"。

---

知识点

### Stahl 耳畸形的诊断要点

Stahl 耳畸形（Stahl ear）是一种较为罕见的先天性耳畸形，此畸形最早由 Stahl 在 19 世纪报道而得名，并得到公认沿袭。

Stahl 耳畸形的病理学特征主要表现为：①异常发育的耳软骨，耳廓上极可见一多余的第三对耳轮。

第三对耳轮嵴从对耳轮分叉处向后上方延伸至外耳轮的边缘，横过舟状窝；②此对耳轮嵴上极所对应的外耳轮前后方均变得平坦，不能如正常地向前下卷曲，外耳轮缺乏连续自然的弧度；③耳舟扁平宽大。部分患者还同时具有未正常发育的对耳轮上脚以及伴发招风耳畸形等症状。

患者常因耳廓外形与正常人存在差异而就诊。查体时常可见耳廓上部成尖角状凸起，此处耳软骨向前异常突出，称为"第三对耳轮"，外耳轮和耳舟的连续性中断，部分病例中对耳轮上脚消失（图 23-0-12）。

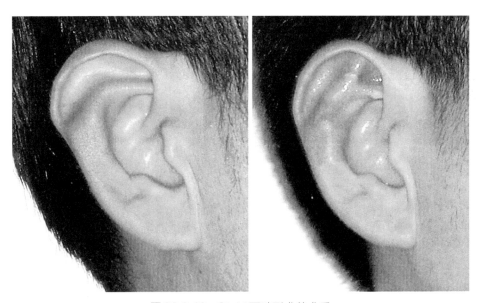

图 23-0-12　Stahl 耳畸形术前术后

---

思路 2：患者目前需通过手术来矫正耳廓畸形。

---

知识点

### Stahl 耳畸形的治疗要点

Stahl 耳畸形的修复方法有非手术治疗和手术治疗两种，前者仅限于轻度畸形，而且只有在出生后

3 天内开始非手术治疗才能取得较好的效果,因为只有在这个时期耳廓软骨质地较软而且缺乏弹性,易于塑形。临床上绝大多数的 Stahl 耳畸形必须采用手术方法修复。

根据其病理特征,手术治疗的目的包括:①去除异常的第三对耳轮;②恢复耳轮的自然弧度和连续性;③缩小耳舟。部分病例还需根据健侧耳廓形态重建对耳轮上脚。

# 第二十四章　乳房整形再造

## 第一节　假体隆乳术

### 一、概述

假体隆乳术是通过外科手术方式在体内植入人工乳房假体达到乳房增大的目的，是一种安全、有效、可靠的增大乳房的整形外科手术。

要求进行假体隆乳术的常见原因包括：原发性的乳房发育不良、胸廓畸形发育不良的序列表现之一（如 Poland syndrome，波兰综合征）、哺乳后或体重剧减后的乳房萎缩等。

目前国际上普遍采用的乳房假体均为硅凝胶乳房假体。根据形状可以分为圆形和解剖形（又称水滴形）。根据假体的外壳表面质地分为光面和毛面两种。解剖形假体的表面均为毛面。临床数据显示，毛面假体的包膜挛缩发生较光面假体低，但毛面假体与一种十分少见的与假体相关的间变性大细胞淋巴瘤（BIA-ALCL）的发生有关。

假体隆乳术的常用切口入路包括：腋窝入路、下皱襞入路、乳晕缘入路。下皱襞入路创伤最小、恢复最快，腋窝入路通路长、创伤大、恢复慢。但近年来内镜辅助技术的普及，使腋窝入路乳房增大术的创伤和并发症大大地减少。

假体的放置层次也叫"假体置入平面"，主要包括胸大肌后、胸大肌筋膜后、双平面、乳腺后四种，假体表面的覆盖组织厚度依次减少。

### 二、假体隆乳术的临床关键点

1. 了解患者手术的动机和期望值，并对患者的胸廓、乳房解剖学基础进行详细的测量和评估。
2. 综合患者的意愿、胸部的解剖学条件选择合适形状、大小的假体，确定假体植入层次和手术切口。
3. 手术中在正确的层次分离假体腔隙，精确地控制腔隙的范围，进行有效的止血。
4. 术后对假体进行正确的加压包扎固定和对患者进行全面详细的术后指导。

临床病例

**女性，31 岁。**

**主诉：**自觉乳房偏小外观不满意 10 余年。

**现病史：**患者 10 余年前自觉双侧乳房偏小，不对称，外观不满意。今来我院要求假体隆乳术，门诊以"①小乳症；②乳房不对称"收入院。

胸廓基本对称无畸形，皮肤未见异常。双侧乳房小，不对称，右侧乳房较左侧小。双侧乳房内未扪及明显肿块，双侧腋窝未扪及肿大淋巴结。乳房各测量值如下：胸乳距左侧 19cm、右侧 18.5cm，锁乳距左侧 18cm、右侧 17.8cm，腋乳距左侧 9cm、右侧 9.1cm，乳头至胸骨正中线距离左侧 9.5cm、右侧 9.2cm，乳头至乳房下皱襞距离左侧 5.8cm、右侧 5.2cm，乳头直径左侧 1.2cm、右侧 1.3cm，乳晕直径左侧 3.5cm、右侧 3.2cm，乳房上极皮下组织挤捏厚度左侧 1.8cm、右侧 1.9cm，乳房下极皮下组织挤捏厚度左侧 0.9cm、右侧 0.9cm，经腋窝胸围 77cm，经乳头胸围 75cm，经乳房下皱襞胸围 69cm。

【问题】 对于该患者，如何确定假体参数、置入的层次、切口的位置？

思路：先确定假体的参数，然后是置入的层次，最后是切口的位置。

知识点

## 如何选择假体的参数

1. 解剖型假体的选择　首先确定假体底面形状：通常首选中高底盘系列假体，如乳头偏内偏下，则可以选择全高系列假体；如果乳头偏外偏上，则可以选择低高系列假体。

2. 其次确定假体最大的宽度：乳房基底宽度 −1cm。如果乳房较小乳房边界不清晰，以胸骨线与腋前线之间的直线距离为乳房宽度。

3. 最后确定假体的凸度：通常首选中凸假体，如果乳房皮肤松弛或有轻度下垂，或希望更大的体积，可以选择全凸系列；如果需要宽大的乳房基底，可以选择低凸系列。

以上三个参数确定后，就基本确定了假体的型号和大小。通过试戴假体样品，可以让患者更直接地感觉到所选假体的大小和形状，从而进行更细致的调整。

圆形假体的选择：由于圆形假体没有宽度 / 高度比例的问题，因此省略掉上述的第一个步骤，其他部分相同。

知识点

## 如何选择假体置入的层次

假体需要足够的软组织覆盖才能保证术后的良好远期效果。如果乳房皮下软组织较厚，乳房上极软组织挤捏厚度 >2cm，那么假体放在乳腺后平面是可以保证假体覆盖良好，不易被触及；如果乳房皮下软组织较薄，乳房上极软组织挤捏厚度测量 <2cm，那么假体需要额外的软组织覆盖，应该放在胸大肌后平面或双平面。

知识点

## 如何选择切口的位置

目前常用的三种切口各有优缺点，没有一种切口是完美无缺的，医生应该充分告知患者三种切口的优缺点，让患者根据自己的价值观选择符合个人意愿的切口。但是在某些情况下，由于患者胸廓解剖学限制，存在某种切口不适合选择的情况：乳晕过小，直径 <4cm，不适合乳晕切口；存在下皱襞紧缩，需要对下皱襞进行松解，不适合选择腋窝切口；修复性隆乳手术多不适合选择腋窝切口。

知识点

## 何谓双平面

在分离胸大肌后间隙基础上，有目的地离断乳房下极部分胸大肌，使得假体的上半部分覆盖于胸大肌后，下半部分覆盖于乳腺后，这被称为双平面技术。它的优点是既获得了乳房上极最佳的组织覆盖，又避免了胸大肌收缩引起的乳房下极不饱满和假体移位。其缺点是降低了胸大肌的运动功能，因此不适合对于运动功能要求高的患者；对于皮下软组织较薄的患者来说，胸大肌离断后可能会造成乳房下极软组织覆盖不足，假体可被触及。

知识点

## 包膜挛缩

隆乳术后假体周围会形成一层纤维囊性结构，被称为假体的包膜，是人体对假体的一种正常反应。

少数患者形成的包膜过厚、过紧,手感变硬,称为包膜挛缩。Baker 根据包膜挛缩的临床表现将其分为 4 个级别。

| 分级 | 表现 |
| --- | --- |
| Ⅰ | 软硬度如同没有做过手术的乳房 |
| Ⅱ | 轻度包膜挛缩,比自然的乳房稍硬,假体能够被触摸感知,但外观看不出来 |
| Ⅲ | 中度包膜挛缩,硬度明显高于自然乳房,能够被轻易触摸到假体,可看出乳房变形 |
| Ⅳ | 重度包膜挛缩,非常坚硬,乳房明显变形,可伴有疼痛 |

## 第二节 脂肪移植隆乳术

自体脂肪移植隆乳术(autologous fat grafting)指通过抽吸方法获得人体其他部位的皮下脂肪颗粒,以注射方式移植于乳房部位,用以增大乳房体积和改善乳房形态。脂肪移植隆乳术的通常诊疗环节:

1. 详细询问患者造成乳房形态不良的原因,包括先天性发育不良、生理性乳房萎缩等因素。了解患者对乳房大小及形态的期望值。

2. 通过查体和辅助检查(如 B 超、磁共振等)了解乳房内有无肿块、结节等病理性改变。

3. 术前测量乳房各径线参数(有条件行乳房三维扫描),明确双侧乳房的对称性及基础体积大小。

4. 检查与评估患者的脂肪移植受区(乳房)及供区(吸脂部位)条件,确定患者是否符合手术条件,并制定个性化治疗方案。对于胸部条件较差的患者,可使用组织外扩张负压系统(Brava system)作为辅助治疗手段。

5. 术后胸部禁止按摩,供区用弹力衣压迫。

6. 定期随访,通过三维扫描及乳房 B 超、磁共振检查,评估脂肪吸收、坏死及体积保持率。对术后出现的结节、硬块,尽早处理。

【临床关键点】

1. 选择脂肪移植隆乳术的最佳适应证:乳房体积有一定基础,身体其他部位有充足的皮下脂肪。

2. 注意脂肪移植隆乳术各个技术环节的操作:低负压脂肪抽吸;脂肪纯化过程中减少对脂肪细胞的破坏;脂肪注射以适量、多层次、多隧道、均匀分布为原则。

临床病例

女性,36 岁,于 5 年前生育 1 女,哺乳 1 年。哺乳后自觉双侧乳房萎缩,体积变小,希望通过隆乳手术恢复生育前的胸部形态。既往无乳房手术史。查体:双侧乳房形态大小基本对称。双侧乳房皮肤松弛,乳房体积较小,无乳房下垂表现。患者大腿内侧皮下脂肪厚度约 3cm,大腿外侧皮下脂肪厚度约 3cm,髂腰部皮下脂肪厚度约 2.5cm。术前 B 超检查提示乳房内无肿块、结节等病理性改变。临床诊断:乳房萎缩。

【问题 1】 该患者能否采用自体脂肪移植隆乳治疗方案?

思路:根据病史及查体情况,该患者符合脂肪移植隆乳术适应证。

【问题 2】 自体脂肪移植隆乳术的操作流程?

思路:术前通过三维扫描及乳房参数测量,记录乳房初始体积。选择合适的脂肪移植供区(吸脂部位),采用吸脂针通过电动负压吸脂机或注射器获得脂肪颗粒。通过静置、低速离心或过滤等方法对脂肪颗粒进行纯化处理,尽可能去除水、油及纤维组织。将脂肪移植物按多层次、多隧道的方式均匀注射到乳房内。术后通过三维扫描及乳房 B 超、磁共振检查,评估脂肪吸收、坏死及体积保持率。

知识点

### 脂肪移植供区及受区条件

1. 脂肪移植供区 脂肪来源供区通常包括腹部、腰背部、上下肢等脂肪堆积部位。吸脂部位的选择以能满足单次手术所需的脂肪注射量为标准。

2. 脂肪移植受区　理想的脂肪移植受区应具备以下2个条件：足够的空间和充足的血供。在乳房区域，脂肪移植的首选受区为乳腺与胸大肌之间的乳腺后间隙，以及乳腺与皮肤之间的皮下组织层。其他注射层次包括胸大肌后间隙。要理解乳房本身具有的受区条件与脂肪注射量之间的关系。对于那些原有乳房体积较大或皮下脂肪及腺体后脂肪含量丰富的患者，意味着整个乳房能够容纳更多的脂肪移植物。相反，对于平胸或原有乳房体积较小的患者，乳房内能注射的脂肪量相对有限。

【问题3】　自体脂肪隆乳术如何获得较好的手术效果减少术后并发症？

思路：在吸脂、脂肪纯化、脂肪注射各个环节中，尽量减少操作过程对脂肪细胞的损伤。受区空间大小决定了脂肪注射量的多少，避免一次手术注射过量脂肪。

知识点

### 并发症及处理方法

1. 吸收　脂肪吸收主要是由于机械性损伤、受区局部血供不足营养不良等情况所导致的脂肪细胞坏死。脂肪吸收的比例可高达70%，因此脂肪移植隆乳术通常需要多次手术才能获得显著效果。

2. 囊肿　脂肪移植隆乳术后形成的囊肿常由坏死脂肪细胞的油滴积聚而成，并可见巨噬细胞附着。较小的囊肿通常可以自行吸收；较大的囊肿在术后早期可通过锐针穿刺抽吸的方式进行处理。

3. 结节　乳房内结节是脂肪移植隆乳术常见的并发症之一，通常认为是脂肪坏死后的纤维化所致。较小的结节，可通过穿刺抽吸的方式进行处理；较大的结节，有可能因为发生包膜挛缩而变得质地坚硬，可通过手术将其切除。

4. 钙化　钙化可发生于脂肪坏死的局部区域。钙化有可能被误诊为乳腺癌。通过钙化出现的时间、位置和特点，可明确其发病原因。

5. 感染　严格手术过程中的无菌操作。警惕非结核分枝杆菌、金黄色葡萄球菌等条件致病菌感染。

6. 栓塞　为避免脂肪注射过程中引起的动脉栓塞，应注意边退针边进行脂肪注射。

7. 气胸　脂肪注射层次把握不当，注脂针误入胸腔。

## 第三节　乳房缩小整形术

乳房肥大症（macromastia）俗称巨乳症，是指乳房过度发育导致乳房体积过大，常伴有肩背部酸痛、平卧时呼吸窘迫、乳房与胸部湿疹皮炎等，过大的乳房会严重影响女性的曲线美，给患者带来躯体和精神的痛苦。乳房缩小整形术通过切除部分乳房皮肤、乳腺组织，使乳房体积缩小，同时有上提乳房的效果，有助于缓解及消除不适症状，美化乳房形态，让患者重拾自信。

（一）乳房肥大症的诊疗环节

1. 详细了解患者年龄、月经史、生育史、哺乳史，伴随症状等。

2. 查体时测量乳房各径线，评价乳房肥大程度。

3. 根据病史及查体，制订个性化手术方案。

4. 治疗前后收集完整的病例资料（文字、图像或视频），定期随访，评价恢复情况。

（二）临床关键点

1. 根据患者乳房肥大及下垂的程度以及乳头乳晕所处的位置，确定手术方案。

2. 术中精确操作，避免损伤乳头乳晕蒂部血运。

3. 注意围手术期治疗及护理，预防并发症。

临床病例

患者女性，31岁，因"自觉双侧乳房肥大18年余"入院，患者于13岁双侧乳房开始发育，较同龄女性偏大。10年前生育哺乳期间乳房继续增大，随后乳房明显下垂，常伴颈背酸痛，乳房下湿疹，自觉影响美观及生活求治。查体：胸廓基本对称，皮肤未见异常。双侧乳房不对称，右侧乳房较左侧偏低约1cm。双侧乳房内未扪及明显肿块，双侧腋窝未扪及肿大淋巴结。乳房各测量值如下：胸乳距左侧29.5cm、右侧28.5cm，锁乳距左侧30.5cm、右侧29.3cm，腋乳距左侧15.0cm、右侧15.5cm，乳头至胸骨正中线距离左侧8.3cm、右侧9.0m，乳头至乳房下皱襞距离左侧8.0cm、右侧9.5cm，乳头直径左侧1.1cm、右侧1.3cm，乳晕直径左侧5.8cm、右侧5.6cm，经腋窝胸围82.0cm，经乳头胸围90.0cm，经乳房下皱襞胸围69.0cm。余病史及检查无明显异常。

【问题】乳房缩小整形术有哪些常用术式?

思路1：概括而言，乳房缩小整形术有以下四个核心内容：①乳头乳晕复合体的处理；②切除肥大的乳腺及脂肪组织；③剩余乳房组织塑形；④切口形态的变化。各术式均是围绕着此核心四点展开变化的。

知识点

### 乳房缩小整形术的核心内容

1. 乳头、乳晕复合体的处理　术前需根据乳房肥大下垂的程度设计含血管和神经的乳头乳晕复合体蒂，根据蒂的位置可分为上蒂、下蒂、内侧蒂、水平或垂直双蒂、中央蒂等。对于特大巨乳（切除组织量超过2 000g），或因乳房严重下垂导致胸骨上凹-乳头距离过长，难以保证血供的病例，需采用乳头和乳晕游离移植，以保证乳头、乳晕成活。

2. 切除肥大的乳腺及脂肪组织　手术中需根据乳房形态和肥大的程度，切除足够的乳房组织。切除时需注意保留乳头乳晕复合体蒂足够的宽度和厚度，以保证乳头乳晕的血供。

3. 剩余乳房组织塑形　将剩余乳房组织及周围皮肤瓣进行转移塑形，形成半球形的乳房形态。

4. 切口形态的变化　手术最后需切除多余皮肤，并使切口尽量隐蔽美观。乳房缩小整形术常以术后切口形态来命名，如"倒T切口""垂直切口""L形切口"及"双环法"乳房缩小整形术等。（图24-3-1）

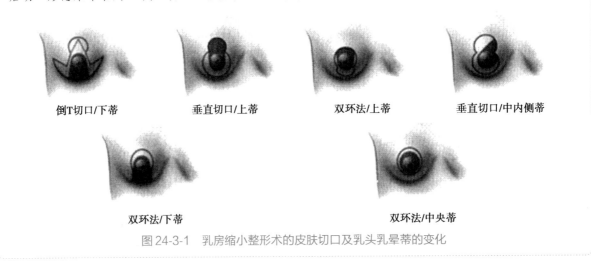

倒T切口/下蒂　　垂直切口/上蒂　　双环法/上蒂　　垂直切口/中内侧蒂

双环法/下蒂　　双环法/中央蒂

图24-3-1　乳房缩小整形术的皮肤切口及乳头乳晕蒂的变化

思路2：倒T切口是乳房缩小整形术的基本术式，应用范围广。乳头、乳晕复合体可采用上蒂、下蒂、内侧蒂、垂直双蒂、中央腺体蒂等方式。

知识点

### 倒T切口乳房缩小整形术

适应证及术式特点

(1) 适用范围广，适用于轻度、中度及重度乳房肥大及下垂，也可用于矫正特大巨乳。

(2) 手术设计及操作步骤规范，易于推广及为初学者掌握。

（3）乳头、乳晕复合体蒂在垂直上、下方，乳头、乳晕血供较好，除特别严重的乳房肥大下垂外，较少发生乳头、乳晕坏死。

（4）不足之处在于切口过长，乳房下皱襞处的瘢痕影响美观；另外，术后乳房形态受重力影响，远期乳房外观较扁平，凸度不足，甚至可能出现假性下垂、下极膨出等畸形。

**思路 3:** 乳房缩小整形术的其他常用术式还有垂直切口法、"L"形切口法、双环法、单纯吸脂法等。

知识点

### 垂直切口乳房缩小整形术

近年来垂直切口乳房缩小整形术应用日渐广泛，手术后仅留有乳晕周围及乳房下部直线瘢痕，更为美观隐蔽。

### 手术适应证及评价

（1）适用于轻、中度甚至重度乳房肥大及下垂的病例。
（2）乳头乳晕蒂可采用上蒂、内上蒂、下蒂、水平双蒂、中央蒂等方式。
（3）最终乳房形态取决于剩余乳腺组织和皮肤罩，术后远期乳房凸度较好，形态美观自然。
（4）主要缺点在于少数患者出现乳房下皱襞处切口延迟愈合，有时需再次手术治疗。

知识点

### 双环法乳房缩小整形术

双环法乳房缩小整形术适用于矫正轻、中度乳房肥大下垂的病例，术后仅遗留乳晕外环切口瘢痕，但其应用有一定局限性，一般认为适用于切除组织量 200g 以内、乳头乳晕上体距离小于 3cm 的病例，见图 24-3-2。

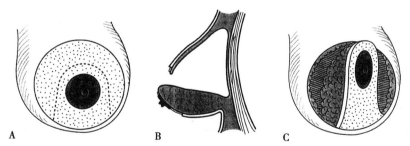

图 24-3-2　双环法切口乳房缩小整形术
A. 手术切口线及乳头乳晕蒂；B、C. 术中切除乳腺组织和保留的乳头乳晕蒂。

知识点

### 单纯吸脂乳房缩小整形术

单纯吸脂乳房缩小整形术适用于轻、中度乳房肥大，乳房无明显下垂，皮肤弹性良好的患者，可以安全有效地减少乳房中的脂肪成分，缓解巨乳带来的症状，不遗留明显切口瘢痕。乳房吸脂术也可与其他乳房缩小术式相结合，矫正乳房两侧体积不对称，尤其适用于乳房外侧胸壁、近腋窝处脂肪肥厚的患者。注意吸脂区应在乳房下皱襞以上，吸脂层次不宜过浅以免造成皮肤坏死或凹凸不平。

# 第四节 乳房下垂

乳房下垂是由衰老、妊娠、哺乳等原因引起的,主要表现为乳房皮肤、纤维组织及肌组织等乳房支撑组织的弹力变弱,无法承托乳房,导致乳房由正常位置下垂至较低位置。乳房下垂严重影响了胸部的美观。轻度的乳房下垂可无临床症状,严重的乳房下垂可导致颈肩部疼痛、易于疲劳、行动不便、乳房褶皱处湿疹、溃烂等症状,影响患者的日常生活。

（一）乳房下垂的通常诊疗环节

1. 详细询问患者的病史及临床表现。
2. 对患者的双侧乳房及胸廓进行详细的查体,并注意其全身状况及是否患有其他疾病。
3. 依据患者的病史及相关查体,制订个性化的手术方案。
4. 治疗前后注意保留完整的病例及图片资料,术后定期随访。

（二）临床关键点

1. 术前应详细了解患者的病史、临床表现并进行详细的查体。
2. 根据患者情况进行分度,观察双侧乳房对称性,根据乳房下垂严重程度选择合适的手术方法。
3. 观察患者是否同时伴有乳房肥大、乳房肿物等情况。
4. 注意术后妥善固定及护理,兼顾抗瘢痕治疗。

临床病例

患者自青春期随乳腺发育,逐渐长大。乳房自婚育后,双侧乳房逐渐出现下垂。月经期时双侧乳房有轻微的肿胀痛。查体:双侧胸廓不对称。皮肤未见异常。双侧乳房下垂。双侧乳房内未扪及明显肿块,双侧腋窝未扪及肿大淋巴结。双侧乳房不对称,左侧乳头较右侧低2cm,左侧乳头较右侧稍外偏,各测量值如下:胸乳距左侧22cm、右侧22cm,锁乳距左侧27.5cm、右侧24.5cm,腋乳距左侧13cm、右侧13cm,乳头至胸骨正中线距离左9cm、右侧8.5cm,乳头至乳房下皱襞距离左侧9cm、右侧6.5cm,乳房下极在乳房下皱襞下距离左侧9cm、右侧6.5cm。乳头直径左侧1.4cm、右侧1cm,乳晕直径左侧5.5cm、右侧5cm,经腋窝胸围81cm,经乳头胸围84cm,经乳房下皱襞胸围73.5cm。

【问题1】 目前患者的诊断已明确,其乳房下垂的症状应怎样进行分度?
思路:根据患者乳头与乳房下皱襞之间的距离,可判定该患者为Ⅱ度乳房下垂(表24-4-1)。

知识点

表24-4-1 乳房下垂的分度

| 名称 | 乳头位置 |
| --- | --- |
| Ⅰ度乳房下垂 | 位于乳房下皱襞水平线以上 |
| Ⅱ度乳房下垂 | 低于乳房下皱襞但高于乳房最低点 |
| Ⅲ度乳房下垂 | 位于乳房最低位 |
| 假性乳房下垂 | 乳头乳晕位置较高但乳腺腺体位于下皱襞水平线以下 |

思路2:患者乳房下垂的临床分度,有助于合理选择术式。
【问题2】 目前患者已诊断明确,应采取何种手术方式? 主要的手术内容及手术原则有哪些?
根据患者情况,可采用双环法乳房下垂矫正术进行治疗。
思路1:患者术前应进行详细的术前准备,包括常规的术前检查及术前谈话。
思路2:应在患者术前明确手术的主要内容及原则。

知识点

## 乳房下垂矫正术的主要内容

1. 切除肥大、松弛的乳房皮肤，重塑乳房形态。
2. 乳头、乳晕的重新定位。
3. 在手术中尽量保留乳腺导管的畅通及完整，保留哺乳功能。
4. 合理选择切口，尽量减小瘢痕。
5. 乳房形态良好，位置对称，乳头乳晕位置对称。

知识点

## 乳房下垂矫正术的手术原则

1. 切除多余的皮肤，重塑腺体及乳房形态。
2. 改变原有乳头乳晕的位置。
3. 蒂部选择合理，保证乳头乳晕的血供及感觉。
4. 合理选择切口，尽量减小瘢痕。
5. 乳房形态良好，位置对称，乳头乳晕位置对称。

知识点

## 常见乳房下垂矫正手术的手术方法

目前整形外科广泛应用的乳房下垂矫正手术方法为双环法。手术过程如下：术前设计乳房表面内环与外环切口线。一般保留乳晕直径约3.5cm，以此边缘作为内环，按照需上提乳房的程度确定外环切口线。使用0.5%利多卡因及1/20万副肾盐水行内外环间表皮下局部浸润麻醉。使用手术刀去除两环间表皮，保留其下完整真皮。沿外环切开皮下组织至乳腺筋膜浅面，向四周适当剥离，电凝止血，用缝线做皮下荷包缝合，收紧荷包至内环大小。间断缝合皮下组织，表皮行皮内连续缝合。

# 第五节 乳 房 再 造

乳房再造，就是通过手术方法修复由于先天或后天的原因造成的乳房缺失，恢复乳房的形态。造成乳房缺失的原因有先天和后天两种，先天的原因如 Poland 综合征；后天原因是乳腺病变的手术切除，或者由于外伤或烧伤造成乳房缺失。乳房的缺失造成患者身体与心理的创伤，严重影响生活质量，只有通过乳房再造，才能解决这一问题。

乳房再造有多种方法，包括乳房假体、皮瓣移植、自体脂肪移植等，每种手术方法都有其适应证及优缺点，需根据患者的具体条件制订个性化的手术方案。

（一）乳房再造的通常诊疗环节

1. 详细询问患者造成乳房缺失的原因，包括先天性病因、遗传史、乳腺病变切除、外伤等其他等因素，并详细记录放疗、化疗等治疗过程。

2. 进行供区及受区的查体，包括腹部、背部、大腿等部位的皮肤情况及组织厚度，胸部组织条件、瘢痕情况和与对侧乳房体积差等。必要时进行 CTA 以明确血管的情况；同时充分了解患者对乳房再造手术的意愿及期望值。

3. 根据供区及受区的组织条件和患者意愿制定乳房再造方案。

4. 治疗前后收集完整的病例资料,做好术后随访,评价乳房再造的治疗效果,制定下一步的手术方案。

（二）临床关键点

1. 评估患者的组织条件和手术意愿,根据供区及受区条件和患者意愿制定个性化的治疗方案。

2. 尽量达到再造乳房与对侧乳房的对称性。

3. 加强围手术期治疗及护理,避免出现皮瓣血运障碍等并发症。

临床病例

女性40岁,主因乳腺癌切除术后左侧乳房缺失入院。2年前因左侧"浸润性导管癌"改良根治术,术后化疗3个月,未行放疗。查体:左侧乳房缺失,有横行15cm手术切口瘢痕,胸部皮下组织菲薄,瘢痕粘连明显,对侧乳房体积较大。腹部皮肤较松弛,皮下组织厚度约3cm,背部皮肤没有明显松弛。术前MDCT血管造影示胸廓内、胸背及腹部血管通畅度良好。

【问题1】 根据病例记录,患者目前是否适合进行乳房再造,采用何种术式?

根据患者的病史、查体结果,现在可以进行乳房再造。

思路1:乳房再造的时机,可以分为即刻乳房再造、择期乳房再造及分期即刻乳房再造。

> 知识点
>
> 1. 即刻乳房再造就是在乳腺癌切除的同时完成乳房再造。乳腺癌切除时,胸部解剖结构正常,没有出现组织回缩和瘢痕粘连,是乳房再造的最佳时机,此时手术获得的手术效果最理想。
>
> 2. 择期乳房再造,又称二期乳房再造。是在乳腺癌切除完成及放、化疗结束后,经过一段时间再行乳房再造。由于受到瘢痕粘连及解剖位置变化的影响,甚至放疗对胸部血管及组织的损伤,不具备最好的组织条件。但择期乳房再造可以充分进行术前准备,选择最适合的乳房再造方案。
>
> 3. 分期即刻乳房再造,或称为基于扩张法的分期即刻乳房再造,通过二次手术分期完成即刻乳房再造。在乳腺癌切除的同时,于胸部受区置入组织扩张器或可扩张乳房假体,经过一段时期的组织扩张,再采用皮瓣或假体置换扩张器,完成乳房再造。该方法简化了乳房再造术式,扩大了乳房再造的适应范围。

思路2:患者腹部条件理想,腹部皮瓣是全身能够提供最大组织量的皮瓣,对于这种两侧乳房组织量差别较大的病例,适合采用横行腹直肌肌皮瓣(TRAM)或腹壁下动脉穿支皮瓣(DIEP)进行乳房再造。

> 知识点
>
> **横行腹直肌肌皮瓣和腹壁下动脉穿支皮瓣的适应证**
>
> 腹部皮瓣乳房再造的适用范围比较广泛,适合于患侧乳房缺损的组织量及缺损的皮肤量较大的患者,同时对侧乳房体积较大,背阔肌或者假体置入不足以满足体积要求的患者;之前曾接受其他方式乳房再造术失败的病例;假体表面组织厚度以及皮肤面积不足,不适合应用假体进行乳房再造的病例。
>
> **腹部皮瓣乳房再造的禁忌证**
>
> 术前应进行血管造影检查,如腹壁血管术前已被其他手术或者创伤损伤或者个别患者的血管情况,则不能采用这种术式。此外,腹部皮瓣乳房再造对腹直肌会有相应的损伤。因此,对于对腹直肌功能要求比较高的患者。对于未婚妇女或者短期内有生育要求的妇女,腹直肌的损伤可能导致腹壁疝等并发症的发生,因此也不适合该手术方法。

【问题2】 采用腹部游离皮瓣进行乳房再造,术前需要对患者哪些条件进行评估?

思路:乳房再造是整形外科难度较大的手术,出现并发症的风险相对较高,术前必须对患者的情况进行准确的评估。

知识点

## 乳房再造术前评估的内容

1. 肿瘤学情况　乳腺肿瘤的病理分型与分期是影响乳房再造时机及手术方案的重要因素,当患者的病理分型易发生转移,分期较晚时,宜简化手术方案。

2. 全身情况　对伴发有糖尿病、高血压、心脏病等影响对手术耐受的内科疾病的患者,应当尽量简化手术方案。

3. 心理状况　乳房再造的需求与患者的生活条件、受教育背景、家庭状况、对疾病的心理承受能力等因素相关。此外,患者对手术的意愿也会对手术方式的选择产生影响,有患者不能接受假体,也有患者不接受供区瘢痕,这些因素都会影响手术方案的确定。

4. 受区条件　无论采用何种术式,即刻乳房再造术中的受区条件都是最理想的。而延期进行乳房再造时,由于瘢痕粘连、皮肤回缩、组织弹性差等问题,乳房再造效果会受到一定限制。

5. 供区条件　供区的组织松弛度、皮下组织厚度、血管评估的情况都会影响手术方案的设计。供区能够提供的最大组织量应以能够顺利关闭供区切口为度。下腹部皮瓣可提供的组织量最大,适合于乳房体积大且患侧乳房缺损量多的情况。

6. 健侧情况　乳房是对称性器官,健侧乳房与患侧乳房体积差决定需要通过手术修复的组织量,因而决定了乳房再造的方案。

7. 血管条件　无论是采用游离皮瓣还是肌皮瓣进行乳房再造,术前均应对皮供区的血管进行详细的检查,采用游离皮瓣的方法时,还应包括对受区血管的检查。

【问题3】　如果腹部条件不满意,还可以采用哪些方法进行乳房再造?

思路:如果腹部条件不能用于乳房再造,例如之前曾接受过腹部吸脂手术,可采用背阔肌肌皮瓣或乳房假体进行乳房再造。

知识点

## 背阔肌肌皮瓣乳房再造

背阔肌肌皮瓣血管恒定,皮瓣移植后容易成活,同时背阔肌蒂部可以充填腋窝区的组织缺损,重建腋下皱襞。组织扩张技术和乳房假体与背阔肌肌皮瓣联合应用,更增加了背阔肌肌皮瓣乳房再造的应用范围,背阔肌肌皮瓣的主要作用是修补皮肤缺损和提供足够面积的肌肉覆盖假体。

适应证:背阔肌肌皮瓣乳房再造的适用范围比较广泛。

(1)患侧乳房缺损组织量及缺损的皮肤量不是很大,同时对侧乳房体积较小。

(2)不适于采用腹部皮瓣进行再造或之前曾接受腹部皮瓣乳房再造术失败的病例,例如腹部曾行吸脂手术等破坏组织血管的手术。

(3)下腹部软组织量非常有限。

(4)术后有妊娠要求、不接受腹部皮瓣乳房再造。

(5)应用假体进行乳房再造后,假体表面组织厚度以及皮肤面积不足。

禁忌证:

背阔肌肌皮瓣由胸背血管供血,术前应进行详细的血管检查,如胸背血管在乳癌根治术腋窝淋巴结清扫时胸背血管神经已损伤,或乳腺癌术后放疗对胸背血管造成严重损伤,则不能采用这种术式。此外,对于下肢功能丧失或减弱的患者,由于日常活动功能需要由上肢代偿,而背阔肌起着非常重要的作用,对于此类患者应考虑其他的手术方式。同样,对于其他对上肢功能要求比较高的患者,如从事打球、游泳等职业,则应当慎重选择背阔肌的方法。

知识点

对于患侧乳房有一定的松弛程度,有一定量的皮下组织且胸大肌保留完好的病例,可以采用单纯假体植入的乳房再造术。与自体组织移植乳房再造术式相比,假体置入乳房再造具有手术简便,乳房体积可控,手术效果好、创伤小,术后恢复快等优点。

### 单纯假体乳房再造的适应证

乳腺肿瘤切除术后患侧留有足够的皮肤松弛度,假体植入后可以顺利闭合;皮下组织有 0.5~1cm 以上厚度。组织厚度是采用该式进行乳房再造的最重要条件,没有足够的组织厚度,假体轮廓过于清晰;已明确术后不需进行放疗;患者一般情况不能耐受更大的手术,进行乳房再造时需简化手术并缩短手术时间;患者不接受供区损伤或在身体其他部位增加手术瘢痕;患者不具备自体皮瓣移植乳房再造的条件。

禁忌证:

①乳腺癌切除术后组织过薄,皮下组织厚度低于 0.5cm,假体置入后没有足够的组织覆盖;②手术中切除皮肤较多,皮肤闭合张力大,如果置入乳房假体,会进一步增加切口张力,从而出现切口血运不良,切口不愈合等并发症;③术后需进行放疗,放疗对假体造成一定程度的损伤,会导致假体变脆,出现渗漏等情况(可以通过术中放置扩张器,来保留乳房再造的局部组织条件,待放疗结束后再更换为乳房假体);④已接受过放疗之后,因放疗后皮肤的弹性和延展性大大降低,难以扩张容纳足够大小的假体;⑤胸大肌被切除,假体表面缺少肌肉组织的覆盖。

【问题4】 单纯用自体脂肪游离移植,是否可以进行乳房再造?术前需要对患者哪些条件进行评估?

思路:单纯自体脂肪乳房再造创伤相对较小,患者心理上易接受,手术操作也比较简单,但对术区及供区要求条件较高,术前必须对患者的情况进行准确的评估。

知识点

### 自体脂肪游离移植乳房再造

从脂肪堆积部位通过脂肪抽吸获得脂肪颗粒,通过注射方式移植到胸部受区,通常需要 2~3 次手术以获得理想的手术效果。自体脂肪移植乳房再造手术相对简单,且与皮瓣法乳房再造相比,创伤较小,患者易于接受。自体脂肪游离移植也可用于皮瓣法或假体法乳房再造的补充术式。

适应证:自体脂肪游离移植乳房再造需要一定的条件。

(1)患侧乳房缺损组织量及缺损的皮肤量不是很大,同时对侧乳房体积不大,双侧乳房体积差不是过于严重;

(2)腹部、大腿或髂腰等部位有一定的皮下组织厚度;

(3)患者不接受皮瓣法乳房再造的组织损伤,或不能接受假体;

(4)术区未接受放疗,同时没有严重的瘢痕粘连。

禁忌证:

(1)胸部受区接受过放疗,损伤严重;

(2)身体各部位皮下脂肪较少,预计不能获得足够的脂肪量;

(3)无法接受多次手术过程;

(4)对侧乳房体积较大,下垂明显,双侧乳房体积差大。

# 第六节 乳房注射人工材料的处理

目前,以乳房注射人工材料和/或并发症为主诉来整形科就诊的患者中,90% 以上为聚丙烯酰胺水凝胶(polyacrylamide hydrogel,PAAG),临床常见的有 1997 年由乌克兰引入我国的英捷尔法勒,性状多表现为半透明淡黄色颗粒胶冻样物质；另一种为国产材料"奥美定"，其性状多为淡黄色细颗粒玉米粥样。自从引入我国后得到了大量应用，并且已有各种各样并发症出现，于2006年4月国家食品药品监督管理总局以"聚丙烯酰胺水凝胶（注射用）不能保证使用中的安全性"禁止生产及使用该产品。虽然已经禁用，但已接受注射并出现各种并发症的患者仍不在少数。

聚丙烯酰胺水凝胶注射隆乳术后常见的并发症有：乳房硬结、局部疼痛、合并感染、皮肤组织破溃、血肿、乳头溢液溢血、注射物局部或远处移位、乳房硬化、双侧乳房贯通等形态异常等，目前缺乏直接致癌，甚至间接致癌证据。

乳房注射人工材料的诊疗环节：

1. 问诊　详细询问患者临床症状，了解人工材料注射当时的情况（材料名称、注射部位、注射量、注射时有无异常），掌握并发症发生和发展及既往诊治过程。

2. 查体　检查两侧乳房对称性、松弛度、有无红肿、破溃、波动感，乳房形态变化，有无移位等。查明注射物范围、硬结性质、注射物移位路径。严密注意可疑肿块时需要进行恶性倾向的排查，如淋巴结触诊。

3. 辅助检查　MRI检查能较准确判断注射物位置及分布，效果优于B超检查，能清晰看到注射材料周围软组织改变，是目前唯一准确有效的辅助检查手段。

4. 手术适应证　在没有并发症的情况下，有些病例清除后会严重破坏乳房外观，且无法修复，故必须慎重。以下情况，强烈建议行注射物取出术：①有乳房疼痛不适感；②可触及硬结或体检发现硬结，不限于单个或多个；③炎症，如局部感染、破溃、坏死等；④注射物移位，如局部及远处移位、双乳注射物交通等；⑤局部肿胀，如血肿或皮下积液等；⑥乳汁淤积；⑦心理障碍；⑧伴有其他全身症状。

5. 手术原则　在直视下（通常选择乳晕下半部弧形切口）最大程度取出分布在不同层次的注射物及包膜组织，适度清除变性的肌肉、腺体及脂肪组织，彻底止血，术后引流。仔细检查是否有硬结或包块遗漏。皮下注射物形成的远位硬结可用注射器穿刺抽吸。深在的硬结或包块不可盲目穿刺。

6. 修复原则　注射物取出后，长期的注射物压迫及局部肌肉腺体组织受侵袭，导致注射物取出后乳房形态塌陷、垂瘫等畸形，严重影响着乳房美观。因此术后乳房形态修复是必须要提醒患者考虑。不同病情适合不同治疗方案。如注射物填充层次清晰无移位且取出彻底，皮下残留组织量多，可同期行硅凝胶假体植入术，层次选择依据局部情况而定，提倡双平面；局部移位或远处移位者，重建正常的解剖结构（如下皱襞重建、乳房内侧壁重建等）；并发症重者，组织修复半年后进行复查评估，行二期硅凝胶假体植入术。

【临床关键点】

1. MRI检查是明确诊断及辅助指导手术治疗的必要手段。

2. 术中确切止血，术后引流是手术安全的保障。

3. 清除注射材料是治疗并发症的唯一措施及修复手术的前提条件。

临床病例

患者王某，女，42岁，因"注射隆乳术后15年，左右乳皮下注射物交通5年，向右乳下皱襞移位2个月"为主诉就诊。患者15年前在当地美容院行注射隆乳术（注射物为奥美定，注射剂量不详），术后无明显异常。5年前自觉推动左右侧乳房，注射物可在皮下交通游走，随时间逐渐加重，2个月前突然发现右乳下皱襞下方隆起。病程中未行诊治。因担心影响身体健康来我院就诊。心、肺、腹查体无著征。专科查体见双乳丰满，左右不对称，双乳内侧壁及胸骨前皮下隆起，右乳下皱襞皮下隆起，无乳头内陷，局部无红肿破溃。触诊双乳揉面感，无触痛，一侧乳房施压，另一侧乳房可显著增大，胸骨前皮下肿胀区界限清晰，范围约4cm×5cm，较皮肤平面高3.5cm。右乳下皱襞下方皮肤肿块质软，呈新月形，约7cm×1.5cm。未触及显著硬结，局部无发热。MRI检查示：双乳软组织下、胸骨前皮下可见界限范围不清的高信号表现，呈相通状态。右乳皮下填充物与双乳软组织下异物等信号，肌肉及深面可见形态不规则的数个散在团块、条带影。

【问题】　根据患者病情，综合考虑患者要求，宜采取哪些治疗方案？

思路1：患者双乳有明确注射物填充史，并且有取出注射物的主观愿望，符合注射物取出的适应证。如注射物已出现移位，取出同时难以形成牢固的内侧壁重建和下皱襞重建，通常建议二期置入假体。

思路2：术中取出的典型受侵袭变性组织必须送病理检查，根据活体组织病理检查结果辅助治疗方案制订。

知识点

### 注射物取出术的注意事项

对于术后乳房形态的预估，必须提前告知患者，使患者对术后乳房形态改变有充分心理准备，尤其是双乳形态尚可，暂未出现并发症，仅因担心健康要求取出的患者，容易心理落差大。因此在是否同期或二期进行乳房修复的问题上，应谨慎沟通。

注射物取出术最大的难点之一是注射物取出不净、遗漏或复渗。术中宜仔细检查，必要时可用 B 超定位。

不同的注射物对组织的侵袭程度不同，常在注射物腔隙中见到裸露的交错的粗大血管神经束。因此在去除变性坏死的组织时应适度，避免损伤出血过多、甚至突破胸膜出现气胸或血胸。

## 第七节　乳头及乳晕的再造

乳头乳晕复合体是乳房结构及美学的重要组成部分。随着乳房恶性肿瘤发病率的增加及年轻化趋势显著，广大女性患者对乳房缺失后的再造要求越来越迫切，而乳房改良根治术后要面临的重要修复重建任务。目前常用的乳头再造术方法很多，以局部皮瓣为主要方式。乳晕再造目前多以纹刺为主。总体目标是在大小、突度、形态、色泽等方面获得与健侧类似的美学特点。

乳头乳晕复合体缺失的常规诊疗步骤：

1. 问诊　患者基本信息，现病史（了解乳头及乳晕缺失的病程），以及既往病史（乳房原发病的现诊治情况，如化疗放疗史及总体健康状况，如糖尿病、血管疾病、吸烟史及其他）。

2. 详细专科检查　身体总体形态，健侧乳房乳头及乳晕的特点，患侧乳房突度的稳定性、乳头乳晕缺损程度、局部可利用组织量等，以及再造乳房局部瘢痕、皮肤质地与厚度、皮肤松弛度等评估，必要时可进行三维测量重建对比分析。

3. 必要的辅助检查　常规术前实验室检查，B 超，MRI 检查。

4. 根据患者总体病情及患者意愿，制定个性化治疗方案，选择适宜的再造方法。

5. 术后护理及随访　与手术成功率密切相关，详细的随访记录能帮助医师及时观察并干预恢复过程。

【临床关键点】

1. 根据健侧乳头乳晕形态及乳房各径线测量数据，制定符合美学及对称性的再造方案。

2. 以皮瓣为基础的乳头乳晕复合体再造手术中，保障皮瓣成活率是手术成功的关键，因此对皮瓣的严密观察及护理至关重要。

3. 既往已植入硅凝胶假体的乳房进行乳头乳晕再造时，避免剥透假体的放置腔隙，暴露假体引起感染或术中损伤假体。

临床病例

患者王某，女，45 岁。以"左乳假体植入乳房再造术后乳头乳晕缺失 1 年"为主诉就诊。患者 1 年前体检发现左乳房肿块，于当地医院诊断为"左乳浸润性导管癌"，随后行"左侧乳腺癌改良根治术 + 左侧胸大肌下假体植入乳房再造术"，术后恢复顺利，但乳头乳晕缺损。病程中未再行诊治。化疗过程顺利，未见复发。现因乳头乳晕缺失影响美观来我院就诊，要求再造治疗。生命体征平稳，心、肺、腹部查体无著征。专科检查见：右乳轻度下垂，乳头乳晕形态正常，左乳丰满坚挺，乳头乳晕缺如，乳房中央表面可见长 15cm 宽 1～1.5cm 的瘢痕，呈白色陈旧样，略突出皮表。右乳触诊正常，左乳手感略偏硬，皮肤弹性尚可，皮下软组织捏起厚度 0.8～1.5cm。血常规、凝血项、生化系列均无显著异常。自带 PET/CT 显示未发现复发及转移灶。

【问题 1】　该患者需要进行哪些辅助检查？
还需要进行乳房的 B 超检查或 MRI 检查。（明确假体的层次、位置及周围软组织的情况）。

【问题2】 请根据患者情况制定适合的治疗方案?
思路1:患者病史明确,确诊为后天性乳头乳晕复合体缺失,有强烈的再造意愿,可选择手术治疗。

知识点

### 乳头乳晕复合体的再造原则

(1)再造时机选择:通常乳头乳晕再造术作为延迟手术,在乳房再造术稳定后进行,一般在乳房再造塑形时机应至少在乳房再造全部过程完成半年,乳房形态稳定,与对侧基本对称的情况下进行,可局部麻醉或全身麻醉,在门诊进行,对于局部血供条件不佳的患者可留观。

(2)再造目标:位置、对称性、色素沉着、颜色、质地、大小、凸度(让患者参与乳头乳晕复合体的定位及美学设计)。

(3)皮瓣设计:①术前全面评估皮瓣厚度;在塑造乳头时设计乳晕直径;②再造乳头高于对侧至少50%,预防回缩;③当对侧乳头大小充足时,可从对侧切取一个复合移植体(根据其形态取乳头的下半部或顶端进行移植,将移植物缝合到去表皮乳晕的中央部,有坏死风险);④当对侧乳头缺失、高度不足、或患者不愿意手术时移植、皮瓣、文身等可考虑选择;⑤最普遍的局部皮瓣是滑行皮瓣,变形瓣方法多样,如星形皮瓣、"S"形皮瓣、Tennessee皮瓣、铃形皮瓣等,但原则相似;皮瓣体积取决于基底层组织的体积,缺点是不适用于皮下组织薄的患者或放疗后患者;⑥当皮瓣凸度不能维持时,使用肋软骨、人造骨骼、自体脂肪移植、脱细胞真皮等植入物或可起到加强或重塑乳头凸度的作用。但有暴露、感染等风险。

(4)乳晕再造术:简单的文身可实现,一般建议在乳头再造术后3~6个月后实施。

思路2:在患侧乳房上设计既符合美学要求又符合解剖特性的乳头乳晕复合体。

知识点

### 乳头乳晕复合体的解剖及美学特点

1.乳头乳晕复合体位于乳房最突出的点或乳房下皱襞投影水平的上方。乳头平均高度8~10mm,乳晕轻微突出,平均直径35~45mm,质地光滑或粗糙(蒙氏结节)。

2.理想的单侧乳头乳晕美学特征要求:与健侧位置对称,大小一致,形状、质地、颜色类似,乳头凸度稳定维持。

3.双侧缺失的乳头乳晕再造的美学要求:患者站立位,双肩放松,双臂下垂,以测量数据确定乳头乳晕复合体的体表位置。双侧乳头连线与双侧胸骨上凹中点 - 乳头连线三者形成等边 / 等腰三角形。乳头位置在乳房中线上,位于乳房最凸处。乳头直径和凸度(或高度)等于乳晕直径的1/4~1/3,乳晕直径根据乳房基底直径大小设计,一般为30~40mm,乳头直径约10mm。

在决定过程中,应依据健侧乳头乳晕复合体的位置、大小和形态术者与患者应共同确认设计乳头乳晕复合体的位置大小和形状。在双侧乳头再造时,应根据乳房整体轮廓、局部条件等因素综合确定。

## 第八节　乳头内陷与乳头缩小

### 一、乳头内陷

乳头内陷(inverted nipple)表现为乳头不凸出,轻者部分陷入乳晕内,重者乳头外观不可见,乳头完全陷入乳晕平面,呈火山口样畸形。既影响乳房美观,又陆续面临局部异常分泌物及异味、反复炎症、哺乳困难等一系列问题。

乳头内陷的常规诊疗步骤：

1. 详细问诊 患者乳头内陷的发生及发展过程,生育/哺乳史。

2. 全面查体 乳头内陷外观,双侧/单侧,内陷程度,乳头是否能牵拉出乳晕平面,是否有溢液/分泌物、异味、炎症等。

3. 明确诊断,评估乳头内陷严重程度,给出疾病分度。

4. 根据患者诉求、乳头内陷分度,制定治疗方案。

5. 完善病例资料,及时随访治疗效果,适时指导或调整治疗手段。

【临床关键点】

1. 病史及临床表现即可确诊乳头内陷。

2. 乳头内陷程度评估对于指导治疗非常重要。

3. 乳头内陷分为先天性和继发性,需要排除恶性肿瘤导致乳头内陷的可能。

4. 影响质量效果的关键:确切松解乳头牵拉组织,阻断回缩,及时填充组织缺失,防止复发。

临床病例

患者刘某,女,20岁,以"左侧乳头凹陷20年,有分泌物并异味3年"为主诉就诊。患者自出生起,左侧乳头凹陷,右侧正常,随生长发育左侧未见改善,3年前发现乳头内陷的腔内能挤出白色酸臭味分泌物,未行诊治,此次影响健康来就诊。患者未婚未孕,月经尚规律。无家族遗传病史。查体可见:双乳发育正常,右乳头形态正常,左乳头向内凹陷,呈火山口样,挤压乳晕可见短小乳头凸出,但难以保持,表面有白色酸臭分泌物附着,局部皮肤完整无破溃。双乳未触及肿物,双侧腋下未触及淋巴结。

【问题1】 根据问诊及查体记录,患者的诊断是什么? 是否需要其他辅助检查?

思路:患者的主诉明确,临床特点典型,可确诊为"左乳乳头内陷"。为谨慎起见,通常需要进行乳腺的B超检查,排除乳腺的器质性疾病。

【问题2】 该患者乳头内陷属于何种程度?

思路:该患者左侧乳头可在外力作用下拉出,但难以维持,应属于Ⅱ度乳头内陷。

知识点

### 乳头内陷分度

1. Ⅰ度 乳头可轻易拉出,并且不施外力即可保持凸出形态。

2. Ⅱ度 在外力作用下乳头可被牵出,但难以保持。

3. Ⅲ度 即使施加外力,乳头也不能被牵出。

【问题3】 综合患者病情,该如何制定治疗方案?

思路1:患者乳头内陷程度属于Ⅱ度,既影响美观,又出现了异味分泌物,考虑行手术治疗。

知识点

### 乳头内陷手术治疗原则

总体原则:恢复乳头的正常解剖形态和生理功能。

手术目标:①彻底松解牵拉挛缩组织,阻断回缩;②适度填充空虚缺乏组织,防止复发;③减少乳管损伤,最大限度保留哺乳功能。

思路2:患者未婚未孕,在选择手术治疗之前务必跟患者沟通该术式有破坏乳管影响哺乳的风险,在术式选择上也应该尽可能减小创伤。

知识点

## 乳头内陷矫正术

1. Ⅰ度乳头内陷　荷包缝合法。将乳头牵出后,在乳头根部荷包缝合以阻止乳头回缩。可配合乳头内陷外负压牵引器使用。

2. Ⅱ度乳头内陷　在松解相关乳管周围局部挛缩纤维组织及平滑肌后,转移局部组织瓣包绕乳头基底部并固定,维持乳头凸出形态。

3. Ⅲ度乳头内陷　通常重度的乳头内陷不仅有局部纤维组织挛缩,也包含乳管发育不良。往往需要离断乳管才能达到彻底松解的目的,多数这部分患者将面临无法哺乳的可能。

## 二、乳头缩小

乳头肥大通常是相比较而言,正常乳头直径和凸度(或高度)等于乳晕直径的 1/4～1/3,乳晕直径一般 35～45mm,乳头直径 8～10mm。无论直径还是凸度大于该数值,且影响乳房整形美观,都可以诊断为乳头肥大。

乳头缩小的常规诊疗步骤:

1. 详细问诊　乳头肥大发生及发展史,生育及哺乳史。

2. 全面查体　重点以乳房形态、大小、对称性,乳头乳晕复合体测量数据等为主。

3. 明确诊断,评估乳头肥大严重程度,给出疾病分度。

4. 根据患者诉求、乳头肥大分度,制定治疗方案。

5. 完善病例资料,及时随访治疗效果,适时指导或调整治疗手段。

【临床关键点】

1. 病史及临床表现即可确诊乳头肥大。

2. 乳头肥大的治疗以外科手术为主。

3. 乳头缩小术中注意保护皮瓣血运。

临床病例

患者于某,女,29 岁,以"右侧乳头过大 1 年"为主诉就诊。患者 3 年前生育 1 子后坚持母乳喂养,习惯右侧哺乳,哺乳 2 年后,发现右侧乳头较左侧偏大,形态不佳,未行诊治。查体见:双侧乳房丰满,轻度下垂,左乳头形态正常,直径约 1cm,高度约 0.8cm。右侧呈头端粗大,根部偏细的长圆柱状,头端直径约 1.5cm,凸度约 2cm,方向向外下,根部呈圆柱状,直径约 1.0cm。乳头未见异常分泌物。双乳未触及明显肿物,双侧腋下未触及淋巴结。

知识点

## 乳头肥大分度

Ⅰ型:单纯直径增大大于 6～8mm。

Ⅱ型:单纯高度增加大于 7～9mm。

Ⅲ型:直径和高度同时均增大,超过正常范围。

【问题 1】　综合该患者病情,该采取何种治疗方案?

思路 1:该患者病史明确,不正确的衔乳习惯及右乳哺乳偏好,可确诊为"右乳头肥大"。考虑到已经影响美观,建议采取乳头缩小手术。

知识点

## 乳头缩小术的手术原则

手术目标:降低高度,缩减直径,恢复到正常形态或恢复至与健侧对称。

手术原则：在切除多余组织时，避免切除过度或缝扎过紧，导致乳头血运受损或坏死。对于仍有生育哺乳需要的患者，应选择保留哺乳功能的手术方法。

思路2：根据乳头肥大表现类型不同，手术方法选择有不同侧重点：单纯减小乳头直径、单纯降低乳头高度以及同时减小乳头直径和高度。

知识点

### 乳头缩小术

1. 对于单纯减小乳头高度者，可选择双环形切除法：在乳头基底部设计上下双环形切口，切除过高的乳头表皮，使保留的乳头高度达到术前设计要求，缝合双环形切口。该方法保留了乳头乳腺导管的完整性，也避免了损伤乳头血供及神经支配。但缺点是不能矫正直径过大。

2. 对于单纯缩小乳头直径者，可选择乳头组织楔形切除法。

3. 同时矫正乳头直径和高度者，可选择武藤靖雄法：在基底部行圆周状皮肤切除，然后楔形切除乳头组织并缝合。缺点是哺乳功能可能受损。

## 第九节　副　乳

副乳（accessory breast）又称异位乳腺（aberrant breast）、多乳腺症（polymastia），有时可见表面有多余乳头。在胚胎期胎儿长到9mm时，从双侧腋窝一直到腹股沟连线上有6～8对乳腺始基，到出生前，仅留胸前一对，其余都该退化，少数人没有退化或退化不全，称为副乳，属于先天性发育异常。副乳在男女都可发生，以女性居多。但需要注意的是，副乳发生乳腺癌的概率要高于正常乳腺。

副乳的常规诊疗步骤：

1. 详细问诊　患者副乳发现时间，与月经、妊娠的关系。
2. 全面查体　副乳位置、质地、有无乳头，是否有恶性倾向等。
3. 常规辅助检查　B超、MRI等可以辅助判断副乳区腺体厚度、脂肪量，
4. 综合患者病情明确诊断，并制订适合的诊疗方案。

【临床关键点】

1. 病史及临床表现是确诊的依据。
2. B超、MRI检查可帮助鉴别腋下或双乳外上象限臃肿处是腺体为主还是脂肪堆积，这关系到治疗方法的选择。
3. 副乳的治疗以外科手术为主。

临床病例

患者齐某，女，20岁，以"发现双侧腋窝处包块4年"为主诉就诊。4年前偶然发现腋窝处包块，随生长发育包块逐渐增大，其表面有乳头样凸起，未经诊治。查体见：双侧腋窝处可触及鸡蛋大小肿块，质韧，类似乳腺组织触感，无触痛，表面可见小乳头凸起，无乳晕。

【问题1】　根据问诊及查体信息，该患者初步诊断是什么？

思路：根据患者病史、主诉及临床表现，初步诊断为副乳。

【问题2】　确诊还需要什么辅助检查？

思路：进一步局部浅表器官B超检查或MRI检查都可辅助鉴别包块性质，帮助确诊。

【问题3】　根据患者情况，该如何制定治疗方案？

思路：患者病史明确、临床表现典型，辅助检查可评估包括是腺体/脂肪/腺体脂肪混合。根据包块不同特征，选择不同的手术术式。

### 副乳的外科治疗

辅助检查显示包块内无腺体组织,且无临床症状,可随访观察,一般无须治疗。如果影响美观,可选择创伤小的脂肪抽吸术去除包块,改善美观,而外凸的副乳头可局部切除美容缝合。但对于存在腺体的包块,未能排除恶变可能者、出现临床症状者(月经前后疼痛,逐渐增大等)均需手术手术切除,乳腺组织常规送病理检查,以排除恶性病变的可能。对于脂肪及腺体同时存在的副乳包块,可采取脂肪抽吸联合腺体切除术。术后加压包扎,防止血肿。

## 第十节 男性乳房肥大症

男性乳房肥大症是指男性乳房导管组织和基质增生引起的乳房外观呈现女性化的一种良性疾病,好发于激素水平变化较大的婴幼儿、青少年和老年人三期,多数症状是短暂出现,在 3～18 个月内逐渐消退的,如青春期短暂发育,而超过 18 个月后增大、类女性化且健身减肥均无效、影响正常社交是患者寻求治疗的最常见原因。

男性乳房肥大症的常规诊疗步骤:

1. 详细问诊 了解患者乳房增大的发生及发展,问询用药史(毒品/抗高血压药/西咪替丁/类固醇激素等),既往是否有内分泌系统、生殖系统疾病。体重异常增减情况。

2. 全面查体 双侧乳房外观,增大程度,皮肤量,乳头乳晕突出程度及宽窄,乳晕深方是否可触及质硬纤维性结节及范围,是否触痛,是否扪及肿块,腋下是否触及肿大淋巴结。另外需检查睾丸以除外睾丸肿块及可能的激素分泌性睾丸肿瘤。

3. 辅助检查 肝功、尿中 17 酮类固醇、雄激素、促性腺激素、乳腺 B 超等,必要时请内分泌医生会诊。而对于青壮年健康男性,突发持续 6 个月以上乳房发育病史者,需要进行更广泛的全身系统排查。

4. 综合病史、临床表现、辅助检查,明确诊断,并评估男性乳房肥大程度。

5. 根据患者诉求及医生建议,制订适合的治疗方案。

6. 图文病例资料收集完整,定期随访评估术后效果。

7. 指导患者术后恢复。

【临床关键点】

1. 病史及临床表现可初步诊断为男性乳房肥大症,必要的辅助检查可帮助寻找病因避免漏诊,并指导治疗方案制定。

2. 男性乳房肥大症应以外科手术为主,提倡综合治疗。

3. 评估乳房增大的程度及类型、多余皮肤量,可指导选择合适的术式。

4. 围手术期的治疗及护理对患者术后恢复有重要影响。

临床病例

患者李某,男,18 岁。以"双侧乳房渐进性增大 4 年"为主诉就诊。4 年前家长发现患者双侧乳房较同龄人偏大,随生长发育,乳房增大显著,类似女性。病程中无乳房疼痛不适,未经诊治,因担心健康及美观来我院就诊。患者否认高血压、糖尿病、肾上腺肿瘤、生殖系统异常等其他系统疾病。无毒品接触史、无药品长期服用史。无家族遗传史。查体见:患者肥胖体型,体重指数 30.1。双侧乳房肥大丰满、对称,类似女性乳房,胸部皮肤完整无皮疹或瘢痕,触诊皮肤弹性好,乳房软组织捏起厚度 2～3cm。双侧乳晕深方可触及质韧包块,类似女性乳腺组织,直径约 4cm,厚度 2～3cm。无触痛。双侧乳头乳晕对称,乳头直径 0.6cm,乳晕直径 3cm。实验室检查:肝功正常,性激素水平正常。乳腺 B 超检查示:乳晕下方可见腺体,厚度约 1.5cm,直径 2.5cm。

【问题1】　根据给出的病例信息,该患者诊断是什么?

思路:患者诊断为原发性男性乳房肥大症,Ⅱ级。

---

知识点

## 男性乳房肥大的病因

原发性(最为常见)

生理性:新生儿,母体雌激素通过胎盘进入新生儿血液循环。

青春期:血浆中雌激素水平相对于雄激素水平增加

老年期:循环系统中雄激素水平下降

病理性:肝硬化、肾上腺肿瘤、甲亢、肾上腺功能亢进、遗传性或获得性性腺功能减退、睾丸肿瘤等。

药物作用:大麻、钙通道阻滞剂、螺内酯、西咪替丁、酮康唑、合成激素等。

---

知识点

## 男性乳房肥大症分级

Ⅰ级:轻度增生,无下垂。

Ⅱ级:中度增生,无下垂。

Ⅲ级:重度增生,伴Ⅰ度下垂。

Ⅳ级:重度增生,伴Ⅱ~Ⅲ度下垂。

---

【问题2】　根据病情特点,该如何制定治疗方案?

思路:患者乳腺B超显示患者肥大乳房是腺体增生与脂肪堆积共存的。建议选择局部脂肪抽吸术联合经乳晕切口腺体切除术。

---

知识点

## 男性乳房肥大症的治疗目标及原则

男性乳房肥大症治疗的目标有两个:一是减少乳房体积,二是去除多余皮肤。手术切口的选择,既要照顾到美观,又要有利于手术中的充分暴露。男性患者通常会很在意胸部的切口瘢痕。为矫正胸部外形畸形而遗留下难看的切口瘢痕是不愿被接受的。

(1)减少体积:是男性乳房肥大症治疗的关键。通常有单纯切除、脂肪抽吸术、两者结合这3种术式供选择。

(2)去除多余皮肤:乳晕周围新月形或双环形切口可解决多数患者皮肤堆积的问题。

术中乳腺周围脂肪组织适度抽吸,保证局部皮下平整无显著凹陷;乳头下方适度保留少量腺体组织,以利于乳头乳晕复合体血供的保护;保留腺体量不宜过多,避免复发。术后放置引流并加压包扎,1个月内双上肢适度活动,避免血肿。

---

# 第二十五章 先天性手及上肢畸形

## 一、概述及分类

手及上肢先天性畸形发病约占新生儿的 1/500，其中约半数伴有身体其他部位的畸形，表现多种多样，较为完善的分类方法是 IFSSH/Swanson 分类，虽然不能涵盖所有的手及上肢先天性畸形，但它结合了胚胎学，病因学，解剖学的特点，并根据形态学和结构上的特点进行分类，较为简明（表 25-0-1）。

表 25-0-1　IFSSH/Swanson 分类

| IFSSH/Swanson 分类 | |
| --- | --- |
| 1. 形成障碍 | 3. 重复畸形 |
| 纵向缺失 | 桡侧多指 |
| 桡侧纵列缺失 | 尺侧多指 |
| 尺侧纵列缺失 | 镜影手 / 尺侧复肢 |
| 横向缺失 | 4. 过度生长 |
| 节段缺失 | 5. 发育不全 |
| 2. 分化障碍 | 6. 环状缩窄综合征 |
| 软组织缺失 | 7. 全身性骨骼畸形 |
| 骨缺失 | |

## 二、通常诊疗环节

1. 详细询问患者是否家族遗传史。
2. 查体时注意全身可能伴发畸形的存在。
3. 结合病史、临床表现及相关的辅助检查，明确诊断，评价病损程度。
4. 根据患者的病损程度和个人要求，制订个性化的诊疗方案。
5. 治疗前后收集完善的病例资料（文字、图像或视频），定期随访，评价恢复情况。
6. 对于治疗效果欠佳的病例，分析可能原因，制定进一步的治疗方案。
7. 手术治疗后，应使用支具维持功能位及指体生理列线，有效指导患者积极进行功能锻炼，加强疗效。

## 三、手术时机

1. 在出生后 3～6 个月内进行的手及上肢先天性畸形的整形

（1）因严重的手及上肢先天性畸形影响手及上肢的功能或危及肢体存活的患儿。如有严重的肢体环状狭窄，不尽早予以手术矫正可能造成患肢狭窄远端的严重淋巴水肿，甚至因并发症而产生坏疽。

（2）手及上肢先天性畸形病情很轻，只需进行简易手术，即能矫正畸形改善功能的患儿。如第 7 型复拇指畸形，没有其他手部关节畸形的桡侧多指或尺侧多指畸形。

（3）能在 2～4h 以内矫正的手部畸形，如分裂手畸形、部分移位生长的赘生手畸形、单纯性并指及部分的手发育不良、拇指发育不良、拇指再造等。

2. 在 2 岁内进行的手及上肢先天性畸形的整形　这是手及上肢先天性整形手术治疗的主要时机，许多先天性畸形都应争取在这一阶段作第一次整形手术，或完成整个畸形的矫正，包括拇指发育不良的整形、拇指再造、拇内收畸形的肌腱转移修复矫正，复杂复拇指畸形的修复，复杂的并指畸形、多指畸形、镜影手的手术治疗，桡侧球棒手或尺侧球棒手的整形，复杂分裂手的整形，较轻的肢体环状狭窄整形，以及部分的风吹手的整形等。但需注意，如果是可能影响到骨骺破坏或者影响其血供的手术，则宜推迟整形手术时期。

3. 2 岁以后进行的手及上肢先天性畸形的整形　包括骨、关节融合的畸形、巨指（肢）畸形、风吹手畸形、指屈曲或侧屈畸形、复杂的赘生手畸形、短指（肢）畸形等。先天性腱鞘狭窄也宜在 2 岁以后进行，因为很多先天性腱鞘狭窄在 2～3 岁前有自愈的可能。

【临床关键点】

1. 手部先天畸形的初步诊断多为临床诊断。

2. 病史及临床表现是诊断不可或缺的条件。

3. 详细了解家族史具有重要意义。手及上肢畸形的遗传学表现并非完全显性遗传。

4. 病程的长短对治疗方式的选择具有重要指导意义。

5. 生理性修复与重建是最理想的治疗手段。

临床病例

患儿，4 岁，因右中环指并连来门诊就诊。初步病史采集如下：

自出生后被发现右中环指并连在一起，相邻手指的基底到指尖完全相连，中环指指甲独立，中环指末端仅有微小移动度，手指屈曲功能存在，指体没有肿胀。

【问题 1】　通过病历记录，该患者的诊断应该是什么？

根据患者的主诉和临床查体，应该能够确诊为"右中环指完全性并指"。

思路 1：并指是常见的手部先天畸形，可以单发，也可以是综合征的表现之一。因此问诊时，应该注重了解家族中有无遗传史。

知识点

## 并指的诊疗特点

并指是指相邻指 / 趾间软组织和 / 或骨骼的不同程度的融合，由于正常的指趾分离及指蹼形成过程中的某一阶段失败所致。并指畸形是一种常见的手部先天畸形，其发病率约为 1/2 000。50% 的病患为双侧性并指。10%～40% 的患儿有家族史，表现为常染色体显性遗传（图 25-0-1）。表现变异性及不完全外显率使得男性发病较多（男：女 ≈2∶1），且同一家族中表现型多样。作为儿童手部先天畸形的一部分，并指畸形可单独出现或在许多综合征中出现，伴随于其他多种畸形，如多指畸形、指弯曲畸形、短指畸形、先天性指间关节融合、骨联合等。在单独出现的并指中，以中环指受累最常见（57%），其次为环小指（27%）。拇示指及示中指并指较少见。在综合征的病例中，拇示指及示中指并指相对更常见。

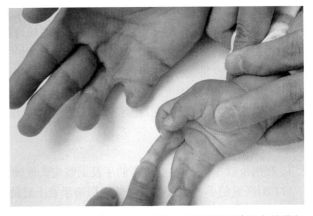

图 25-0-1　父女均患有左侧环小指并指畸形（父亲曾进行过手术），表现为常染色体显性遗传

思路 2：患者相邻手指的基底到指尖完全相连，中环指指甲独立，这对明确诊断具有提示作用。

知识点

## 并指的分类

连在一起的手指可在指甲、指神经血管束、骨骼和肌腱等各方面表现出畸形。并指的皮肤外层不足以覆盖其分指后的各指独自的周缘。其皮下异常筋膜组成连续的、增厚的横向贯穿并指的结构。完全性并指是指从相邻手指的基底到指尖完全相连（图 25-0-2A）。不完全性并指是指相邻手指部分相连，指蹼成形于正常所在至指尖之间的任一位置（图 25-0-2B）。简单并指仅有相邻手指的皮肤或软组织相连。关节多正常，指屈伸肌腱可独立地活动。虽然指结构的分叉可能较正常水平更靠近末端，但指神经血管的解剖结构是正常的。复合性并指以骨骼异常为特征。最常见的复合性并指异常为远节指骨间侧 - 侧融合。这种远端骨联合表现为并甲，伴有指端甲皱减少及横过骨块的两指甲基质之间变平坦（图 25-0-3）。复杂性并指有指骨或手指插于异常指蹼之间。肌腱及神经血管畸形的发病率随并指的复杂程度升高而增加（图 25-0-4）。

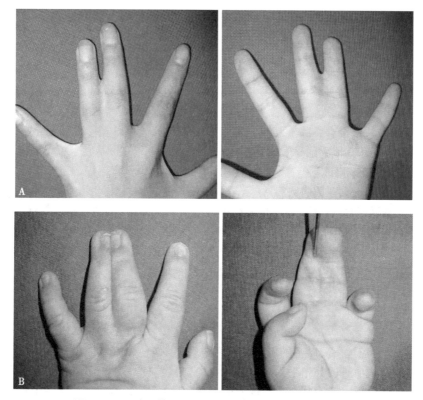

图 25-0-2　中环指不完全性并指（A）和完全性并指（B）

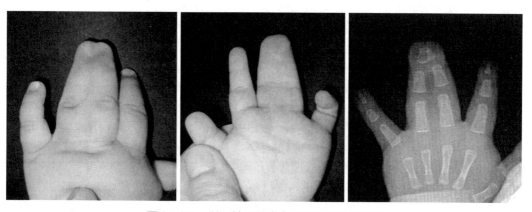

图 25-0-3　以远端骨融合为特征的复合性并指

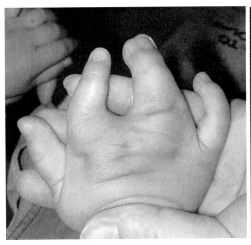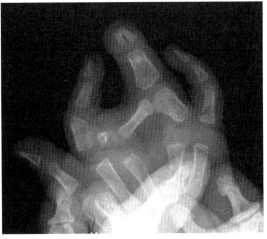

图 25-0-4　复杂性并指则有横位指骨插于异常指蹼之间

【问题 2】 患者需要进行哪些检查？

思路：影像学检查。

1. 手部 X 线检查对于了解并指的严重程度至关重要，可以了解是否存在骨融合、横位指骨、有无隐匿性多指（并指多指）或其他的骨、关节畸形。

2. 进一步超声或磁共振检查有助于判断复合性并指的屈肌腱和血管解剖有无异常。需要注意的是并指畸形可以伴发于综合征和其他手部畸形。

【问题 3】 根据目前临床查体和检查，如何根据患者的具体情况制订相应的治疗方案？

思路 1：手术治疗适用于大多数病例，该患者是否存在禁忌证？

并指分离手术的禁忌证包括：不伴有功能障碍的轻度不完全并指，不适宜手术的健康状况，或存在分指未遂会导致进一步功能障碍风险的复杂性并指。有时，组织量不足以再造独立、稳定并可活动的手指。这种情况多见于中央性短并指畸形或并指多指畸形，分指有可能导致功能受损。

思路 2：若要采取手术治疗，需要重点把握的有哪些方面？

手术重点包括：手术时机的选择，多指并指的分阶段分指，指蹼重建，手指分离与皮肤覆盖以及术后包扎护理。

1. 并指的手术时机　并指分离术在新生儿期，整个婴儿期，或延长至儿童期均可实施。Flatt 与 Ger 的长期随访发现，虽然受骨骼偏斜及畸形的影响需早期进行手术，但 18 个月大后进行并指分离的疗效更佳。治疗目标是在学龄前完成所有的分指手术。多根手指的并指，其手术需分阶段进行，因为一次仅可分离患指的一侧以避免损伤皮瓣或手指的血管。所有手指并在一起的话，其治疗常需分两个阶段。第一阶段分离拇示指及中环指。3 个月后，进行第二阶段手术，分离示中指和环小指。另外，在第一阶段可同时进行所有手指的指端分离以及远节指骨融合的分离术，从而为第二次手术打下基础。

2. 并指指蹼重建的方法　并指分离术的关键在于重建功能及外形良好的指蹼。最常用的方法是从并指背侧近端做一矩形瓣。还有很多变化形式，如背侧梯形瓣、背侧瓣合并侧翼来重建指蹼。

对局限于手指近节的不完全性并指，指蹼可通过简单的"Z"成形、四瓣"Z"成形或蝴蝶皮瓣修复加深或延长现有指蹼来达到复位效果（图 25-0-5）。"Z"成形是并指畸形治疗中最常使用而且有效的手术方法，但由于"Z"成形的灵活性很大，可谓变化无穷，要熟练掌握它是需要长期实践才能达到。

"Y-V"成形术或"V-Y"成形术，也常在并指畸形矫正中应用。"Y-V"成形术是设计皮肤"Y"形切开、"V"形缝合，增加横向的长度，达到矫正并指畸形的目的。"V-Y"成形术是设计皮肤"V"形切开，制成使三角形皮肤组织松解，退回到需要的位置，"Y"形缝合即达到组织复位。

严重并指伴显著的拇示指指蹼狭窄需要比局部皮瓣所能提供的更多的皮肤。这种情况下，皮肤可通过手背部组织扩张后获取，或通过旋转推进皮瓣。远处的带蒂或轴形皮瓣，如腹股沟、骨间背侧或臂内侧皮瓣也可使用。游离皮瓣能为严重皮肤缺损的并指综合征患者的手提供更多的覆盖。

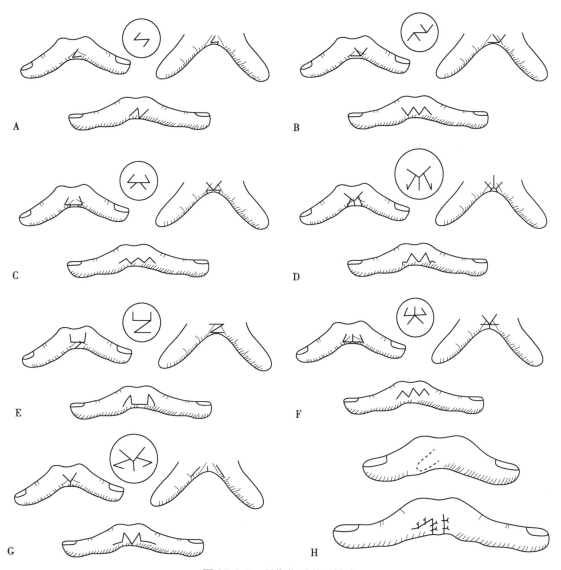

图 25-0-5　并指指蹼整形技术

A. 指蹼单"Z"成形；B. 交错四瓣法，反方向双"Z"成形；C. 镜影式两个相对的"Z"成形；D. "V-Y"及"Y-V"成形；E. 矩形瓣加"Z"成形；F. 蒂部在手掌的"Y-V"加双"Z"成形——五瓣成形；G. 蒂部在手背的"V-Y"成形加海鸥瓣成形；H. 指侧舌状瓣转移。

知识点

### 并指指蹼整形技术

单"Z"成形，又称对偶三角皮瓣成形或交错三角皮瓣成形（图 25-0-5A）这适应于Ⅰ度并指，并指范围 ≤1/8 掌骨头到指尖距离。以此为基础有许多演变，包括双"Z"成形，连续"Z"形术，四瓣、五瓣"Z"成形术等。"Z"形皮瓣的两臂长度通常可为 0.5～1.0 至 1.5～2.0cm。注意"Z"成形术的两臂切口，不一定是制成直线，而可依据皮纹的变化，而成弧形或流线形。

双"Z"成形（图 25-0-5B，图 25-0-5C），俗称四瓣法。由于双"Z"成形，增加了延长轴线距离，较单"Z"成形为佳。图 25-0-5B 为交错四瓣法，图 25-0-5C 为镜影式两个相对的"Z"成形，是又一种四瓣法，适合于Ⅰ～Ⅱ度并指的整形手术，但较多适合Ⅰ度并指。

多个"V-Y"成形术，可较大地增加皮肤的横向长度，达到矫正并指畸形的目的（图 25-0-5D）。

矩形瓣推进加"Z"成形，在手背设计一个矩形推进皮瓣，在指蹼掌侧，设计一个单"Z"成形，加深了并指畸形矫正的深度，适合于Ⅰ～Ⅱ度并指的整形手术（图 25-0-5E）。

图 25-0-5F,是蒂部在手掌的"V"形三角形皮瓣"V-Y"成形术,加双"Z"成形构成五瓣成形。图 25-0-5G,是蒂部在手背的"V"形三角形皮瓣"V-Y"成形术,加"海鸥"瓣双"Z"成形的五瓣成形。

手指侧方指蹼舌状皮瓣旋转移植,加深指蹼,这是部分学者常用于烧伤性不完全性并指的手术设计,也可用于先天性并指畸形的矫正,手术设计简单,易行。其实,这也可归纳为"Z"成形的一种(图 25-0-5H)。

3. 并指的分离与皮肤覆盖　分离并指需要仔细设计切口从而优化使用可用的皮肤,手术暴露手指分指的结构。切口的设计必须确保瘢痕收缩不会导致关节及趾蹼间挛缩。现已演变出为数众多的切口设计,包括侧方基底的三角瓣和矩形瓣。Cronin 技术一直是并指分离最常用的技术,通过多个锯齿形切口形成并指掌侧及背侧的三角瓣,从而实现避免挛缩的皮肤覆盖(图 25-0-6A)。该方法的改良较多,很多旨在重新分配可用皮肤,从而避免指蹼处两边的皮肤移植(图 25-0-6B~E)。Sawabe 近期发表了一系列并指分离病例采用侧中央直线切口用皮肤移植闭合创面,术后支具避免挛缩,后续切除遗留一个可以接受的侧中央瘢痕。这虽然违背了传统的技术,但当皮肤移植及瘢痕可能发生色素沉着或瘢痕增生时,还是有用的。另一个方法是 Sommerlad 的"旷置指"技术,残留的皮肤缺损任其自行二期愈合。

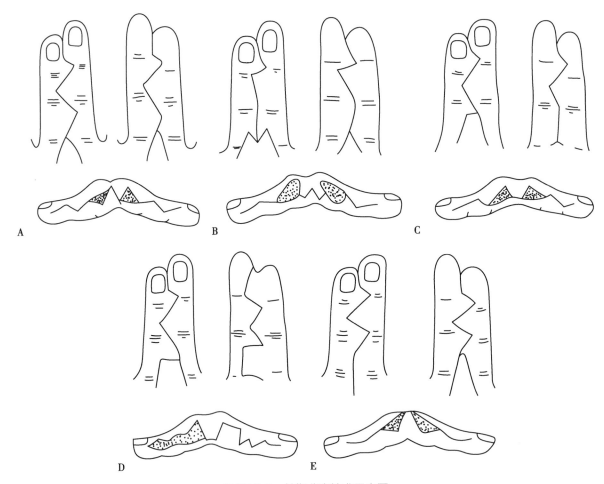

图 25-0-6　并指分离技术示意图

A. 两手指分开,双三角皮瓣法(Cronin 的技术);B."V-W"皮瓣再造指蹼;C. 手背矩形皮瓣;D. 手掌横行矩形皮瓣;E. 掌侧三角皮瓣,"V-Y"成形。

手指皮肤覆盖有赖于并指处掌、背侧皮瓣转移辅以皮肤移植。全厚皮片移植优先于中厚皮片移植,可减少挛缩。移植皮肤的供区多选择腹股沟区。其他供区包括上臂内侧、肘前窝、小鱼际、腕部或副指的皮肤。

知识点

## 并指分离手术设计举例

姚建民、徐靖宏建立了筋膜蒂指蹼皮瓣后退术治疗单纯性并指。其设计要点如图所示（图 25-0-7）。在单纯性并指指蹼的远端设计指蹼皮瓣，以并指间纵向筋膜蒂的近端为蒂。手指掌、背侧尖端的皮肤设计"V"形切口，按正常指蹼比例，背面长度是掌面的 2 倍，锯齿状切口向近端延伸至蒂部，指蹼远端的筋膜蒂皮肤游离、转移进入指蹼的深部，皮下组织仔细分离，形成一个皮肤蒂，指动脉和筋膜蒂不被损伤，手指间两侧的皮肤用多个"Z"字缝合。该术式适用于指蹼皮肤丰富的单纯性并指，不能用于复合性并指及指端细小的完全性并指。

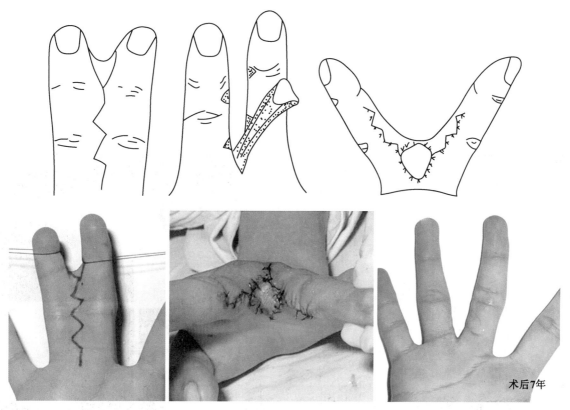

图 25-0-7　筋膜蒂指蹼皮瓣后退术的设计、术中及术后所见

丁晟设计了指间近远端筋膜蒂皮瓣来重建并指分离所造成的皮肤缺损，手术要点是于皮肤富裕的指间中段设计菱形皮瓣，横断一分为二。顺行的蒂点位于近节指骨根部，逆行蒂点灵活设计于轴线的远端，皮瓣顺行部重建指蹼，逆行部修复手指远端缺损（图 25-0-8）。

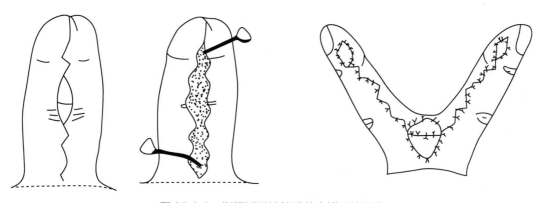

图 25-0-8　指间近远端筋膜蒂皮瓣设计要点

为了改善皮肤整体的匹配度以及避免皮肤移植后出现的挛缩,不移植皮肤的重建技术开始被应用。这一技术需要在保护好指血管系统和神经的同时,去除手指的皮下脂肪从而减小手指周径手术,需要精细操作。另一避免皮肤移植的方法是从手背或/和邻近指获取皮肤。部分术者会选择利用背侧推进皮瓣分离并指并重建指蹼(图25-0-9)。手术要点包括重建指蹼的背侧皮瓣设计、甲皱再造成形、保留神经血管的减脂技术、精确的三角瓣缝合。如需更多的皮肤,可通过组织扩张获得。有学者在并指远端安放骨牵引支架,横向牵引,从而扩张并指远端皮肤,使完全性并指远端也获得足量可供转移的皮肤。虽然这一技术在并指中的应用有限,但为复合性并指的分离提供了新的手段。

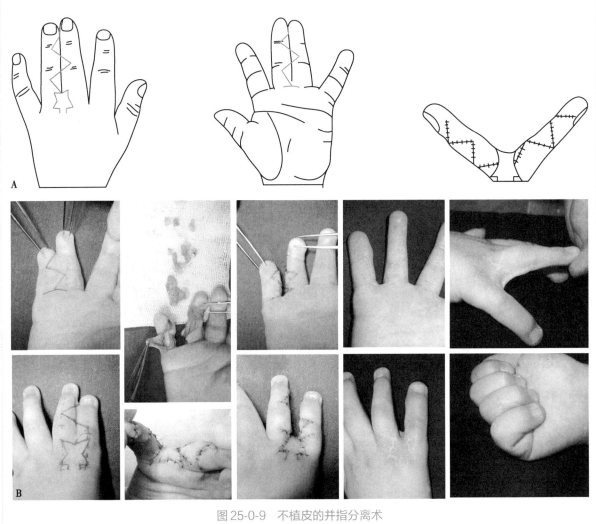

图 25-0-9 不植皮的并指分离术
A. 示意图;B. 背侧推进皮瓣的设计要点,术中及术后情况。

4. 其他需要考虑的细节

(1)甲皱成形:完全性并指分离,特别是合并有远节指骨融合的,需要再造甲皱。远节指骨部可采用 Buck-Gramcko 介绍的技术处理。在并指远端设计交叉舌状瓣,分别折叠再造两侧甲皱;或者设计指背舌状旋转皮瓣 + 指端舌状皮瓣再造甲皱(图25-0-10,图25-0-11)。也可以在相联合的指腹处做一皮瓣重建一指的甲皱,再用该处的皮下脂肪瓣 + 皮肤移植来重建另一指的甲皱。还可以运用鱼际皮瓣等带蒂皮瓣重建甲皱,从足趾移植皮肤及皮下组织重建甲皱。

(2)术后观察:手指血运的观察仍然是常规,但对于复杂或复合性并指畸形十分重要,因为多指并指、末节骨融合的分离手术容易造成血管损伤。术后指腹张力和色泽、毛细血管充盈时间、指温测定是观察的重点。对于缝合张力较大的患者,静脉回流障碍会出现,72h内的张力减除(如部分拆线、指端放血等),对于挽救手指具有意义。

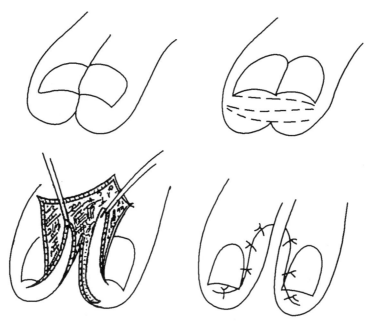

图 25-0-10　指端舌状旋转皮瓣，修复指端缺损，再造甲皱

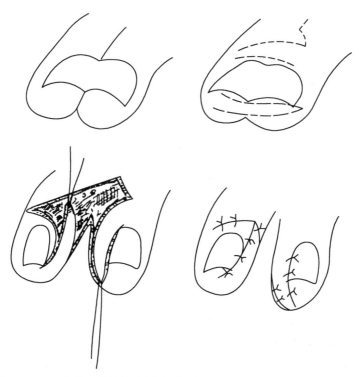

图 25-0-11　指背舌状旋转皮瓣，加指端舌状皮瓣修复指端缺损，再造甲皱

（3）术后康复治疗：皮肤愈合后的早期保护性主动手指屈伸训练对于恢复关节功能十分有益。术后佩戴弹力手套、防瘢痕粘连固定带可以控制瘢痕的形成。持物、抓捏的功能训练拆线后就可以进行。对于 Apert 综合征手畸形的术后训练比较困难，最好能在专业的康复师指导下进行。

# 第二十六章　下肢畸形与缺损

下肢外科的发展主要来自下肢的创伤特别是战伤的处理。在逐渐明确清创术和肢体制动在下肢创伤处理中的重要性后，随着抗菌药物的不断革新，血库的建立及无菌操作技术的发展，肢体创伤后的死亡率和并发骨髓炎的机会大大降低，使下肢创伤的处理逐渐成熟。自20世纪60年代成功开展显微外科血管吻合技术后，许多棘手的下肢软组织缺损得到妥善处理，使得肢体创伤后的功能恢复得到极大的改善。现今，随着生活水平的提高，糖尿病及血管相关性下肢创面逐渐成为临床常见病种，并随着临床各专业的发展及整形外科医师与其他专科医师开展合作，下肢整形外科的治疗已涉及先天与后天性肢体畸形、下肢慢性溃疡、下肢皮肤肿瘤、周围血管疾病症处理等。下肢及缺损的通常诊疗环节将分别在下面叙述。

【临床关键点】

1. 相对上肢对精细操作功能的需求，下肢的主要功能是行走和负重。所以修复的主要目的是提供稳定的软组织覆盖及必要的感觉功能。

2. 在解剖结构上，下肢的功能位处于下垂位。故静脉淤滞、慢性水肿比较常见。而静脉回流不畅是组织瓣修复失败的常见原因。在下肢的创面修复中应引起重视。

3. 下肢的动脉硬化发生率也较高，在皮瓣移植术前应认真评价下肢动脉功能。

4. 下肢感觉的缺乏极易导致继发创面的产生，且下肢神经干较长。创面修复后神经再生需时较长也较困难，在复杂的下肢修复术前应综合考虑神经功能恢复的可能性。而且不断革新的假肢也能很好地替代下肢的基本功能，所以建立一个无功能的肢体是件徒劳无功的事情。

5. 相对股骨，胫骨虽同为主要的负重骨，但其软组织缺乏丰富的血供，骨折后易出现愈合不良和局部感染迁延不愈，所以创面形成后早期机提供良好的软组织覆盖是很重要的。

6. 在下肢严重创伤，尤其是伴有血管损伤后易发生骨筋膜间室综合征，这点应该引起重视。

## 第一节　下肢皮肤脱套撕脱伤

下肢的皮肤和皮下组织，突然受到创伤暴力地强行牵拉，导致其和深层筋膜组织之间发生广泛的环绕肢体的撕裂，呈脱套状，称为下肢皮肤脱套撕脱伤。常见于在厂房内被拖入高速转动的皮带撕脱所致。近年来，交通事故中受急驰的车轮碾压导致的这类外伤逐渐增多。下肢皮肤脱套伤是较常见的严重创伤，皮肤部分或完全撕脱时，诊断自然明确。但有时仅表现为皮肤的裂伤，甚至只是皮肤的挫伤，表面并无创口。而实际上指皮肤已自深筋膜浅面撕脱，形成广泛的皮下潜在腔隙。如此，腔隙内有大量积血，这是下肢皮肤脱套伤的特点。诊疗环节：

1. 详细询问患者的病史及受伤经过。

2. 监测患者生命体征及时输血补液。

3. 准确判断病情，明确损伤程度，特别是神经、主要血管、骨及关节的损伤。

4. 清创并妥善封闭创面。制订有计划的手术方案。

5. 治疗过程中病例资料的收集，定期随访，指导功能康复。评价肢体功能恢复情况。

【临床关键点】

1. 首先要保障患者的生命安全。注意全面检查，防治休克，分轻重缓急，序列处理。

2. 对该类创伤仔细检查并做出准确判断，及时发现深层皮下组织的广泛撕脱并评价血管、神经及骨关节的损伤。

3. 及时有效的创面覆盖,积极显微再植撕脱皮瓣,若局部动静脉损伤严重,可利用撕脱的皮肤制成全厚或中厚皮片,用以修复创面。当有肌腱、骨、关节裸露时,可利用局部皮瓣或肌皮瓣覆盖,然后用皮片修复其余创面,若局部组织撕裂伤严重时,可考虑负压封闭吸引治疗,二期游离皮瓣或交腿皮瓣修复。

临床病例

女性,40岁,因"右下肢车祸伤后流血疼痛4h余"为主诉来诊。患者4h前不幸被机动车碾压右下肢导致右大腿皮肤撕裂,右小腿外侧皮肤完全撕脱,流血不止并疼痛。伤后患者意识清楚,无头痛头晕、恶心、呕吐,经急救车送入院,途中给予简单包扎及补液治疗。查体:T 37.5℃,P 110次/min,R 19次/min,BP 95/60mmHg,患者神志清晰,虚弱面容,可问答。右大小腿包扎敷料完全浸血,右大腿外侧中上1/3可见皮肤软组织挫裂伤口,斜行向下,长20cm,创缘皮肤不规则,碾压严重。创缘皮肤皮下脂肪与深筋膜撕脱形成皮下腔隙,范围30cm×24cm,肌肉部分碾锉呈深紫色。右小腿外侧皮肤自深筋膜浅层撕脱约20cm×8cm,创缘皮肤不规则,碾压严重。创缘皮肤皮下脂肪与深筋膜撕脱形成皮下腔隙,可见胫前动脉穿支血管残端。右下肢各关节活动可。

【问题1】 患者目前应行哪些紧急处理?

首先应明确生命体征是否平稳,排除危及生命的合并伤及骨关节创伤后,再考虑行软组织清创及覆盖。

思路1:首先保障生命安全,检测生命体征,稳定全身状况,排除其他合并伤。

知识点

**下肢皮肤脱套撕脱后全身处置要点**

1. 补充循环血量　尽快建立静脉通道,补充血容量。实时监测患者血压、脉搏、呼吸等基本生命体征,并注意患者是否有口唇发绀、口渴、少尿、脉细速等休克表现,并根据需要给予补液及输血。

2. 排除其他合并伤　排除颅脑、内脏及重要器官的损伤后,检查有无骨、关节损伤的症状、体征,如肢体畸形、活动账期及疼痛等。必要时行下肢CT检查并请骨科医生会诊。

3. 检查有无活动性出血,若存在可暂时给予压迫包扎止血。

4. 镇静止痛　为使患者能更好配合治疗并减轻痛苦,必要时可予以镇静止疼药物。

5. 抗感染治疗　伤口及创面多严重污染,可能导致后续植皮或皮瓣感染坏死。应及早开始抗感染治疗。

思路2:询问病史的要点及诊断。

知识点

**病史收集及创伤的诊断**

1. 受伤史　了解致伤时间、原因、部位、伤后表现及演变过程,还应了解现场处理情况,如现场急救情况,所用药物品种及剂量等。

2. 伤前情况　是否饮酒,及基础疾病病史(高血压、冠心病、糖尿病、肝硬化等),传染病史及药物过敏史。

3. 查体　一般情况及生命体征,排除颅脑、胸腹重要器官的损伤,完善对下肢骨性结构的检查,并初步检查伤口大小、形状、深度、污染情况、出血情况及周边组织情况。

4. 辅助检查　完善血常规、血生化、血型、胸片等常规术前检查。

由此给出初步诊断,确定下一步治疗措施。

【问题2】 当休克得以纠正、生命体征平稳,并排除其他损伤后准备手术进行创面处理。

开放性创面应适当使用抗生素,并进行抗破伤风治疗。若全身状态平稳,尽早实施清创,处理创面。

> **知识点**
>
> ### 下肢皮肤脱套撕脱伤处理要点
>
> 下肢皮肤撕脱伤的手术治疗，包括彻底的清创和妥善的创面修复两个步骤。
>
> 1. 书中再次判断受伤情况　因为早期判断撕脱皮肤的活力不易准确，行清创术时需经多方面的细心检查以便确定真正的坏死组织。除了常规观察撕脱或撕裂皮肤的色泽、有无瘀血斑、指压毛细血管反应的有无和速度的快慢，以及创缘的出血情况和血色外，还可行止血带试验即高抬患肢数分钟后，在大腿部或受伤部的近段缠止血带，然后放平患肢，松开止血带，观察撕脱皮肤是否由苍白转为红润，以及转变的速度和范围等。综合以上检查结果，作为清创术时，清除或保留组织的参考。
>
> 2. 清创　一般不宜在使用止血带的情况下进行，以便手术过程中随时观察血液供应情况，筋膜局部呈发绀的部位，须切开探查肌肉有无损伤，如合并有骨、关节创伤，应同时做好相应处理。
>
> 3. 创面的闭合　若撕脱的皮肤软组织保存良好，有动静脉残端，可试行显微再植。若显微再植不可行，可根据情况将清创时切除的皮肤削薄至全厚皮片，或反取皮制备成中厚皮片，用以修复创面。不足时，另自其他部位取皮。当有肌腱、骨、关节裸露时，如创面附近有正常皮肤可供形成皮瓣时，则利用创面附近的皮肤软组织形成局部皮瓣覆盖，如不存在上述可利用的条件时，可利用游离皮瓣、肌皮瓣或交腿皮瓣等修复。

【问题3】　患者术后观察及治疗。

思路：心电监护及血脉氧监测，全身行抗感染，补液、止痛治疗，观察再植皮肤或局部皮瓣血运，有感染的软组织及时再次清创，必要时使用负压封闭治疗。

# 第二节　下肢慢性溃疡

下肢皮肤软组织出现缺损或破损，创口经久不愈，称为下肢慢性溃疡，伴有不同程度的炎性渗出。多发生于小腿下 1/3 部位，这与其解剖结构及部位有密切关系。因下肢处于低垂位置，承担负重行路功能，故外伤感染的机会较多。又由于其位于血液循环的终末端，血供欠丰富，致伤口愈合障碍。引起下肢慢性溃疡的因素有很多，除局部原因外，很多与系统性疾病有关，如动脉硬化，糖尿病等。所以，下肢慢性溃疡的治疗应为综合性，在系统性疾病治疗的前提下对局部进行对症治疗。

**临床病例**

男性，55 岁，农民，因"右小腿反复破溃 10 年余"为主诉来诊。患者于 10 年前不慎碰伤右小腿，致右小腿前侧皮肤指甲盖大小破溃，未行特殊治疗并坚持出农活，局部经常接触农药及河水，致创面一直渗液，愈合困难，并逐渐增大。一年前曾在当地卫生院行输液治疗（具体不详），创面情况无明显改善。于 3 个月前，患者无意间发现右腹股沟有花生粒大小肿物，具体不详，现微球进一步诊治来我院，门诊以"右小腿慢性溃疡"收住我科。

发病以来，患者精神饮食睡眠可，大小便无明显异常。体重体力未见明显改变。查体：神情、精神可，生命体征稳定，T 36.5℃，P 81 次 /min，R 19 次 /min，BP 110/80mmHg，心肺未见明显异常。右小腿前侧中段可见一圆形皮肤缺损，直径为 6cm，表面有白色黏液覆盖，混有红色血丝。创缘方圆 3cm 的皮肤呈慢性炎症样改变，增厚，暗红色，表面有白色脱屑，右腹股沟可扪及肿大淋巴结，花生粒大小，质软，活动可，无触痛。同侧腘窝淋巴结未扪及明显肿大。

【问题1】　患者目前的诊断是什么，常见分类及致病因素有哪些？

根据患者的主诉、临床查体，初步诊断为"右小腿慢性溃疡"。

思路1：临床常见的下肢慢性溃疡分类。

知识点

## 下肢慢性溃疡的分类及各自特点

1. 创伤性溃疡　是由于机械性、物理性或化学性等因素造成下肢严重的损伤，如车祸、外伤、深度烧伤、放射损伤等，所导致的下肢慢性溃疡。这类溃疡的治疗主要为局部处理。

2. 静脉瘀血性溃疡　由于下肢静脉疾病，致循环障碍导致局部营养不良，并发皮肤软组织损伤，经久不愈形成的创面。此类溃疡伴有明显的下肢静脉曲张，好发于小腿前内侧下 1/3，多较浅，基底平坦，肉芽呈暗紫色，边缘不规则，周围皮肤萎缩，硬化，粗糙并有色素沉着，且常伴有水肿。首先应全面了解下肢静脉功能的情况，并处理造成下肢静脉瘀血的具体原因，多数此类溃疡可以自愈。不愈者可将溃疡切除，创面以皮片或皮瓣修复。

3. 动脉供血不足性溃疡　由动脉不通导致其功能障碍，如血栓闭塞性脉管炎，雷诺病，动脉硬化，糖尿病血管硬化等，造成肢体供血不足而在小腿或足部出现干性皮肤坏死所导致的溃疡。溃疡基底为坏死组织覆盖，肉芽组织贫乏，四周皮肤温度降低，且萎缩、薄弱，伴有下肢静息痛，间歇性跛行或足背动脉搏动小时等症状和体征。应行动脉造影明确诊断并制订治疗方案。治疗主要是针对血管性病因缓解动脉供血不足，溃疡一般在局部循环改善后自行愈合。

4. 神经营养不良性溃疡　属于压迫性溃疡，指因神经性疾病，导致支配区域组织感觉不良或完全丧失，且神经营养不良，易出现持续受压或外伤而发生慢性溃疡。鉴于脊髓或周围神经损伤，糖尿病末梢神经炎等。好发于足底承重区，溃疡较深，可达骨面，无痛感，创缘有皮下潜行腔隙。这类溃疡的治疗较为困难，以预防为主。其修复主要为带神经的皮瓣移植。

5. 感染性溃疡　由结核、梅毒或真菌等特异性感染所致。较为少见。确诊多需依靠分泌物的培养和涂片检查。治疗主要是针对感染的病因治疗加局部创面的处理。

6. 糖尿病性溃疡　随着生活水平的提高，因糖尿病而并发的下肢溃疡逐渐成为临床常见型。多发生于足底负重区及易受摩擦的部位，其表现较为特殊，溃疡身在，表面有较厚的痂壳。痂下则为潜行液化坏死无效腔隙，易继发化脓性感染。其发生机制包括：糖尿病性动脉硬化致血供障碍、糖尿病性神经组织变性致组织神经营养不良、白细胞功能改变导致组织抗感染能力下。其治疗主要是针对糖尿病的全身性治疗及溃疡的局部处理。

7. 恶性溃疡　包括皮肤恶性肿瘤的癌性坏死、慢性溃疡的恶变及瘢痕癌，其诊断由病理检查确定。确诊后应根据不同类型的肿瘤制定不同的手术方案及相应的放化疗。

思路 2：诊治过程中的注意点。

知识点

## 鉴别诊断及思考

1. 鉴别溃疡良恶性　患者长达 10 年的小腿创面，经久不愈，并伴有同侧腹股沟淋巴结肿大，应警惕恶性溃疡的发生。注意书中快速冰冻病理检查，明确病变性质及边缘浸润情况，指导手术切除范围及下一步修复方案。

2. 其他思考　排除创面长期不愈合的其他因素，包括糖尿病、静脉曲张、动脉病变、特殊感染等，需要通过仔细的体检及监测血糖、创面细菌培养等予以排除。

【问题 2】　患者的手术方案及创面修复。

思路：在排除了恶性溃疡、糖尿病性溃疡、血管性溃疡后，应对创面进行清创及修复。

知识点

## 根据损伤的深度确定下肢皮肤缺损的修复方法

1. 非侵及骨膜的缺损　清除坏死组织后,直达皮肤全层的缺损,而胫骨骨膜尚完好,较小的创面可直接缝合;较大的创面可负压封闭治疗后用皮片移植的方法修复。

2. 侵及骨膜的缺损　若清创后胫骨骨膜被去除,单纯植皮不能成活。根据缺损范围以及周围邻近组织的情况,选择局部组织瓣或游离皮瓣覆盖创面。

知识点

## 下肢常用的组织瓣

下肢皮瓣不仅可应用于下肢缺损的修复,还可为其他部位的缺损修复提供供区。在用下肢皮瓣修复下肢缺损时,应考虑受区功能恢复的需要;术后对供区形态与功能影响的程度,局部是否有影响皮瓣血运的因素,患者的全身状况是否适合进行皮瓣移植等。

1. 股前外侧穿支皮瓣　该皮瓣为旋股外侧动脉降支供血,位于大腿前外侧,宽度可达15cm,长度可达大腿全长,一般宽度9cm之内供区可直接拉拢缝合。可用于修复下腹壁、腹股沟、会阴、髋等部位的缺损。

2. 股外侧动脉横支供血　该肌皮瓣的特点是具有很强的抗张能力,除用于局部修复外,还可用于腹壁及胸壁缺损的修复。

3. 腓肠肌肌皮瓣　腓肠肌位于小腿后上方的最表浅最肥厚的肌肉,以腓肠动脉发出的腓肠内外侧动脉为血管蒂分别营养其内、外侧头。其内、外侧头肌腱与比目鱼肌的肌腱合成跟腱。腓肠肌的两个头可分别用以形成肌瓣,对小腿功能影响不大。多用于修复小腿前上2/3,膝及膝上方的软组织缺损。尤其适用于修复胫骨上段慢性骨髓炎病灶清除、死骨摘除后遗留的骨及软组织缺损。

4. 跖内侧血管神经皮瓣　以足底内侧血管及其伴行神经皮支为蒂的皮瓣。皮瓣蒂部在内踝与脚跟之间,可切取最大面积为5cm×13cm,向后可旋转90°左右。用于修复同侧或对侧足底负重区,如足根部缺损。

# 第二十七章　泌尿生殖器畸形

## 第一节　外生殖器、会阴及肛周畸形和缺损

### 一、尿道下裂

尿道下裂英文名为 hypospadias。hypospadias 一词来源于希腊语,指尿道开口于阴茎腹侧,为前尿道发育不全造成的一种先天性男性外生殖器畸形。尿道开口不在阴茎头的顶端,而是位于正常尿道口以近的冠状沟、阴茎腹侧,严重时尿道开口于阴囊甚至于会阴部,酷似女性。尿道口的位置越近,阴茎腹侧的短缩和阴茎弯曲就越明显。隐睾和腹股沟疝是尿道下裂最常见的合并畸形。

临床病例

患儿,男,3 岁,出生后发现尿道口位于阴茎阴囊交界处。检查:阴茎向腹侧弯曲,背侧 2.5cm 长,腹侧 2cm 长,背侧包皮富集,尿道外口位于阴茎根部,尿道口远端可见纤维索带,轻度阴茎阴囊转位,无阴囊裂,双侧睾丸均已降至阴囊(图 27-1-1)。

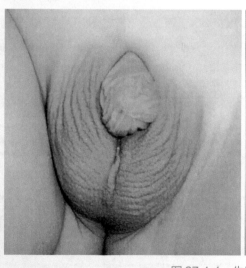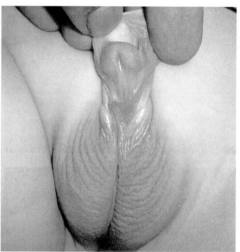

图 27-1-1　先天性尿道下裂

【问题 1】 该病例的诊断是什么?
思路:依据病史及体征,诊断为先天性尿道下裂。

知识点

**尿道下裂的临床特点**

1. 阴茎背侧包皮堆积、腹侧包皮缺乏。
2. 尿道口位置异常。

3.阴茎向腹侧弯曲畸形,弯曲的严重程度通常与异位尿道口的位置相关,一般尿道开口越近,弯曲畸形越重。

【问题2】　若诊断为先天性尿道下裂,该病例如何分型?
思路:根据尿道口位置,该病例属于阴茎阴囊型。

知识点

### 尿道下裂分型

Barcat(1973)根据阴茎矫直后尿道口的位置来进行分型,目前多数采用此分型(图27-1-2)。
前段型尿道下裂(65%)
　　阴茎头型(尿道口位于阴茎头的腹侧面,正常尿道口位置的近侧)
　　冠状沟型(尿道口位于冠状沟)
　　阴茎前段型(尿道口位于阴茎干的远1/3)
中段型尿道下裂(15%)
　　阴茎中段型(尿道口位于阴茎干中1/3)
后段型尿道下裂(20%)
　　阴茎后段型(尿道口位于阴茎干近1/3)
　　阴茎阴囊型(尿道口位于阴茎阴囊交界处)
　　阴囊型(尿道口位于阴囊):通常阴囊有裂开。
　　会阴型(尿道口位于阴囊后方)。

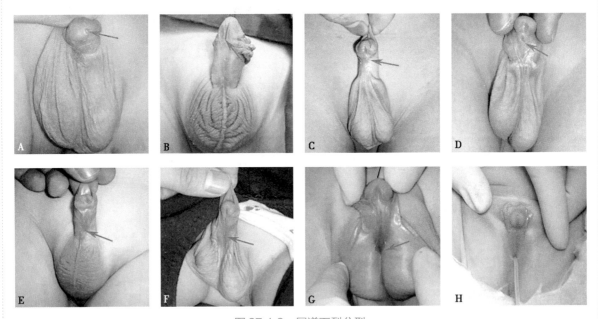

图27-1-2　尿道下裂分型
A.龟头型;B.冠状沟型;C.阴茎前段型;D.阴茎中段型;E.阴茎后段型;F.阴茎阴囊型;G.阴囊型;H.会阴型。

【问题3】　如何治疗?
思路1:该患儿应进行手术治疗矫正尿道下裂,一是矫正阴茎弯曲,二是重建尿道,手术可分两期进行,也可一期完成。
思路2:尿道下裂不仅影响排尿功能、性功能,严重者还会影响患儿的性别认知,对患儿心理造成创伤,应早期手术修复,尿道下裂手术方法多种多样,应根据患儿实际情况进行选择。

知识点

## 尿道下裂治疗要求

（1）矫正阴茎弯曲以满足性生活之需。

（2）尿道开口于阴茎头顶端，满足站立排尿之需，性生活时能将精液射入阴道。

（3）尿道口径一致，无狭窄，无憩室；无尿道口狭窄和尿道口退缩。

（4）外形美观，无明显的瘢痕和不平整的皮赘。

（5）尽可能减少手术次数，以减少对患儿的心理和生理上的创伤。

（6）再造尿道光滑无毛，富有伸展性，抗尿液侵蚀能力强。

知识点

## 手术内容

1. 阴茎矫直术　充分松解阴茎腹侧索带，让近端的尿道口充分后缩，彻底矫直阴茎，术中通过人工勃起试验可检测阴茎矫直是否充分。

2. 尿道成形术　阴茎矫直后，尿道外口退至近端，形成不同程度的尿道缺损，可以采用邻近皮瓣、带蒂的包皮瓣、阴茎皮瓣、阴囊纵隔皮瓣，或游离组织如口腔黏膜、膀胱黏膜等再造尿道。

3. 尿道外口与阴茎头成形术　尿道下裂修复的目标是使尿道开口于阴茎头顶端，恢复正常尿道口的位置与外形，满足站立排尿之需。在尿道成形后，通过阴茎头隧道法或阴茎头切开形成三瓣的方法，将再造的尿道牵伸至阴茎头顶端，将尿道开口于阴茎头顶端。

4. 皮肤覆盖　阴茎矫直及尿道再造完成后，阴茎腹侧可能存在皮肤缺损，可转移背侧阴茎皮肤和包皮覆盖创面，当包皮或阴茎皮肤不够时，可转移阴囊皮肤覆盖创面。

5. 阴囊成形术　部分尿道下裂合并阴茎阴囊转位，阴茎陷入两叶阴囊中，此时需要行阴囊成形术，将阴茎上方两侧的阴囊延伸部旋转到阴茎下方，外侧皮缘向内朝阴茎推进即可完成。此外，阴囊型及会阴型尿道下裂，常常伴有阴囊裂，需要进行阴囊成形术。

尿道下裂手术方法：

尿道下裂修复主要包括阴茎矫直及尿道再造，而尿道再造是最重要的手术步骤。手术有分期手术，即一期行阴茎矫直，二期行尿道再造术；也有一期完成，目前多主张阴茎矫直与尿道再造同期进行，手术成功率并无下降。尿道下裂手术方法很多，发展至今已达200种以上，本节介绍3种常用的手术方法：

1. Duplay 尿道下裂分期法　第一期手术为矫正阴茎弯曲畸形，第二期 Duplay 利用阴茎腹侧皮条卷成尿道，转移两侧阴茎皮瓣覆盖新尿道（图27-1-3，图27-1-4）。

2. 包皮岛状瓣尿道下裂一期成形术　Broadbent（1961）报道了利用带有血供的斜形包皮岛状皮瓣进行尿道一期成形术；Duckett（1980）首先报道横形包皮内板岛状皮瓣（Transverse preputial island flap，TPIF）进行尿道下裂修复术以来，该方法得到多数术者的支持，并产生多种横形包皮瓣的改良方法，包括双面横形包皮瓣，同时利用该皮瓣进行尿道再造及阴茎腹侧创面的修复。由于包皮薄，顺应性好，转移方便，抗尿液刺激能力强，血运丰富，与尿道口邻近、术后尿道狭窄少等优点，已成为尿道成形的良好材料。该法适用于绝大部分的阴茎型尿道下裂患者的一期尿道修复术，对于阴囊型或会阴型等缺损较长的重度尿道下裂，可利用斜形阴茎皮瓣联合横形包皮瓣的方法或横形包皮瓣联合阴囊皮瓣的方法进行一期修复尿道。手术过程见图27-1-5。

3. 阴囊纵隔瓣尿道下裂一期成形术　阴囊岛状皮瓣因与受区相近，阴囊皮肤松弛，可切取较大的范围，取材丰富及方便，供区能直接缝合，且肉膜组织厚可减少尿瘘等并发症的发生。由于阴囊纵隔限制了皮瓣的掀起，可切断纵纤维束，保留尿道口周围较宽的肉膜蒂，避免了纵隔纤维束的牵扯，皮瓣得以有效地利用并轻易达到阴茎头的顶端（图27-1-6）。

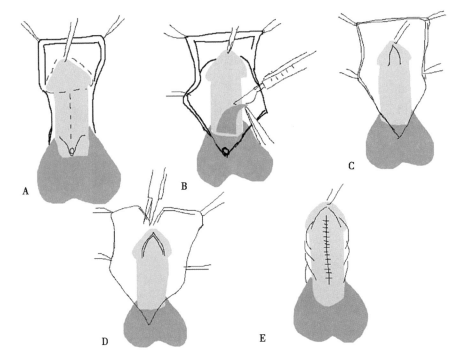

图 27-1-3 行第一期手术

A. 切口设计；B. 将阴茎皮肤脱套，切除阴茎腹侧纤维挛缩带；C. 切开阴茎头；D. 展开背侧包皮，并在中线剪开；E. 将包皮瓣转移至阴茎腹侧，覆盖阴茎腹侧及切开的阴茎头腹侧创面。

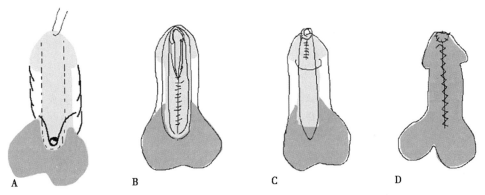

图 27-1-4 半年后行二期手术

A. 于阴茎腹侧，绕异位尿道口，设计"U"形切口，从异位的尿道口一直延伸到阴茎头顶端；B. 将切开的皮条内翻缝合成管；C. 拉拢阴茎头覆盖新尿道，分两层缝合阴茎头；D. 阴茎部皮肤切口连续缝合关闭，也可间断缝合。

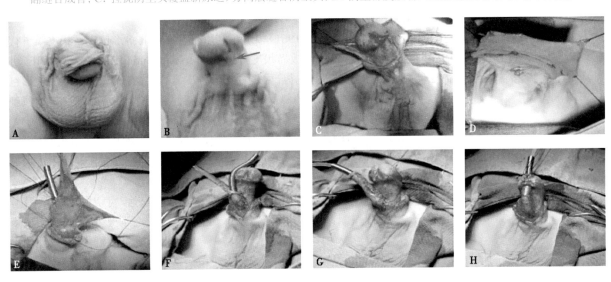

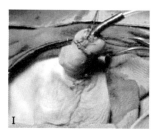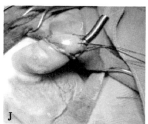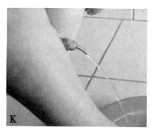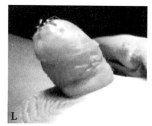

图27-1-5　横形包皮瓣一期尿道下裂修复术

A. 术前外形；B. 可见尿道口位于阴茎远端；C. 阴茎矫直及包皮脱套；D. 设计横形包皮岛状皮瓣；E. 切取横形包皮岛状皮瓣；F. 包皮瓣转移至阴茎腹侧，包绕尿道支架与原尿道口吻合；G. 包皮瓣包绕尿道支架缝合成管状尿道；H. 尿道远段包埋于阴茎头内；I、J. 阴茎腹侧皮肤覆盖，术后即时正侧位观；K、L. 术后8d拔除尿管排尿通畅，未见尿瘘。

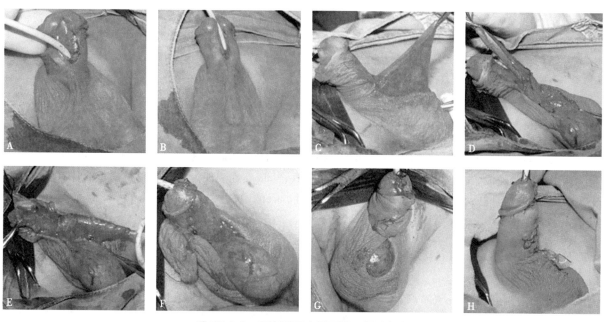

图27-1-6　阴囊纵隔皮瓣尿道一期成行术

A. 开大尿道口，尿道口位于腹侧；B. 于异位尿道口近端阴囊中线上设计皮瓣；C. 阴囊纵隔皮瓣已掀起，但纵隔纤维束限制皮瓣向阴茎头的延伸；D. 切断阴囊纵隔纤维束，仅保留尿道口周围肉膜蒂，阴囊皮瓣可以无张力地延伸至阴茎头；E. 以导尿管为支架，皮面朝里缝合成尿道；F. 阴茎头切成三瓣，将缝合的尿道开口于阴茎头，将尿道肉膜组织与两侧的阴茎海绵体组织固定；G. 将阴囊皮肤转移到腹侧覆盖阴茎创面；H. 术毕，阴茎得到矫直，阴茎头上仰，阴茎阴囊角无牵扯。

【问题4】　术后怎样进行护理，可能出现哪些并发症？

思路：应用雌激素及镇静药，减轻阴茎勃起，应用抗生素预防感染，术后8～10d拔出尿管。术后并发症主要有感染、尿瘘、尿道狭窄等。

---

知识点

### 术后并发症

1. 并发症

（1）血肿：术中止血彻底，术后适当加压包扎，可以有效预防尿道下裂修复术后局部血肿的形成。术后早期若发现较大血肿，应重新回到手术室引流血肿并放置引流条。

（2）切口感染：由于阴茎有良好的血运，小儿阴茎术后很少发生严重感染。然而血供差的皮瓣和受损伤的组织有发展为局部严重感染的倾向。当感染出现时，需要静脉应用抗生素。

（3）缺血：缺血可导致皮瓣坏死，从而引起尿瘘和尿道狭窄，娴熟的解剖知识和熟练的手术技巧可有效减少这类并发症的发生。

（4）切口裂开：感染、缺血、血肿，术后勃起均可造成切口裂开，较小缺损可以直接关闭。大的切口裂开缝合有张力，需要转移皮瓣修复。

2．术后晚期并发症

（1）尿道皮肤瘘（尿瘘）：尿瘘是尿道再造术后最常见的并发症，尿瘘的发生发展受多种因素影响，水肿、较差的血液供应、感染和血肿等妨碍新尿道的愈合，此外缝合时未能做到良好对合也是重要原因。围手术期小的尿瘘在没有炎症反应或组织坏死时，偶尔可自行闭合。大的和超过几周的尿瘘需手术修复，一般建议半年后修复。

（2）尿道狭窄：尿道狭窄的发生率仅次于尿瘘，发生率最高的位置是尿道近端吻合处。尿道狭窄一般在尿道下裂修复术后3个月内逐渐明显，表现为尿线细、排尿费力、反复发作的泌尿系感染。可先行保守处理，21%～50%的尿道狭窄行尿道扩张或单独行尿道内镜下切开是有效的。扩张无改善的需重新手术修复尿道。

（3）尿道憩室：尿道憩室一般发生在尿道修复术后6个月内。表现为尿线细，排尿后尿滴沥。

（4）其他并发症：尿道内毛发生长、尿道结石、闭锁性硬化龟头炎、持续的阴茎痛性勃起等。

## 二、尿道上裂

尿道上裂（epispadias）是罕见的畸形，男性发病率约为 1/117 000，女性为 1/50 000～1/300 000。男性表现为阴茎向背侧弯曲、尿道开口于阴茎头背侧至耻骨联合间（女性表现为阴蒂分裂），严重的伴有膀胱发育不良，尿失禁和耻骨联合分离，甚至于膀胱外翻（vesical extrophy）。

### 临床病例

男性患者，25 岁，出生后被发现阴茎向背侧弯曲，尿道异位开口于阴茎根部背侧的耻骨联合下方，尿液从阴茎根部上方不定时溢出，现自觉严重影响生活及自信，要求治疗。查体：阴毛呈男性分布，阴茎长约3cm，向背侧弯曲，阴茎头呈扁平状，于背侧裂开，包皮堆积于阴茎腹侧，拉直阴茎可见背侧有一被覆黏膜的浅沟，尿道开口于耻骨联合下缘呈漏斗状，可见少许膀胱黏膜外翻，从尿道口至阴茎头可见裂开的尿道海绵体位于阴茎背侧，双侧睾丸发育尚可，均已降至阴囊，见图 27-1-7。

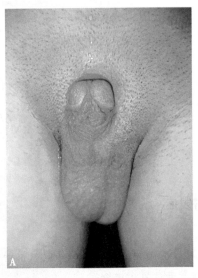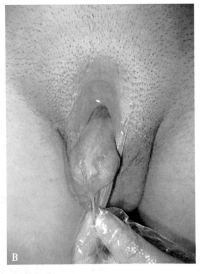

图 27-1-7 尿道上裂

A．阴茎向上弯曲，向上贴伏于耻骨联合；B．向下牵伸阴茎，可见裂开的尿道海绵体位于阴茎背侧，尿道完全开口于阴茎背侧耻骨联合处。

【问题1】 上述病史,该患者的诊断?

思路:该患者生来阴茎向上弯曲,阴茎头及阴茎背侧裂开,尿道开口于阴茎背侧的耻骨联合下方,体征非常典型,应诊断为完全型尿道上裂。

知识点

**临床分型**(图27-1-8)

1. 阴茎头型　男性尿道开口于阴茎头背侧,称为阴茎头型;女性尿道开口于分裂的阴蒂间,称为阴蒂型,因无显著的生理影响,求治者少。

2. 阴茎型　尿道开口于阴茎体背侧,海绵体分裂,致阴茎头、阴茎体扁平,阴茎短小、上屈。

3. 完全型　完全型又称阴茎耻骨型。尿道开口于阴茎背侧耻骨联合处,阴茎短小,向上贴伏于耻骨联合前,多伴有尿失禁,严重者有耻骨分离、膀胱外翻。

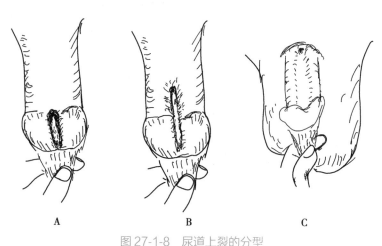

图27-1-8　尿道上裂的分型
A. 阴茎头型尿道上裂;B. 阴茎型尿道上裂;C. 完全型尿道上裂。

【问题2】 下一步治疗方案。

思路:尿道上裂严重影响患者的日常生活,包括排尿功能及性功能,对患者的心理造成创伤,应早期手术治疗以改善患者外形、排尿功能以及成年后的性功能。

该患者手术方案及术后情况见图27-1-9和图27-1-10:

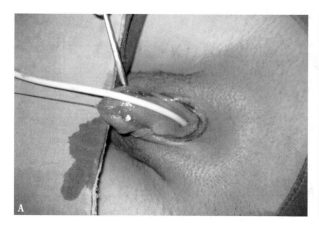

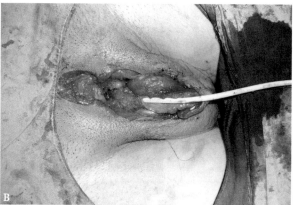

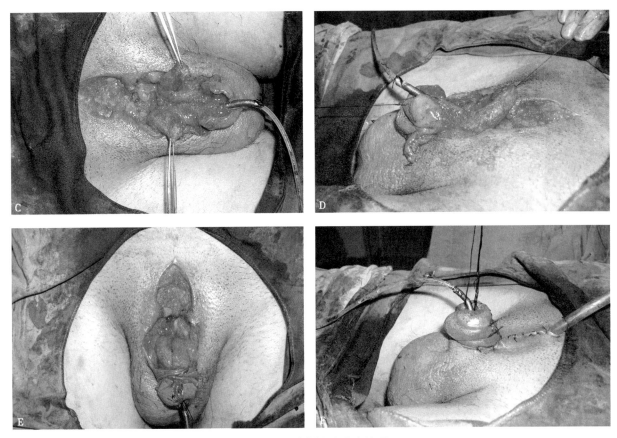

图 27-1-9　本例患者术中情况

A. 自尿道口置入 12 号尿管,用记号笔在阴茎背侧作切口标记;B. 按标记线切开黏膜及皮肤达 Buck 筋膜水平,显露白膜,在两侧皮下进行松解后,将中间皮条包绕尿管,5-0 可吸收线做连续内翻吻合,形成新的尿道;C. 拔出尿管后,插入8# 开方管及 3.5mm×100mm 之镍钛记忆合金尿道支架,确定尿液引出后 1# 丝线固定支架于开方管,将两侧阴茎海绵体脚自耻骨上完全剥离,使阴茎海绵体充分暴露,小心分离出两侧阴茎海绵体伴行的血管神经束,将两侧阴茎海绵体转移到背侧;D. 尿道转移到腹侧,在阴茎海绵体背侧白膜上间断缝合并打结,使其合二为一;E. 阴茎海绵体已成功转移到尿道背侧并缝合固定,缝合裂开的阴茎头,尿道开口于阴茎头顶端;F. 转移阴茎腹侧皮肤覆盖阴茎背侧创面,图为术后即刻外观。

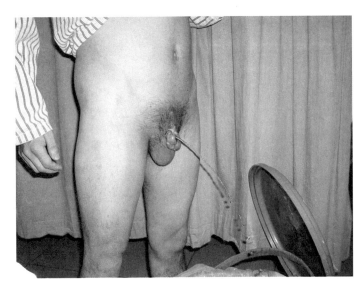

图 27-1-10　术后第 8 天,拔除尿管见排尿顺畅,无漏尿

知识点

## 尿道上裂的手术治疗

由于存在尿道裂开、阴茎海绵体分离且短、阴茎上弯及皮肤缺乏 4 个问题，术前要综合考虑，手术应争取一次成功，再次手术易失败。如阴茎短小，可给予庚酸睾酮 250mg 肌内注射，每月 1 次，共 3 个月，以促进阴茎发育。

1. 远端型尿道上裂的手术治疗　远端型尿道上裂（包括阴茎头型及阴茎型）的治疗术式与远端型尿道下裂一样，只是尿道再造及安放的位置相反，尿道上裂重建的尿道是在阴茎的背侧。对于远端型的尿道上裂，多采用阴茎背侧裂开的尿道板重建尿道，重建的尿道需通过全线切开阴茎海绵体间隔，使再造的尿道向阴茎腹侧转移复位（图 27-1-11）。

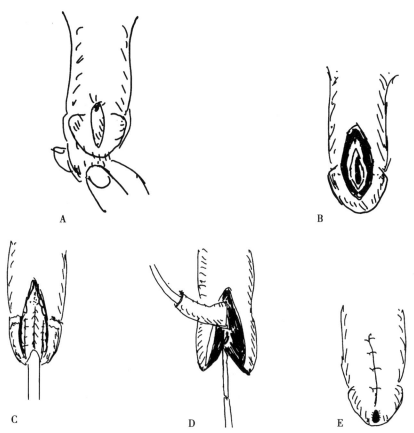

图 27-1-11　远端行尿道上裂（包括阴茎头型及阴茎型）的治疗
A. 阴茎头型手术前；B. 游离尿道黏膜；C. 阴茎头部尿道再造；D. 切开阴茎海绵体，将尿道移至阴茎腹侧；E. 缝合阴茎背侧皮肤及阴茎头。

2. 完全型尿道上裂的手术治疗　尿道重建和复位与阴茎型的治疗相同。如果尿道上裂一直延伸至膀胱颈并伴有尿失禁，为使括约肌功能恢复，可切开耻骨联合处，暴露膀胱，楔形切除膀胱颈前壁，作该部浆膜肌层内翻缝合，以延长尿道 3~4cm，尿道的这部分合拢后，再将周围纤维韧带组织交叠缝合，以加强尿道的括约功能。如果膀胱容量不足，可带蒂转移部分结肠以增大膀胱容积。尿失禁患者重建有功能的膀胱是必要的。

## 三、阴茎缺损和阴茎再造

因外伤造成阴茎部分或全部缺损称阴茎部分缺损或阴茎全缺损。因先天性因素，如内分泌功能发育异常或性腺发育异常造成阴茎发育短小称阴茎短小征。上述两种情况都有阴茎再造的适应证。

（一）阴茎再造术的定义

阴茎再造是在一次手术中完成阴茎体（包括龟头）、尿道、阴茎支撑体的再造和再造阴茎感觉神经的重建。再造阴茎形态上符合或接近正常阴茎形态，并有排尿和生殖功能。

（二）阴茎再造分类

1. 按不同皮瓣阴茎再造分类

（1）皮管法：腹部皮管（阴茎体）和大腿内侧皮管（尿道）组合再造阴茎（大皮管套小皮管）

（2）皮瓣法：①带蒂皮瓣卷管法。如腹直肌皮瓣和下腹部腹壁浅动脉带蒂皮瓣。②游离皮瓣卷管法。单块游离皮瓣卷管再造阴茎；多块游离皮瓣串联移植，其中一块再造尿道另一块再造阴茎体。或者一块皮瓣再造阴茎体另一块皮瓣再造尿道。独立的龟头。③程开祥阴茎再造法。前臂游离皮瓣卷管再造阴茎体，自体残端部分阴茎前置再造龟头。

2. 按再造形态分类

（1）一期具有独立龟头成型阴茎再造术。

（2）一期非具有独立龟头成型阴茎再造术。

3. 按时间顺序分类

第一代：1980年以前，主要是皮管法再造阴茎。

第二代：1980年以后，带蒂皮瓣再造阴茎和单块或两块游离皮瓣再造阴茎。

第三代：1984年程开祥方法阴茎再造术。即一块游离皮瓣再造近端阴茎体，自体部分残，端阴茎切下移植至再造阴茎体远端再造龟头。

第四代：2008年复合游离皮瓣一期具有独立龟头成型阴茎再造术。

（三）阴茎再造术适应证和年龄

创伤造成的阴茎完全缺损或因阴茎肿瘤手术切除后的缺损是阴茎再造主要适应证。男性性发育不良阻碍了阴茎发育或发育迟缓，成年后阴茎会不同程度短小，当成年后阴茎勃起长度小于4cm有绝对的手术指征。如果勃起长度在6cm可以考虑部分阴茎再造。

男性性发育不良引起的阴茎短小或缺如可以在21～22岁进行手术。外伤出现的阴茎缺损可以在损伤后6个月进行手术，如果外伤同时伴有其他损伤依轻重程度次序进行治疗。会阴部损伤同时伴有会阴皮肤缺损、阴囊、睾丸和后尿道的损伤应最先处理，其次再行阴茎再造。

（四）阴茎再造方法的选择？

阴茎再造的方法有多种，最常用的是前臂游离皮瓣再造阴茎，其次是复合皮瓣再造阴茎。

先天性阴茎发育不良患者首选单块左前臂游离皮瓣再造阴茎，但是这类患者多数比较肥胖，前臂皮下脂肪比较厚，再造阴茎外形不如人意。而且阴茎龟头和阴茎体发育细小也不适合选用程开祥阴茎再造术。如果供区皮下脂肪厚度超过1cm或更厚则应选择组合皮瓣再造阴茎，避免再造阴茎过于肥大。如选择皮下脂肪较薄的足背游离皮瓣再造尿道，前臂皮瓣再造阴茎体，二者串联组合再造阴茎。这样可以减少肥厚的前臂皮瓣用量，使再造阴茎达到满意的效果。

因外伤或阴茎肿瘤手术造成的阴茎缺损需要根据阴茎缺损的程度选择部分阴茎再造或全阴茎再造。残留阴茎勃起状态短于四厘米建议全阴茎再造，勃起长度大于5cm的可以选择部分阴茎再造，或选用程开祥阴茎再造术。全阴茎再造首选的方法是单块的左前臂游离皮瓣再造阴茎，如果供区肢体有损伤或缺损选择健康的对侧肢体不是明智之举，除非没有其他供区替代。外伤阴茎缺损者大多数已婚，有丰富的性经验，对全阴茎再造的外形和感觉功能有很高的期望，对这类患者可以选用皮下脂肪较薄的前臂皮瓣再造阴茎体和足背皮瓣再造龟头（第四代方法），术后外形和功能都能够获得满意的效果。

但是上述方法需要在二个供区切取皮瓣，对供区创伤比较大，当有些患者不能接受这样的方案时可以改用程开祥阴茎再造方法，即选择厚度适合的前臂游离皮瓣再造阴茎体，自体残端阴茎一部分切下前置再造阴茎龟头。这种方法再造阴茎外形好，再造龟头还有勃起功能，但是阴茎残端至少有3.5cm的长度并能满足再造龟头的体量。

部分阴茎再造的方法都是选用单块前臂游离皮瓣再造阴茎，和全阴茎再造方法基本相同，只是再造的阴茎长度短一些。但对供区皮瓣皮下脂肪的厚度要求小于0.8cm，否则达不到和残留阴茎形态一致。

不论先天性原因或外伤性原因在做阴茎再造供区选择时都必须慎重考虑，每个患者都有一个最适合的再造方法。选择供区不但需要考虑对供区功能的影响，还需对再造阴茎外形和功能进行评估，权衡利弊得失，以最小的代价获得最好的效果。这个思路必须始终贯穿整个过程。

以下对前臂游离皮瓣再造阴茎术、程开祥阴茎再造术和一期具有独立龟头成型的阴茎再造术（第四代方法）分别进行论述。

（一）前臂游离皮瓣一期阴茎再造手术

1．皮瓣设计　皮瓣设计从左前臂远端掌面的尺侧向桡侧，随后转向前臂背侧，长度为11～12cm，宽度为14～16cm。皮瓣分成三区：a区宽3.5～4cm，将皮瓣向内翻卷以形成尿道，可构成0.8～1.0cm直径的尿道；b区宽0.6～0.8cm为去上皮组织区，是管卷管得缝合区。c区的宽度为10～11.5cm，皮瓣内包含桡动静脉和头静脉，用来包裹再造尿道和软骨支撑体形成完整的再造阴茎。

2．肋软骨的截取　由另一手术组进行。在右侧肋缘作斜切口，暴露第七、八、九肋软骨联合部，截取一段长10～11cm，宽为1.0～1.5cm，并尽可能较直的肋软骨备用。也可以分二段切取软骨用钢丝拼接成一根。同切口另外再切取短小的软骨，把这些软骨截成0.5cm×2.5cm共6根，和长条软骨拼装成蕈状软骨支撑体。

3．左前臂皮瓣解剖和要点　皮瓣解剖前先将b区皮瓣上皮进行削除，削除上皮宜浅不宜深。前臂皮瓣是以桡动静脉和头静脉为主要血供的一块皮瓣，桡动脉桡静脉在前臂远端1/3部位比较浅表，位于桡侧腕屈肌腱和肱桡肌腱间的浅沟中，这段桡动脉有6～7支小分枝，分布于设计的前臂皮瓣内。妥善地解剖这些血管分支前臂皮瓣可以得到良好的血供。皮瓣内的头静脉也必须解剖分离包括在皮瓣内，使游离皮瓣获得足够的回流通路。皮瓣的近心端沿桡动脉桡静脉径路向近端切开皮肤，解剖桡动脉桡静脉和头静脉，解剖同时可以发现前臂桡侧皮神经，解剖该神经作为阴茎再造体的主要感觉来源。解剖动静脉血管蒂的长度需根据受区的需求，一般在9～10.5cm已足够。解剖前臂外侧皮神经的长度也是根据受区阴茎背神经的长度而确定，多数情况离皮瓣近端4～6cm可以满足需求。皮瓣血管和神经完成解剖后开始成型阴茎，用14～16号导尿管作支架，将a区皮瓣向内方翻卷，用6-0可吸收线间断缝合形成尿道。其次成型的蕈状自体软骨移植在成型的尿道背侧支撑和固形再造的阴茎。最后将c区皮瓣包绕再造尿道和支撑体逐层缝合，再造阴茎远端和再造尿道远端缝合形成远端尿道开口。此时再造阴茎已成型，切断血管神经蒂移植至受区。前臂皮瓣供区创面用中厚皮片移植修复。

4．受区的准备　沿阴茎残端尿道口周做圆形切开并放射状向四周扩大切开，游离1.0～1.5cm的残端尿道，在残端阴茎体背侧解剖出阴茎背神经。在腹股沟韧带股动脉搏动点和脐孔连线上做7cm的斜形切口，解剖受区血管。在浅层暴露大隐静脉及其分支，最常用的是阴部浅静脉，深部解剖出腹壁下动静脉并游离4～5cm长备用。两切口间打通一条皮下隧道方便血管蒂的穿越。

5．显微血管吻合　受区准备完毕后将左前臂供区成型的再造阴茎切断血管蒂移植到受区进行再植。先将残留尿道口创缘修剪成齿状形态与再造阴茎尿道端口做对端吻口，支撑体软骨近端和残存的阴茎海绵体背侧用3-0尼龙线缝合固定，然后将再造阴茎根部创缘和正常阴茎受区创缘做分层缝合。最后将血管神经蒂通过皮下隧道引入腹股沟创口内，做桡动脉、桡静脉、头静脉和前臂外侧皮神经分别和股动脉分支腹壁下动、腹壁下静脉、大隐静脉分支、阴茎背侧皮神经做端端吻合。动静脉和神经完成吻合后松去血管夹在30min内再造阴茎血运正常而且没有变化即可说再造阴茎圆满完成。进行血管吻合时建议在手术显微镜下操作，可以做到精准吻合，减少操作失误，大大降低术后出现血管危象的机会。

6．供区和术后处理　前臂供区可以用中厚皮片修复。术后患者置于24～25℃室内，局部用红外线灯加热。术前1d使用抗生素后使用3d，如体温正常可以停用。术后常规使用低分子右旋糖酐500ml，每天2次。由于手术部位多术后需要观察血常规的变化（图27-1-12～图27-1-15）。

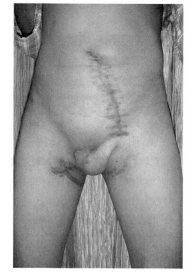

图27-1-12　阴茎缺损术前

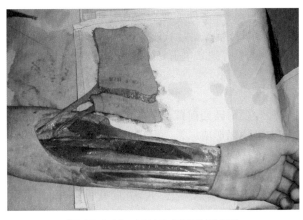

图 27-1-13 设计和切取前臂皮瓣

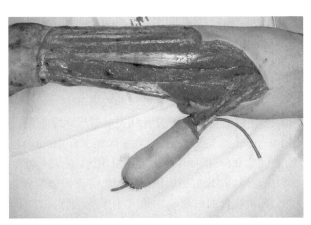

图 27-1-14 皮瓣卷管阴茎成形

### （二）程开祥阴茎再造术

这种阴茎再造方法包括自体残端阴茎截取 2.5~3cm 再造龟头，左前臂皮瓣再造阴茎体，以上二者血管串联吻合再造成完整的阴茎，最后成型体从供区整体移植至正常阴茎的受区进行再植。

1. 截取部分残端阴茎体和受区的准备　距阴茎残端 3cm 设计环形切口线，皮肤切开后在阴茎背侧白膜上可以发现阴茎背动脉、阴茎背静脉和阴茎背神经并切断之，近段血管结扎远端用无创显微血管夹止血备用，阴茎背神经做好标记。随后切断阴茎海绵体和尿道，左右侧海绵体断面用 3-0 可吸收线封闭缝合。被离断的这部分残端阴茎体用肝素生理盐水冲洗血管断面，预防血管内出现血栓。

在会阴部切口内游离阴茎残端尿道 1.0~1.5cm

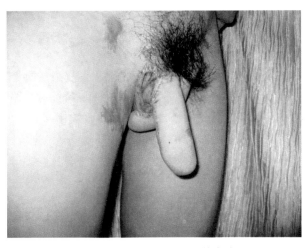

图 27-1-15 受区再植阴茎完成

长备用，同时残端阴茎体背侧解剖出阴茎背神经。在腹股沟韧带股动脉搏动点和脐孔连线上做 7cm 的斜形切口，解剖受区血管，在浅层暴露大隐静脉及其分支，最常用的是阴部浅静脉，深部解剖出腹壁下动静脉并游离 4~5cm 长备用。阴茎残端切口和腹股沟切口之间打通一条皮下隧道，方便血管蒂的穿越。

2. 左前臂游离皮瓣和肋软骨切取　按再造阴茎总长度减去截取部分阴茎体的长度设计前臂皮瓣 9.5~10.5cm 长，皮瓣的宽度 14~16cm，也是分 a、b、c 三区。皮瓣的解剖和血管蒂的解剖和前面所述的相同。但皮瓣远端被切断的桡动脉和桡静脉不能结扎，相互之间需要分离开分，并用无创血管夹夹住留着和被截断的部分阴茎体再植做血管吻合。桡动脉、桡静脉和阴茎背动脉、阴茎背静脉之间的血管口径相差太大，多数情况相差 2~3 倍，相互之间吻合困难。在这种情况下需要在桡动脉和桡静脉切断的附近寻找与之相匹配的血管分支和阴茎背动脉和阴茎背静脉吻合，相配的血管口径做吻合容易成功。

左季肋部设计斜形切口，切取总长 12cm 的肋软骨，也可以分段切取拼接成直条状型材。

3. 阴茎成型　前臂皮瓣和血管蒂游离完成后按照管卷管得原则成型阴茎。首先缝合成型尿道并将条状肋软骨植入在其背侧，其次把 c 瓣将尿道和软骨包裹缝合成型阴茎的体部。软骨远端和截取的部分阴茎体近段海绵体封闭端做对端缝合固定，达到支撑再造龟头的效果。最后再造龟头内尿道和再造阴茎体之间的尿道做吻合。此时具有龟头、阴茎体和尿道的阴茎已经完全成型等待血管重建。

阴茎成形后将远端龟头和阴茎体之间的阴茎背血管和阴茎背神经与桡血管和前臂桡侧皮神经在显微镜下做外膜剥离，并分别做血管和神经吻合。吻合血管动静脉比例为 1:2 最妥。完成所有组装和连接后缝合皮肤，观察龟头和阴茎体血供情况半小时，确认血运无误后从前臂切断血管蒂将再造阴茎移至会阴受区进行再植。

4. 再造阴茎切断蒂部转移受区再植　再造阴茎转移受区后先做近端软骨和会阴部残留海绵体缝合固

定，二者必须重叠 2.5～3cm，并且软骨置于海绵体背侧，此举利于自主勃起后的形态完美。随后会阴残端尿道口和再造尿道口近端吻合，前臂外侧皮神经近端和会阴部阴茎残端的阴茎背神经吻合。再造阴茎血管蒂穿越皮下隧道到达腹股沟切口后逐层缝合阴茎体近端皮肤和会阴部皮肤。

完成上述组装后开始进行供受区血管吻合，此时吻合动静脉比例 1∶3 最妥。吻合前用肝素盐水冲洗血管外口，把血管内残留血迹冲洗干净。在 8 倍双人双目显微镜下依次吻合所有血管，二根桡静脉和二根腹壁下静脉端端吻合，头静脉和阴部浅静脉端端吻合，桡动脉和腹壁下动脉吻合。血管吻合后观察 1h，确认没有问题后放置负压引流缝合所有切口，完成整个再造手术。

5. 其他　左侧大腿外侧取中厚皮 11cm×18cm 用于修复左前臂的创面，在会阴根部做后尿道造瘘，造瘘管可以放置 2～3 周。

术后患者放置 24～25℃的室内，局部可以用红外线加热。全身可用抗生素和少量的抗凝活血药。如果再造阴茎出现血管危象应该尽早探查（图 27-1-16～图 27-1-20）。

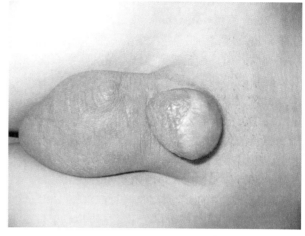

图 27-1-16　阴茎缺损术前

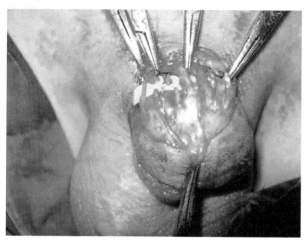

图 27-1-17　解剖残端阴茎背的血管和神经

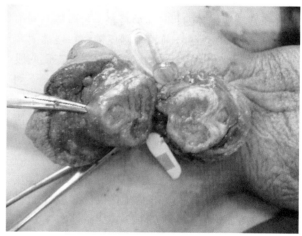

图 27-1-18　切断部分残端

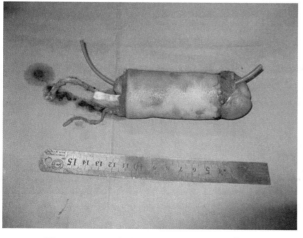

图 27-1-19　残端部分和再造阴茎体对接

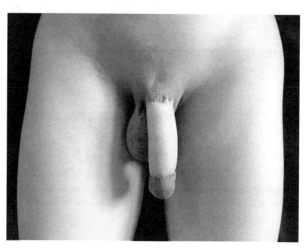

图 27-1-20　再造阴茎在受区移植成功术后 2 年

（三）一期具有独立龟头成型的阴茎再造术（第四代）

该方法再造阴茎主要包括左前臂皮瓣再造阴茎体和尿道，左足背皮瓣再造龟头，阴茎体和龟头成型后相互间串联吻合血管形成一个完整的阴茎，最后切断供区血管将再造阴茎移植至正常阴茎受区进行再植。

1. 左前臂游离皮瓣阴茎体成型　皮瓣设计基本同前所述，但皮瓣设计长度9cm，但尿道皮瓣设计长度11～12cm，宽度15～16cm。皮瓣远两侧的边缘另外设计2个小的三角瓣，长度1.5～2cm，成型后类似阴茎系带。皮瓣切取后也是按照管卷管的方法成型阴茎体，同时植入11cm长自体直条状软骨作为阴茎支撑体，并在远端尿道二侧和背侧植入小条状软骨6～7根，每根长2.5cm宽0.5cm作为再造龟头维持形态的支撑物。软骨的切取在右侧季肋部。

2. 左足背皮瓣的设计、切取和龟头成型　正常成人龟头被扫描可以获得一幅长条状心形平面，宽5.5～6cm，长10～11cm。一般在左足背设计这样的皮瓣，沿设计线切开皮肤后从皮瓣远端向近侧解剖，皮瓣带上第一蔗背动脉、大隐静脉分支和足背动静脉。皮瓣分离后在皮瓣的一侧边缘植入0.5～0.7cm直径小颗粒状软骨，数量20～27颗，用可吸收线固定在一侧皮瓣边缘形成类似冠状沟的凸起。完成软骨植入后将皮瓣围成一个圆锥体类似成人龟头形状，围缘二侧对端缝合。完成龟头塑型后可以切断血管蒂转移至前臂供区，与前臂皮瓣成型的阴茎体之间进行血管神经和尿道重建。

3. 再造阴茎整体转移会阴受区再植　前臂成型的阴茎体和足背成型的龟头完成血管神经串联对接后将前臂近端的桡动脉、头静脉和前臂桡侧皮神经切断，把完全游离的成型阴茎转移至会阴进行再植。首先把支撑体软骨和会阴部阴茎残端缝合固定，常用的是将软骨固定在残端海绵体的背侧，并重叠2.5cm。这样在残端海绵体勃起时能够将整个再造体共同抬起。其次做尿道连接，前臂外侧皮神经和残端阴茎背的阴茎背神经连接。最后将血管蒂引入左侧腹股沟上切口内进行血管吻合，桡动脉和左侧腹壁下动脉吻合，桡静脉和腹壁下静脉吻合，头静脉和腹壁浅静脉吻合。完成血管吻合后观察再造阴茎供血情况和血管吻合口渗血情况，如无疑问切口内放置引流皮片关闭所有切口，手术结束。

4. 供区的处理　在右大腿外侧切取中厚皮10cm×22cm，分别移植在左前臂供区和左足背供区，植皮后加压包扎一周（图27-1-21～图27-1-24）。

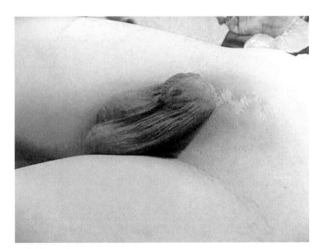

图27-1-21　术前

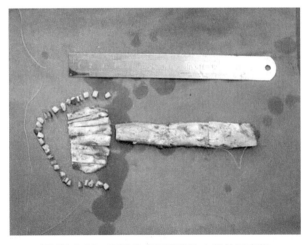

图27-1-22　再造龟头和阴茎体内的软骨支架

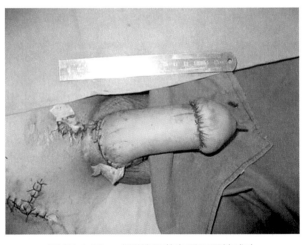

图27-1-23　成型的阴茎在受区再植成功

### 四、先天性无阴道综合征、阴道闭锁和阴道再造

（一）概述

先天性无阴道综合征（mayer-rokitansky-küster-hauser syndrome，MRKH syndrome）是一种先天性畸形综合征，其发生率约 1：5 000。系由于胚胎发育时期双侧副中肾管（米勒管）会合后，未向尾端伸展形成阴道，使直肠与膀胱、尿道紧贴无空隙，常合并先天性无子宫或仅有始基子宫。卵巢发育及功能正常。可合并其他系统畸形。

阴道闭锁（congenital vaginal atresia，CVA）是两侧副中肾管会合后的尾端与尿生殖窦相接处未贯通或仅部分贯通所致。子宫体发育正常或有畸形，伴有分泌功能正常的子宫内膜。有四类：①下阴道闭锁（lower vaginal atresia）。多数患者处女膜无孔、膨大，上阴道积血。子宫及宫颈发育正常。②完全性阴道闭锁（complete vaginal atresia）。均表现为宫颈闭锁。子宫腔和子宫颈有血肿，子宫下段与处女膜的距离较远，在 3～10cm 之间。③上阴道闭锁（upper vaginal atresia）：合并子宫颈闭锁。阴道正常

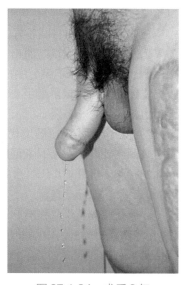

图 27-1-24　术后 2 年

宽度，但深度较浅。子宫腔内几乎没有血肿，子宫下段和阴道顶部之间有 2cm 疏松无腔隙的闭锁带。④顶端阴道闭锁（top vaginal atresia）：阴道深度和宽度正常，但子宫畸形。阴道盲端，未见子宫口。

上述两者在病因上不同。前者是米勒管发育不良，还可伴有肾及骨骼畸形；后者则是泌尿生殖窦发育缺陷造成。先天性阴道缺如的患者中仅 7%～8% 为阴道闭锁伴有正常的子宫体，故大部分阴道阙如者为先天性无阴道无子宫，仅小部分为阴道完全性闭锁。症状上，均表现为青春期开始周期性下腹痛及盆腔包块形成而无月经初潮。极少数仅有性交困难或者周期性下腹痛。鉴别诊断有赖于实验室检查（性激素、染色体核型等）及影像学检查（经腹或经直肠二维或三维超声，磁共振成像），结合妇科检查有助于确诊。还需要与处女膜闭锁、阴道横膈及 46, XY 性发育异常（雄激素不敏感综合征）相鉴别。

整形外科手术解决 MRKH 和 CVA 患者阴道重建的问题。再造阴道应满足：足够的宽度、长度、轴线以及润滑的分泌功能。如子宫内膜功能正常，再造阴道顶端须与宫颈紧密相连且经血排出通畅；同时对外阴的正常形态没有破坏，对其他供区的形态与功能亦没有明显的影响。目前没有一种治疗方法可以满足以上所有标准，最佳方法仍值得探讨。

治疗方法包括阴道顶压扩张和人工阴道成形术。①阴道顶压扩张法：无须手术。正确的阴道顶压扩张方式可取得成效，前庭浅凹有一定深度的患者更容易顶压成功。适用于依从性良好的患者。②阴道成形术：指手术建立人工阴道，术后扩张，形成具有稳定深度和宽度的人工阴道。术式种类繁多，无须重建衬里的有 Vechietti 法（前庭黏膜提拉法），其余均需要造穴并重建衬里。经会阴阴道成形术的术式均基于直肠膀胱间隙行人工阴道造穴术，而后放置不同材料行上皮衬里的重建。上皮里衬来源包括乙状结肠、羊膜、腹膜、前庭黏膜皮片（瓣）、口腔黏膜及膀胱黏膜、医用组织补片如脱细胞异体真皮。然而以上方法有各自缺点：肠道法有吻合口瘘、阴道分泌物量大和异味；羊膜法、腹膜法的阴道壁黏膜化时间长；皮瓣法术后有毛发生长、皮瓣脱垂发生以及供区瘢痕、阴道缩窄等。以下详细介绍造穴并重建衬里的术式。

（二）手术方法

1. 先天性无阴道综合征（MRKH）处理方法

（1）造穴：术前准备：半流食 2d，流食 1d。用药物准备肠道，手术当晚及手术日晨行清洁灌肠。常规会阴区准备皮肤。

于前庭黏膜深部向膀胱直肠间隙注入含有肾上腺素液的生理盐水 200～300ml，使其间隙局部组织肿胀，扩大直肠与尿道膀胱间隙，易于分离，并可减少渗血保持术野清晰。导尿排空膀胱、术中行直肠内指引。然后于尿道口下方阴道入口陷凹处前庭黏膜取一横形切口，长 2～4cm，水平方向锐性分离尿道直肠间隙；当间隙达到 3～4cm 深后，再用两示指向左右及纵深斜向腹侧 20° 钝性分离膀胱与直肠间隙至盆腔腹膜处，约为 12cm 深；钝、锐性结合分离至足够的深度与宽度，创面彻底止血。人工穴道必须达到一定的宽度，穴道以容三横指为度，否则远期易形成狭窄环。

（2）衬里重建

1）羊膜代阴道：将制备好的羊膜包裹并缝合固定在纱布卷或阴道模具上，绒毛膜面必须向外，放入成形的人工穴道内并固定以防脱出。放置导尿管。7～10d后取出纱布卷或阴道模具，持续佩戴阴道模具半年以上，每日清洗更换。羊膜起生物敷料及支架的作用，有助于阴道前庭处的上皮细胞向再造阴道腔内扩展，羊膜上皮细胞会化生成阴道上皮细胞。由于阴道黏膜长成时间需6～9个月，最长的达1年，必须术后坚持放置阴道模具。

2）肠道代阴道法：肠道代阴道成形术本质上是以肠系膜血管为蒂，切取一段肠管下拉至再造阴道口。肠道来源主要是乙状结肠和回肠。需要术前3d改进无渣半流饮食，术前1d进流质饮食，术前3d口服甲硝唑0.2～0.4g，新霉素0.5～1g，每日3次，或再加庆大霉素或卡那霉素。术前清洁灌肠后，用1%新霉素盐水200ml行保留灌肠。

一般在腹腔镜下取移植肠段（若为回肠，则距回盲部50cm处向上段游离有独立血管支配的回肠段13～15cm作为移植肠袢），游离肠系膜，注意保留血管弓，避免血管坏死。回肠两断端端吻合。会阴组手术造穴方法见上。待腹腔组切开穴道顶腹膜与造穴相通后，沿肠系膜对侧缘弧形下拉回肠段远端，检查转移肠段血供良好，将肠段远端壁周缘与前庭切口皮肤黏膜边缘以"Z"成形术缝合。阴道腔穴与肠壁间置负压引流，转移肠段肠腔内置负压球和碘仿纱条，依次缝合切口。

肠段代阴道具有合适的长度及宽度、自润滑性，外阴形态良好。人工阴道挛缩狭窄是术后常见的并发症之一，主要原因为术后未有效扩张。另外有肠道吻合口瘘、阴道肠道瘘、黏液的持续产生，以及肠脱垂、肠梗阻、未来结肠炎甚至是肠癌的风险升高。比较回肠和乙状结肠，回肠管腔较小，管壁较薄，模具应用时间应更长，人工阴道口狭窄相对较多；乙状结肠术后不易缩窄，有更坚实的肌肉组织从而具有收缩功能，形态和生理上也更接近正常阴道，而异味较重，术中出血较多，手术时间较长。乙状结肠位置较低从而移植后系膜张力更小，血供更丰富，更不易移植肠段远端黏膜坏死和肠段回缩。肠道黏膜随着时间的推移可发生失用性萎缩，逐渐向正常阴道黏膜演变。

3）生物补片代阴道法：取生物补片10cm×8cm，3-0 Dexon线间断缝制成一端闭合，另一端敞开的筒，并在筒表面间断开口，以利引流。将阴道前庭黏膜组织剪取小块组织，并将组织剪碎，将作为种子细胞撒在制备好的生物补片上。在造出的阴道顶端横行三点缝合固定筒状生物补片于人造穴道顶部，中部、左右侧旁可固定一针，使生物补片紧贴于人造穴道，间断缝合生物补片固定于阴道口一周。两层避孕套内置纱布支撑软模具填紧阴道，尽可能使之无间隙紧贴。间断缝合双侧大阴唇，以关闭阴道内软模具。术毕，行肛门直肠检查了解有无直肠损伤，留置并长期开放尿管。术中尽量将生物补片与腔穴周围组织紧密贴合，利于周围上皮爬行。术后10～15d更换硅胶模具，至少放置3个月，以后视阴道情况及性生活情况放置或自行间断扩张阴道。

4）口腔黏膜微粒移植法：造穴的方法和以上方法类似，口腔组手术同时进行，取两侧颊黏膜点片状全层的口腔黏膜30粒左右，避开腮腺导管开口。清洗并修剪口腔黏膜至1mm的微粒备用。将人工真皮材料拉网后缝合固定于阴道模具，将黏膜微粒均匀涂抹于真皮网孔内。将阴道软模具置入再造阴道腔穴内，并缝合固定于阴道口周围皮肤上，模具内填塞纱布，加压包扎。术后2周再造阴道创面已大部分上皮化，为非角化的复层鳞状上皮，同时含有口腔黏膜的小唾液腺，可有分泌物作为润滑剂。但可能因为移植后黏膜下组织较缺乏，术后所需的抗组织挛缩的时间较长，需要坚持佩戴支撑模具直至阴道不再发生挛缩。

5）腹膜代阴道：在腹腔镜下，横形切开盆底腹膜并充分游离周围腹膜，下拉游离腹膜覆盖造好的腔穴形成阴道壁，间断缝合腹膜与前庭黏膜形成阴道口，荷包缝合膀胱顶部与两侧盆壁腹膜及直肠前壁浆膜形成阴道顶。在阴道内置入软模具，阴道口外覆盖纱布并以丁字形月经带固定。腹膜作为内衬能够发生化生，转变成类似阴道黏膜的复层鳞状上皮。

6）皮片移植阴道成形术：必须持续扩张、阴道干燥、完全和部分阴道闭塞和由于鳞状细胞癌风险需要持续随访是显著缺陷，现已很少使用，此处不作详细介绍。

7）皮瓣移植阴道成形术：皮瓣移植阴道成形术的使用在2010年后也逐渐减少。主要有以下四种：
术前准备和造穴方法与前法相同。

①大阴唇皮瓣阴道成形术：先在两侧大小阴唇上各设计一个蒂在下的单蒂皮瓣，长9～10cm，宽为4～6cm。沿切口线切开黏膜和皮肤，达会阴筋膜层，形成两个阴唇皮瓣，尽可能将会阴血管及细小神经分支包

括在阴唇瓣中。将两个瓣边缘分别缝合,形成肉面朝外的口袋状。然后将此"口袋"翻转过来,其中用碘仿纱布条填充后,插入新形成的阴道腔穴中,使此皮瓣的肉面紧贴腔壁(图 27-1-25)。

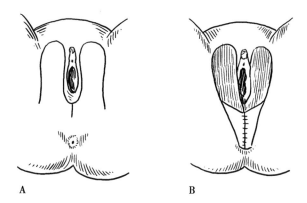

图 27-1-25　阴唇皮瓣阴道成形术
A. 切口;B. 两侧皮瓣已缝成口袋状,准备翻转植入阴道腔穴内。

②小阴唇皮瓣阴道成形术:沿小阴唇的上、下边缘分别切开,平行地分别直达腔穴外口的创缘,再从创缘黏膜下分离劈开小阴唇,另一侧也按上法处理。两侧小阴唇瓣向外展开,在后联合处再形成一三角皮瓣,以放大阴道外口。然后将此三瓣缝合成一完整的口袋状,插入腔穴内。若小阴唇较小,需辅以皮片移植。包扎与固定同上(图 27-1-26)。

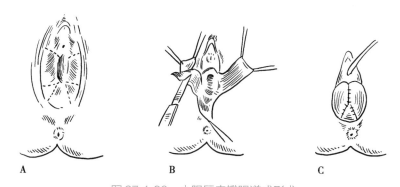

图 27-1-26　小阴唇皮瓣阴道成形术
A. 切口;B. 皮瓣形成;C. 阴道成形。

③股薄肌皮瓣再造阴道术:患者取可以调节的截石位,用亚甲蓝溶液标志肌皮瓣的画线,长 15～20cm,宽为 7cm 左右。在掀起肌皮瓣时,注意避免损伤进入肌肉的血管神经束。大腿部切口与会阴部之间形成一宽大的皮下隧道,将此肌皮瓣向后旋转,通过隧道至会阴部腔隙。同样操作于另一侧大腿。左侧大腿肌皮瓣血管蒂顺时针方向旋转,右侧逆时针方向旋转。然后将此肌皮瓣相互缝合呈口袋状,塞入腔穴内,重建阴道(图 27-1-27)。

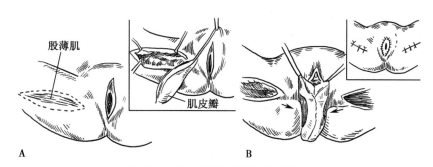

图 27-1-27　股薄肌皮瓣再造阴道术
A. 切口(右上图示肌皮瓣已掀起);B. 两侧肌皮瓣缝成口袋状,准备塞入腔穴内(右上图示缝合完毕)。

④会阴轴型皮瓣：会阴轴型皮瓣以阴唇后动脉为轴心血管。造穴方法同前，形成一可容 4 横指的深100mm 的腔穴。皮瓣内侧缘起自闭锁阴道口旁小阴唇外侧，沿大阴唇阴毛外侧至大腿根部，各向外侧形成长约 14cm 宽 5～6cm 皮瓣，其远端呈船头形，近端呈鱼尾分叉状。皮瓣分叉连线中点为阴唇后动脉浅出点，即皮瓣旋转点。最早的皮瓣切取方式是在深筋膜深面远端剥离，直达轴心血管浅出处。掀起两侧皮瓣，将两皮瓣皮面朝里缝成"口袋"状，送入已形成的腔穴中。还可用皮下蒂会阴轴型皮瓣，切取方法是沿深筋膜浅面剥离直达阴唇后动脉浅出处。皮瓣蒂部切开至真皮下脂肪浅表层。在阴道口旁小阴唇皮下分离约 3cm 宽皮下隧道，将皮瓣转入。用油纱填塞"阴道"并固定。

MRKH 患者的子宫残余和卵巢可能发展为子宫残余平滑肌瘤、子宫腺肌病或卵巢肿瘤。患者的输卵管不起生理作用，保留只会增加输卵管癌风险。2015 年开始 ACOG 指南建议在涉及子宫切除的手术中进行双侧输卵管切除术。但对 MRKH 患者来说，切除输卵管的处理还没有足够的随访资料以佐证其意义。患者有正常的卵巢，可以使用体外受精或子宫移植（UTX）等手段辅助生殖。

2. 阴道闭锁的处理 阴道闭锁手术方法种类繁多。手术方法需分情况讨论：

（1）下段阴道闭锁：患者子宫正常，内膜功能好，症状出现较早而严重，表现为阴道上段扩张积血。手术目的为解除梗阻，即行阴道闭锁段切开，使阴道上段开放，引流经血。一般选在经期手术，先穿刺抽出积血以明确方向再切开闭锁的部分，尽量扩张切开的腔隙。充分引流积血，修剪多余的闭锁部分组织，防止粘连。若闭锁部分短，创面小，可缝合前庭黏膜与阴道上段黏膜，患者手术效果好，术后月经及性生活无影响。在阴道创面未完全上皮化之前，应坚持放置阴道模具，之后可间断放置，直至有规律的性生活。

（2）其他类型的阴道闭锁：先进行腹腔镜检查，了解子宫发育及盆腔情况。阴道闭锁患者通常有功能性的子宫内膜，应积极保留生育功能。合并子宫颈闭锁的Ⅱ、Ⅲ、Ⅳ型阴道闭锁，应根据子宫颈闭锁分型决定子宫的去留和阴道成形术的时机。对子宫发育较好，无畸形、盆腔无子宫内膜异位症者，可考虑行阴道成形、宫颈成形及阴道接通。完全性阴道闭锁的"开凿"相当困难，因尿道和直肠指检的间隙不像先天性无阴道患者那样疏松容易分离。穿刺很难得到内容，且即使"打通"也极易粘连；由于该型患者宫颈多发育不良，阴道虽成形，还要接通子宫，且需宫颈成形。可用阴道黏膜、小阴唇、皮肤瓣等作为成形材料。合并下列情况建议行子宫全切术：①不能恢复正常子宫形态及功能者；②宫颈成形术后再次粘连者；③子宫及输卵管感染者。合并始基子宫的Ⅳ型阴道闭锁不需处理。

### 五、会阴部烧伤瘢痕挛缩畸形

会阴区孤立性烧伤极为罕见。而如果下躯干 / 臀部烧伤，该区域常被累及。瘢痕挛缩的程度取决于烧伤的深度。即便可以自愈，瘢痕很小，但会阴区的挛缩是一个常见的后遗症，难以完全避免。烧伤恢复期保持大腿并拢和臀部内收的自然倾向加剧了瘢痕收缩。还可合并较严重的组织器官功能受损。

（一）畸形分类

根据瘢痕累及的范围，可以分为周围型瘢痕挛缩畸形和中央型瘢痕挛缩畸形。

周围型瘢痕挛缩畸形较多见主要累及会阴周围、大腿内侧、臀部、阴阜等。会阴与两侧大腿内侧间、常成蹼状瘢痕，限制下肢外展功能。骶尾纵沟也可产生瘢痕粘连，影响蹲坐及排便。外生殖器可因瘢痕粘连牵拉而引起畸形或移位，可导致性生活障碍。在严重病例，会阴前后区及大腿内侧同时有瘢痕挛缩，形成桶状挛缩畸形、致使外生殖器及肛门，甚至整个会阴部包裹在内，患者行走不便，不能下蹲，大小便困难。

中央型会阴瘢痕挛缩畸形，直接累及外生殖器及肛门。在男性可发生阴茎部分或全部缺损，女性可形成大阴唇粘连，形成假性阴道闭锁。可发生肛门瘢痕性狭窄，并常伴有臀部、骶尾部、大腿根部等部位瘢痕形成，造成蹼状挛缩。

（二）外科治疗原则与方法

会阴部瘢痕挛缩畸形治疗目的是松解挛缩，恢复外生殖器的正常位置，矫正畸形以恢复性生活及大、小便排泄的功能。解除患者肉体的与精神上的痛苦。

1. 手术前准备

（1）肠道准备：对有肛门闭锁而无慢性肠梗阻者，入院后即予缓泻剂，以利粪便排泄。手术前 3～5d 进行流汁饮食，并口服肠道灭菌药物。术前清洁灌肠以排尽积粪。对于瘢痕组织累及直肠黏膜的严重肛门狭窄病例，多有慢性肠梗阻症状存在，宜在手术前 3 个月作暂时性结肠造瘘术，解除慢性肠梗阻，改善营养情况后,再行会阴肛门整复手术。

(2)皮肤准备:会阴部瘢痕挛缩畸形多有皱褶存在,加之便后清洁处理困难,局部常有积垢存在,故须仔细准备皮肤。

(3)留置导尿管:术前插导尿管,必要时行耻骨上膀胱造瘘,以防术中和术后尿液污染伤口。

(4)手术前后宜全身使用抗生素。

2. 治疗方法

(1)周围型瘢痕挛缩畸形:在切除瘢痕、松解挛缩后,可用皮片移植或局部皮瓣转移修复创面。

(2)中央型会阴瘢痕挛缩畸形的整复治疗:主要目标是整复外生殖器的畸形和肛门瘢痕性狭窄,肛门瘢痕性狭窄的修复方法,需视肛门狭窄的性质而定。肛门假性闭锁者,可在切除瘢痕后,将肛门周围残存的皮肤边缘,以肛门为中心,作多个放射状切开,然后用中厚皮片与皮肤切开部嵌接移植,以防术后发生环状挛缩。

如为肛门真性瘢痕狭窄,彻底切除瘢痕组织,包括肛门周围及肛管内的瘢痕,恢复肛门的正常位置和完全解除狭窄,使肛门开口充分开放,然后根据具体情况,选用皮瓣修复法或皮片修复。

皮瓣移植需要满足供区血管和软组织皮肤未受烧伤累及。首选局部皮瓣,其中轴型皮瓣常用旋髂浅动脉皮瓣、腹壁浅动脉皮瓣、腹壁下动脉穿支皮瓣和以阴唇后动脉外侧支为蒂的会阴轴型皮瓣等。在对旋髂浅动脉和腹壁浅动脉作选择时,如所需皮瓣面积较小,可只选择其中一组血管为蒂,以旋髂浅动静脉为蒂的皮瓣厚度薄于以腹壁浅动静脉为蒂的皮瓣。如所需皮瓣较大,可将两组血管均包括在内。

若涉及阴道或阴茎修复重建,需充分松解瘢痕后确切评估组织畸形和缺损情况。由于瘢痕挛缩导致的阴茎形状变形可能是由于皮肤脱落或皮肤和深筋膜的联合缺损。若深筋膜损伤少,松解瘢痕后行植皮修复。若累及深筋膜,松解后利用下腹部的真皮移植可用于重建筋膜层,再行皮瓣移植覆盖缺损。对于阴唇的缺损,可从邻近区域动员皮瓣。也可行脂肪注射填充可优化阴唇轮廓。

3. 手术后处理　手术后处理的重点是防止敷料潮湿,避免创面感染导致手术失败。

(1)术后绝对卧床休息,下肢外展位石膏固定,小儿可仰卧于大字架上,将两下肢保持于外展位。手术治疗只能为功能恢复创造有利条件,同时需行综合的抗瘢痕治疗。

(2)控制排便7～10d,以保证皮片成活。可进低渣流汁饮食,并口服阿片酊以减缓肠蠕动。

(3)留置导尿管、有助于防止敷料潮湿,避免感染。男性患者术后3～5d拔除导尿管,女性患者10d左右,待皮片成活后拔管。

(4)适当应用抗生素。

## 六、先天性肛门闭锁与肛门失禁

### (一)先天性肛门闭锁

完全性肛门闭锁、或伴有瘘管,肛管口甚小者,临床表现为低位肠梗阻症状,先天性直肠狭窄、或完全性闭锁伴有较大瘘管的患儿,常在几个月或1～2岁时才出现排便困难,粪便呈细条,有慢性腹胀、腹痛等不完全性慢性肠梗阻症状。整形外科主要治疗:①肛门成形术后发生了会阴缺损或肛门狭窄等并发症;②先天性肛门直肠畸形,伴有较大瘘管存在的直肠阴道瘘、直肠前庭瘘或直肠会阴瘘,可以排便无慢性肠梗阻病例。

1. 肛门成形术后会阴缺损　手术治疗的原则是在肛门周围形成带蒂皮瓣或肌皮瓣,转移修复会阴体,恢复肛门与阴道口间的正常解剖位置和功能。手术前需进行肠道准备。在肛门与阴道口间做横形切口,切开皮肤,在肛门直肠与阴道后壁之间,向深部进行分离,一般约需分离深达5cm。然后在肛门的一侧或两侧掀起皮瓣转移于创面修复之。

2. 肛门成形术后肛门狭窄　发病原因是缺乏以皮肤为覆盖面的肛管。因此,用下直肠动脉的皮支为轴心动脉形成皮瓣,旋转至肛门以修复之。

### (二)肛门失禁(大便失禁)

肛门失禁(anal incontinence)系指肛门部失去括约作用,分辨不自主地从肛门流出。轻者仅有液状粪便流出,严重病例粪便随时流出,完全不能控制。

1. 病因

(1)先天性肛门直肠高位畸形。

（2）先天性腰骶裂或骶骨未发育；

（3）损伤：包括肛门直肠手术、产伤、意外外伤等；

（4）肛门括约肌机械性障碍　如局部感染形成瘢痕，或年迈体弱等。

2. 治疗　目前各种方法的肛门外括约肌重建仍是肛门失禁外科治疗的重要途径。由于感染是手术失败的主要原因，术前须严格做肠道准备，肛门部切口距肛门缘不得少于 2cm，可减少感染的发生，术后使用抗生素，必须控制大便 7d。女患者留置导尿 7d，以减少感染机会。

（1）缝合修复括约肌：其括约肌缺损不超过周径的 1/3 者，可将肌肉断端缝合，以恢复其括约肌功能。

（2）紧缩肛门括约肌：肛门括约肌并未断裂，但因肌肉松弛，以致收缩不全而引起肛门失禁者，可将括约肌重叠缝合，缩短周径来达到封闭肛门的目的。括约肌重叠修补术目前在国内外应用最为广泛，对固体和流体大便控制较满意，但对气体控制比较困难。

（3）臀大肌肌瓣转移修复肛门括约肌：适用于括约肌缺损超过周径 1/3，或完全缺损，无法进行肌肉缝合者。在左右两侧臀大肌肌肉内各形成宽 3～4cm 的肌肉瓣，其蒂位于尾骨部。在肛门后方交叉后，围绕肛管，在肛门前方缝合。臀大肌为强大扁平随意肌，由于臀大肌下部肌瓣的解剖位置邻近肛提肌，可分离出足够长度和宽度的带蒂肌瓣供重建外括约肌之用，游离后的肌瓣多能保存完整的血管和神经，具有良好的收缩功能，更耐疲劳。

（4）股薄肌移植代替肛门括约肌：股薄肌有 4 组血管供应肌肉，闭孔神经分支支配股薄肌，只要保留主要股薄肌血管及其伴随的神经，将肌肉的远端自胫骨附着处掀起，进行肌肉转位移植、股薄肌能完全成活，并具有收缩能力，可增强或代替括约肌功能。股薄肌和肛门外括约肌都是横纹肌，但股薄肌没有持续耐疲劳的能力，需要进行生物反馈等一系列的保守治疗。

另外还有：①骶神经刺激术（SNS），适用于神经源性、完整的肛门括约肌或失败的括约肌修复术导致的肛门失禁；②人工括约肌植入术，适用于严重的失禁患者及那些无法接受标准治疗或前期手术治疗失败的患者；③生物填充剂注射，如肌细胞注射增强肌肉增殖和功能。

术后 3 周开始进行肛门括约肌功能训练，方法时先外展大腿，收缩肛门，再内收大腿放松肛门，如此反复，坚持锻炼，直至可以自主控制肛门舒缩。术后宜取坐式排便，排便时内收大腿，弯腰，增加腹压。如因股薄肌过紧而排便困难时，可用手指轻轻扩张肛门，短期内即可消除排便困难问题。

### 七、阴道尿道瘘与阴道直肠瘘

阴道与尿道互相沟通，称为阴道尿道瘘（vaginourethral fistuIa），阴道与直肠相通，称为阴道直肠瘘（vaginorectal fistula）。两者可同时存在于同一患者。

（一）病因

发病原因很多，可分为以下几类：

1. 先天性畸形　先天性低位肛门直肠畸形并发直肠阴道瘘的瘘口，多在阴道后壁下段。在高位肛门直肠畸形并发阴道瘘时，其瘘口则多在阴道后壁上部。

2. 感染尿道周围脓肿、尿路结核、肛门周围脓肿、溃疡性结肠炎等，瘘管多数较小，但周围瘢痕组织严重而广泛。

3. 肿瘤　尿道癌、阴道癌、宫颈癌、直肠癌的侵蚀而发生阴道尿道瘘或阴道直肠瘘。因行放射治疗以致并发瘘管者，其周围瘢痕组织严重，血供不良，且患者常有较剧烈的疼痛。

4. 机械性损伤

（1）滞产病例，由于胎儿先露部分持久压迫阴道及尿道等软组织，出现组织水肿、缺血、坏死脱落而形成尿瘘。

（2）助产手术直接损伤阴道壁、膀胱、尿道等组织而形成尿瘘。

（3）工伤事故、交通车祸等引起。

（二）症状与诊断

1. 临床症状　主要症状是阴道有漏尿或粪便排出，以及因瘘的存在而引起的并发症如尿频、尿急、脓血尿等病史。

若阴道尿道瘘与阴道直肠瘘并存时，阴道漏出的尿液中混有粪便及排气。

2．诊断　根据病史及临床症状,一般诊断不难。但每个病例都应进行以下检查,以便明了瘘管发生的原因、性质、部位、大小,以及周围瘢痕情况,为选择手术方法提供依据。

（1）阴道检查及肛门指诊。

（2）膀胱镜检查。

（3）X线检查。

（三）手术治疗原则与方法

1．手术原则

（1）先天性阴道直肠瘘伴发于肛门直肠畸形者,按先天性肛门闭锁原则处理。

（2）感染引起的阴道直肠瘘,在感染急性期、手术仅限于切开引流、抗感染,待炎症消退3～6个月后,再行修复手术。结核引起的瘘先治疗结核。

（3）肿瘤侵蚀引起的瘘,应根据肿瘤治疗原则处理,多需广泛切除,因放射治疗而引起阴道直肠瘘者,立即进行结肠造瘘术,待炎症消退9～12个月后,再行瘘管切除、股薄肌移植,或大网膜移植修复。

（4）外伤性瘘有局部炎症者,应在急性炎症消退3个月后再行手术,局部无感染而全身情况又许可手术者,可考虑进行适当修复,3个月后,必要时再进一步修复。手术不慎而引起瘘,及时发现及时修复。

（5）手术中即刻产生的尿道、阴道损伤推荐给予立即修复,其他医源性损伤产生的瘘一般需等待3～6个月,待手术瘢痕软化、损伤界线固定及没有自愈可能后,再考虑手术。输尿管阴道瘘的治疗原则是恢复输尿管的连续性,保护患肾功能,引流外渗尿液。如术中及时发现的输尿管损伤应立即修复。对于延迟发生的输尿管阴道瘘的处理时机,应根据具体情况尽可能越早越好。

（6）阴道尿瘘与阴道直肠瘘同时存在者,最好一次手术完成两种瘘管的修复。如一次手术完成有困难,先修复阴道直肠瘘,以防粪便污染。

2．阴道尿道瘘的手术疗法　根据瘘管发生的部位泌尿生殖道瘘可分为膀胱阴道瘘、尿道阴道瘘、膀胱子宫瘘、膀胱尿道阴道瘘及输尿管阴道瘘,临床以膀胱阴道瘘和输尿管阴道瘘最常见。经阴道途径修补主要适用于瘘口位置较低,阴道条件好,瘘口较少的单纯性膀胱阴道瘘患者；经腹途径修补多适用于瘘口位置较高,多发瘘口,离输尿管口较近（<0.5cm）,多次手术失败,以及需同时处理其他疾病者。

术前准备:包括控制局部及邻近的继发感染,并对曾经接受过尿瘘修复术的患者,术前应进行膀胱镜检查和排泄性尿道造影,探索前次手术失败原因。术前须留置导尿管。

（1）瘘管切除修补术:适用于瘘管口小、尿道无缺损、局部瘢痕组织较少而血运良好的病例。经阴道将瘘管及瘢痕组织切除、充分游离周围组织,在无张力情况下,分别缝合阴道壁及尿道壁洞口。

（2）尿道端端吻合　适用于瘘口较大,瘢痕组织较少,瘘口远侧尿道无狭窄,且尿道长度基本正常者。经阴道切除瘘口及瘢痕组织,充分游离尿道后、端对端吻合尿道,术后定期行尿道扩张术。

（3）尿道重建术　尿道完全缺损的膀胱阴道瘘病例,如阴道壁缺损不严重,膀胱容量正常者,可考虑用膀胱组织瓣进行尿道重建术。

3．阴道直肠瘘的手术疗法　术前准备:因感染引起的瘘,先行抗感染治疗,待炎症消退3个月后,再行整形手术。癌肿引起的瘘,需按肿瘤治疗原则切除肿瘤。因放射治疗后而发生的瘘,应行结肠造瘘,待炎症消退1年后再整形修复。还应该注重肛门括约肌功能的评价,肛门功能将影响治疗方式的选择。产伤相关阴道直肠瘘建议用非手术治疗3～6个月,其他良性和症状轻微者也可考虑保守治疗。治疗方法包括坐浴、伤口换药、清创、使用粪便成形剂等。挂线引流有助于控制阴道直肠瘘相关的急性炎症或感染,可作为术前准备。以下介绍手术治疗:

（1）转流性造口:如果挂线不能控制直肠阴道瘘相关症状,炎症或感染时,可行转流性造口。通常推荐转流性造口作为初始治疗,控制感染,有些患者即可治愈。转流治疗失败,可重新行结肠直肠吻合、直肠推进瓣修补术,或臀部皮瓣修补。

（2）直肠推进瓣修补术:该方法是简单直肠阴道瘘的可选治疗方式,利用部分直肠壁皮瓣覆盖直肠阴道隔的缺损,最常用于修复简单的阴道直肠瘘,如果合并肛门括约肌功能障碍,可行括约肌成形术。

（3）经会阴瘘管切开缝合术（episioproctotomy）:可用于治疗伴有严重肛门括约肌损伤的患者。将阴道瘘切开,转变为类似Ⅳ度会阴裂伤,再依次缝合直肠黏膜、肛门括约肌、阴道黏膜及会阴皮肤,可以治疗伴有严重肛门括约肌缺损排便失禁的患者,治愈率在78%～100%,并且肛门功能良好。该术式优点是同期修复括约肌，但手术复杂创伤较大，需要有经验的医生开展。

（4）股薄肌或球海绵体肌转移修补术（martius 术）：对于复发性或复杂的阴道直肠瘘，可能需要直肠切除，结肠下移或行结肠肛管吻合治疗，再使用股薄肌或球海绵体肌转移修补。通常还需要转流性造口，同期或分期结肠肛管吻合。

（5）经腹阴道直肠瘘修补术：由结肠直肠吻合并发症引起的高位阴道直肠瘘通常需要经腹修补。经腹入路手术时，首先分离直肠和阴道，切除瘢痕组织，并用健康组织例如大网膜修补。

# 第二节　性别畸形

## 一、常见性别畸形

人类性别的分化是由基因决定的。基因位于染色体上，正常的基因位于正确的染色体的正常的位置上，是性别正常分化的基础。

人类染色体的第 23 对是性染色体，核型是 XX 的为女性、XY 为男性，性别的形成过程以位于 Y 染色体的 SRY 基因为主，多基因参与调控，从未分化的原始生殖嵴开始直至内、外生殖器完全形成。人类的胚胎在第 7 周时出现中性的原始性腺。若核型为 46,XY，位于 Yp11.32 的 SRY 基因抑制 SOX₃ 基因的表达，使位于 17q24.1～25.1 的 SOX₉ 基因发挥其睾丸决定作用，原始性腺的皮质发育成睾丸，髓质部退化，SRY 的表达蛋白还激活位于 19p13.2-13.3 的 MIS 基因，抑制苗勒氏管发育，同时 H-y 抗原发挥抑制苗勒氏管发育、促进午非氏管发育成输精管、储精囊、附睾，并使外生殖器雄性化的功能，使胚胎逐渐发育成男性。若胚胎的核型为 46,XX，则 SOX₃ 基因抑制 SOX₉ 基因的功能，原始性腺在位于 Xq11 和 Xp13-Xq27 的卵巢发育基因的控制下，在 12 周左右发生变化，皮质退化，髓质发育成卵巢，由于无 SRY 基因，MIS 基因不能表达，故苗勒氏管分化成为输卵管、子宫和阴道上段，午非氏管退化，胚胎逐渐发育成女性。

所以，如果性染色体的结构或数目异常、与性别形成有关的基因突变、性别表达中性腺分化、生殖管形成、生殖器发育及第二性征形成任何一个环节出现异常，均可导致性别畸形。

### （一）男性假两性畸形

男性假两性畸形基本特征：核型为 46,XY，性染色质阴性，具有睾丸组织，畸形主要表现为生殖导管和 / 或外生殖器男性化不全，呈现程度不等的女性化改变。外阴发育良好者与正常女性毫无差别，但无阴毛。阴道发育良好者，深度正常，但阴道顶呈盲端（无宫颈），盆腔空虚，睾丸组织往往位于腹股沟内。根据病因可分为：①先天性睾酮生物合成异常；②Leydig 细胞对 LH 无反应；③雄激素在靶组织的作用异常；④睾丸发育不全；⑤米勒管抵抗综合征。

### （二）女性假两性畸形

女性假两性畸形患者的染色体核型为正常女性的 46,XX，有正常的卵巢发育和米勒管衍化器官（子宫和输卵管），外生殖器为两性畸形。由于缺乏睾丸，外生殖器分化的遗传特性为女性型，但是在这一过程中由于受到雄激素的影响而发生了不同程度的男性化。男性化的程度与胎儿接触雄激素时所处的发育阶段有关，如宫内雄激素水平增高发生在胚胎 12 周以后，此时膀胱阴道隔的生长已将阴道口与尿道口分开，患者只表现为阴蒂肥大，如发生在 12 周以前则除了阴蒂肥大外，可有尿生殖窦存留，阴道和尿道具有一个共同的开口，阴唇、阴囊槽部分融合，甚至外生殖器从整体上看像男性型，在发育不良的"阴茎"下存在轻度尿道下裂，阴唇阴囊褶已大部分融合。

### （三）真两性畸形

本症是体内同时存在有卵巢和睾丸组织。可有 3 种情况：①双侧均为卵睾（卵巢及睾丸组织在同一性腺内）占 1/5；②一侧是卵睾，另一侧是卵巢或睾丸，占 2/5；③其余为一侧是卵巢，另一侧是睾丸。卵巢多位于左侧，睾丸组织以睾丸或卵睾状态存在者多位于右侧。

本症的外生殖器可有从男到女的各种表现。3/4 患者有足够的男性化表现，按男性抚养，但仅有不足1/10 的患者表现为正常男性外生殖器；多数患者有尿道下裂，半数以上患者有不完全性阴唇阴囊融合。女性表型中 2/3 长有大阴蒂，多有泌尿生殖窦。通常内生殖管道的分化与邻近性腺有关，如邻近睾丸的常发育为附睾，但仅有 1/3 患者有完全的输精管。邻近卵睾的 2/3 发育成输卵管，1/3 发育为输精管。卵睾中睾丸组织越多,则发育为输精管的机会也越多。常有发育不良的子宫。卵巢通常在正常位置,但睾丸或卵睾可位于睾丸下降途径中任何部位,常并发腹股沟疝。睾丸组织位于腹内、腹股沟管及阴囊内者各占1/3。

青春期有不同程度的男性化或女性化表现,3/4患者有女性化乳房,半数有月经来潮。表型为男性者,月经表现为周期性血尿。表型男性者排卵表现为睾丸疼。曾有报道切除卵睾后,有女性生育及男性做父亲者。

2/3病例是46,XX核型,1/10是46,XY核型,其余是嵌合体。常见的嵌合型有46,XX/46,XY、45,X/46,XY。在46,XX时,睾丸组织产生的原因尚不清楚,仅少数病例证实Y染色体上的男性决定基因易位于X染色体或常染色体上。46,XX/46,XY嵌合体多数是由于两种合子的存在所致。

### (四)Turner综合征

该病是人类出生后唯一能够生存的染色体单体(45,XO)类型,也可为嵌合体型(45,XO/46,XX等),但一定缺乏Y染色体。在女婴中发病率为0.02%～0.04%,自发流产儿中的发生率为7.5%。临床表现:患者外表女性,身材矮小,成人身高一般不超过150cm。外阴发育不良,成年后仍保持幼稚状态,卵巢呈条索状,子宫小,原发闭经。乳房发育差或不发育,阴毛、腋毛稀少或缺如。出生体重轻、婴幼儿期手足淋巴水肿、有颈蹼、后发际低、肘外翻、智力发育迟缓。常伴有先天性心脏病(肺动脉狭窄或房间隔缺损),20%有淋巴瘤性甲状腺肿、多发性色素痣。尿中雌激素明显减少而含大量的促性腺激素,不育。

### (五)Klinefelter综合征(先天性睾丸发育不全症)

本病由Klinefelter于1942年首先发现而得名,又称先天性睾丸发育不全或小睾丸症,也有称曲细精管发育不全者。因配子发生时,染色体减数分裂而性染色体不分离,从而导致染色体的数目异常。在男性中发病率为0.12%。在男性精神病患者中发病率约为1%。临床症状:患者男性,青春期前症状不明显,成年后身材高大,四肢细长,皮肤细腻,胡须、阴毛、腋毛稀少或缺如。无喉结。约有25%的患者乳房发育。阴茎发育不良,睾丸小、质硬或隐睾,曲细精管萎缩且呈玻璃状变性或为条索状,睾丸内有大量间质细胞和支持细胞。输精管透明状,精液中无精子,性功能较差,97%以上不育。患者血浆中睾酮降低而促黄体激素、促滤泡素、雌二醇增高。1/4患者智力低下,部分患者精神异常或患有先天性心脏病,多有语言障碍。核型最常见者为47,XXY,可有智力迟缓及甲状腺功能异常或糖尿病,仍有男子性心理及正常性能力;此外还有48,XXXY、48,XXYY、49,XXXXY、46,XY/47,XXY等。血清睾酮水平低下,FSH增高明显。

性别畸形的临床表现多变,病因复杂。精准的诊断需要进行全方位的检查,治疗上更需要与内分泌科、泌尿外科、妇产科、实验诊断科等科室的密切合作。

临床病例

患者,11岁,从小按女性抚养。主因"出生后不久会阴部发现肿物并逐渐长大"就诊入院。体检:发育良好,身高142cm,皮肤细腻,无喉结,说话呈童音,乳房稍见隆起,乳腺组织少。外阴发育呈幼稚型,无阴毛生长,左侧大阴唇可触到2.0cm×2.5cm×3.0cm大小椭圆形弹性组织,并可沿腹股沟向上推移。右大阴唇内有3.0cm×2.5cm×1.5cm大小椭圆形弹性组织,活动良好。阴道深2.5cm,盆腔未触到子宫及卵巢组织。

【问题1】　上述病史,考虑哪些诊断?

思路1:患儿从小按女性抚养,表明出生时的会阴部形态为女性外观,但腹股沟又有可向腹股沟上方推移的肿物,应高度怀疑睾丸。阴道深度仅为2.5cm,表明发育不全。故应考虑男性假两性畸形。

思路2:需要排除腹股沟区域的其他先天性疾病或畸形,如腹股沟疝等。

【问题2】　为明确诊断,需要进行的诊断有哪些?

思路:需要行超声检查,探查腹股沟肿物的性质,进一步判定其是否为睾丸。超声探查盆腔,是否有子宫、卵巢等组织。染色体检查非常必要,可以进一步支持男性假两性畸形的诊断。做全套性激素的检查,并作雄激素受体功能的检查,以进一步明确病因为雄激素受体异常。

【问题3】　治疗方案如何?

思路1:首先要进行性别定位。结合染色体检查核型为46X,Y,结合超声探查盆腔未发现子宫及卵巢,男性假两性畸形的诊断基本明确。本患者女性化程度较好,可以通过手术恢复其男性性别,亦可通过手术维持期女性性别。其性别的决定权需等到患者至少14周岁以后,有了成熟的性别意识,自主决定,这点十分重要,以免日后出现反悔。

思路2:联合妇产科进行腹腔镜探查。腹腔镜直视下做盆腔探查,既是诊断也是治疗,可以进一步明确诊断,摘除可疑组织,进行病理分析。

思路3:若日后选择男性性别,则将进行阴茎再造手术,同时剥离阴道。若日后选择保留女性性别,则需加深阴道,或行阴道再造术。在此期间医生、家长应与患儿充分沟通,做好心理疏导。

---

知识点

### 性别畸形患儿的性别定位

1. 在进行决定性性别治疗之前,患者的性别定位非常重要。家长和医生不能代替患者决定性别。

2. 性别意识是一种与生俱来的,非常强烈的心理,手术和药物通常不能改变其心理定位。一旦发生心理性别与解剖生理性别的不一致,其身心冲突将导致其终身痛苦,或会带来严重的后果,其极端的例子可参考易性病。

3. 患者以成熟的心理决定性别定位后,手术有计划分步骤进行,先切除与性别不符的性腺,同时辅以激素替代疗法促进第二性征的发育。适当的适当的年龄行阴茎或阴道整形手术。

---

## 二、易性病与易性术

根据染色体、性腺和生殖器3个因素判定的性别为生物学性别;根据一个人的心理或意愿来确定的性别为心理性别。通常而言,一个人的生物学性别与心理性别是一致的,但当两者罕见地表现不相一致时,即:一个生物学上的男性或者女性个体,尽管清楚地知道自己的生物学性别,但却在心理上感觉自己是异性,并渴望改变自己的生物学性别,这种现象就被称为"易性癖"或者"易性病"(transsexualism)。

易性病是一个古老的现象,早在古希腊与古罗马的文献中就有记载。从流行病学看,该种病症普遍存在于世界各地,发病者不区分男女、民族、种族、职业、生活经历、文化背景、社会条件、宗教信仰、历史时期,发病率各家报道不一,一般认为1/(5～10)万。相对于多数正常人而言,变性症者是一个极少数的群体,故可将其称之为性的"少数群体"。

易性病(gender dysphoria;Gender identity disorders)现在归属于精神疾患范畴(DSM-5,ICD-10)。之所以和整形外科发生关系,是因为整形外科完成的是其中相当关键的外科治疗:切除天生的性器官,再造相反性别的生殖器,即性别重置手术(sex reassignment surgery,SRS)。其代价是巨大的:解剖和生理功能正常的内外生殖器官被切除,多次手术后转换成外形、结构和功能目前尚不完美的再造生殖器;换来的是焦虑、痛苦等精神症状的缓解或消失,按照自认性别的生活,得到伦理上和法律上的认可。医疗界对这种治疗模式已达成共识,得到了认可(WPATH),随访结果也证实能使焦虑、痛苦等精神症状永久性缓解或消失,患者都能过上正常人的生活。

(一)临床表现

易性病的临床表现主要反映在性别同一性障碍、性角色反常和性定向倒错等方面,并且绝大多数患者自童年期开始即表现出了易性行为。

性别同一性,也称性别自认或性身份(gender identity),是指一个人对自己的性别自认与其解剖学性别一致。但易性病者则相反。男性易性病者认为自己是套在男人躯壳里的"女人",而女性易性病者则感到自己是锁在女人身体内的"男人"。他(她)们的生活就是一个不断为摆脱这种困境而斗争的历程。

性角色(gender role)是用于表现性身份的行为终极,也即性身份的公开表现。易性病者常以异性角色表现自己,如穿着异装(cross dressing)、蓄异性发型、从事主要由异性承担的工作等。他(她)们的语言、声音、姿势、兴趣与爱好等也带有异性的特色。他(她)们渴望完全按异性角色去生活,但受到身体的妨碍,因此非常厌恶自己的身体,尤其憎恨自己的生殖器官,并且着迷般地寻求激素和外科治疗,当得不到满足时,常有一些患者自残或自杀。

性定向(sexual orienration)是指性活动的指向。正常人其性定向为异性,但易性病者则指向同性。他(她)们不为异性所吸引,却常为同性动情。当与同性发生性关系时,自认为是异性恋行为,否认是同性恋者。

关于易性病的临床表现,Benjamin 作了以下概括:①终生感到自己是异性中的一员;②具有异性的性行为和不引起情欲的异装打扮;③对不能从其获得快感的生殖器深恶痛绝;④讨厌同性恋行为。

（二）病因

对于该种疾病产生原因,目前还不十分清楚,解释这种疾病病因的主要学说有以下几种:生物学说、两性体学说、脑学说、心理学说与精神分析学说。导致该种疾病的因素究竟是生物学因素,还是社会学因素、文化因素,目前尚无通说与定论。

（三）诊断与鉴别诊断

易性病的诊断主要依靠临床表现,一般均参照美国精神疾病协会 2013 年出版的第 5 版《精神疾患诊断和统计手册》(*diagnostic and statistical manual of mental disorders*, 5th edition, 简称 DSM-VV) 的诊断标准,即:①对自己的解剖学性别有强烈的排斥或厌恶;②希望去除自己的生殖器并按异性方式生活;③这种心理失常至少已持续两年;④没有生理上的两性畸形或基因异常;⑤不是由其他疾病如精神分裂症所致。

易性病须与下列疾患相鉴别:

1. 异装癖 异装癖(transvestism)是指喜欢穿着异性服装,并以此获得性兴奋者,几乎都是男性。他们的心理性别和解剖学性别一致,一般不要求转性手术,性定向是异性。

2. 同性恋 同性恋(homosexuality)者的性定向也为同性,但一般无性别自认障碍,不厌恶自己的生殖器,罕有要求转性手术者。

3. 精神病 某些精神病,如精神分裂症(schizophrenia)和抑郁症(depression),常有固定不变的性别幻想,但精神病患者一般均有行为、知觉、思维、情感和智能等方面的障碍,因此通过详细的精神检查能够排除。

4. 反社会病态 反社会病态是指各种异常社交行为表现的一种状况。反社会病态者(sociopath)指自童年或青少年开始即有犯罪和失职行为(如病理性说谎、不负责任、难以维持人与人之间关系)而又无自责悔恨之心的人。其中也有要求转性手术者,目的是通过这种方式成为所谓的"知名人士",并不是真正想变为异性。这些人一般均有劣迹,通过调查不难发现。

（四）易性病的治疗

易性病是一种精神疾患,但却是极少数可用外科手术治愈的疾患。这种手术称为"性别重置技术(sex reassignment surgery, SRS)"。国家卫生和计划生育委员会"性别重置技术管理规范(2017 版)"是进行易性病外科治疗的主要依据。

1. 适应证

（1）手术前手术对象应当满足以下条件:①对性别重置的要求至少持续 5 年,且无反复过程;②术前接受心理、精神治疗 1 年以上且无效;③未在婚姻状态;④年龄大于 20 岁,具备完全民事行为能力;⑤无手术禁忌证。

（2）实施主体手术前,手术对象应当提供如下材料并纳入病历:①当地公安部门出具的手术对象无在案犯罪记录证明;②有精神科或心理科医师开具的易性病诊断证明;③手术对象本人要求手术的书面报告并进行公证;④手术对象提供已告知直系亲属拟行性别重置手术的相关证明。

（3）实施性别重置手术前,应当由手术者向手术对象充分告知手术目的、手术风险、手术后的后续治疗、注意事项、可能发生的并发症及预防措施、性别重置手术的后果,并签署知情同意书。

2. 易性术 易性术(sex reassignment surgery, SRS)是指把原有的外生殖器改变成异性的结构并切除性腺,其标志手术是阴道再造术、阴茎再造术、同时进行表型重塑,如喉结整形、乳房整形等,以符合自我性别再认定。术后患者原来自觉性别和生物学性别之间的矛盾缓解,心理得到平衡,性功能恢复正常,可以结婚组成家庭,但无生育能力。

（1）男性易性术:男性转变为女性的易性手术称男性易性术,包括阴茎睾丸切除、阴道再造、阴蒂再造、阴唇成形、尿道口成形、隆乳术、喉结整形术等,但并非每个患者都要求施行上述所有手术。手术宜分期进行,亦可一次完成。在男性易性术中,再造一个形态与功能满意的人工阴道最为重要,常用再造方法包括阴股沟皮瓣法、皮片移植法、乙状结肠或回肠代阴道法等(具体操作步骤详见本书有关章节)。也有报告用阴茎皮瓣.阴囊皮瓣法再造阴道者。阴道再造的手术的时机,应根据患者情况及选择的手术方法而定。如采用皮片法成形阴道,宜选择婚前不久完成手术,以便婚后性生活使形成的阴道得到不断扩张,以防止阴道腔狭窄。如采用皮瓣法形成阴道，可在任何年龄施行，但宜在手术半年后结婚开始性生活，届时再造阴道腔壁瘢痕挛缩期已过，瘢痕软化稳定，作为衬里组织的皮瓣也已软化而富有弹性，有利于性生活。理想的阴道再造术应达到以下要求：①形成的阴道有足够的深度和宽度。一般认为，阴道腔的口径 3cm 已经充分，但对所需的深度则无一致意见。根据第二军医大学附属长征医院整形外科随访病例的反馈信息，在阴道腔可容 3 指的情况下，深度能达到 6～7cm 即能满足性生活的要求；②阴道腔壁光滑、无毛、湿润，并有一定的感觉；③保持外阴的外形美观，尽可能地减少大小阴唇形态结构的破坏。术后扩张是预防阴道腔狭窄变浅的有效措施，特别是皮片移植法阴道成形术后，为了防止皮片的挛缩，需坚持佩戴模具扩张阴道，持续半年以上，不得间断。

（2）女性易性术：女性转变为男性的易性手术称为女性易性术，其手术较为复杂，难度大，需多次手术才能完成，疗程长。①手术包括：乳腺切除、乳头整形使乳房男性化。②内生殖器的切除，涉及卵巢、输卵管、子宫和阴道黏膜的切除，其中阴道黏膜切除术与阴道全闭锁术难度甚高，应由妇产科医师完成。内生殖器切除的同时，以阴道前壁肌膜瓣或小阴唇瓣行尿道延长及尿道口上移术。③阴茎再造，包括尿道成形、支撑组织植入、阴茎体成形 3 部分组成，其中最难的是尿道成形。阴茎再造方法有多种，包括：腹部双皮管阴茎再造术、下腹部正中皮瓣法阴茎再造术、髂腹股沟皮瓣阴茎再造术、腹壁双血管蒂皮肤筋膜瓣阴茎再造术、脐旁皮瓣阴茎再造术、股前外侧皮瓣阴茎再造术、前臂游离皮瓣阴茎再造术等，具体操作步骤及注意事项详见本书有关章节。

# 第二十八章　肢体淋巴水肿

第一节　概　　述

淋巴水肿（lymphedema）是淋巴液回流障碍而滞留在组织中引起的水肿，多发生在机体的一个部位，最常见于肢体，也可以发生在面部、颈部及外生殖器。淋巴水肿按照发病原因分为原发性淋巴水肿和继发性淋巴水肿。原发性淋巴水肿（primary lymphedema）是指一类发病原因不明的淋巴水肿，主要包括遗传性肢体淋巴水肿、非遗传性肢体淋巴水肿、先天性束带压迫性肢体淋巴水肿、早发性和迟发性肢体淋巴水肿，其临床表现各异。继发性淋巴水肿（secondary lymphedema）是指由于外伤、感染、恶性肿瘤、手术、放疗等原因造成淋巴循环障碍。淋巴水肿是一种慢性进行性疾病，疾病早期，回流受阻的淋巴液瘀滞在组织间隙，如果治疗得当，淋巴水肿可以得到缓解；随着病情进展，纤维组织和脂肪不断增生，患肢肿胀增粗，形成肢体畸形。进展期淋巴水肿会出现淋巴管及周围组织炎症（丹毒和蜂窝组织炎），严重时可能危及生命。长期慢性淋巴水肿可能导致恶性病变，如淋巴管/血管内皮肉瘤。因此早期诊断及时治疗是控制疾病发展的关键。

目前淋巴水肿的治疗方法主要有保守治疗和手术治疗两种。前者主要是指综合消肿治疗（complex decongestive therapy）——包括淋巴手法引流、压力绷带、功能锻炼和皮肤护理的综合治疗手段。按照国际淋巴协会发布的共识，综合消肿疗法为治疗淋巴水肿的标准方法。该方法的成功有赖于合理的治疗方案设计及患者的依从性。研究表明，停止综合消肿疗法后淋巴水肿病情可能复发。随着外科技术的不断发展，手术成为淋巴水肿的治疗方法之一。按照淋巴水肿的病理生理机制，目前常用的淋巴水肿的手术可以被分为减容术和显微淋巴重建术，前者包括游离皮片回植术（Charles procedure）和病变组织抽吸术（liposuction），后者包括淋巴管静脉吻合术（lymph venous anastomosis）和血管化淋巴结皮瓣移植术（vascularized lymph node transfer）。

## 第二节　淋巴水肿的手术方法

### 一、游离皮片回植术

游离皮片回植入术又称作 charles 术，手术方法为切除深筋膜浅层的纤维化组织和增生的脂肪以及深筋膜，再从切除的病变组织上取断层皮片覆盖手术区。皮片回植术（charles 术）是最早被运用在治疗淋巴水肿上的手术疗法。手术虽然清除了增生的病变组织，但同时也破坏了残存的淋巴管和血管，使得回植的皮片营养极差，导致术后并发症严重。为了能够降低术后并发症的发生率，在 charles 式式的基础上，后人又进行了许多改进，比如保留了穿支血管的皮片回植术。但是即便如此，游离皮片回植入术的并发症发生率仍然很高，所以目前在临床上的运用越来越少。在极个别的情况下，可能用作其他手术方法的补充手术。

### 二、病变组织抽吸术

病变组织抽吸术是在 1998 年由 Brorson 提出，主要用于治疗晚期淋巴水肿；该方法通过抽吸病变组织中过度沉积的脂肪组织来恢复患肢的正常外观及其功能。病变组织抽吸术具有很好的减容效果，并且并发症相对较少。然而，吸脂术并非一个完美无缺的治疗方法，病变组织抽吸术后的患者需要终生接受压力治疗来维持手术的减容效果。对于患者来说，如果术后仍然不能摆脱对压力治疗的依赖，那么病变组织抽吸术的有效性就成了一件值得商榷的事。综上，病变组织抽吸术通常仅对中晚期淋巴水肿患者适用。

### 三、淋巴管静脉吻合术

20 世纪 60 年代，血管显微外科逐渐发展，O'Brien 将阻塞的淋巴管和浅表小静脉相吻合，使瘀滞的淋巴液直接通过吻合初流入静脉回流，这一手段被称作淋巴管静脉吻合术。继发性的组织纤维化是造成晚期淋巴水肿患肢外形和功能障碍的主要原因。即使重建了淋巴循环，按照已有的文献，淋巴管静脉吻合术对于晚期淋巴水肿仍缺乏满意的治疗效果。淋巴管静脉吻合术要求患肢仍然残存一定的淋巴循环功能，因此目前多数观点认为淋巴管静脉吻合术只适用于早期淋巴水肿的患者。

### 四、瘢痕松解皮瓣转移

淋巴水肿的患病部位如果存在瘢痕，可以在手术中松解瘢痕，并将邻近皮瓣转移至患病部位，尝试将患病部位的淋巴管与皮瓣内淋巴管建立连接，以促进患病部位的淋巴引流。可将皮瓣内淋巴结一同转移。此类手术报道较少，尚无建立新淋巴循环的确切证据。尤其对于原发性淋巴水肿的患者，患病部位淋巴管本身发育不佳，难以取得良好疗效。

### 五、血管化淋巴结皮瓣移植术

淋巴组织移植术是重建淋巴循环的另一种外科手术方式，是将具有正常功能的淋巴结皮瓣移植到患肢，通过移植的淋巴结分泌促淋巴管生长因子，同时对淤积的淋巴液起到"泵"功能来发挥作用，目的为将肢体远端的淋巴液泵向近心端。不同于淋巴管静脉吻合术对于患肢仍有淋巴循环功能的要求，淋巴组织移植术可适用于淋巴循环功能完全破坏的患者。但是这是一个"拆东墙补西墙"的手术，供区淋巴功能障碍是本手术一个不容忽视的术后并发症，因此，我们仅推荐晚期的淋巴水肿患者采取淋巴组织移植术这一治疗方法。

临床病例一

11 岁女性，因"左下肢肿胀 1 年余"入院。患者于 1 年前无明显诱因出现左下肢肿胀，下肢深静脉超声未见明显异常，左下肢 MRI 平扫提示"左侧大腿、小腿皮下脂肪广泛水肿，部分肌肉轻度水肿，左膝关节后方软组织肿胀、筋膜增厚。"

专科查体：左下肢非可凹性水肿，皮肤表面质地偏硬，皮温无明显增高（表 28-2-1）。

表 28-2-1 下肢周径测量结果

| 方向 | 足背 | 踝 | 踝上 10cm | 膝下 10cm | 髌骨下缘 | 髌骨上缘 | 膝上 10cm |
|---|---|---|---|---|---|---|---|
| 左 /cm | 22 | 31 | 35 | 35 | 33.5 | 35.5 | 40 |
| 右 /cm | 18 | 17 | 23 | 23 | 26 | 29.5 | 33 |

【问题 1】 为明确患者的诊断及合适的治疗方案，首选的检查是？

思路：患者下肢肿胀，超声未见血管异常，此时应选择淋巴显像，评估淋巴循环功能。

【问题 2】 若患者下肢淋巴显像示"右下肢淋巴回流基本通畅，未见确切梗阻征象；左下肢淋巴回流明显缓慢，左腹股沟及髂部淋巴结未见显影"，本患者合适的手术方式是什么？理由是什么？

思路：本患者左下肢淋巴水肿明确，未见残余淋巴循环功能，此时已不再适合淋巴管静脉吻合术，可尝试病变组织抽吸术减少患肢体积，联合血管化淋巴结皮瓣移植术重建患肢淋巴循环。

临床病例二

50 岁女性，因"宫颈癌术后 2 年，右下肢肿胀 1 年"入院。患者 2 年前因宫颈癌行腹腔镜广泛子宫切除 + 双侧附件切除 + 盆腔淋巴结清扫术。1 年前患者逐渐感右下肢胀痛，后出现腿围增粗，抬高患肢肿胀可缓解。后逐渐发展至抬高患肢水肿无法缓解。1 个月前，患出现发热，$T_{max}$ 39℃，患肢红肿，物理降温后体温可降至正常。患者行淋巴管显像提示"右侧腿重度淋巴水肿；右侧腹股沟淋巴结、淋巴管减少。"

【问题】　本患者是否具备淋巴管静脉吻合术的适应证吗?

思路:淋巴显像提示患者患肢尚有残余的淋巴循环功能,符合淋巴管静脉吻合术的手术指征。

知识点

## 淋巴管静脉吻合术的手术技巧

1. 吲哚菁绿淋巴显像可帮助术中定位淋巴管。

2. 与淋巴管吻合的静脉必须是体表直径小同时压力也小的静脉,如此淋巴液才能从吻合点流入静脉循环内。

# 推 荐 阅 读

[1] 光电技术治疗皮肤创伤性瘢痕专家共识(2018版)编写组. 光电技术治疗皮肤创伤性瘢痕专家共识(2018版). 中华烧伤杂志, 2018, 34(9): 593-597.

[2] 郭小双, 祁佐良, 杨晓楠, 等. 游离股前外侧复合组织瓣在颅面缺损修复中的应用. 中华整形外科杂志, 2018, 34(6): 463-467.

[3] 郝岱峰. 创面修复外科住院医师手册. 2版. 北京: 金盾出版社, 2019。

[4] 郝希伟, 牛海涛, Giulianotti PC. 机器人辅助手术系统的发展及应用前景. 精准医学杂志, 2019, 34(2): 95-97.

[5] 刘海鹏, 张舵. 重睑联合内眦赘皮矫正术的技术要点. 中华整形外科杂志, 2017, 33(Z1): 127.

[6] 刘斯雅, 杨斌. 色素性毛表皮痣的发病机制及治疗进展. 中国美容医学, 2018, 27(3): 149-152.

[7] 栾杰. 乳房整形与再造进入精准化、个性化时代. 中华整形外科杂志. 2019, 35(3): 215~217.

[8] 亓发芝. 乳房整形美容进展. 中国美容整形外科杂志. 2017, 28(7): 385-387.

[9] 万睿. 扩张法即刻修复 Medpor 外耳再造术后假体外露. 中华整形外科杂志, 2018, 34(7): 552-554.

[10] 王恩运, 吴学谦, 薛莉, 等. 外科手术机器人的国内外发展概况及应用. 中国医疗设备, 2018, 33(8): 115-119.

[11] 吴溯帆, 严晟, 孙燚, 等. 微创整形美容相关的上面部解剖. 皮肤科学通报, 2018, 35(6): 613-620.

[12] 吴溯帆. 注射美容及其安全性. 中国美容整形外科杂志, 2018, 29(2): 65-69.

[13] 夏照帆, 吕开阳. 中国临床瘢痕防治专家共识. 中华损伤与修复杂志, 2017, 12(6): 401-406.

[14] 张菊芳. 现代毛发移植技术. 杭州: 浙江科学技术出版社, 2018.

[15] 中国医师协会美容与整形医师分会毛发整形美容专业委员会. 中国人雄激素性脱发诊疗指南. 中国美容整形外科杂志, 2019, 30(1): 前插 2-6.

[16] 中国整形美容协会毛发医学分会, 中华医学会整形外科学分会毛发移植学组. 毛发移植技术临床应用专家共识. 中华整形外科杂志, 2017, 33(1): 1-3.

[17] ARPAIA N, FILONI A, BONAMONTE D, et al. Vascular patterns in cutaneous ulcerated basal cell carcinoma: a retrospective blinded study including dcrmoscopy. Acta Dcrm Venereal, 2017, 97(5): 612-616.

[18] CHA HG, KWON JG, KIM EK. Simultaneous Nipple-areola complex reconstruction technique: combination nipple sharing and tattooing. Aesthetic Plast Surg, 2019, 43(1): 76-82.

[19] FREY JD, SALIBIAN AA, KARP NS, et al. Implant-based breast reconstruction: hot topics, controversies, and new directions. Plast Reconstr Surg, 2019, 143(2): 404e-416e.

[20] JIN R, LUO X, WANG X, et al. Complications and treatment strategy after breast augmentation by polyacrylamide hydrogel injection: summary of 10-year clinical Experience. Aesthetic Plast Surg, 2018, 42(2): 402-409.

[21] KONSTANTINOS G, VALERIO B, MY A, et al. Bowel vaginoplasty: a systematic review. Journal of Plastic Surgery and Hand Surgery, 2018: 1-9.

[22] LEE JS, EOM JR, LEE JW, et al. Safe delayed procedure of nipple reconstruction in poorly circulated nipple. Breast J, 2019, 25(1): 129-133.

[23] LIU HP, ZHAO YY, LI B, et al. The orbicularis oculi muscle resection technique for medial epicanthoplasty: a retrospective review of surgical outcomes in 47 Chinese patients. Journal of Plastic Reconstructive & Aesthetic Surgery, 2017, 70(1): 96.

[24] PRIOR A，ANANIA P，PACETTI M，et al. Dermoid and epidermoid cysts of scalp：case series of 234 consecutive patients. World Neurosurg，2018，120：119-124.

[25] TAYLOR EM，WILKINS EG，PUSIC AL，et al. Impact of unilateral versus bilateral breast reconstruction on procedure choices and outcomes. Plast Reconstr Surg，2019，143（6）：1159e-1168e.

[26] WANG C，PANAYI AC，XIN M. Opinions on the treatment strategy after breast augmentation by polyacrylamide hydrogel injection. Aesthetic Plast Surg，2018，42（3）：922-923.

[27] WOLNER ZJ，BAJAJ S，FLARES E，et al. Variation in dermoscopic features of basal cell carcinoma as a function of anatomical location and pigmentation status. Br J Dcrmatol，2018，178（2）：e136-e137.

[28] YOUNG-AFAT DA，GIBBONS C，KLASSEN AF，et al. Introducing BREAST-Q computerized adaptive testing：short and individualized patient-reported outcome assessment following reconstructive breast surgery. Plast Reconstr Surg，2019，143（3）：679-684.

# 索 引